神经外科临床路径

Clinical Pathways of Neurosurgery

主　编　余新光　孙正辉

人民軍醫出版社

PEOPLE'S MILITARY MEDICAL PRESS

北京

图书在版编目(CIP)数据

神经外科临床路径/余新光,孙正辉主编 . —北京:人民军医出版社,2018.1
(解放军总医院临床路径汇编)
ISBN 978-7-5091-9273-3

Ⅰ.①神…　Ⅱ.①余…②孙…　Ⅲ.①神经外科学—诊疗　Ⅳ.①R651

中国版本图书馆 CIP 数据核字(2017)第 228447 号

策划编辑:张　田　　文字编辑:银　冰　　责任审读:周晓洲
出版发行:人民军医出版社　　　　　　　　经销:新华书店
通信地址:北京市 100036 信箱 188 分箱　　邮编:100036
质量反馈电话:(010)51927290;(010)51927283
邮购电话:(010)51927252
策划编辑电话:(010)51927300—8225
网址:www.pmmp.com.cn

印、装:京南印刷厂
开本:787mm×1092mm　1/16
印张:31.75　字数:814 千字
版、印次:2018 年 1 月第 1 版第 1 次印刷
定价:260.00 元

内容提要

　　本书为《解放军总医院临床路径汇编》第二十分册，主要是神经外科常见病、多发病的诊疗路径，共包含 50 条。是解放军总医院神经外科通过归纳总结既往临床工作中的经验，同时参考相关专科专著等，制定了神经外科临床路径汇编。

　　本分册基本涵盖了目前神经外科领域收治的各类疾病，总结了各种疾病的治疗过程，包括适应证、禁忌证、手术并发症以及处理原则等。每条临床路径均由亚专业学科带头人总结、制定、编写，充分体现了我科治疗该类疾病的体会和经验总结，不仅具备扎实的理论基础，更结合临床实际，为医疗管理者提供管理决策支持、为临床医务工作者提供基于病种的诊疗计划标准，具有十分重要的理论和现实意义，是神经外科专业医护人员进行临床诊治的有力参考工具。

《解放军总医院临床路径汇编》
编委会名单

主 任 委 员　　任国荃　卢世璧　陈香美

副主任委员　　韩　进　何昆仑　陈景元　郑秋甫　顾倬云

专家委员会　（以姓氏笔画为序）

于　力	于生元	于启林	马　良	王　冬	王　昆	王　岩
王茂强	邓昭阳	卢实春	令狐恩强	母义明	曲宝林	刘　阳
刘　荣	刘月辉	刘代红	刘运喜	刘克新	刘丽华	刘洪臣
关　兵	关　玲	许百男	李　昕	李承新	李浩宇	李朝辉
杨云生	杨仕明	杨全胜	杨明会	肖苍松	吴佳佳	余新光
邹丽萍	初向阳	张　旭	张　良	张　勇	张文一	张江林
张思兵	张莉彩	陈　凛	陈良安	陈香美	陈韵岱	国家喜
郑　琳	孟元光	赵　炜	胡　毅	钟光林	姚　远	贺　涛
袁　方	贾子善	贾宝庆	夏　蕾	顾　瑛	高长青	郭　伟
郭　斌	唐佩福	黄　烽	曹秀堂	梁　萍	韩　岩	焦顺昌
解立新	窦永起	蔡广研	戴广海			

编著者名单

主　　编　余新光　孙正辉

副主编　王　鹏　张　军　陈　凌

编　　者（以姓氏笔画为序）

卜　博　马玉栋　马晓东　王芙昱　毛之奇　尹一恒

冯世宇　朱儒远　乔广宇　刘　磊　刘嘉霖　孙国臣

李　生　李　翀　佟怀宇　张家墅　陈利锋　陈晓雷

武　琛　尚爱加　周　涛　孟祥辉　赵　博　姜金利

倪陶义　凌至培　陶本章　崔志强　潘隆盛　薛　哲

序

医院要发展，关键在创新。创新是医院发展的生命。

创新的同时也要善于总结。我们欣喜地看到，解放军总医院一直走在创新的前列，从创建研究型医院的管理实践，到持续开展的标准化建设，再到临床路径管理的系统梳理，创新的因子无处不在，总结的果实惠及民生。这正是一所医院不断发展壮大的强大动力与推力。

临床路径是应用循证医学证据，针对某种疾病，按照时间顺序，对入院检查、诊断、治疗、护理、饮食指导、宣教、出院计划等形成的疾病服务计划。它出现在 20 世纪 80 年代中期的美国，经过几十年的完善发展，已经成为一种行之有效的医疗管理手段。国内外实践证明，实施临床路径，对医院规范诊疗服务行为、提高工作效率、控制医疗费用、改进医疗质量、确保医疗安全、增加患者满意度都发挥着重要的作用。同时，大力推行临床路径管理是公立医院改革的重要任务之一，直接关系到部队官兵和人民群众好看病、看好病的问题，关系到能否让部队官兵和人民群众切身感受到医改带来健康实惠的问题，具有显著的政治效益、军事效益、社会效益和经济效益。

医疗质量是医院建设的永恒主题。质量决定医院的生存和发展，直接关系到患者的身心健康和生命安全。长期以来，解放军总医院在医疗质量管理方面进行着积极的探索，早在 2002 年就开始着手临床路径相关研究，逐渐摸索建立了一整套具有自身特色的临床路径管理体系。医院学科分类齐全，医学人才荟萃，技术手段多样，诊治疾病涉及 DRGs 达 700 多组，为研究制定临床路径提供了良好的基础，积累了宝贵的经验。《解放军总医院临床路径汇编》收录了解放军总医院多年来研究制定的 28 个专业 1225 条临床路径。路径融入了解放军总医院医疗质量管理标准化的丰富内容和要求，具有很强的医院管理特色。

该书的主要编审人员集成了院内众多知名医疗、护理以及管理专家的智慧结晶和实践经验，对全国、全军各级各类医院制定和应用临床路径，对各级医护人员改善临床思维，对医院管理人员了解诊疗重点都具有重要的参考和借鉴意义。

习主席指出，没有全民健康就没有全面小康。医院的质量建设无终极，我们的奋斗目标就无止境。质量没有一成不变的答案，只有永远的问题和追求目标。《解放军总医院临床路径汇编》为全军医院开了一个好头，希望大家继续群策群力、献计献策，不断补充、完善和丰富临床路径管理，更好地造福于广大军民，为实现伟大的中国梦提供强有力的健康支撑。

中央军委后勤保障部副部长

前　言

　　推进医院质量建设，坚持以病人为中心，促进医患和谐，为群众提供安全、有效、方便、廉价的医疗卫生服务，是医药卫生体制改革的出发点和立足点。临床路径作为一种既可以改进医疗质量，又能有效控制医疗成本的管理工具，得到了国家管理部门和医疗机构越来越广泛的重视和应用。

　　2015年，国家卫计委下发的《进一步改善医疗服务行动计划》中提出，到2017年底，所有三级医院的50％出院患者和80％二级医院的70％出院患者要按照临床路径管理。截至今年9月，国家卫计委先后发布了共1212条临床路径，涵盖了30多个临床专业。近日，国家卫计委又发布了《医疗机构临床路径管理指导原则》，对医疗机构实施临床路径管理进行了进一步规范。

　　解放军总医院早在2002年就开始着手临床路径的研究与应用，十余年的时间里，制定开发了大量的路径表单，这些表单凝结着我们广大专家的智慧和心血，它们既是总医院的宝贵财富，也是我国医疗卫生行业的共同财富。为此，我们从中精心挑选了能够涵盖大型综合性医院主要病种、诊疗方案相对成熟的临床路径汇编成书，与业内同行分享。

　　《解放军总医院临床路径汇编》包括心血管内科、呼吸内科、消化内科、普通外科、骨科、神经外科、胸外科、妇产科等28个专业分册，涉及963个病种，共计1225条临床路径，每条临床路径都包括标准住院流程和临床路径表单。在路径表单中，不仅包含疾病诊治的检查检验、用药医嘱等诊疗内容，我们还结合医院各项规章制度和医疗质量管理标准化要求，增加了各个诊疗环节需要医护人员落实的行为规范，如入出院评估、病历书写、会诊申请、查房时限等；另外，护理工作的内容也更加细化全面，更具有专科专病特点。可以说这些路径是集医疗技术和管理经验于一体，具有鲜明的总医院特色，希望对广大医务人员和医院管理者都能起到一定的参考借鉴作用。

　　该丛书从编写到出版，历时6年多时间，我院有80余位知名专家和来自全院医疗、护理、药学、医技、医保、管理等各个专业领域的300余人参与，他们查阅了海量的资料，投入了大量的时间和精力。同时，该书也得到了许多业内同行的大力指导和人民军医出版社的鼎力支持，在此一并表示诚挚的谢意。

　　由于医疗技术发展迅速，很多疾病的诊治手段和方法日新月异，一些疾病的诊疗方案在业内会存在不同观点；另外，本书难免有许多不足，敬请读者、专家、同行惠予指正。

任国荃　卢世璧　陈香美

2017年9月于北京

目　录

头皮肿瘤切除术临床路径 ……………………………………………………………（1）

大脑凸面脑膜瘤行开颅大脑凸面脑膜瘤切除术临床路径 ……………………………（9）

矢状窦旁脑膜瘤行导航下病变切除术临床路径 ………………………………………（19）

大脑镰旁脑膜瘤行 MRI 导航下镰旁脑膜瘤切除术临床路径 ………………………（32）

蝶骨嵴脑膜瘤行翼点入路蝶骨嵴脑膜瘤切除术临床路径 …………………………（43）

嗅沟脑膜瘤行额下外侧入路嗅沟脑膜瘤切除术临床路径 …………………………（54）

颅后窝脑膜瘤行后正中入路颅后窝脑膜瘤切除术临床路径 ………………………（65）

岩斜脑膜瘤行乙状窦后入路岩斜脑膜瘤切除术临床路径 …………………………（76）

三叉神经鞘瘤行中颅底硬膜外入路三叉神经鞘瘤切除术临床路径 ………………（87）

神经上皮来源肿瘤（幕上浅部）导航下病变切除术临床路径 ……………………（98）

神经上皮来源肿瘤（幕上深部）行导航下经额、颞、顶、枕叶开颅幕上深部肿瘤

　　切除术临床路径 …………………………………………………………………（110）

脑干肿瘤行开颅脑干肿瘤切除术临床路径 …………………………………………（122）

小脑、四脑室内肿瘤切除术临床路径 ………………………………………………（135）

无框架立体定向导航下脑内病变活检术临床路径 …………………………………（148）

自发性蛛网膜下腔出血行常规全脑血管造影术临床路径 …………………………（160）

颅内动脉瘤或脑动脉瘤破裂行动脉瘤栓塞术临床路径 ……………………………（165）

颈动脉狭窄行颈动脉狭窄支架成形术临床路径 ……………………………………（173）

颅内动脉狭窄行颅内动脉狭窄支架成形术临床路径 ………………………………（184）

脑动、静脉畸形行脑动、静脉畸形栓塞术临床路径 ………………………………（195）

颅内未破裂动脉瘤行开颅夹闭术临床路径 …………………………………………（205）

颅内破裂动脉瘤行开颅夹闭术临床路径 ……………………………………………（216）

脑动静脉畸形行脑动静脉畸形切除术临床路径 ……………………………………（226）

颈动脉狭窄行内膜剥脱术临床路径 …………………………………………………（237）

烟雾病行颞浅动脉脑膜脑融通术临床路径 …………………………………………（247）

脑积水行脑室镜下三脑室底造口术或神经内镜辅助脑室腹腔分流术临床路径 …（257）

三脑室后部肿瘤行脑室镜下三脑室底造口术、松果体区占位病变活检术或行

　　开颅三脑室后部肿瘤切除术临床路径 …………………………………………（268）

三叉神经痛行微血管减压术临床路径 ………………………………………………（279）

癫痫行"颞叶前部、海马切除术""癫痫灶切除术""胼胝体切开术"临床路径 ………（289）

帕金森病行单(双)侧丘脑 VIM-DBS 植入术、单(双)侧丘脑底核-DBS 植入术
临床路径···(300)
脑瘫行选择性脊神经后根切断术临床路径···(310)
颅内(表)皮样囊肿开颅切除术临床路径···(320)
小脑桥角区病变乙状窦后入路肿瘤切除术临床路径···································(333)
小脑扁桃体下疝畸形行后路减压术临床路径···(345)
齿状突型颅底陷入行经口齿状突切除术临床路径·······································(355)
颅颈交界畸形行后路手术临床路径···(362)
颈椎间盘突出行前路椎体切除人工材料置入术临床路径·····························(372)
颈椎管狭窄行后路椎管扩大成形术临床路径···(379)
椎管内髓外肿瘤行后路肿瘤切除术临床路径···(386)
颈 4 以下椎管内髓内肿瘤行后正中入路髓内肿瘤切除术临床路径···············(393)
脊髓拴系综合征行后正中入路脊髓拴系松解终丝切断术临床路径···············(400)
椎管内脊髓表皮样囊肿行后正中入路脊髓表皮样囊肿切除术临床路径·········(407)
椎管内脊髓脂肪瘤行后正中入路脊髓脂肪瘤切除术临床路径·····················(414)
椎管内脊髓畸胎瘤行后正中入路脊髓畸胎瘤切除术临床路径·····················(421)
鞍区病变行导航神经内镜下经鼻蝶入路切除术临床路径···························(428)
急性硬膜外血肿行开颅硬膜外血肿清除术临床路径···································(439)
脑挫裂伤行手术清除挫伤失活脑组织及去骨瓣减压术临床路径···················(448)
大面积脑梗死行去骨瓣减压术临床路径···(457)
慢性硬膜下血肿行钻孔引流术临床路径···(466)
颅骨缺损行全身麻醉下钛网塑形、颅骨缺损修补术临床路径·····················(475)
脑外伤后运动功能障碍行康复治疗临床路径···(487)

头皮肿瘤切除术临床路径

一、头皮肿瘤切除术临床路径标准住院流程

(一)适用对象

第一诊断为头皮肿瘤(ICD-10:C44.401/D23.402),拟行头皮肿瘤切除术(ICD-9-CM-3:86.3 16)的患者。

(二)诊断依据

根据《临床诊疗指南·神经外科学分册》(中华医学会编著,人民卫生出版社,2012 年),《临床技术操作规范·神经外科分册》(中华医学会编著,人民军医出版社),《王忠诚神经外科学(彩图版)》(第 2 版,王忠诚,主编. 湖北科学技术出版社,2015 年),《神经外科学》(第 3 版,赵继宗,周定标,主编. 人民卫生出版社,2014 年),《神经外科学手册》(第 7 版,Thieme,美国,2010 年)。

1. 临床表现

(1)发现头皮肿瘤病史。

(2)局部疼痛,肿瘤增长较快等。

2. 辅助检查

(1)头颅 CT 扫描:头皮软组织影,观察颅骨或颅内是否受累等。

(2)头颅 MRI 扫描:头皮异常软组织信号。

(三)治疗方案的选择及依据

根据《临床诊疗指南·神经外科学分册》(中华医学会编著,人民卫生出版社,2012 年),《临床技术操作规范·神经外科分册》(中华医学会编著,人民军医出版社),《王忠诚神经外科学(彩图版)》(第 2 版,王忠诚,主编. 湖北科学技术出版社,2015 年),《神经外科学》(第 3 版,赵继宗,周定标,主编. 人民卫生出版社,2014 年),《神经外科学手册》(第 7 版,Thieme,美国,2010 年)。

1. 头皮肿瘤诊断明确,临床上生长较快,需要明确病理性质。

2. 影响美观或造成不适症状。

3. 局部无炎症或感染。

4. 无凝血障碍等手术禁忌证。

5. 履行签名同意。

(四)标准住院天数

8 天。

（五）进入路径标准

1. 第一诊断符合头皮肿瘤（ICD-10：C44.401/D23.402），拟行头皮肿瘤切除术（ICD-9-CM-3：86.3 16）。

2. 当患者同时患有其他疾病诊断时，但在住院期间不需特殊处理，也不影响第一诊断的临床路径流程实施时，可以进入路径。

（六）术前准备 1 天

1. 术前评估　术前 24 小时内完成病情评估、必要的检查，做出术前小结、术前讨论。

（1）术前检查项目：血常规、血型、尿常规；凝血功能及血小板检查；肝功能、肾功能、血电解质、血糖；感染性疾病筛查（乙肝、丙肝、艾滋病、梅毒等）；心电图、胸部 X 线片；头颅 CT 扫描。

（2）根据病情可选择：头颅 MRI。

（3）营养评估：由护士根据《解放军总医院新入院患者营养风险筛查表》为新入院患者进行营养评估，评分＞3 分的告知医师，必要时申请营养科医师会诊。

（4）心理评估：由心理科医师根据病情需要实施评估。

（5）疼痛评估：由医师对于病情危重患者或术前 24 小时、麻醉前的患者根据《视觉模拟评分法（VAS）》实施疼痛评估，评估结果及应用的特殊镇痛药物应当告知患者或其病情委托人，疼痛评估的结果应当记录在住院病历表格中。评分＞7 分、常规镇痛处理效果欠佳、顽固性疼痛的患者应当及时请疼痛科医师会诊。

（6）康复评估：由护士根据《入院患者康复筛查和评估表》在患者入院后 24 小时内进行康复筛查和评估。任何一项结果为"是"，告知医师，申请康复科医师会诊。

（7）深静脉血栓栓塞症风险评估：根据专科《深静脉血栓栓塞症评估量表》在患者入院后 24 小时内进行风险筛查和评估，风险结果为"高危"的，则申请血管外科或介入导管室医师会诊。

2. 术前准备

（1）术前谈话：术者应在术前 1 天与患者及其家属谈话，告知手术方案、相关风险、术后转归、手术费用，以及患者和其家属权益，并履行书面知情同意手续。告知高值耗材的使用及费用。

（2）通知手术室准备手术间、手术药品、手术物品及特殊耗材。

（3）护士做心理护理，交代注意事项。

（4）手术部位标识：术者、一助或经治医师在术前 1 天应对手术部位做体表标识，急诊手术由接诊医师或会诊外科医师标记，标记过程应有责任护士、患者及其家属共同参与，并记入手术安排表。

（七）药品选择及使用时机

一般不预防使用抗生素。

（八）手术日为入院第 2 天

1. 手术安全核对　患者入手术间后由手术医师、麻醉医师、巡回护士和患者本人共同核对患者身份、手术部位与标识、手术方式。手术医师、麻醉医师、巡回护士三方按《手术安全核对表》逐项核对，共同签名。

2. 麻醉方式　局部麻醉。

3. 手术方式　头皮肿瘤切除术。

4. 其他　经治医师或手术医师应即刻完成术后首次病程记录，观察术后患者病情变化。

（九）术后住院恢复 6 天

1. 必需的复查项目　血常规、凝血功能、血生化（蛋白、肝功能、肾功能、电解质）。

2. 术后处理

(1)术者在术后 24 小时内完成手术记录,特殊情况可由一助完成,术者签名确认并归入病历。

(2)每 2～3 天切口换药 1 次。出院当天拆线。

(3)上级医师在术后 3 天内至少查房 1 次,根据术中和术后情况修订术后治疗计划。

（十）出院标准

1. 体温正常,一般情况良好。

2. 切口愈合良好,病理诊断明确。

3. 不需要住院处理的并发症和（或）合并症。

（十一）变异及原因分析

1. 术后继发感染或者愈合不良等并发症,需要应用抗生素或理疗,可能延长住院时间和增加住院费用。

2. 住院后伴发其他内、外科疾病需进一步检查和会诊,可导致住院时间延长和费用增加。

二、头皮肿瘤切除术临床路径表单

适用对象	第一诊断为头皮肿瘤(ICD-10:C44.401/D23.402) 行头皮肿瘤切除术(ICD-9-CM-3:86.3 16)的患者		
患者基本信息	姓名:____　性别:____　年龄:__　门诊号:____ 住院号:_____　过敏史:_____ 住院日期:__年__月__日　出院日期:__年__月__日		标准住院天数:8 天
时间	住院第 1 天(术前 1 天)	住院第 2 天(手术当天)	住院第 3 天(术后 1 天)
主要诊疗工作　制度落实	□ 入院 2 小时内经治医师或值班医师完成接诊 □ 入院 24 小时内主管医师完成检诊 □ 完成术前准备 □ 组织术前讨论 □ 手术部位标识	□ 入院 48 小时内主诊医师完成检诊 □ 手术安全核查	□ 手术医师查房 □ 主管医师术后 24 小时内检诊
主要诊疗工作　病情评估	□ 经治医师采集病史与体格检查 □ 术前风险评估 □ 营养评估 □ 心理评估 □ 疼痛评估 □ 康复评估 □ 深静脉血栓栓塞症风险评估		□ 术后切口愈合情况评估

（续　表）

			□ 入院 8 小时内完成首次病程记录 □ 入院 24 小时内完成入院记录 □ 完成主管医师查房记录 □ 完成术前讨论、术前小结	□ 术者或一助术后 24 小时内完成手术记录（术者签名） □ 术后即刻完成术后首次病程记录	□ 术后首日病程记录
	病历书写				
	知情同意		□ 患者或其家属在入院记录单上签名 □ 术前谈话，告知患者及其家属病情和围术期注意事项并签署手术知情同意书、授权委托书（患者本人不能签名时）、自费用品协议书（必要时）、军人目录外耗材审批单（必要时）	□ 告知患者及其家属手术情况和术后注意事项	□ 告知术后病情
	手术治疗		□ 预约手术	□ 实施手术（手术安全核查记录、手术清点记录）	
	其他		□ 及时通知上级医师检诊 □ 准备特殊手术器械或物品 □ 检查住院押金使用情况	□ 术后病情交接 □ 观察皮肤切口 □ 病理送检	□ 询问主诉 □ 切口换药 □ 复查血常规、凝血和普通生化 □ 观察切口情况
重点医嘱	长期医嘱	护理医嘱	□ 按神经外科护理常规 □ 二级护理	□ 按神经外科术后护理常规 □ 二级护理	
		处置医嘱	□ 静脉抽血	□ 静脉抽血	
		膳食医嘱	□ 普食 □ 糖尿病饮食 □ 低盐、低脂饮食 □ 低盐、低脂、糖尿病饮食	□ 普食 □ 糖尿病饮食 □ 低盐、低脂饮食 □ 低盐、低脂、糖尿病饮食	
		药物医嘱	□ 自带药（必要时）	□ 止血 □ 口服抗生素	
	临时医嘱	检查检验	□ 血常规 □ 尿常规 □ 粪常规 □ 血型 □ 凝血四项 □ 普通生化 □ 血清术前八项 □ 胸部正位 X 线片 □ 心电图检查（多导）	□ 血常规 □ 普通生化 □ 凝血	
		药物医嘱			

	手术医嘱	□ 常规准备明日在局部麻醉下行头皮肿瘤切除术		
	处置医嘱	□ 静脉抽血 □ 备皮		□ 大换药
主要护理工作	健康宣教	□ 入院宣教(住院环境、规章制度) □ 进行护理安全指导 □ 按护理等级进行护理、活动范围指导 □ 进行饮食指导 □ 进行关于疾病知识的宣教 □ 检查、检验项目的目的和意义	□ 术前宣教 □ 术后宣教 □ 术后心理疏导 □ 指导术后康复训练 □ 指导术后注意事项	□ 告知患者护理风险 □ 导管滑脱风险宣教 □ 静脉外渗风险宣教 □ 防跌倒风险宣教
	护理处置	□ 患者身份核对 □ 佩戴腕带 □ 建立入院病历,通知医师 □ 入院介绍:介绍责任护士,病区环境、设施、规章制度、基础护理服务项目 □ 询问病史,填写护理记录单首页 □ 观察病情 □ 测量基本生命体征 □ 抽血、留取标本 □ 心理与生活护理 □ 根据评估结果采取相应护理措施 □ 通知检查项目及检查注意事项 □ 术前患者准备(术前沐浴、更衣、备皮) □ 检查术前物品准备 □ 指导患者准备术后所需用品,贵重物品交由其家属保管	□ 告知患者入手术室前取下活动义齿 □ 测量基本生命体征 □ 皮试 □ 与手术室护士交接病历、影像资料、术中带药等 □ 术前补液(必要时) □ 嘱患者入手术室前膀胱排空 □ 与手术室护士交接 □ 术后测量生命体征 □ 术后心电监护 □ 术后心理与生活护理	□ 晨起测量生命体征并记录 □ 抽血留取标本
	护理评估	□ 一般评估:生命体征、神志、皮肤、药物过敏史等 □ 专科评估:生活自理能力、运动功能、语言功能 □ 风险评估:评估有无跌倒、坠床、压疮风险 □ 心理评估 □ 营养评估	□ 评估患者心理状态	□ 评估意识情况 □ 评估切口疼痛情况 □ 风险评估:评估有无跌倒、坠床、压疮、导管滑脱、液体外渗的风险

		□ 疼痛评估 □ 康复评估		
	专科护理	□ 观察患者意识 □ 指导患者遵医嘱用药控制血压（必要时）	□ 术后心理及生活护理	□ 术后心理及生活护理 □ 观察切口有无渗血渗液，有异常时及时报告医师
	饮食指导	□ 根据医嘱通知配餐员准备膳食 □ 协助进餐	□ 术前 4 小时禁食、禁水	□ 根据医嘱通知配餐员准备膳食 □ 协助进餐
	活动体位	□ 根据护理等级指导活动	□ 根据护理等级指导活动	□ 根据护理等级指导活动
	洗浴要求	□ 协助患者洗澡，更换病号服	□ 备皮后协助患者清洁备皮部位，更换病号服 □ 告知患者切口保护方法	
病情变异记录		□ 无　　□ 有,原因: □ 患者　□ 疾病　□ 医疗 □ 护理　□ 保障　□ 管理	□ 无　　□ 有,原因: □ 患者　□ 疾病　□ 医疗 □ 护理　□ 保障　□ 管理	□ 无　　□ 有,原因: □ 患者　□ 疾病　□ 医疗 □ 护理　□ 保障　□ 管理
护士签名		白班　小夜班　大夜班	白班　小夜班　大夜班	白班　小夜班　大夜班
医师签名				
时间		住院第 4 天（术后第 2 天）	住院第 5 天（术后第 3 天）	住院第 6 天（术后第 4 天）
主要诊疗工作	制度落实	□ 手术医师查房	□ 查房制度 □ 三级检诊制度	□ 查房制度 □ 三级检诊制度
	病情评估	□ 观察切口情况,是否存在渗出、红肿等情况 □ 观察体温、血压等	□ 观察切口情况,是否存在渗出、红肿等情况 □ 观察体温、血压等	□ 观察切口情况,是否存在渗出、红肿等情况 □ 观察体温、血压等
	病历书写	□ 术后次日病程记录	□ 术后第 3 天病程记录	□ 术后病程记录
	知情同意			
	手术治疗			
	其他			
重点医嘱	长期医嘱 护理医嘱			
	长期医嘱 处置医嘱			
	长期医嘱 膳食医嘱			
	长期医嘱 药物医嘱			
	临时医嘱 检查检验			
	临时医嘱 药物医嘱			
	临时医嘱 手术医嘱			
	临时医嘱 处置医嘱	□ 大换药（必要时）	□ 大换药（必要时）	□ 大换药（必要时）

（续　表）

主要护理工作	健康宣教	□ 告知患者护理风险 □ 导管滑脱风险宣教 □ 静脉外渗风险宣教 □ 防跌倒风险宣教	□ 告知患者护理风险 □ 导管滑脱风险宣教 □ 静脉外渗风险宣教 □ 防跌倒风险宣教	□ 告知患者护理风险 □ 防跌倒风险宣教
	护理处置	□ 按护理等级完成基础护理项目 □ 监测生命体征 □ 观察切口疼痛情况、观察静脉输液情况 □ 妥善固定静脉管道 □ 根据排便情况采取通便措施	□ 按护理等级完成基础护理项目 □ 监测生命体征 □ 观察切口疼痛情况、观察静脉输液情况 □ 妥善固定静脉管道 □ 根据排便情况采取通便措施	□ 按护理等级完成基础护理项目 □ 监测生命体征 □ 观察切口疼痛情况 □ 根据排便情况采取通便措施
	护理评估	□ 评估意识情况 □ 评估切口疼痛情况 □ 风险评估:评估有无跌倒、坠床、压疮、导管滑脱、液体外渗的风险	□ 评估意识情况 □ 评估切口疼痛情况 □ 风险评估:评估有无跌倒、坠床、压疮、导管滑脱、液体外渗的风险	□ 评估意识情况 □ 评估切口疼痛情况 □ 风险评估:评估有无跌倒、坠床、压疮的风险
	专科护理	□ 观察切口敷料,有渗出时报告医师处理,观察患者情况 □ 术后心理与生活护理	□ 观察切口敷料,有渗出时报告医师处理,观察患者情况 □ 术后心理与生活护理	□ 观察切口敷料,有渗出时报告医师处理,观察患者情况 □ 术后心理与生活护理
	饮食指导	□ 协助进餐	□ 协助进餐	□ 协助进餐
	活动体位	□ 根据护理等级指导活动	□ 根据护理等级指导活动	□ 根据护理等级指导活动
病情变异记录		□ 无　　□ 有,原因: □ 患者　□ 疾病　□ 医疗 □ 护理　□ 保障　□ 管理	□ 无　　□ 有,原因: □ 患者　□ 疾病　□ 医疗 □ 护理　□ 保障　□ 管理	□ 无　　□ 有,原因: □ 患者　□ 疾病　□ 医疗 □ 护理　□ 保障　□ 管理
护士签名		白班　　小夜班　　大夜班	白班　　小夜班　　大夜班	白班　　小夜班　　大夜班
医师签名				

时间		住院第 7 天(术后第 5 天)	住院第 8 天(出院日)
主要诊疗工作	制度落实	□ 上级医师查房(主管医师查房,每天 1 次) □ 专科医师会诊(必要时)	□ 上级医师查房(主管、主诊医师查房)进行手术及切口评估,确定有无手术并发症和切口愈合不良情况,明确是否出院
	病情评估	□ 观察切口情况	□ 查看病理诊断报告 □ 查看切口愈合情况
	病历书写	□ 出院前 1 天有上级医师指示出院的病程记录	□ 出院当天病程记录(由上级医师指示出院) □ 出院后 24 小时内完成出院记录 □ 出院后 24 小时内完成病案首页

(续　表)

			□ 完成出院介绍信 □ 开具诊断证明书	
	知情同意		□ 向患者交代出院后的注意事项	
	手术治疗			
	其他		□ 出院带药 □ 拆线换药	
重点医嘱	长期医嘱	护理医嘱		
		处置医嘱		
		膳食医嘱		
		药物医嘱		
	临时医嘱	检查检验		
		药物医嘱		
		手术医嘱		
		处置医嘱	□ 大换药(必要时)	□ 大换药 □ 出院
主要护理工作	健康宣教		□ 防跌倒风险宣教	□ 告知患者洗浴、洗头注意事项
	护理处置		□ 按护理等级完成基础护理项目 □ 监测生命体征 □ 观察切口疼痛情况 □ 根据排便情况采取通便措施	□ 观察患者情况 □ 协助患者办理出院手续 □ 整理床单位
	风险评估		□ 评估切口疼痛情况 □ 风险评估:评估有无跌倒、坠床、压疮的风险	□ 评估切口疼痛情况 □ 风险评估:评估有无跌倒、坠床、压疮、导管滑脱、液体外渗的风险
	专科护理		□ 观察切口敷料,有渗出时报告医师处理,观察患者情况 □ 术后心理与生活护理	□ 告知患者出院后注意事项并附书面出院指导1份
	饮食指导		□ 协助进餐	□ 协助进餐
	活动体位		□ 根据护理等级指导活动	□ 根据护理等级指导活动
病情变异记录			□ 无　　□ 有,原因: □ 患者　□ 疾病　□ 医疗 □ 护理　□ 保障　□ 管理	□ 无　　□ 有,原因: □ 患者　□ 疾病　□ 医疗 □ 护理　□ 保障　□ 管理

护士签名	白班	小夜班	大夜班	白班	小夜班	大夜班

医师签名		

大脑凸面脑膜瘤行开颅大脑凸面脑膜瘤
切除术临床路径

一、大脑凸面脑膜瘤行开颅大脑凸面脑膜瘤切除术
临床路径标准住院流程

(一)适用对象

第一诊断为大脑凸面脑膜瘤(ICD-10:D32.008/D32.009/D32.012/D32.022),拟行开颅大脑凸面脑膜瘤切除术(ICD-9-CM-3:01.5101 伴 00.3202)的患者。

(二)诊断依据

根据《临床诊疗指南·神经外科学分册》(中华医学会编著,人民卫生出版社,2012 年),《临床技术操作规范·神经外科分册》(中华医学会编著,人民军医出版社)、《王忠诚神经外科学(彩图版)》(第 2 版,王忠诚,主编. 湖北科学技术出版社,2015 年)、《神经外科学》(第 3 版,赵继宗,周定标,主编. 人民卫生出版社,2014 年)、《神经外科学手册》(第 7 版,Thieme,美国,2010 年)。

1. **病史** 病程一般较长,许多患者主要表现为不同程度的头痛、精神障碍,部分患者因头外伤或其他原因,经头颅 CT 检查偶然发现。

2. **症状体征或临床表现**

(1)颅高压症状:症状可很轻微,如眼底视盘水肿,但头痛不剧烈。当失代偿时,病情可迅速恶化。

(2)局灶性症状:根据肿瘤生长部位及邻近结构的不同,可出现不同的神经功能障碍表现,如位于额叶或顶叶的脑膜瘤易产生刺激症状,引起癫痫发作,以局限运动性发作常见,表现为面部和手足抽搐,部分患者可表现为 Jackson 癫痫,感觉性发作少见。有的患者仅表现为眼前闪光,需仔细询问病史方可发现。

(3)局部神经功能缺失:以肢体运动、感觉障碍多见,肿瘤位于颞区或后区时因视路受压出现视野改变,优势半球的肿瘤还可导致语言障碍。

3. **影像学结果**

(1)头颅 CT:病变密度均匀,可被明显强化,肿瘤基底宽,附着于硬脑膜上,可伴有钙化,另可见局部颅骨骨质改变。

(2)头颅 MRI:一般表现为等或稍长 T_1、T_2 信号影,注射造影剂后 $60\%\sim70\%$ 的大脑凸面脑膜瘤,其基底部硬脑膜会出现条形增强带——"脑膜尾征",为其较特异的影像特点。

(3)根据患者情况,可选择行以下检查:①脑电图检查,目前主要用于癫痫患者术前、术后评估;②DSA,可了解肿瘤的血供情况和供血动脉的来源,以及静脉引流情况;③行 2D-TOF

和 3D-CE-MRV 检查,了解颅内静脉系统情况。

4. **病理学诊断** WHO Ⅰ 级典型良性脑膜瘤,WHO Ⅱ 级不典型脑膜瘤,WHO Ⅲ 级间变性或恶性脑膜瘤。

(三)治疗方案的选择

根据《临床诊疗指南·神经外科学分册》(中华医学会编著,人民卫生出版社,2012 年),《临床技术操作规范·神经外科分册》(中华医学会编著,人民军医出版社),《王忠诚神经外科学(彩图版)》(第 2 版,王忠诚,主编.湖北科学技术出版社,2015 年),《神经外科学》(第 3 版,赵继宗,周定标,主编.人民卫生出版社,2014 年),《神经外科学手册》(第 7 版,Thieme,美国,2010 年)。

1. **首选治疗**

(1)临床诊断为大脑凸面脑膜瘤,有颅内压增高症状或局灶性症状者需手术治疗,手术方法为开颅幕上凸面脑膜瘤切除术,必要时术中行脑电监测。

(2)患者一般情况好,无高血压、糖尿病、冠心病、凝血功能障碍等严重器质性病变,能够耐受全身麻醉手术。

(3)手术风险较大者(高龄、妊娠期、合并较严重内科疾病),需向患者或其家属交代病情;如不同意手术,应当充分告知风险,履行签名手续,并给予严密观察。

2. **急症治疗** 如出现颅压明显增高或者脑疝症状可急诊手术,或者加强脱水等治疗,尽快择期手术处理。

(四)标准住院天数

11～14 天。

(五)进入临床路径标准

1. 第一诊断必须符合大脑凸面脑膜瘤(ICD-10:D32.008/D32.009/D32.012/D32.022),拟行开颅大脑凸面脑膜瘤切除术(ICD-9-CM-3:01.5101 伴 00.3202)。

2. 年龄:5—75 岁。

3. 专科指征:临床表现为颅高压症状和局灶性症状或者无明显症状但患者积极要求手术。头部 CT 和(或)MRI 检查结果为阳性。

4. 手术禁忌证:手术风险较大者(高龄、妊娠期、凝血功能异常、合并较严重内科疾病),患者或其家属不同意手术。

(六)治疗准备(评估)/住院期间检查

1. **诊疗评估**

(1)检查评估

①必需的检查项目:血常规、尿常规,血型;凝血功能、肝肾功能、血电解质、血糖、感染性疾病筛查(乙型肝炎、丙型肝炎、艾滋病、梅毒等);心电图、胸部 X 线片;头颅 CT,包含病变区域骨窗像薄层扫描;头颅 MRI 平扫＋增强;电生理功能检查;认知功能评定。

②根据患者情况可选择的检查检验项目:如视力视野检查等检查,建议行 DSA、CE-MRV,功能区 DTI 检查,明确肿瘤与颅内血管关系。根据患者病情或年龄＞65 岁,行心、肺功能检查。

(2)营养评估:根据《解放军总医院新入院患者营养风险筛查表》为新入院患者进行营养评估,评分≥3 分患者给予处置,必要时申请营养科医师会诊。

（3）心理评估：根据新入院患者情况申请心理科医师会诊。

（4）疼痛评估：根据《视觉模拟评分法（VAS）》实施疼痛评估，评分＞7分患者给予处置，必要时请疼痛科医师会诊。

（5）康复评估：根据《入院患者康复筛查和评估表》在患者入院后24小时内进行康复筛查和评估。任何一项结果为"是"，则申请康复科医师会诊。

（6）深静脉血栓栓塞症风险评估：根据专科《深静脉血栓栓塞症评估量表》在患者入院后24小时内进行风险筛查和评估。风险结果为"高危"的，则申请血管外科或介入导管室医师会诊。

（7）神经功能评估：KPS评分。

2. 术前准备（1～3天）

（1）术前评估：术前24小时内完成病情评估、必要的检查，做出术前小结、术前讨论。

（2）术前谈话：术者应在术前1天与患者及其家属谈话，告知手术方案、相关风险、用血计划、术后转归、置入材料、手术费用和患者及其家属权益，并履行书面知情同意手续。告知高值耗材的使用及费用。

（3）通知手术室：准备手术间、手术药品、手术物品及特殊耗材。

（4）护士做心理护理，交代注意事项：防压疮、防跌倒、指导患者戒烟等，并进行术前宣教。

（5）手术部位标识：术者、一助或经治医师在术前1天应对手术部位做体表标识，急诊手术由接诊医师或会诊外科医师标记，标记过程应有责任护士、患者及其家属共同参与，并记入手术安排表。

（6）术前1天麻醉医师访视：制订麻醉计划、完成评估、确定麻醉方式，并记入《麻醉术前访视记录》，告知患者及其家属麻醉适应证、麻醉目的、风险、可能出现的情况及其处理原则、替代方案等，签署《麻醉知情同意书》并归入病历。

3. 主要护理工作　专科护理特色。

（七）药物选择与使用时机

1. 降颅压药物　按照《中国药典》2015年版（国家药典委员会，中国医药科技出版社，2015年）。

（1）甘露醇注射液，25g/50g，静脉注射，每天1～4次。

（2）甘油果糖注射液，250ml，静脉注射，每天1～2次。

（3）呋塞米注射液，2ml，静脉推注，每天1～3次。

使用时机：①对于出血高颅压患者可以根据颅压高低选择降颅压药物。对于颅压特别高的患者，可以选择联合用药。②对于肾功能不全的患者，可以应用甘油果糖或呋塞米。

2. 抗生素

（1）按照《抗菌药物临床应用指导原则（2015年）》《国卫办医发〔2015〕43号〕选用用药。建议使用第一代、第二代头孢菌素，头孢曲松等；明确感染患者，可根据药敏试验结果调整抗生素。

（2）预防性用抗生素，时间为术前30分钟。手术时间长可以预防性应用头孢曲松钠2.0g预防感染，术后不再使用抗生素。

3. 止血药物　术中术后存在出血或对出血高风险患者酌情应用。

4. 麻醉药物　术中麻醉医师根据情况应用。

5. 抑酸、镇吐药物　围术期酌情应用。

6. 调节水电平衡药物　根据患者检查、检验结果酌情应用。

7. 营养支持药物　禁食超过 24 小时酌情应用。

8. 解热药物　术后发热患者酌情应用。

9. 抗癫痫药物　围术期酌情应用。

10. 激素药物　围术期酌情应用。

(八)手术日:住院第 3—4 天

1. 手术安全核对:患者入手术间后由手术医师、麻醉医师、巡回护士和患者本人共同核对患者身份、手术部位与标识、手术方式。手术医师、麻醉医师、巡回护士三方按《手术安全核对表》逐项核对,共同签名。

(1)手术方式:导航下大脑凸面脑膜瘤切除术。

(2)麻醉方式:气管插管全身麻醉。

(3)手术置入物:硬脑膜修复材料,颅骨固定材料,止血材料,引流系统。

(4)术中用药:抗生素、酌情使用激素及抗癫痫药物。

(5)输血及血液制品:根据手术失血情况决定,进行成分输血。

(6)术中病理。

2. 经治医师或手术医师应 6 小时内完成术后首次病程记录,观察术后患者病情变化。

3. 术后住院恢复/必需的复查检查项目。

(九)术后住院恢复 5～11 天

1. 术后转监护病房持续监测治疗,病情平稳后转回普通病房。

2. 术后病理、诊断。

3. 术后必需的复查项目:头颅 CT 扫描;化验室检查包括血常规、肝肾功能、血电解质。

4. 术后用药:抗生素,酌情使用抗癫痫药物、脱水药、激素、止血药物等。

5. 术后注意事项:每 2～3 天手术切口换药 1 次。术后 7 天拆除手术切口缝线或根据病情酌情延长拆线时间。根据患者病情,必要时复查心、肺功能,行认知功能评定。

6. 术者在术后 24 小时内完成手术记录,特殊情况可由一助完成,术者签名确认并归入病历。

7. 主管医师和主诊医师术后 3 天内至少查房 1 次,根据术中和术后情况修订术后治疗计划。

8. 麻醉医师术后 3 天内访视患者,如有特殊情况应详细记录,及时与手术医师或重症监护室医师沟通并迅速处理。

(十)出院标准

1. 生命体征平稳、临床症状改善。

2. 恢复正常饮食。

3. 伤口愈合良好、引流管按期拔出。

4. 已完成必要的复查项目,且无异常。

5. 无与本病相关的其他并发症或合并症。

(十一)变异及原因分析

1. 医疗原因导致的变异　如改变诊疗方案、转科治疗、操作失误、误诊等。

2. 患者原因导致的变异　如不同意治疗方案、个人原因要求出(转)院、院外服用手术禁忌药、月经期、对诊疗计划不满要求出路径、相关检查检验院外(门诊)已做等。

3. 并发症原因导致的变异 术中或术后继发手术部位或其他部位的颅内血肿、脑水肿、脑梗死等并发症,严重者或其他情况需要二次手术,导致住院时间延长、费用增加。术后神经系统感染和神经血管损伤等,导致住院时间延长。术后继发其他内、外科疾病需进一步诊治,导致住院时间延长。

4. 病情原因导致的变异 如基础疾病复杂、病情恶化、病情平稳好转、抢救、会诊等。

5. 辅诊科室原因导致的变异 如检查、检验、手术、病理等检查(不及时、结果错报、操作部位/方式错误、标本不合格)、报告(不及时、结果错报、标本不合格)等原因延长住院天数、增加费用等。

6. 管理原因导致的变异 如系统暂不支持、系统瘫痪、需要修订流程、需要修订制度等。

二、大脑凸面脑膜瘤行开颅大脑凸面脑膜瘤切除术临床路径表单

适用对象	第一诊断为大脑凸面脑膜瘤(ICD-10:D32.008/D32.009/D32.012/D32.022)拟行开颅大脑凸面脑膜瘤切除术(ICD-9-CM-3:01.5101 伴 00.3202)的患者	
患者基本信息	姓名:____ 性别:____ 年龄:__ 门诊号:____ 住院号:_____ 过敏史:_____ 住院日期:__年__月__日 出院日期:__年__月__日	标准住院日:11～14 天

时间		住院第1－3天 (术前准备)	住院第3－4天 (手术日)	住院第5－7天 (术后第3天)	住院第8－14天 (恢复出院)
主要诊疗工作	制度落实	□ 入院 2 小时内经治医师或值班医师完成接诊 □ 入院 24 小时内主管医师完成检诊 □ 专科医师会诊(必要时) □ 完成术前准备 □ 组织术前讨论 □ 麻醉术前访视 □ 手术部位标识	□ 三级医师查房 □ 手术安全核查 □ 麻醉术后访视	□ 术者或上级医师查房	□ 三级医师查房 □ 按规定完成病程记录
	病情评估	□ 经治医师询问病史与体格检查 □ 心理评估 □ 营养评估 □ 疼痛评估 □ 神经功能评估 □ 完成深静脉血栓栓塞症风险评分(主要专科并发症评估)	□ 神经功能评估	□ 神经功能评估	□ 上级医师进行治疗效果、预后和出院评估 □ 神经功能评估 □ 出院宣教

病历书写	□ 入院 8 小时内完成首次病程记录 □ 入院 24 小时内完成入院记录 □ 入院 48 小时内完成主管医师查房记录 □ 主诊医师查房记录 □ 完成术前讨论、术前小结	□ 术后即刻完成术后首次病程记录 □ 术者或一助术后 24 小时内完成手术记录（术者签名）	□ 术后连续 3 天病程记录	□ 病情稳定患者每 3 天 1 个病程记录 □ 特殊治疗、操作单独书写 □ 出院当天病程记录（由上级医师指示出院） □ 出院后 24 小时内完成出院记录 □ 出院后 24 小时内完成病案首页
知情同意	□ 患者或其家属在入院记录单签名 □ 术前谈话，告知患者及其家属病情和围术期注意事项并签署麻醉知情同意书、输血知情同意书、手术知情同意书、授权委托书（患者本人不能签名时）、自费用品协议书（必要时）、军人目录外耗材审批单（必要时）	□ 告知患者及其家属手术情况及术后注意事项		□ 告知患者及其家属出院后注意事项（指导出院后功能锻炼，复诊的时间、地点，发生紧急情况时的处理等）
手术治疗	□ 预约手术	□ 实施手术（手术安全核查记录、手术清点记录）		
其他	□ 及时通知上级医师检诊 □ 经治医师检查整理病历资料	□ 麻醉诱导 □ 观察术中出血量、输液量、输血量等	□ 术后病情交接 □ 观察手术切口及周围情况	□ 通知出院 □ 开具出院介绍信 □ 开具诊断证明书 □ 出院带药 □ 预约门诊复诊时间

（续　表）

重点医嘱	**长期医嘱**	护理医嘱	☐ 按神经外科护理常规 ☐ 二级护理	☐ 按神经外科术后护理常规 ☐ 特级护理		☐ 按神经外科护理常规 ☐ 二级护理
		处置医嘱		☐ 观察生命体征、意识、瞳孔 ☐ 呼吸机辅助呼吸 ☐ 吸氧 ☐ 重症监护仪监护		
		膳食医嘱	☐ 普食 ☐ 糖尿病饮食 ☐ 低盐、低脂饮食 ☐ 低盐、低脂、糖尿病饮食	☐ 禁食水	☐ 普食 ☐ 流食 ☐ 半流食	☐ 普食 ☐ 糖尿病饮食 ☐ 低盐、低脂饮食 ☐ 低盐、低脂、糖尿病饮食
		药物医嘱	☐ 脱水降颅压药物 ☐ 抗癫痫药物	☐ 常规补液治疗 ☐ 必要时给予抑酸药物 ☐ 必要时给予预防癫痫药物 ☐ 预防感染 ☐ 必要时降颅压治疗 ☐ 必要时止血治疗	☐ 常规补液治疗 ☐ 必要时给予抑酸药物 ☐ 必要时给予预防癫痫药物 ☐ 必要时止血治疗 ☐ 必要时降颅压治疗	☐ 常规补液治疗 ☐ 必要时降颅压治疗 ☐ 必要时给予预防癫痫药物
	临时医嘱	检查检验	☐ 血常规（含 CRP＋IL-6） ☐ 尿常规 ☐ 粪常规 ☐ 血型 ☐ 凝血四项 ☐ 生化 ☐ 血清术前八项	☐ 血常规 ☐ 血气分析 ☐ 肾功能及血电解质 ☐ 凝血四项 ☐ 脑脊液常规生化 ☐ 头部 CT ☐ 胸部 X 线片	☐ 血常规 ☐ 肾功能及血电解质 ☐ 脑脊液常规生化 ☐ 头部 CT ☐ 胸部 X 线片	☐ 血常规 ☐ 肾功能及血电解质 ☐ 脑脊液常规生化 ☐ 头部 CT
		药物医嘱		☐ 降温药物 ☐ 镇吐药物 ☐ 镇静药物	☐ 降温药物 ☐ 镇吐药物 ☐ 镇静药物	
		手术医嘱	☐ 定于明日全身麻醉下行大脑凸面脑膜瘤切除术	常规准备今日在全身麻醉下行大脑凸面脑膜瘤切除术		
		处置医嘱	☐ 剃头、备皮 ☐ 备血 ☐ 抗生素皮试	☐ 换药 ☐ 拔出引流管	☐ 换药	☐ 换药、拆线 ☐ 出院

主要护理工作	健康宣教	□ 入院宣教（住院环境、规章制度） □ 进行护理安全指导 □ 进行等级护理、活动范围指导 □ 进行饮食指导 □ 进行关于疾病知识的宣教 □ 检查、检验项目的目的和意义 □ 术前宣教	□ 术后心理疏导 □ 指导术后康复训练 □ 指导术后注意事项	□ 等级护理知识宣教 □ 饮食指导 □ 告知患者护理风险 □ 防坠床风险宣教 □ 防导管滑脱风险宣教 □ 防静脉外渗风险宣教 □ 压疮风险知识宣教	□ 出院宣教（康复训练方法、用药指导、换药时间及注意事项、复查时间等）
	护理处置	□ 患者身份核对 □ 佩戴腕带 □ 建立入院病历，通知医师 □ 入院介绍：介绍责任护士，病区环境、设施、规章制度、基础护理服务项目 □ 询问病史，填写护理记录单首页 □ 观察病情 □ 测量基本生命体征 □ 抽血、留取标本 □ 心理与生活护理 □ 根据评估结果采取相应护理措施 □ 通知检查项目及注意事项 □ 备皮、配血 □ 术前患者准备（术前沐浴、更衣、备皮） □ 检查术前物品准备 □ 指导患者准备术后所需用品，贵重物品交由其家属保管 □ 指导患者进行肠道准备并检查准备效果 □ 告知患者入手术室前取下活动义齿 □ 测量基本生命体征	□ 与手术室护士交接 □ 术后观察病情 □ 测量基本生命体征 □ 心理与生活护理 □ 指导并监督患者治疗与康复训练 □ 遵医嘱用药 □ 根据评估结果采取相应护理措施 □ 完成护理记录	□ 按等级护理要求完成基础护理项目 □ 观察静脉输液情况 □ 妥善固定静脉管道 □ 观察切口疼痛情况 □ 根据排便情况采取通便措施 □ 术后心理与生活护理	□ 观察患者情况 □ 核对患者医疗费用 □ 协助患者办理出院手续 □ 指导并监督患者康复训练 □ 整理床单位

护理评估	□ 一般评估：生命体征、神志、皮肤、药物过敏史等 □ 专科评估：生活自理能力、运动功能、语言功能及患者用药情况 □ 风险评估：评估有无跌倒、坠床、压疮风险 □ 心理评估 □ 营养评估 □ 疼痛评估 □ 康复评估	□ 评估切口疼痛情况 □ 观察切口敷料有无渗出并报告医师 □ 评估神经功能 □ 风险评估：评估有无跌倒、坠床、压疮、导管滑脱、液体外渗的风险	□ 评估切口疼痛情况 □ 观察切口敷料有无渗出并报告医师 □ 评估神经功能 □ 风险评估：评估有无跌倒、坠床、压疮、导管滑脱、液体外渗的风险	□ 评估切口疼痛情况 □ 观察切口敷料有无渗出并报告医师
专科护理	□ 观察患者情况 □ 指导患者戒烟等	□ 术后心理与生活护理 □ 指导功能锻炼 □ 切口冷湿敷	□ 术后严密观察意识、瞳孔、生命体征及肢体活动情况，发现异常及时报告医师 □ 指导患者术后功能锻炼 □ 指导患者进行床上翻身 □ 指导患者掌握床上排尿、排便（使用便器）方法指导 □ 指导患者正确使用抗血栓压力带 □ 进行防压疮护理 □ 注重患者主诉	□ 指导功能锻炼 □ 告知患者出院后注意事项并附书面出院指导 1 份
饮食指导	□ 根据医嘱通知配餐员准备膳食 □ 协助进餐	□ 协助进餐	□ 协助进餐	□ 协助进餐
活动体位	□ 根据护理等级指导活动	□ 根据护理等级指导活动	□ 根据护理等级指导活动	□ 根据护理等级指导活动
洗浴要求	□ 协助患者洗澡，更换病号服 □ 备皮后协助患者清洁备皮部位，更换病号服 □ 告知患者切口处保护方法	□ 协助患者晨、晚间护理	□ 协助患者晨、晚间护理	□ 协助患者晨、晚间护理

（续　表）

病情变异记录	□ 无　□ 有,原因: □ 患者　□ 疾病 □ 医疗　□ 护理 □ 保障　□ 管理			□ 无　□ 有,原因: □ 患者　□ 疾病 □ 医疗　□ 护理 □ 保障　□ 管理			□ 无　□ 有,原因: □ 患者　□ 疾病 □ 医疗　□ 护理 □ 保障　□ 管理			□ 无　□ 有,原因: □ 患者　□ 疾病 □ 医疗　□ 护理 □ 保障　□ 管理		
护士签名	白班	小夜班	大夜班	白班	小夜班	大夜班	白班	小夜班	大夜班	白班	小夜班	大夜班
医师签名												

矢状窦旁脑膜瘤行导航下病变切除术临床路径

一、矢状窦旁脑膜瘤行导航下病变切除术
临床路径标准住院流程

(一)适用对象

第一诊断为矢状窦旁脑膜瘤(ICD-10:D32.003),拟行导航下病变切除术(ICD-9-CM-3:01.5101 伴 00.3502)的患者。

(二)诊断依据

根据《临床诊疗指南·神经外科学分册》(中华医学会编著,人民卫生出版社),《临床技术操作规范·神经外科分册》(中华医学会编著,人民军医出版社),《神经外科学》(人民卫生出版社)。

1. 临床表现 矢状窦旁脑膜瘤生长缓慢,逐渐压迫邻近脑组织或上矢状窦,影响静脉回流逐渐出现颅内压增高、癫痫和某些定位症状或体征,也可无症状查体发现。

2. 辅助检查 本病诊断的主要手段 CT 扫描可显示出上矢状窦旁圆形、等密度或高密度影,增强扫描时可见密度均匀增高,基底与矢状窦相连。有些患者可见瘤周弧形低密度水肿带,另外 CT 扫描骨窗像可显示颅骨改变情况。MRI 肿瘤在 T_1 加权像上多为等信号,少数为低信号;在 T_2 加权像上则呈高信号等信号或低信号;肿瘤内部信号可不均一;可见肿瘤明显强化。MRI 扫描还可清楚地反映肿瘤与矢状窦的关系。脑血管造影的静脉期和窦期:可见肿瘤将静脉挤压移位,有的矢状窦会被肿瘤阻塞中断,这些造影征象对决定术中是否可将肿瘤连同矢状窦一并切除是极有帮助的。

(三)治疗方案的选择及依据

根据《临床诊疗指南·神经外科学分册》(中华医学会编著,人民卫生出版社),《临床技术操作规范·神经外科分册》(中华医学会编著,人民军医出版社),《神经外科学》(人民卫生出版社)。

1. 拟诊断为窦旁脑膜瘤患者,有明确的临床症状者需要手术治疗,手术方法是磁共振导航下窦旁脑膜瘤除(根据肿瘤生长部位不同采取不同的手术入路)。

2. 对于手术风险较大者(高龄、妊娠期、合并较严重的内科疾病者),要向患者或其家属仔细交代病情,如不同意手术,应履行签名手续,给予严密观察。

3. 对于严密观察非手术治疗者,一旦出现颅内压增高征象,必要时给予急诊手术。

(四)标准住院天数

12~14 天。

(五)进入路径标准

1. 第一诊断必须符合矢状窦旁脑膜瘤(ICD-10:D32.003),拟行导航下病变切除术(ICD-9-CM-3:01.5101 伴 00.3502)。

2. 除外对手术治疗有较大影响的疾病(如心脑血管疾病)。

3. 当患者合并其他疾病,但住院期间不需要特殊处理,也不影响第一诊断的临床路径实施时,可以进入路径。

(六)术前准备(术前评估)3 天

1. 术前评估　术前 24 小时内完成病情评估、必要的检查。术前做出术前小结、术前讨论。

(1)必需的检查项目:①血常规(含 CRP+IL-6);②尿常规;③粪常规;④凝血四项;⑤血清术前八项;⑥红细胞沉降率;⑦血型;⑧头颅 CT 扫描;⑨心电图检查(多导)。

(2)根据患者病情可选择:①神经导航 MRI;②肺功能;③超声心动图;④必要时行脑电图、皮质/脑干诱发电位等。

(3)根据患者病情:必要时查心、肺功能和精神智力评估。

(4)营养评估:由护士根据《解放军总医院新入院患者营养风险筛查表(NRS)》为新入院患者进行营养评估,评分>3 分患者给予处置,必要时申请营养科医师会诊。

(5)心理评估:由心理科医师根据病情需要实施评估。

2. 术前准备

(1)术前谈话:术者应在术前 1 天与患者及其家属谈话,告知手术方案、相关风险、用血计划、术后转归、置入材料、手术费用和患者及其家属权益,并履行书面知情同意手续。告知高值耗材的使用及费用。

(2)通知手术室:准备手术间、手术药品、手术物品及特殊耗材。

(3)手术部位标识:术者、一助或经治医师在术前 1 天应对手术部位做体表标识,急诊手术由接诊医师或会诊外科医师标记,标记过程应有责任护士、患者及其家属共同参与,并记入手术安排表。

(4)术前 1 天麻醉医师访视:制订麻醉计划、完成评估、确定麻醉方式,并记入《麻醉术前访视记录》,告知患者及其家属麻醉适应证、麻醉目的、风险、可能出现的情况及其处理原则、替代方案等,签署《麻醉知情同意书》并归入病历。

3. 疼痛评估　根据《视觉模拟评分法(VAS)》实施疼痛评估,评分>7 分患者给予处置,必要时请疼痛科医师会诊。

4. 康复评估　根据《入院患者康复筛查和评估表》在患者入院后 24 小时内进行康复筛查和评估。任何一项结果为"是",则申请康复科医师会诊。

5. 深静脉血栓栓塞症风险评估　根据专科《深静脉血栓栓塞症评估量表》在患者入院后 24 小时内进行风险筛查和评估,风险结果为"高危"的,则申请血管外科或介入导管室医师会诊。

(七)药品选择及使用时机

1. 抗生素　参照《抗菌药物临床应用指导原则(2015 年)》(卫医发[2015]43 号),根据患者病情选择合适抗生素及抗生素应用的具体时间。

2. 使用时机　术前 30 分钟、术后预防性使用 2 天。

（八）手术日为入院第 4 天

1. 手术安全核对　患者入手术间后由手术医师、麻醉医师、巡回护士和患者本人共同核对患者身份、手术部位与标识、手术方式。手术医师、麻醉医师、巡回护士三方按《手术安全核对表》逐项核对,共同签名。

2. 麻醉方式　全身麻醉。

3. 术中用药　激素、抗生素、麻醉常规用药。

4. 手术方式　导航下窦旁脑膜瘤除术。

5. 手术内固定物　颅骨固定材料等。

6. 输血　视术中出血情况决定。

7. 病理　石蜡切片。

（九）术后住院恢复 7～10 天

1. 必要时复查的项目　血常规、普通生化(肝功能、肾功能、电解质等)、CRP、凝血四项、X线检查、头颅 CT、头颅 MRI。

2. 术后用药

(1)抗生素:参照《抗菌药物临床应用指导原则(2015 年)》(卫医发[2015]43 号)执行。

(2)其他预防性药物:脱水降颅压、抗癫痫、神经保护药物等。

3. 术后换药　术后第 2、第 5、第 7 天给予清洁换药;其他时间根据手术切口渗出情况给予清洁换药。

4. 术后护理　按照护理等级进行日常护理,监测患者生命体征,观察患者意识状态,肢体活动情况,观察引流管引流情况、切口敷料有无渗出。患者意识变化时立即通知医师,指导患者术后体位摆放及功能锻炼,指导患者正确使用抗血栓弹力袜,防跌倒护理等。

（十）出院标准（围绕一般情况、切口情况、第一诊断转归）

1. 患者一般状态良好,饮食恢复。

2. 体温正常,各项检验无明显异常,切口愈合良好。

3. 无与本病相关的其他并发症。

（十一）有无变异及原因分析

1. 并发症:术中或术后继发手术部位或其他部位硬脑膜外血肿、硬脑膜下血肿、脑内血肿等并发症,严重者需要二次手术,导致住院时间延长、费用增加。

2. 术后继发颅内感染、神经功能障碍、切口愈合不良等,导致住院时间延长。

二、矢状窦旁脑膜瘤行导航下病变切除术临床路径表单

适用对象	第一诊断为矢状窦旁脑膜瘤(ICD-10:D32.003) 行导航下窦旁脑膜瘤除术(ICD-9-CM-3:01.5101 伴 00.3502)的患者	
患者基本信息	姓名:_____　性别:_____　年龄:__　门诊号:_____ 住院号:_____　过敏史:_____ 住院日期:__年__月__日　出院日期:__年__月__日	标准住院天数:12～14 天

时间			住院第1天	住院第2天	住院第3天
主要诊疗工作		制度落实	□ 经治医师或值班医师在患者入院2小时内到床旁接诊 □ 主管医师或二线值班医师在患者入院后24小时内完成检诊 □ 主管医师每天查房1次	□ 主诊医师在患者入院48小时内完成检诊	□ 术前导航计划制订 □ 预约手术 □ 预约术中电生理监测 □ 手术部位标识
		病情评估	□ 经治医师询问病史与体格检查 □ 完成神经系统专科检查 □ 营养评估 □ 心理评估 □ 疼痛评估 □ 康复评估 □ 深静脉血栓栓塞症风险评估	□ 专科医师会诊（必要时）	□ 专科医师会诊（必要时）
		病历书写	□ 入院8小时内完成首次病程记录 □ 入院24小时内完成入院记录 □ 完成主管医师查房记录	□ 完成主诊医师查房记录	□ 完成术前小结,术前讨论记录
		知情同意		□ 患者或其家属在入院记录单上签名	□ 术前谈话,告知患者及其家属病情和围术期注意事项并签署手术知情同意书、授权委托书（患者本人不能签名时）、自费用品协议书（必要时）、军人目录外耗材审批单（必要时）
		手术治疗			□ 预约手术
		其他	□ 及时通知上级医师检诊 □ 经治医师检查整理病历资料		
重点医嘱	长期医嘱	护理医嘱	□ 二级护理 □ 按神经外科护理常规	□ 二级护理 □ 按神经外科护理常规	□ 二级护理 □ 按神经外科护理常规
		处置医嘱			
		膳食医嘱	□ 普食 □ 糖尿病饮食 □ 低盐、低脂饮食 □ 低盐、低脂、糖尿病饮食	□ 普食 □ 糖尿病饮食 □ 低盐、低脂饮食 □ 低盐、低脂、糖尿病饮食	□ 普食 □ 糖尿病饮食 □ 低盐、低脂饮食 □ 低盐、低脂、糖尿病饮食
		药物医嘱	□ 自带药（必要时）	□ 自带药（必要时）	□ 自带药（必要时）

(续　表)

临时医嘱	检查检验	□ 血常规（含 CRP＋IL-6） □ 尿常规 □ 粪常规 □ 凝血四项 □ 血清术前八项 □ 红细胞沉降率 □ 血型 □ 头颅 CT 扫描 □ 心电图检查（多导） □ 神经导航 MRI（必要时） □ 肺功能（必要时） □ 超声心动图（必要时）	□ 会诊科室要求开检查和检验单	□ 会诊科室要求开检查和检验单
	药物医嘱	□ 患者既往内科疾病的用药	□ 患者既往内科疾病的用药	□ 患者既往内科疾病的用药
	手术医嘱			□ 定于明日在导航下行病变切除术
	处置医嘱	□ 静脉抽血		□ 术前禁食、禁水 □ 术区备皮 □ 术前肠道准备 □ 抗生素皮试 □ 根据手术情况备血
主要护理工作	健康宣教	□ 入院宣教（住院环境、规章制度） □ 进行护理安全指导 □ 按护理等级进行护理、活动范围指导 □ 进行饮食指导 □ 进行关于疾病知识的宣教 □ 检查、检验项目的目的和意义	□ 术前宣教	□ 术前宣教 □ 术后心理疏导 □ 指导术后康复训练 □ 指导术后注意事项
	护理处置	□ 患者身份核对 □ 佩戴腕带 □ 建立入院病历，通知医师 □ 入院介绍：介绍责任护士，病区环境、设施、规章制度、基础护理服务项目 □ 询问病史，填写护理记录单首页 □ 观察病情 □ 测量基本生命体征 □ 抽血、留取标本 □ 心理与生活护理	□ 按护理等级完成基础护理项目 □ 监测生命体征 □ 观察静脉输液情况 □ 妥善固定各类管道 □ 提供基础护理服务 □ 心理与生活护理	□ 术前患者准备（术前沐浴、更衣、备皮） □ 检查术前物品准备 □ 指导患者准备术后所需用品，贵重物品交由其家属保管 □ 指导患者进行肠道准备并检查准备效果 □ 告知患者入手术室前取下活动义齿 □ 测量基本生命体征

		□ 根据评估结果采取相应护理措施 □ 通知检查项目及注意事项		
	护理评估	□ 一般评估:生命体征、神志、皮肤、药物过敏史等 □ 专科评估:意识、生命体征及生活自理能力情况 □ 风险评估:评估有无跌倒、坠床、压疮风险 □ 心理评估 □ 营养评估 □ 疼痛评估 □ 康复评估	□ 评估患者心理状态	□ 评估患者心理状态
	专科护理	□ 观察意识情况 □ 指导康复功能锻炼 □ 指导患者戒烟	□ 指导患者掌握床上翻身方法 □ 指导患者掌握床上排尿、排便(使用便器)方法	□ 指导患者掌握床上翻身方法 □ 指导患者掌握床上排尿、排便(使用便器)方法
	饮食指导	□ 根据医嘱通知配餐员准备膳食 □ 协助进餐	□ 根据医嘱通知配餐员准备膳食 □ 协助进餐	□ 通知患者 22:00 后禁食、禁水
	活动体位	□ 根据护理等级指导活动	□ 根据护理等级指导活动	□ 根据护理等级指导活动
	洗浴要求	□ 协助患者洗澡,更换病号服	□ 协助患者晨、晚间护理	□ 协助患者晨、晚间护理
病情变异记录		□ 无　　□ 有,原因: □ 患者　□ 疾病　□ 医疗 □ 护理　□ 保障　□ 管理	□ 无　　□ 有,原因: □ 患者　□ 疾病　□ 医疗 □ 护理　□ 保障　□ 管理	□ 无　　□ 有,原因: □ 患者　□ 疾病　□ 医疗 □ 护理　□ 保障　□ 管理
护士签名		白班　小夜班　大夜班	白班　小夜班　大夜班	白班　小夜班　大夜班
医师签名				
时间		住院第 4 天(手术日)	住院第 5 天(术后第 1 天)	住院第 6 天(术后第 2 天)
主要诊疗工作	制度落实	□ 安排手术 □ 术中监测:神经电生理监测(必要时) □ 上级医师查房 □ 观察术后病情变化,手术医师查房	□ 主管医师查房并完成查房记录 □ 复查血常规、肝功能、肾功能及血电解质、凝血功能	□ 主诊医师查房并完成查房记录
	病情评估	□ 观察术后病情变化	□ 观察有无并发症并做相应处理	□ 观察有无并发症并做相应处理

（续 表）

	病历书写		□ 术者或一助术后 24 小时内完成手术记录（术者签名） □ 术后即刻完成术后首次病程记录	□ 术后第 1 天病程记录	□ 术后第 2 天病程记录
	知情同意		□ 告知患者及其家属手术情况和术后注意事项		
	手术治疗		□ 实施手术（手术安全核查记录、手术清点记录）		
	其他			□ 根据引流量拔除引流管 □ 观察切口情况，是否存在渗出、红肿等情况 □ 观察意识、血氧、血压等 □ 复查血常规、CRP、红细胞沉降率、生化	
重点医嘱	长期医嘱	护理医嘱	□ 按神经外科术后护理常规 □ 特级护理	□ 按神经外科术后护理常规 □ 一级护理	□ 按神经外科术后护理常规 □ 一级护理
		处置医嘱	□ 心电监护 □ 吸氧	□ 心电监护 □ 吸氧	
		膳食医嘱	□ 禁食、禁水	□ 流食	□ 半流食
		药物医嘱	□ 抗生素 □ 脱水治疗 □ 止血、抑酸、补液 □ 预防癫痫治疗 □ 神经营养药	□ 抗生素 □ 脱水治疗 □ 止血、抑酸、补液 □ 预防癫痫治疗 □ 神经营养药	□ 脱水治疗 □ 抗生素 □ 止血、抑酸、补液 □ 预防癫痫治疗 □ 神经营养药
	临时医嘱	检查检验		□ 复查血常规、CRP、IL-6、红细胞沉降率、生化	
		药物医嘱	□ 镇吐、镇痛、镇静、解热、控制血压和血糖等对症处理 □ 补钾（必要时） □ 补白蛋白（必要时） □ 输血（必要时）	□ 镇吐、镇痛、镇静、解热、控制血压和血糖等对症处理 □ 补钾（必要时） □ 补白蛋白（必要时） □ 输血（必要时）	□ 镇痛（必要时） □ 补钾（必要时） □ 补白蛋白（必要时） □ 输血（必要时）
		手术医嘱			
		处置医嘱		□ 大换药 □ 拔除硬膜外引流管	
主要护理工作	健康宣教		□ 告知护理风险 □ 进行压疮预防知识宣教 □ 告知肢体瘫相关知识 □ 注意饮水时呛咳、防止误吸	□ 压疮预防知识宣教 □ 告知护理风险 □ 注意饮水时呛咳反应	

护理处置	□ 晨起测量生命体征并记录 □ 确认无上呼吸道感染症状，确认无月经来潮 □ 与手术室护士交接病历、影像资料、术中带药等 □ 术前补液（必要时） □ 嘱患者入手术室前膀胱排空 □ 与手术室护士交接 □ 术后测量生命体征 □ 术后心电监护 □ 各类管道护理	□ 按护理等级完成基础护理项目 □ 监测生命体征 □ 观察静脉输液情况 □ 妥善固定各类管道 □ 观察切口敷料，有渗出时报告医师处理，观察患者情况 □ 提供基础护理服务 □ 术后心理与生活护理	□ 按护理等级完成基础护理项目 □ 根据排便情况采取通便措施 □ 观察切口敷料，有渗出时报告医师处理 □ 观察静脉输液情况 □ 术后心理与生活护理
护理评估	□ 通过格拉斯哥评分表评估意识情况 □ 评估切口疼痛情况 □ 评估患者睁眼反应、语言及肢体感觉运动情况，并采取相应护理措施 □ 风险评估：评估有无跌倒、坠床、压疮、导管滑脱、液体外渗的风险	□ 评估患者意识、肢体活动情况，有异常立即报告医师处理 □ 评估跌倒风险 □ 评估压疮风险	□ 评估患者意识及肢体活动情况，有异常时立即报告医师处理 □ 评估跌倒风险 □ 评估压疮风险
专科护理	□ 与手术室护士共同评估皮肤、切口敷料、输液及引流情况 □ 指导患者进行四肢功能锻炼 □ 指导患者掌握床上排尿、排便（使用便器）方法	□ 指导患者术后体位摆放及功能锻炼 □ 指导患者正确使用抗血栓压力带 □ 指导患者进行自主排尿训练 □ 指导患者进行肢体功能锻炼 □ 指导患者进行床上翻身 □ 指导患者卧床期间患肢保持过伸位 □ 防压疮护理	□ 指导患者正确使用抗血栓压力带 □ 指导患者进行肢体功能锻炼 □ 防压疮护理 □ 防跌倒护理
饮食指导	□ 术后麻醉清醒拔除气管插管后 6 小时之内禁食、禁水，口干时协助湿润口唇 □ 拔除气管插管 6 小时以后指导患者间断、少量饮用温开水、逐渐过渡到流食、半流食	□ 协助进餐	□ 协助进餐
活动体位	□ 根据护理等级指导活动	□ 根据护理等级指导活动	□ 根据护理等级指导活动

（续　表）

病情变异记录		□ 无　　　□ 有,原因: □ 患者　□ 疾病　□ 医疗 □ 护理　□ 保障　□ 管理			□ 无　　　□ 有,原因: □ 患者　□ 疾病　□ 医疗 □ 护理　□ 保障　□ 管理			□ 无　　　□ 有,原因: □ 患者　□ 疾病　□ 医疗 □ 护理　□ 保障　□ 管理		
护士签名		白班	小夜班	大夜班	白班	小夜班	大夜班	白班	小夜班	大夜班
医师签名										
时间		住院第 7 天(术后第 3 天)			住院第 8 天(术后第 4 天)			住院第 9 天(术后第 5 天)		
主要诊疗工作	制度落实	□ 主管医师查房并完成查房记录						□ 主诊医师查房并完成查房记录		
	病情评估	□ 观察有无并发症并做相应处理			□ 观察有无并发症并做相应处理			□ 观察有无并发症并做相应处理		
	病历书写	□ 术后第 3 天病程记录						□ 主诊医师查房记录		
	知情同意	□ 告知患者及其家属腰椎穿刺术情况和术后注意事项(必要时)								
	手术治疗	□ 腰椎穿刺术(必要时)								
	其他									
重点医嘱	长期医嘱 · 护理医嘱	□ 按神经外科术后护理常规 □ 一级护理			□ 按神经外科术后护理常规 □ 二级护理			□ 按神经外科术后护理常规 □ 二级护理		
	长期医嘱 · 处置医嘱									
	长期医嘱 · 膳食医嘱	□ 半流食			□ 普食			□ 普食		
	长期医嘱 · 药物医嘱	□ 脱水治疗 □ 补液治疗 □ 预防癫痫治疗 □ 神经营养药			□ 脱水治疗 □ 补液治疗 □ 预防癫痫治疗 □ 神经营养药			□ 脱水治疗 □ 补液治疗 □ 预防癫痫治疗 □ 神经营养药		
	临时医嘱 · 检查检验	□ 脑脊液常规(必要时) □ 脑脊液生化(必要时)						□ 复查血常规、电解质、肝功能、肾功能		
	临时医嘱 · 药物医嘱									
	临时医嘱 · 手术医嘱	□ 腰椎穿刺术(必要时)								
	临时医嘱 · 处置医嘱	□ 拔除导尿管						□ 切口大换药		
主要护理工作	健康宣教	□ 告知护理风险 □ 观察患者一般状况 □ 观察记录患者神志、瞳孔、生命体征			□ 告知护理风险 □ 观察患者一般状况 □ 观察记录患者神志、瞳孔、生命体征			□ 告知护理风险 □ 观察患者一般状况 □ 观察记录患者神志、瞳孔、生命体征		

（续　表）

	护理处置	□ 按一级护理要求完成基础护理项目 □ 监测生命体征 □ 观察静脉输液情况 □ 观察留置尿管导尿情况 □ 妥善固定各类管道 □ 术后心理与生活护理	□ 按二级护理要求完成基础护理项目 □ 监测生命体征 □ 观察静脉输液情况 □ 术后心理与生活护理	□ 按二级护理要求完成基础护理项目 □ 根据排便情况采取通便措施 □ 观察静脉输液情况 □ 术后心理与生活护理
	护理评估	□ 评估患者感觉、运动情况，有异常时立即报告医师处理 □ 评估压疮风险	□ 评估患者感觉、运动情况，有异常时立即报告医师处理 □ 评估跌倒风险 □ 评估压疮风险	□ 评估患者感觉、运动情况，有异常时立即报告医师处理 □ 评估跌倒风险 □ 评估压疮风险
	专科护理	□ 指导患者术后体位摆放及功能锻炼 □ 指导患者正确使用抗血栓压力带 □ 指导患者进行自主排尿训练 □ 指导患者进行肢体功能锻炼	□ 指导患者术后体位摆放及功能锻炼 □ 指导患者正确使用抗血栓压力带 □ 指导患者进行肢体功能锻炼	□ 指导患者术后体位摆放及功能锻炼 □ 指导患者正确使用抗血栓压力带 □ 指导患者进行肢体功能锻炼
	饮食指导	□ 根据医嘱通知配餐员准备膳食 □ 协助进餐	□ 协助进餐	□ 协助进餐
	活动体位	□ 根据护理等级指导活动	□ 根据护理等级指导活动	□ 根据护理等级指导活动
病情变异记录		□ 无　　□ 有,原因： □ 患者　□ 疾病　□ 医疗 □ 护理　□ 保障　□ 管理	□ 无　　□ 有,原因： □ 患者　□ 疾病　□ 医疗 □ 护理　□ 保障　□ 管理	□ 无　　□ 有,原因： □ 患者　□ 疾病　□ 医疗 □ 护理　□ 保障　□ 管理
护士签名		白班　｜小夜班｜大夜班	白班　｜小夜班｜大夜班	白班　｜小夜班｜大夜班
医师签名				
时间		住院第 10 天（术后第 6 天）	住院第 11 天（术后第 7 天）	住院第 12 天（术后第 8 天）
主要诊疗工作	制度落实	□ 主管医师查房并完成查房记录		□ 主诊医师查房并完成查房记录
	病情评估	□ 观察有无并发症并做相应处理	□ 观察有无并发症并做相应处理	□ 观察有无并发症并做相应处理
	病历书写	□ 术后第 6 天病程记录		□ 主诊医师查房记录
	知情同意	□ 告知患者及其家属腰椎穿刺术情况和术后注意事项（必要时）		
	手术治疗	□ 腰椎穿刺术（必要时）		
	其他			

（续　表）

重点医嘱	长期医嘱	护理医嘱	□ 按神经外科术后护理常规 □ 一级护理	□ 按神经外科术后护理常规 □ 二级护理	□ 按神经外科术后护理常规 □ 二级护理
		处置医嘱			
		膳食医嘱	□ 半流食	□ 普食	□ 普食
		药物医嘱	□ 脱水治疗 □ 补液治疗 □ 预防癫痫治疗 □ 神经营养药	□ 脱水治疗 □ 补液治疗 □ 预防癫痫治疗 □ 神经营养药	□ 脱水治疗 □ 补液治疗 □ 预防癫痫治疗 □ 神经营养药
	临时医嘱	检查检验	□ 脑脊液常规（必要时） □ 脑脊液生化（必要时）		□ 复查血常规、电解质、肝功能、肾功能
		药物医嘱			
		手术医嘱	□ 腰椎穿刺术（必要时）		
		处置医嘱		□ 切口大换药 □ 拆线	
主要护理工作		健康宣教	□ 告知护理风险 □ 观察患者一般状况 □ 观察记录患者神志、瞳孔、生命体征	□ 告知护理风险 □ 观察患者一般状况 □ 观察记录患者神志、瞳孔、生命体征	□ 告知护理风险 □ 观察患者一般状况 □ 观察记录患者神志、瞳孔、生命体征
		护理处置	□ 按一级护理要求完成基础护理项目 □ 监测生命体征 □ 观察静脉输液情况 □ 术后心理与生活护理	□ 按二级护理要求完成基础护理项目 □ 监测生命体征 □ 观察静脉输液情况 □ 术后心理与生活护理	□ 按二级护理要求完成基础护理项目 □ 根据排便情况采取通便措施 □ 观察静脉输液情况 □ 术后心理与生活护理
		护理评估	□ 评估患者感觉、运动情况，有异常时立即报告医师处理 □ 评估压疮风险	□ 评估患者感觉、运动情况，有异常时立即报告医师处理 □ 评估跌倒风险 □ 评估压疮风险	□ 评估患者感觉、运动情况，有异常时立即报告医师处理 □ 评估跌倒风险 □ 评估压疮风险
		专科护理	□ 指导患者术后体位摆放及功能锻炼 □ 指导患者正确使用抗血栓压力带 □ 指导患者进行肢体功能锻炼	□ 指导患者术后体位摆放及功能锻炼 □ 指导患者正确使用抗血栓压力带 □ 指导患者进行肢体功能锻炼	□ 指导患者术后体位摆放及功能锻炼 □ 指导患者正确使用抗血栓压力带 □ 指导患者进行肢体功能锻炼
		饮食指导	□ 协助进餐	□ 协助进餐	□ 协助进餐
		活动体位	□ 根据护理等级指导活动	□ 根据护理等级指导活动	□ 根据护理等级指导活动
病情变异记录			□ 无　　□ 有，原因： □ 患者　□ 疾病　□ 医疗 □ 护理　□ 保障　□ 管理	□ 无　　□ 有，原因： □ 患者　□ 疾病　□ 医疗 □ 护理　□ 保障　□ 管理	□ 无　　□ 有，原因： □ 患者　□ 疾病　□ 医疗 □ 护理　□ 保障　□ 管理

（续　表）

		白班	小夜班	大夜班	白班	小夜班	大夜班	白班	小夜班	大夜班
护士签名										
医师签名										

			时间	住院第13天（术后第9天）	住院第14天（出院日）

主要诊疗工作	制度落实			□ 主管医师查房并完成查房记录	□ 通知出院处 □ 向患者及其家属详细反馈病理及其他相关检查结果 □ 结合病情和患者或其家属充分沟通，给出后续治疗建议 □ 制订随访计划，预约第1次门诊随访时间
	病情评估			□ 观察有切口情况并做相应处理	□ 观察切口情况
	病历书写			□ 主管医师查房记录	□ 出院小结 □ 出院记录
	知情同意				
	手术治疗				
	其他				□ 向患者交代出院注意事项、复查日期
重点医嘱	长期医嘱	护理医嘱		□ 按神经外科术后护理常规 □ 二级护理	□ 按神经外科术后护理常规 □ 二级护理
		处置医嘱			
		膳食医嘱		□ 普食	
		药物医嘱		□ 脱水治疗 □ 补液治疗 □ 预防癫痫治疗 □ 神经营养药	
	临时医嘱	检查检验			
		药物医嘱			
		手术医嘱			
		处置医嘱			□ 出院
主要护理工作	健康宣教			□ 告知护理风险 □ 观察患者一般状况	□ 出院宣教（康复训练方法，用药指导及注意事项，复查时间等）
	护理处置			□ 按二级护理要求完成基础护理项目 □ 监测生命体征 □ 观察静脉输液情况 □ 术后心理与生活护理	
	护理评估			□ 评估跌倒风险 □ 评估压疮风险	
	专科护理			□ 指导患者术后体位摆放及功能锻炼	

饮食指导	□ 协助进餐					
活动体位	□ 根据护理等级指导活动					
病情变异记录	□ 无　　　□ 有,原因: □ 患者　□ 疾病　□ 医疗 □ 护理　□ 保障　□ 管理			□ 无　　　□ 有,原因: □ 患者　□ 疾病　□ 医疗 □ 护理　□ 保障　□ 管理		
护士签名	白班	小夜班	大夜班	白班	小夜班	大夜班
医师签名						

大脑镰旁脑膜瘤行 MRI 导航下镰旁脑膜瘤切除术临床路径

一、大脑镰旁脑膜瘤行 MRI 导航下镰旁脑膜瘤切除术临床路径标准住院流程

(一)适用对象

第一诊断为大脑镰旁脑膜瘤(ICD-10:D32.002),拟行 MRI 导航下镰旁脑膜瘤切除术(ICD-9-CM-3:01.5101 伴 00.3502)的患者。

(二)诊断依据

根据《临床诊疗指南·神经外科学分册》(中华医学会编著,人民卫生出版社,2012 年)、《临床技术操作规范·神经外科分册》(中华医学会编著,人民军医出版社)、《神经外科学》(第 3 版,人民卫生出版社,2014 年)。

1. 临床表现 ①颅内压增高症状,见于 80% 的患者,患者可只有间歇性头痛,头痛多位于额部和眶部,呈进行性加重,随之出现恶心、呕吐和视盘水肿也可继发视神经萎缩。②癫痫发作,癫痫的发作多发生于病程的早期和中期,以癫痫为首发症状者较多。③运动和感觉障碍,多见于病程中晚期,随着肿瘤的不断生长患者常出现对侧肢体麻木和无力,上肢常较下肢重,中枢性面瘫较为明显。

2. 辅助检查 头颅 CT 显示大脑镰旁低密度或等密度肿块,增强后肿瘤均匀或不均匀强化;MRI 显示肿瘤信号与脑灰质相似,T_1 加权像为低到等信号,T_2 加权像为等或高信号,水平位和冠状位 X 线片能清晰显示肿瘤与邻近结构的关系。

(三)选择治疗方案的依据

根据《临床诊疗指南·神经外科学分册》(中华医学会编著,人民卫生出版社,2012 年)、《临床技术操作规范·神经外科分册》(中华医学会编著,人民军医出版社)、《神经外科学》(第 3 版,人民卫生出版社,2014 年)。

1. 拟诊断为大脑镰旁脑膜瘤患者,有明确的临床症状者需手术治疗,手术方法是磁共振导航下镰旁脑膜瘤除术。

2. 对于手术风险较大者(高龄、妊娠期、合并较严重的内科疾病者),要向患者或其家属仔细交代病情,如不同意手术,应履行签名手续,并给予严密观察。

3. 对于严密观察非手术治疗者,一旦出现颅内压增高征象,必要时给予急诊手术。

(四)标准住院天数

11~13 天。

（五）进入路径标准

1. 第一诊断必须符合大脑镰旁脑膜瘤（ICD-10：D32.002），拟行 MRI 导航下镰旁脑膜瘤切除术（ICD-9-CM-3：01.5101 伴 00.3502）。

2. 当患者合并其他疾病，但住院期间不需要特殊处理，也不影响第一诊断的临床路径实施时，可以进入路径。

（六）术前准备 2 天

1. 术前评估　术前 24 小时内完成病情评估、必要的检查，做出术前小结、术前讨论。

（1）必需的检查项目：①血常规（含 CRP＋IL-6）；②尿常规；③粪常规；④凝血四项；⑤血清术前八项；⑥红细胞沉降率；⑦血型；⑧头颅 CT 扫描；⑨心电图检查（多导）。

（2）根据患者病情可选择：①神经导航 MRI；②肺功能；③超声心动图。

（3）营养评估：根据《解放军总医院新入院患者营养风险筛查表（NRS）》为新入院患者进行营养评估，评分≥3 分患者给予处置，必要时申请营养科医师会诊。

（4）心理评估：根据新入院患者情况申请心理科医师会诊。

（5）疼痛评估：根据《视觉模拟评分法（VAS）》实施疼痛评估，评分＞7 分患者给予处置，必要时请疼痛科医师会诊。

（6）康复评估：根据《入院患者康复筛查和评估表》在患者入院后 24 小时内进行康复筛查和评估。任何一项结果为"是"，则申请康复科医师会诊。

（7）深静脉血栓栓塞症风险评估：根据专科《深静脉血栓栓塞症评估量表》在患者入院后 24 小时内进行风险筛查和评估，风险结果为"高危"的，则申请血管外科或介入导管室医师会诊。

2. 术前准备

（1）术前谈话：术者应在术前 1 天与患者及其家属谈话，告知手术方案、相关风险、用血计划、术后转归、置入材料、手术费用和患者及其家属权益，并履行书面知情同意手续。告知高值耗材的使用及费用。

（2）术前抗血小板药物负荷应用。

（3）通知手术室准备手术间、手术药品、手术物品及特殊耗材。

（4）护士做心理护理，交代注意事项：防压疮、防跌倒、指导患者戒烟等，进行术后康复宣教。

（5）手术部位标识：术者、一助或经治医师在术前 1 天应对手术部位做体表标识，急诊手术由接诊医师或会诊外科医师标记，标记过程应有责任护士、患者及其家属共同参与，并记入手术安排表。

（6）术前 1 天麻醉医师访视：制订麻醉计划、完成评估、确定麻醉方式，并记入《麻醉术前访视记录》，告知患者及其家属麻醉适应证、麻醉目的、风险、可能出现的情况及其处理原则、替代方案等，签署《麻醉知情同意书》并归入病历。

（七）预防性抗生素选择与使用时机

1. 按照《抗菌药物临床应用指导原则（2015 年）》（国卫办医发〔2015〕43 号）执行。

2. 预防性用抗生素，时间为术前 30 分钟。

3. 手术超过 3 小时加用 1 次。

4. 术后预防性使用 2 天。

(八)手术日为入院第 3 天

1. 手术安全核对 患者入手术间后由手术医师、麻醉医师、巡回护士和患者本人共同核对患者身份、手术部位与标识、手术方式。手术医师、麻醉医师、巡回护士三方按《手术安全核对表》逐项核对,共同签名。

2. 麻醉方式 气管插管全身麻醉。

3. 手术方式 大脑镰旁脑膜瘤切除术。

4. 手术内置物 人工硬膜、颅骨锁、钛连接片、钛钉。

5. 输血 视术中出血情况而定。

6. 其他 经治医师或手术医师应即刻完成术后首次病程记录,观察术后患者病情变化。

(九)术后住院恢复 7 天

1. 必需的复查项目:血常规、血生化、凝血功能、血气分析。

2. 术后用药:脱水药、抗生素、止血药、抑酸药、神经营养药、改善微循环药物。

3. 必要时术后复查 CT。

4. 术后处理

(1)抗生素:预防性抗生素选择第二代头孢、第三代头孢或万古霉素(青霉素、头孢过敏者;有感染诱因者)。

(2)术后康复:术后 1 天拔除引流管,术后第 2 天停特护出监护室,拔尿管。

(3)术后镇痛:口服非甾体抗炎镇痛药、阿片类镇痛药、镇痛泵。

5. 术者在术后 24 小时内完成手术记录,特殊情况可由一助完成,术者签名确认并归入病历。

6. 上级医师在术后 3 天内至少查房 1 次,根据术中和术后情况修订术后治疗计划。

7. 麻醉医师术后 3 天内访视患者,如有特殊情况应详细记录,及时与手术医师或重症监护室医师沟通并迅速处理。

8. 术后护理

(1)按照护理等级进行日常护理,监测患者生命体征,观察引流管引流情况、切口敷料有无渗出。

(2)观察生命体征、意识状态、肢体活动等神经功能。

(3)指导患者术后早期下床进行功能锻炼。

(十)出院标准

1. 患者一般状态良好,体温正常。

2. 切口愈合良好,无感染。

3. 没有需要住院处理的并发症和(或)合并症。

(十一)变异及原因分析

1. 术中或术后继发手术部位或其他部位硬脑膜外血肿、脑内血肿等并发症,严重者需要二次手术。

2. 术后继发脑脊液漏、颅内感染和神经血管损伤等。

3. 内科合并症:部分患者常存在多种内科合并症,如脑血管病或心血管病、糖尿病、甲状腺功能亢进症、癫痫、血栓及肺部或泌尿系统感染。

二、大脑镰旁脑膜瘤行 MRI 导航下镰旁脑膜瘤切除术临床路径表单

适用对象	第一诊断为大脑镰旁脑膜瘤(ICD-10:D32.002) 行 MRI 导航下镰旁脑膜瘤切除术(ICD-9-CM-3:01.5101 伴 00.3502)的患者		
患者基本信息	姓名:____ 性别:____ 年龄:__ 门诊号:____ 住院号:_____ 过敏史:_____ 住院日期:__年__月__日 出院日期:__年__月__日		住院天数:11~13 天
时间	住院第 1 天	住院第 2 天(术前日)	住院第 3 天(手术日)
主要诊疗工作 制度落实	□ 入院 2 小时内经治医师或值班医师完成接诊 □ 入院后 24 小时内主管医师完成检诊 □ 专科医师会诊(必要时)	□ 经治医师查房(早、晚各 1 次) □ 主诊医师查房 □ 完成术前准备 □ 组织术前讨论 □ 手术部位标识	□ 手术安全核查
病情评估	□ 经治医师询问病史及体格检查 □ 完成神经功能体格检查 □ 营养评估 □ 心理评估 □ 疼痛评估 □ 康复评估 □ 深静脉血栓栓塞症风险评估		
病历书写	□ 入院 8 小时内完成首次病程记录 □ 入院 24 小时内完成入院记录	□ 完成主诊医师查房记录 □ 完成术前讨论、术前小结	□ 术者或一助术后 24 小时内完成手术记录(术者签名) □ 术后即刻完成术后首次病程记录
知情同意	□ 病情告知 □ 患者及其家属签署授权委托书 □ 患者或其家属在入院记录单上签名	□ 术者术前谈话,告知患者及其家属病情和围术期注意事项,签署手术知情同意书、授权委托书、自费用品协议书(必要时)、军人目录外耗材审批单(必要时)、输血同意书等	□ 告知患者及其家属手术过程概况及术后注意事项
手术治疗		□ 预约手术	□ 实施手术(手术安全核查记录、手术清点记录)
其他	□ 及时通知上级医师检诊 □ 经治医师检查整理病历资料	□ 检查住院押金使用情况	□ 术后病情交接 □ 观察手术切口及周围情况

（续 表）

重点医嘱	长期医嘱	护理医嘱	□ 按神经外科护理常规 □ 二级护理		□ 按神经外科术后护理常规 □ 特护，病重
		处置医嘱			□ 持续心电、血压、呼吸、血氧饱和度监测 □ 留置导尿管并记量 □ 留置切口引流管并记量 □ 持续低流量吸氧
		膳食医嘱	□ 普食 □ 糖尿病饮食 □ 低盐、低脂饮食 □ 低盐、低脂、糖尿病饮食	□ 禁食、禁水（22:00 后）	
		药物医嘱	□ 自带药（必要时）		□ 镇痛 □ 消肿 □ 镇吐、保胃 □ 抗生素 □ 抗凝
	临时医嘱	检查检验	□ 血常规（含 CRP＋IL-6） □ 尿常规 □ 粪常规 □ 凝血四项 □ 血清术前八项 □ 红细胞沉降率 □ 血型 □ 头颅 CT 扫描 □ 心电图检查（多导） □ 神经导航 MRI（必要时） □ 肺功能（必要时） □ 超声心动图（必要时）		
		药物医嘱		□ 抗生素（视病情）	
		手术医嘱		□ 常规准备明日在全身麻醉下行镰旁脑膜瘤切除术	
		处置医嘱	□ 静脉抽血	□ 备血 □ 备皮（>30cm²）	□ 输血（视病情） □ 补液（视病情） □ 拔除导尿管（必要时）

主要护理工作	健康宣教	□ 入院宣教（住院环境、规章制度） □ 进行护理安全指导 □ 按护理等级进行护理、活动范围指导 □ 进行饮食指导 □ 进行关于疾病知识的宣教 □ 检查、检验项目的目的和意义	□ 术前宣教	□ 术后宣教 □ 术后心理疏导 □ 指导术后康复训练 □ 指导术后注意事项
	护理处置	□ 患者身份核对 □ 佩戴腕带 □ 建立入院病历，通知医师 □ 入院介绍：介绍责任护士、病区环境、设施、规章制度、基础护理服务项目 □ 询问病史，填写护理记录单首页 □ 观察病情 □ 测量基本生命体征 □ 抽血、留取标本 □ 心理与生活护理 □ 根据评估结果采取相应护理措施 □ 通知检查项目及检查注意事项	□ 术前患者准备（术前沐浴、更衣、备皮） □ 检查术前物品准备 □ 指导患者准备术后所需用品，贵重物品交由其家属保管 □ 指导患者进行肠道准备并检查准备效果 □ 告知患者入手术室前取下活动义齿 □ 测量基本生命体征 □ 备血、皮试	□ 晨起测量生命体征并记录 □ 确认无上呼吸道感染症状，确认无月经来潮 □ 与手术室护士交接病历、影像资料、术中带药等 □ 术前补液（必要时） □ 嘱患者入手术室前膀胱排空 □ 与手术室护士交接 □ 术后测量生命体征 □ 术后心电监护 □ 各类管道护理 □ 术后心理与生活护理
	风险评估	□ 一般评估：生命体征、神志、皮肤、药物过敏史等 □ 专科评估：意识、生活自理能力、神经功能情况 □ 风险评估：评估有无跌倒、坠床、压疮风险 □ 心理评估 □ 营养评估 □ 疼痛评估 □ 康复评估	□ 评估患者心理状态	□ 评估患者心理状态
	专科护理	□ 观察意识情况 □ 指导患者戒烟（必要时）	□ 指导患者掌握床上翻身方法 □ 指导患者掌握床上排尿、排便（使用便器）方法	□ 与手术室护士共同评估皮肤、切口敷料、输液及引流情况 □ 指导患者进行股四头肌静止收缩及距小腿关节运动 □ 指导患者掌握床上排尿、排便（使用便器）方法

（续　表）

饮食指导	☐ 根据医嘱通知配餐员准备膳食 ☐ 协助进餐	☐ 通知患者 22:00 后禁食、禁水	☐ 禁食、禁水,口干时协助湿润口唇 ☐ 排气后指导患者间断、少量饮用温开水	
活动体位	☐ 根据护理等级指导活动		☐ 根据手术及麻醉方式安置合适体位,床头抬高30° ☐ 指导患者掌握床上翻身方法	
洗浴要求	☐ 协助患者洗澡,更换病号服	☐ 协助患者晨、晚间护理		
病情变异记录	☐ 无　　☐ 有,原因: ☐ 患者　☐ 疾病　☐ 医疗 ☐ 护理　☐ 保障　☐ 管理	☐ 无　　☐ 有,原因: ☐ 患者　☐ 疾病　☐ 医疗 ☐ 护理　☐ 保障　☐ 管理	☐ 无　　☐ 有,原因: ☐ 患者　☐ 疾病　☐ 医疗 ☐ 护理　☐ 保障　☐ 管理	

护士签名	白班	小夜班	大夜班	白班	小夜班	大夜班	白班	小夜班	大夜班

医师签名	

时间	住院第 4 天(术后第 1 天)	住院第 5 天(术后第 2 天)	住院第 6 天(术后第 3 天)
主要诊疗工作 — 制度落实	☐ 手术医师查房 ☐ 专科医师会诊(必要时)	☐ 主管医师查房	☐ 主诊医师查房
病情评估			
病历书写	☐ 术后首日病程记录	☐ 术后次日病程记录	☐ 术后第 3 天病程记录
知情同意			
手术治疗			
其他	☐ 根据引流量拔除引流管 ☐ 观察切口情况,是否存在渗出、红肿等情况 ☐ 观察体温、血压等 ☐ 复查血常规、CRP、IL-6、红细胞沉降率、生化	☐ 观察切口情况,是否存在渗出、红肿等情况 ☐ 根据患者情况处置,如贫血严重及时输血,低蛋白、低钾血症及时补充蛋白、补钾 ☐ 出监护室,返回普通病房	☐ 观察切口情况,是否存在渗出、红肿等情况 ☐ 复查血常规、CRP、IL-6、红细胞沉降率、生化(如贫血严重及时输血,低蛋白、低钾血症及时补充蛋白、补钾) ☐ 指导患者下床,进行主、被动功能康复练习

重点医嘱	长期医嘱	护理医嘱	☐ 按神经外科术后护理常规 ☐ 特护，病重	☐ 按神经外科术后护理常规 ☐ 一级护理	☐ 一级护理
		处置医嘱	☐ 上半身抬高		
		膳食医嘱	☐ 饮食医嘱（普食/半流食/流食/糖尿病饮食/低盐、低脂饮食）		
		药物医嘱	☐ 抗生素 ☐ 术后抗凝 ☐ 脱水 ☐ 抗胃酸	☐ 抗生素 ☐ 术后抗凝 ☐ 脱水 ☐ 补充电解质	☐ 抗生素 ☐ 脱水 ☐ 补充电解质
	临时医嘱	检查检验	☐ 复查血常规、CRP、IL-6、红细胞沉降率、生化	☐ 必要时复查 CT	☐ 复查血常规、CRP、IL-6、红细胞沉降率、生化
		药物医嘱	☐ 镇痛（必要时） ☐ 镇吐（必要时） ☐ 补钾（必要时） ☐ 输血（必要时）	☐ 镇痛（必要时） ☐ 补钾（必要时）	☐ 镇痛（必要时） ☐ 补钾（必要时）
		手术医嘱			
		处置医嘱	☐ 大换药 ☐ 拔除切口引流管（必要时） ☐ 拔除导尿管（必要时）	☐ 大换药（必要时） ☐ 拔除导尿管（必要时）	☐ 大换药（必要时） ☐ 功能锻炼
主要护理工作		健康宣教	☐ 压疮预防知识宣教 ☐ 导管滑脱预防知识宣教 ☐ 静脉外渗预防知识宣教 ☐ 告知护理风险 ☐ 饮食指导 ☐ 等级护理知识宣教 ☐ 注意饮水时呛咳反应	☐ 压疮预防知识宣教 ☐ 导管滑脱预防知识宣教 ☐ 静脉外渗预防知识宣教 ☐ 告知护理风险 ☐ 注意饮水时呛咳反应 ☐ 通知检查项目及注意事项	☐ 告知护理风险 ☐ 跌倒预防知识宣教 ☐ 导管滑脱预防知识宣教 ☐ 静脉外渗预防知识宣教 ☐ 饮食指导 ☐ 等级护理知识宣教
		护理处置	☐ 按护理等级完成基础护理项目 ☐ 监测生命体征 ☐ 观察静脉输液情况 ☐ 妥善固定各类管道 ☐ 观察切口敷料，有渗出时报告医师处理，观察患者情况 ☐ 提供基础护理服务 ☐ 术后心理与生活护理	☐ 按护理等级完成基础护理项目 ☐ 根据排便情况采取通便措施 ☐ 观察切口敷料，有渗出时报告医师处理 ☐ 观察静脉输液情况 ☐ 术后心理与生活护理 ☐ 遵医嘱拔除尿管	☐ 按二级护理要求完成基础护理项目 ☐ 监测生命体征 ☐ 观察静脉输液情况 ☐ 术后心理与生活护理 ☐ 配合医师换药（必要时）

	护理评估	□ 评估患者意识、肢体活动情况,有异常立即报告医师处理 □ 评估跌倒风险 □ 评估压疮风险 □ 评估切口疼痛情况	□ 评估患者意识、肢体活动情况,有异常立即报告医师处理 □ 评估跌倒风险 □ 评估压疮风险 □ 评估切口疼痛情况	□ 评估患者感觉、运动情况,有异常时立即报告医师处理 □ 评估跌倒风险 □ 评估导管滑脱风险 □ 评估静脉外渗风险
	专科护理	□ 严密观察意识、瞳孔、生命体征及肢体活动情况,有异常及时报告医师 □ 观察引流液颜色、性状、量,有异常及时报告医师 □ 指导患者术后体位摆放及功能锻炼 □ 指导患者正确使用抗血栓压力带 □ 指导患者进行自主排尿训练 □ 指导患者进行肢体功能锻炼 □ 指导患者进行床上翻身 □ 指导患者卧床期间患肢保持过伸位 □ 防压疮护理 □ 注重患者主诉	□ 严密观察意识、瞳孔、生命体征及肢体活动情况,有异常及时报告医师 □ 观察引流液颜色、性状、量,有异常及时报告医师 □ 指导患者进行肢体功能锻炼 □ 防压疮护理 □ 防坠床护理 □ 注重患者主诉	□ 严密观察意识、瞳孔、生命体征及肢体活动情况,有异常及时报告医师 □ 观察切口敷料,有渗出时报告医师处理,观察患者情况 □ 指导患者进行肢体功能锻炼 □ 防跌倒护理 □ 注重患者主诉
	饮食指导	□ 协助进餐	□ 协助进餐	□ 根据医嘱通知配餐员准备膳食 □ 协助进餐
	活动体位	□ 根据护理等级指导活动 □ 床头抬高 30°	□ 根据护理等级指导活动	□ 根据护理等级指导活动
病情变异记录		□ 无　　□ 有,原因: □ 患者　□ 疾病　□ 医疗 □ 护理　□ 保障　□ 管理	□ 无　　□ 有,原因: □ 患者　□ 疾病　□ 医疗 □ 护理　□ 保障　□ 管理	□ 无　　□ 有,原因: □ 患者　□ 疾病　□ 医疗 □ 护理　□ 保障　□ 管理
护士签名		白班　小夜班　大夜班	白班　小夜班　大夜班	白班　小夜班　大夜班
医师签名				

（续　表）

时间		住院第 7—10 天（术后第 4—7 天）	住院第 11—13 天（出院日）
主要诊疗工作	制度落实	□ 上级医师查房（主管医师查房，每天 1 次） □ 专科医师会诊（必要时）	□ 上级医师查房（主管、主诊医师查房）进行手术及切口评估，确定有无手术并发症和切口愈合不良情况，明确是否出院
	病情评估		
	病历书写	□ 出院前一天有上级医师指示出院的病程记录 □ 最少每 3 天 1 次主管医师查房记录 □ 最少每 3 天 1 次主诊医师查房记录	□ 出院当天病程记录（由上级医师指示出院） □ 出院后 24 小时内完成出院记录 □ 出院后 24 小时内完成病案首页 □ 完成出院介绍信 □ 开具诊断证明书
	知情同意		□ 向患者交代出院后的注意事项（复诊的时间、地点，发生紧急情况时的处理等）
	手术治疗		
	其他	□ 观察切口情况，是否存在渗出、红肿等情况 □ 根据患者情况处置，如贫血严重及时输血，低蛋白、低钾血症及时补充蛋白、补钾，如有感染迹象及时检查感染部位，做病原学培养，根据结果更换抗生素 □ 继续主被动功能康复练习和步行练习	□ 出院带药 □ 嘱患者拆线换药（根据出院时间决定） □ 门诊复查 □ 如有不适，随时复诊
重点医嘱	长期医嘱 护理医嘱	□ 按神经外科术后护理常规 □ 一级护理，可如厕	
	长期医嘱 处置医嘱	□ 上半身抬高	
	长期医嘱 膳食医嘱	□ 饮食医嘱（普食/半流食/流食/糖尿病饮食/低盐、低脂饮食）	
	长期医嘱 药物医嘱	□ 抗生素（无感染时术后 5 天内停用） □ 术后抗凝 □ 脱水 □ 抗胃酸	
	临时医嘱 检查检验	□ 复查血常规、CRP、IL-6、红细胞沉降率、生化	
	临时医嘱 药物医嘱	□ 镇痛（必要时） □ 镇吐（必要时） □ 补钾（必要时） □ 输血（必要时）	
	临时医嘱 手术医嘱		
	临时医嘱 处置医嘱	□ 大换药 □ 拔除切口引流管（必要时） □ 拔除导尿管（必要时）	□ 大换药（必要时），拆线 □ 出院

主要护理工作	健康宣教	□ 告知护理风险 □ 跌倒预防知识宣教 □ 导管滑脱预防知识宣教 □ 静脉外渗预防知识宣教 □ 通知检查项目及检查注意事项 □ 仔细讲解患者办理出院手续的程序及注意事项	□ 告知患者康复训练方法 □ 饮食及用药指导 □ 告知患者复查时间 □ 告知患者洗浴、洗头注意事项
	护理处置	□ 按等级护理要求完成基础护理项目 □ 观察静脉输液情况 □ 妥善固定静脉管道	□ 观察患者情况 □ 协助医师给予患者拆线、换药 □ 协助患者办理出院手续 □ 整理床单位
	护理评估	□ 评估意识情况 □ 风险评估：评估有无跌倒、坠床、导管滑脱、液体外渗的风险	□ 评估切口疼痛情况
	专科护理	□ 严密观察意识、瞳孔、生命体征及肢体活动情况，有异常及时报告医师 □ 观察切口敷料，有渗出时报告医师处理，观察患者情况 □ 指导患者进行肢体功能锻炼 □ 防跌倒护理 □ 注重患者主诉	□ 告知患者出院后注意事项并附书面出院指导 1 份
	饮食指导	□ 协助进餐	
	活动体位	□ 根据等级护理指导活动	
病情变异记录		□ 无　　□ 有，原因： □ 患者　□ 疾病　□ 医疗 □ 护理　□ 保障　□ 管理	□ 无　　□ 有，原因： □ 患者　□ 疾病　□ 医疗 □ 护理　□ 保障　□ 管理

护士签名	白班	小夜班	大夜班	白班	小夜班	大夜班

医师签名						

蝶骨嵴脑膜瘤行翼点入路蝶骨嵴脑膜瘤
切除术临床路径

一、蝶骨嵴脑膜瘤行翼点入路蝶骨嵴脑膜瘤切除术
临床路径标准住院流程

(一)适用对象

第一诊断为蝶骨嵴脑膜瘤(ICD-10:D32.004),拟行翼点入路蝶骨嵴脑膜瘤切除术(ICD-9-CM-3:01.5101 伴 00.9401)的患者。

(二)诊断依据

根据《临床诊疗指南·神经外科学分册》(中华医学会编著,人民卫生出版社,2012 年),《临床技术操作规范·神经外科分册》(中华医学会编著,人民军医出版社),《神经外科学》(第3 版,人民卫生出版社,2014 年)。

1. 临床表现 蝶骨嵴脑膜瘤的临床表现取决于肿瘤的部位。内侧型早期症状明显,患者早期可出现脑神经受压表现,如视力下降、视野缺损、眼球突出等症状。内侧型患者还可出现第Ⅱ、Ⅳ、Ⅵ、Ⅶ对脑神经损害症状。精神症状和嗅觉障碍多见于肿瘤向颅前窝生长者,但较少见。外侧型蝶骨嵴脑膜瘤症状出现较晚,早期仅有头痛而缺乏定位体征。一部分患者可以表现为颞叶癫痫发作,眶上裂和海绵窦受累可出现眶上裂和海绵窦综合征。

2. 辅助检查 CT 扫描示蝶骨嵴部位边界清晰的均匀高密度影,增强后显著。少数呈混合密度或低密度改变。MRI 见肿瘤多数呈等信号,增强后明显强化。

(三)选择治疗方案的依据

根据《临床诊疗指南·神经外科学分册》(中华医学会编著,人民卫生出版社,2012 年),《临床技术操作规范·神经外科分册》(中华医学会编著,人民军医出版社),《神经外科学》(第3 版,人民卫生出版社,2014 年)。

1. 无全身或局部的近期感染。

2. 无严重的合并症。

3. 术前生命质量及活动水平评估。

(四)标准住院天数

11～13 天。

(五)进入路径标准

1. 第一诊断必须符合蝶骨嵴脑膜瘤(ICD-10:D32.004),拟行翼点入路蝶骨嵴脑膜瘤切除术(ICD-9-CM-3:01.5101 伴 00.9401)。

2. 当患者合并其他疾病,但住院期间不需要特殊处理,也不影响第一诊断的临床路径实

施时,可以进入路径。

(六)术前准备 2 天

1. **术前评估** 术前 24 小时内完成病情评估、必要的检查,做出术前小结、术前讨论。

(1)必需的检查项目:①血常规(含 CRP＋IL-6);②尿常规;③粪常规;④凝血四项;⑤血清术前八项;⑥红细胞沉降率;⑦血型;⑧头颅 CT 扫描;⑨心电图检查(多导)。

(2)根据患者病情可选择:①神经导航 MRI;②肺功能;③超声心动图。

(3)营养评估:根据《解放军总医院新入院患者营养风险筛查表(NRS)》为新入院患者进行营养评估,评分≥3 分患者给予处置,必要时申请营养科医师会诊。

(4)心理评估:根据新入院患者情况申请心理科医师会诊。

(5)疼痛评估:根据《视觉模拟评分法(VAS)》实施疼痛评估,评分＞7 分患者给予处置,必要时请疼痛科医师会诊。

(6)康复评估:根据《入院患者康复筛查和评估表》在患者入院后 24 小时内进行康复筛查和评估。任何一项结果为"是",则申请康复科医师会诊。

(7)深静脉血栓栓塞症风险评估:根据专科《深静脉血栓栓塞症评估量表》在患者入院后 24 小时内进行风险筛查和评估,风险结果为"高危"的,则申请血管外科或介入导管室医师会诊。

2. **术前准备**

(1)术前谈话:术者应在术前 1 天与患者及其家属谈话,告知手术方案、相关风险、用血计划、术后转归、置入材料、手术费用和患者及其家属权益,并履行书面知情同意手续。告知高值耗材的使用及费用。

(2)术前抗血小板药物负荷应用。

(3)通知手术室准备手术间、手术药品、手术物品及特殊耗材。

(4)护士做心理护理,交代注意事项:防压疮、防跌倒、指导患者戒烟等,并进行术后康复宣教。

(5)手术部位标识:术者、一助或经治医师在术前 1 天应对手术部位做体表标识,急诊手术由接诊医师或会诊外科医师标记,标记过程应有责任护士、患者及其家属共同参与,并记入手术安排表。

(6)术前 1 天麻醉医师访视:制订麻醉计划、完成评估、确定麻醉方式,并记入《麻醉术前访视记录》,告知患者及其家属麻醉适应证、麻醉目的、风险、可能出现的情况及其处理原则、替代方案等,签署《麻醉知情同意书》并归入病历。

(七)预防性抗生素选择与使用时机

1. 按照《抗菌药物临床应用指导原则(2015 年)》《国卫办医发[2015]43 号》执行。

2. 预防性用抗生素,时间为术前 30 分钟。

3. 手术超过 3 小时加用 1 次。

4. 术后预防性使用 2～3 天。

(八)手术日为入院第 3 天

1. **手术安全核对** 患者入手术间后由手术医师、麻醉医师、巡回护士和患者本人共同核对患者身份、手术部位与标识、手术方式。手术医师、麻醉医师、巡回护士三方按《手术安全核对表》逐项核对,共同签名。

2. 麻醉方式 气管插管全身麻醉。

3. 手术方式 经翼点入路脑膜瘤切除术。

4. 手术内置物 人工硬膜、颅骨锁、钛连接片、钛钉。

5. 输血 视术中出血情况而定。

6. 其他 经治医师或手术医师应即刻完成术后首次病程记录,观察术后患者病情变化。

(九)术后住院恢复 7 天

1. 必需的复查项目:血常规、血生化、凝血功能、血气分析。

2. 术后用药:脱水药、抗生素、止血药、抑酸药、神经营养药、改善微循环药物。

3. 必要时术后复查 CT。

4. 术后处理

(1)抗生素:预防性抗生素选择第二代头孢、第三代头孢或万古霉素(青霉素、头孢过敏者;有感染诱因者)。

(2)术后康复:术后 1 天拔除引流管,术后第 2 天停特护出监护室,拔尿管。

(3)术后镇痛:口服非甾体抗炎镇痛药、阿片类镇痛药、镇痛泵。

5. 术者在术后 24 小时内完成手术记录,特殊情况可由一助完成,术者签名确认并归入病历。

6. 上级医师在术后 3 天内至少查房 1 次,根据术中和术后情况修订术后治疗计划。

7. 麻醉医师术后 3 天内访视患者,如有特殊情况应详细记录,及时与手术医师或重症监护室医师沟通并迅速处理。

8. 术后护理

(1)按照护理等级进行日常护理,监测患者生命体征,观察引流管引流情况、切口敷料有无渗出。

(2)观察生命体征、意识状态、肢体活动等神经功能。

(3)指导患者术后早期下床进行功能锻炼。

(十)出院标准

1. 患者一般状态良好,体温正常。

2. 切口愈合良好,无感染。

3. 没有需要住院处理的并发症和(或)合并症。

(十一)变异及原因分析

1. 术中或术后继发手术部位或其他部位硬脑膜外血肿、脑内血肿等并发症,严重者需要二次手术。

2. 术后继发脑脊液漏、颅内感染和神经血管损伤等。

3. 内科合并症:部分患者常存在多种内科合并症,如脑血管病或心血管病、糖尿病、甲状腺功能亢进症、癫痫、血栓及肺部或泌尿系统感染。

二、蝶骨嵴脑膜瘤行翼点入路蝶骨嵴脑膜瘤切除术临床路径表单

适用对象	第一诊断为蝶骨嵴脑膜瘤(ICD-10:D32.004) 拟行翼点入路蝶骨嵴脑膜瘤切除术(ICD-9-CM-3:01.5101伴00.9401)的患者	
患者基本信息	姓名:____ 性别:____ 年龄:__ 门诊号:____ 住院号:_____ 过敏史:_____ 住院日期:__年__月__日 出院日期:__年__月__日	住院天数:11~13天

时间		住院第1天	住院第2天(术前日)	住院第3天(手术日)
主要诊疗工作	制度落实	□ 入院2小时内经治医师或值班医师完成接诊 □ 入院后24小时内主管医师完成检诊 □ 专科会诊(必要时)	□ 经治医师查房(早、晚各1次) □ 主诊医师查房 □ 完成术前准备 □ 组织术前讨论	□ 手术安全核查 □ 手术部位标识
	病情评估	□ 经治医师询问病史及体格检查 □ 营养评估 □ 心理评估 □ 疼痛评估 □ 康复评估 □ 深静脉血栓栓塞症风险评估		
	病历书写	□ 入院8小时内完成首次病程记录 □ 入院24小时内完成入院记录	□ 完成主管医师查房记录 □ 完成主诊医师查房记录 □ 完成术前讨论、术前小结	□ 术者或一助术后24小时内完成手术记录(术者签名) □ 术后即刻完成术后首次病程记录
	知情同意	□ 病情告知 □ 患者及其家属签署授权委托书 □ 患者或其家属在入院记录单上签名	□ 术者术前谈话,告知患者及其家属病情和围术期注意事项,签署手术知情同意书、授权委托书、自费用品协议书(必要时)、军人目录外耗材审批单(必要时)、输血同意书等	□ 告知患者及其家属手术过程概况及术后注意事项
	手术治疗		□ 预约手术	□ 实施手术(手术安全核查记录、手术清点记录)
	其他	□ 及时通知上级医师检诊 □ 经治医师检查整理病历资料	□ 检查住院押金使用情况	□ 术后病情交接 □ 观察手术切口及周围情况

重点医嘱	长期医嘱	护理医嘱	☐ 按神经外科护理常规 ☐ 二级护理		☐ 按神经外科术后护理常规 ☐ 特护 ☐ 病重
		处置医嘱			☐ 持续心电、血压、呼吸、血氧饱和度监测 ☐ 留置导尿管并记量 ☐ 留置切口引流管并记量 ☐ 持续低流量吸氧
		膳食医嘱	☐ 普食 ☐ 糖尿病饮食 ☐ 低盐、低脂饮食 ☐ 低盐、低脂、糖尿病饮食	☐ 禁食、禁水（22:00 后）	
		药物医嘱	☐ 自带药（必要时）		☐ 镇痛 ☐ 消肿 ☐ 镇吐、保胃 ☐ 抗生素 ☐ 抗凝
	临时医嘱	检查检验	☐ 血常规（含 CRP＋IL-6） ☐ 尿常规 ☐ 粪常规 ☐ 凝血四项 ☐ 血清术前八项 ☐ 红细胞沉降率 ☐ 血型 ☐ 头颅 CT 扫描 ☐ 心电图检查（多导） ☐ 神经导航 MRI（必要时） ☐ 肺功能（必要时） ☐ 超声心动图（必要时）		
		药物医嘱		☐ 抗生素（视病情）	
		手术医嘱		☐ 常规准备明日全身麻醉下行翼点入路蝶骨嵴脑膜瘤切除	
		处置医嘱	☐ 静脉抽血	☐ 备血 ☐ 备皮（＞30cm²）	☐ 输血（视病情） ☐ 补液（视病情） ☐ 拔除导尿管（必要时）
主要护理工作	健康宣教		☐ 入院宣教（住院环境、规章制度） ☐ 进行护理安全指导 ☐ 按护理等级进行护理、活动范围指导 ☐ 进行饮食指导 ☐ 进行关于疾病知识的宣教	☐ 术前宣教	☐ 术后宣教 ☐ 术后心理疏导 ☐ 指导术后康复训练 ☐ 指导术后注意事项

（续　表）

		□ 检查、检验项目的目的和意义		
护理处置		□ 患者身份核对 □ 佩戴腕带 □ 建立入院病历,通知医师 □ 入院介绍:介绍责任护士,病区环境、设施、规章制度、基础护理服务项目 □ 询问病史,填写护理记录单首页 □ 观察病情 □ 测量基本生命体征 □ 抽血、留取标本 □ 心理与生活护理 □ 根据评估结果采取相应护理措施 □ 通知检查项目及检查注意事项	□ 术前患者准备(术前沐浴、更衣、备皮) □ 检查术前物品准备 □ 指导患者准备术后所需用品,贵重物品交由其家属保管 □ 指导患者进行肠道准备并检查准备效果 □ 告知患者入手术室前取下活动义齿 □ 测量基本生命体征 □ 备血、皮试	□ 晨起测量生命体征并记录 □ 确认无上呼吸道感染症状,确认无月经来潮 □ 与手术室护士交接病历、影像资料、术中带药等 □ 术前补液(必要时) □ 嘱患者入手术室前膀胱排空 □ 与手术室护士交接 □ 术后测量生命体征 □ 术后心电监护 □ 各类管道护理 □ 术后心理与生活护理
风险评估		□ 一般评估:生命体征、神志、皮肤、药物过敏史等 □ 专科评估:意识、生活自理能力、神经功能情况 □ 风险评估:评估有无跌倒、坠床、压疮风险 □ 心理评估 □ 营养评估 □ 疼痛评估 □ 康复评估	□ 评估患者心理状态	□ 评估患者心理状态
专科护理		□ 观察意识情况 □ 指导患者戒烟(必要时)	□ 指导患者掌握床上翻身方法 □ 指导患者掌握床上排尿、排便(使用便器)方法	□ 与手术室护士共同评估皮肤、切口敷料、输液及引流情况 □ 指导患者进行股四头肌静止收缩及距小腿关节运动 □ 指导患者掌握床上排尿、排便(使用便器)方法
饮食指导		□ 根据医嘱通知配餐员准备膳食 □ 协助进餐	□ 通知患者 22:00 后禁食、禁水	□ 禁食、禁水,口干时协助湿润口唇 □ 排气后指导患者间断、少量饮用温开水

	活动体位	□ 根据护理等级指导活动			□ 根据手术及麻醉方式安置合适体位,床头抬高30° □ 指导患者掌握床上翻身方法
	洗浴要求	□ 协助患者洗澡,更换病号服	□ 协助患者晨、晚间护理		
病情变异记录		□ 无　　□ 有,原因: □ 患者　□ 疾病　□ 医疗 □ 护理　□ 保障　□ 管理	□ 无　　□ 有,原因: □ 患者　□ 疾病　□ 医疗 □ 护理　□ 保障　□ 管理		□ 无　　□ 有,原因: □ 患者　□ 疾病　□ 医疗 □ 护理　□ 保障　□ 管理
护士签名		白班　　小夜班　　大夜班	白班　　小夜班　　大夜班		白班　　小夜班　　大夜班
医师签名					
时间		住院第 4 天(术后第 1 天)	住院第 5 天(术后第 2 天)		住院第 6 天(术后第 3 天)

主要诊疗工作	制度落实	□ 手术医师查房 □ 专科医师会诊(必要时)			□ 主诊医师查房
	病情评估				
	病历书写	□ 术后首日病程记录	□ 术后次日病程记录		□ 术后第 3 天病程记录
	知情同意				
	手术治疗				
	其他	□ 根据引流量拔除引流管 □ 观察切口情况,是否存在渗出、红肿等情况 □ 观察体温、血压等 □ 复查血常规、CRP、IL-6、红细胞沉降率、生化	□ 观察切口情况,是否存在渗出、红肿等情况 □ 根据患者情况处置,如贫血严重及时输血,低蛋白、低钾血症及时补充蛋白、补钾 □ 出监护室,返回普通病房		□ 观察切口情况,是否存在渗出、红肿等情况 □ 复查血常规、CRP、IL-6、红细胞沉降率、生化(如贫血严重及时输血,低蛋白、低钾血症及时补充蛋白、补钾) □ 指导患者下床,进行主、被动功能康复练习
重点医嘱	长期医嘱　护理医嘱	□ 按神经外科术后护理常规 □ 特护 □ 病重	□ 按神经外科术后护理常规 □ 一级护理		□ 按神经外科术后护理常规 □ 二级护理
	处置医嘱	□ 上半身抬高			
	膳食医嘱	□ 饮食医嘱(普食/半流食/流食/糖尿病饮食/低盐、低脂饮食)			
	药物医嘱	□ 抗生素 □ 术后抗凝 □ 脱水 □ 抗胃酸	□ 抗生素 □ 术后抗凝 □ 脱水 □ 补充电解质		□ 抗生素 □ 脱水 □ 补充电解质

（续　表）

临时医嘱	检查检验	☐ 复查血常规、CRP、IL-6、红细胞沉降率、生化	☐ 复查 CT（必要时）	☐ 复查血常规、CRP、IL-6、红细胞沉降率、生化
	药物医嘱	☐ 镇痛（必要时） ☐ 镇吐（必要时） ☐ 补钾（必要时） ☐ 输血（必要时）	☐ 镇痛（必要时） ☐ 补钾（必要时）	☐ 镇痛（必要时） ☐ 补钾（必要时）
	手术医嘱			
	处置医嘱	☐ 大换药 ☐ 拔除切口引流管（必要时） ☐ 拔除导尿管（必要时）	☐ 大换药（必要时） ☐ 拔除导尿管（必要时）	☐ 大换药（必要时） ☐ 功能锻炼
主要护理工作	健康宣教	☐ 压疮预防知识宣教 ☐ 导管滑脱预防知识宣教 ☐ 静脉外渗预防知识宣教 ☐ 告知护理风险 ☐ 饮食指导 ☐ 等级护理知识宣教 ☐ 注意饮水时呛咳反应	☐ 压疮预防知识宣教 ☐ 导管滑脱预防知识宣教 ☐ 静脉外渗预防知识宣教 ☐ 告知护理风险 ☐ 注意饮水时呛咳反应 ☐ 通知检查项目及注意事项	☐ 告知护理风险 ☐ 跌倒预防知识宣教 ☐ 导管滑脱预防知识宣教 ☐ 静脉外渗预防知识宣教 ☐ 饮食指导 ☐ 等级护理知识宣教
	护理处置	☐ 按护理等级完成基础护理项目 ☐ 监测生命体征 ☐ 观察静脉输液情况 ☐ 妥善固定各类管道 ☐ 观察切口敷料，有渗出时报告医师处理，观察患者情况 ☐ 提供基础护理服务 ☐ 术后心理与生活护理	☐ 按护理等级完成基础护理项目 ☐ 根据排便情况采取通便措施 ☐ 观察切口敷料，有渗出时报告医师处理 ☐ 观察静脉输液情况 ☐ 术后心理与生活护理 ☐ 遵医嘱拔除尿管	☐ 按二级护理要求完成基础护理项目 ☐ 监测生命体征 ☐ 观察静脉输液情况 ☐ 术后心理与生活护理 ☐ 配合医师换药（必要时）
	护理评估	☐ 评估患者意识、肢体活动情况，有异常时立即报告医师处理 ☐ 评估跌倒风险 ☐ 评估压疮风险 ☐ 评估切口疼痛情况	☐ 评估患者意识、肢体活动情况，有异常时立即报告医师处理 ☐ 评估跌倒风险 ☐ 评估压疮风险 ☐ 评估切口疼痛情况	☐ 评估患者感觉、运动情况，有异常时立即报告医师处理 ☐ 评估跌倒风险 ☐ 评估导管滑脱风险 ☐ 评估静脉外渗风险

（续　表）

专科护理	□ 严密观察意识、瞳孔、生命体征及肢体活动情况,有异常时及时报告医师 □ 观察引流液颜色、性状、量,有异常及时报告医师 □ 指导患者术后体位摆放及功能锻炼 □ 指导患者正确使用抗血栓压力带 □ 指导患者进行自主排尿训练 □ 指导患者进行肢体功能锻炼 □ 指导患者进行床上翻身 □ 指导患者卧床期间患肢保持过伸位 □ 防压疮护理 □ 注重患者主诉	□ 严密观察意识、瞳孔、生命体征及肢体活动情况,有异常及时报告医师 □ 观察引流液颜色、性状、量,有异常及时报告医师 □ 指导患者进行肢体功能锻炼 □ 防压疮护理 □ 防坠床护理 □ 注重患者主诉	□ 严密观察意识、瞳孔、生命体征及肢体活动情况,有异常及时报告医师 □ 观察切口敷料,有渗出时报告医师处理,观察患者情况 □ 指导患者进行肢体功能锻炼 □ 防跌倒护理 □ 注重患者主诉
饮食指导	□ 协助进餐	□ 协助进餐	□ 根据医嘱通知配餐员准备膳食 □ 协助进餐
活动体位	□ 根据护理等级指导活动 □ 床头抬高 30°	□ 根据护理等级指导活动	□ 根据护理等级指导活动
病情变异记录	□ 无　　□ 有,原因: □ 患者　□ 疾病　□ 医疗 □ 护理　□ 保障　□ 管理	□ 无　　□ 有,原因: □ 患者　□ 疾病　□ 医疗 □ 护理　□ 保障　□ 管理	□ 无　　□ 有,原因: □ 患者　□ 疾病　□ 医疗 □ 护理　□ 保障　□ 管理

护士签名	白班	小夜班	大夜班	白班	小夜班	大夜班	白班	小夜班	大夜班

医师签名									

时间	住院第 7—10 天(术后第 4—7 天)	住院第 11—13 天(出院日)
主要诊疗工作 — 制度落实	□ 上级医师查房(主管医师查房,每天 1 次) □ 专科医师会诊(必要时)	□ 上级医师查房(主管、主诊医师查房)进行手术及切口评估,确定有无手术并发症和切口愈合不良情况,明确是否出院
主要诊疗工作 — 病情评估		
主要诊疗工作 — 病历书写	□ 出院前 1 天有上级医师指示出院的病程记录 □ 主管医师查房记录 □ 主诊医师查房记录	□ 出院当天病程记录(由上级医师指示出院) □ 出院后 24 小时内完成出院记录 □ 出院后 24 小时内完成病案首页 □ 完成出院介绍信 □ 开具诊断证明书

（续　表）

知情同意			□ 向患者交代出院后的注意事项（复诊的时间、地点、发生紧急情况时的处理等）	
手术治疗				
其他		□ 观察切口情况，是否存在渗出、红肿等情况 □ 根据患者情况处置，如贫血严重及时输血，低蛋白、低钾血症及时补充蛋白、补钾，如有感染迹象及时检查感染部位，做病原学培养，根据结果更换抗生素 □ 继续主、被动功能康复练习和步行练习	□ 出院带药 □ 嘱患者拆线换药（根据出院时间决定） □ 门诊复查 □ 如有不适，随时复诊	
重点医嘱	长期医嘱	护理医嘱	□ 按神经外科术后护理常规 □ 二级护理	
		处置医嘱	□ 上半身抬高	
		膳食医嘱	□ 饮食医嘱（普食/半流食/流食/糖尿病饮食/低盐、低脂饮食）	
		药物医嘱	□ 抗生素（无感染时术后 5 天内停用） □ 术后抗凝 □ 脱水 □ 抗胃酸	
	临时医嘱	检查检验	□ 复查血常规、CRP、IL-6、红细胞沉降率、生化	
		药物医嘱	□ 镇痛（必要时） □ 镇吐（必要时） □ 补钾（必要时） □ 输血（必要时）	
		手术医嘱		
		处置医嘱	□ 大换药 □ 拔除切口引流管（必要时） □ 拔除导尿管（必要时）	□ 大换药（必要时），拆线 □ 出院
主要护理工作		健康宣教	□ 告知护理风险 □ 跌倒预防知识宣教 □ 导管滑脱预防知识宣教 □ 静脉外渗预防知识宣教 □ 通知检查项目及检查注意事项 □ 仔细讲解患者办理出院手续的程序及注意事项	□ 告知患者康复训练方法 □ 饮食及用药指导 □ 告知患者复查时间 □ 告知患者洗浴、洗头注意事项
		护理处置	□ 按等级护理要求完成基础护理项目 □ 观察静脉输液情况 □ 妥善固定静脉管道	□ 观察患者情况 □ 协助医师给予患者拆线、换药 □ 协助患者办理出院手续 □ 整理床单位

护理评估	□ 评估意识情况 □ 风险评估：评估有无跌倒、坠床、导管滑脱、液体外渗的风险	□ 评估伤口疼痛情况	
专科护理	□ 严密观察意识、瞳孔、生命体征及肢体活动情况，有异常及时报告医师 □ 观察切口敷料，有渗出时报告医师处理，观察患者情况 □ 指导患者进行肢体功能锻炼 □ 防跌倒护理 □ 注重患者主诉	□ 告知患者出院后注意事项并附书面出院指导 1 份	
饮食指导	□ 协助进餐		
活动体位	□ 根据护理等级指导活动		
病情变异记录	□ 无　　□ 有,原因： □ 患者　□ 疾病　□ 医疗 □ 护理　□ 保障　□ 管理	□ 无　　□ 有,原因： □ 患者　□ 疾病　□ 医疗 □ 护理　□ 保障　□ 管理	

护士签名	白班	小夜班	大夜班	白班	小夜班	大夜班

医师签名		

嗅沟脑膜瘤行额下外侧入路嗅沟脑膜瘤切除术临床路径

一、嗅沟脑膜瘤行额下外侧入路嗅沟脑膜瘤切除术临床路径标准住院流程

(一)适用对象

第一诊断为嗅沟脑膜瘤(ICD-10:D32.024),行额下外侧入路嗅沟脑膜瘤切除术(ICD-9-CM-3:01.5101)的患者。

(二)诊断依据

根据《临床诊疗指南·神经外科学分册》(中华医学会编著,人民卫生出版社,2012年),《临床技术操作规范·神经外科分册》(中华医学会编著,人民军医出版社),《神经外科学》(第3版,人民卫生出版社,2014年)。

1. 病史 头痛,嗅觉减退,视力下降或癫痫。

2. 辅助检查 CT及MRI显示颅前窝底(嗅沟区)肿瘤,增强明显伴脑膜征。

(三)选择治疗方案的依据

根据《临床诊疗指南·神经外科学分册》(中华医学会编著,人民卫生出版社,2012年),《临床技术操作规范·神经外科分册》(中华医学会编著,人民军医出版社),《神经外科学》(第3版,人民卫生出版社,2014年)。

1. 无明确手术禁忌证。

2. 征得患者及其家属的同意。

(四)标准住院天数

11~13天。

(五)进入路径标准

第一诊断必须符合嗅沟脑膜瘤(ICD-10:D32.024),行额下外侧入路嗅沟脑膜瘤切除术(ICD-9-CM-3:01.5101)。

当患者同时患有其他疾病诊断时,但在住院期间不需要特殊处理,也不影响第一诊断的临床路径流程实施时,可以进入路径。

(六)术前准备2天

1. 术前评估 术前24小时内完成病情评估、必要的检查,做出术前小结、术前讨论。

(1)必需的检查项目:①血常规(含CRP+IL-6);②尿常规;③粪常规;④凝血四项;⑤血清术前八项;⑥红细胞沉降率;⑦血型;⑧头颅CT扫描;⑨心电图检查(多导)。

(2)根据患者病情可选择:①神经导航MRI;②肺功能;③超声心动图。

（3）营养评估：根据《解放军总医院新入院患者营养风险筛查表（NRS）》为新入院患者进行营养评估，评分≥3分患者给予处置，必要时申请营养科医师会诊。

（4）心理评估：根据新入院患者情况申请心理科医师会诊。

（5）疼痛评估：根据《视觉模拟评分法（VAS）》实施疼痛评估，评分＞7分患者给予处置，必要时请疼痛科医师会诊。

（6）康复评估：根据《入院患者康复筛查和评估表》在患者入院后24小时内进行康复筛查和评估。任何一项结果为"是"，则申请康复科医师会诊。

（7）深静脉血栓栓塞症风险评估：根据专科《深静脉血栓栓塞症评估量表》在患者入院后24小时内进行风险筛查和评估，风险结果为"高危"的，则申请血管外科或介入导管室医师会诊。

2. 术前准备

（1）术前谈话：术者应在术前1天与患者及其家属谈话，告知手术方案、相关风险、用血计划、术后转归、置入材料、手术费用和患者及其家属权益，并履行书面知情同意手续。告知高值耗材的使用及费用。

（2）术前抗血小板药物负荷应用。

（3）通知手术室准备手术间、手术药品、手术物品及特殊耗材。

（4）护士做心理护理，交代注意事项：防压疮、防跌倒、指导患者戒烟等，进行术后康复宣教。

（5）手术部位标识：术者、一助或经治医师在术前1天应对手术部位做体表标识，急诊手术由接诊医师或会诊外科医师标记，标记过程应有责任护士、患者及其家属共同参与，并记入手术安排表。

（6）术前1天麻醉医师访视：制订麻醉计划、完成评估、确定麻醉方式，并记入《麻醉术前访视记录》，告知患者及其家属麻醉适应证、麻醉目的、风险、可能出现的情况及其处理原则、替代方案等，签署《麻醉知情同意书》并归入病历。

（七）预防性抗生素选择与使用时机

1. 按照《抗菌药物临床应用指导原则（2015年）》（国卫办医发〔2015〕43号）执行。

2. 预防性用抗生素，时间为术前30分钟。

3. 手术超过3小时加用1次。

4. 术后预防性使用2天。

（八）手术日为入院第3天

1. 手术安全核对　患者入手术间后由手术医师、麻醉医师、巡回护士和患者本人共同核对患者身份、手术部位与标识、手术方式。手术医师、麻醉医师、巡回护士三方按《手术安全核对表》逐项核对，共同签名。

2. 麻醉方式　气管插管全身麻醉。

3. 手术方式　嗅沟脑膜瘤切除术。

4. 手术内置物　人工硬膜、颅骨锁、钛连接片、钛钉。

5. 输血　视术中出血情况而定。

6. 其他　经治医师或手术医师应即刻完成术后首次病程记录，观察术后患者病情变化。

(九)术后住院恢复7天

1. 必需的复查项目：血常规、血生化、凝血功能、血气分析。

2. 术后用药：脱水药、抗生素、止血药、抑酸药、神经营养药、改善微循环药物。

3. 必要时术后复查CT。

4. 术后处理

(1)抗生素：预防性抗生素选择第二代头孢、第三代头孢或万古霉素(青霉素、头孢过敏者；有感染诱因者)。

(2)术后康复：术后1天拔除引流管，术后第2天停特护出监护室，拔尿管。

(3)术后镇痛：口服非甾体抗炎镇痛药、阿片类镇痛药，镇痛泵。

5. 术者在术后24小时内完成手术记录，特殊情况可由一助完成，术者签名确认并归入病历。

6. 上级医师在术后3天内至少查房1次，根据术中和术后情况修订术后治疗计划。

7. 麻醉医师术后3天内访视患者，如有特殊情况应详细记录，及时与手术医师或重症监护室医师沟通并迅速处理。

8. 术后护理

(1)按照护理等级进行日常护理，监测患者生命体征，观察引流管引流情况、切口敷料有无渗出。

(2)观察生命体征、意识状态、肢体活动等神经功能。

(3)指导患者术后早期下床进行功能锻炼。

(十)出院标准

1. 患者一般状态良好，体温正常。

2. 切口愈合良好，无感染。

3. 没有需要住院处理的并发症和(或)合并症。

(十一)变异及原因分析

1. 术中或术后继发手术部位或其他部位硬脑膜外血肿、脑内血肿等并发症，严重者需要二次手术。

2. 术后继发脑脊液漏、颅内感染和神经血管损伤等。

3. 内科合并症：部分患者常存在多种内科合并症，如脑血管病或心血管病、糖尿病、甲状腺功能亢进症、癫痫、血栓及肺部或泌尿系统感染。

二、嗅沟脑膜瘤行额下外侧入路嗅沟脑膜瘤 切除术临床路径表单

适用对象	第一诊断为嗅沟脑膜瘤(ICD-10：D32.024) 行额下外侧入路嗅沟脑膜瘤切除术(ICD-9-CM-3：01.5101)的患者	
患者基本信息	姓名：____ 性别：____ 年龄：__ 门诊号：____ 住院号：_____ 过敏史：_____ 住院日期：__年__月__日 出院日期：__年__月__日	住院天数：11～13天

时间			住院第 1 天	住院第 2 天（术前日）	住院第 3 天（手术日）
主要诊疗工作		制度落实	□ 入院 2 小时内经治医师或值班医师完成接诊 □ 入院后 24 小时内主管医师完成检诊 □ 专科医师会诊（必要时）	□ 经治医师查房（早、晚各 1 次） □ 主诊医师查房 □ 完成术前准备 □ 组织术前讨论 □ 手术部位标识	□ 手术安全核查
		病情评估	□ 经治医师询问病史及体格检查 □ 完成神经功能体格检查 □ 营养评估 □ 心理评估 □ 疼痛评估 □ 康复评估 □ 深静脉血栓栓塞症风险评估		
		病历书写	□ 入院 8 小时内完成首次病程记录 □ 入院 24 小时内完成入院记录	□ 完成主诊医师查房记录 □ 完成术前讨论、术前小结	□ 术者或一助术后 24 小时内完成手术记录（术者签名） □ 术后即刻完成术后首次病程记录
		知情同意	□ 病情告知 □ 患者及其家属签署授权委托书 □ 患者或其家属在入院记录单上签名	□ 术者术前谈话，告知患者及其家属病情和围术期注意事项，签署手术知情同意书、授权委托书、自费用品协议书（必要时）、军人目录外耗材审批单（必要时）、输血同意书等	□ 告知患者及其家属手术过程概况及术后注意事项
		手术治疗		□ 预约手术	□ 实施手术（手术安全核查记录、手术清点记录）
		其他	□ 及时通知上级医师检诊 □ 经治医师检查整理病历资料	□ 检查住院押金使用情况	□ 术后病情交接 □ 观察手术切口及周围情况
重点医嘱	长期医嘱	护理医嘱	□ 按神经外科护理常规 □ 二级护理		□ 按神经外科术后护理常规 □ 特护，病重
		处置医嘱			□ 持续心电、血压、呼吸、血氧饱和度监测 □ 留置导尿管并记量 □ 留置切口引流管并记量 □ 持续低流量吸氧

	膳食医嘱	□ 普食 □ 糖尿病饮食 □ 低盐、低脂饮食 □ 低盐、低脂、糖尿病饮食	□ 禁食、禁水（22：00后）	
	药物医嘱	□ 自带药（必要时）		□ 镇痛 □ 消肿 □ 镇吐、保胃 □ 抗生素 □ 抗凝
临时医嘱	检查检验	□ 血常规（含 CRP＋IL-6） □ 尿常规 □ 粪常规 □ 凝血四项 □ 血清术前八项 □ 红细胞沉降率 □ 血型 □ 头颅 CT 扫描 □ 心电图检查（多导） □ 神经导航 MRI（必要时） □ 肺功能（必要时） □ 超声心动图（必要时）		
	药物医嘱			
	手术医嘱		□ 常规准备明日在全身麻醉下行额下外侧入路嗅沟脑膜瘤切除术	
	处置医嘱	□ 静脉抽血	□ 备血 □ 备皮（＞30cm²）	□ 输血（视病情） □ 补液（视病情） □ 拔除导尿管（必要时）
主要护理工作	健康宣教	□ 入院宣教（住院环境、规章制度） □ 进行护理安全指导 □ 按护理等级进行护理、活动范围指导 □ 进行饮食指导 □ 进行关于疾病知识的宣教 □ 检查、检验项目的目的和意义	□ 术前宣教	□ 术后宣教 □ 术后心理疏导 □ 指导术后康复训练 □ 指导术后注意事项

护理处置	□ 患者身份核对 □ 佩戴腕带 □ 建立入院病历,通知医师 □ 入院介绍:介绍责任护士、病区环境、设施、规章制度、基础护理服务项目 □ 询问病史,填写护理记录单首页 □ 观察病情 □ 测量基本生命体征 □ 抽血、留取标本 □ 心理与生活护理 □ 根据评估结果采取相应护理措施 □ 通知检查项目及检查注意事项	□ 术前患者准备(术前沐浴、更衣、备皮) □ 检查术前物品准备 □ 指导患者准备术后所需用品,贵重物品交由其家属保管 □ 指导患者进行肠道准备并检查准备效果 □ 告知患者入手术室前取下活动义齿 □ 测量基本生命体征 □ 备血、皮试	□ 晨起测量生命体征并记录 □ 确认无上呼吸道感染症状,确认无月经来潮 □ 与手术室护士交接病历、影像资料、术中带药等 □ 术前补液(必要时) □ 嘱患者入手术室前膀胱排空 □ 与手术室护士交接 □ 术后测量生命体征 □ 术后心电监护 □ 各类管道护理 □ 术后心理与生活护理	
风险评估	□ 一般评估:生命体征、神志、皮肤、药物过敏史等 □ 专科评估:意识、生活自理能力、神经功能情况 □ 风险评估:评估有无跌倒、坠床、压疮风险 □ 心理评估 □ 营养评估 □ 疼痛评估 □ 康复评估	□ 评估患者心理状态	□ 评估患者心理状态	
专科护理	□ 观察意识情况 □ 指导患者戒烟(必要时)	□ 指导患者掌握床上翻身方法 □ 指导患者掌握床上排尿、排便(使用便器)方法	□ 与手术室护士共同评估皮肤、切口敷料、输液及引流情况 □ 指导患者进行股四头肌静止收缩及距小腿关节运动 □ 指导患者掌握床上排尿、排便(使用便器)方法	
饮食指导	□ 根据医嘱通知配餐员准备膳食 □ 协助进餐	□ 通知患者 22:00 后禁食、禁水	□ 禁食、禁水,口干时协助湿润口唇 □ 排气后指导患者间断、少量饮用温开水	
活动体位	□ 根据护理等级指导活动		□ 根据手术及麻醉方式安置合适体位,床头抬高30° □ 指导患者掌握床上翻身方法	

洗浴要求	☐ 协助患者洗澡,更换病号服	☐ 协助患者晨、晚间护理	
病情变异记录	☐ 无　　☐ 有,原因: ☐ 患者　☐ 疾病　☐ 医疗 ☐ 护理　☐ 保障　☐ 管理	☐ 无　　☐ 有,原因: ☐ 患者　☐ 疾病　☐ 医疗 ☐ 护理　☐ 保障　☐ 管理	☐ 无　　☐ 有,原因: ☐ 患者　☐ 疾病　☐ 医疗 ☐ 护理　☐ 保障　☐ 管理

护士签名	白班	小夜班	大夜班	白班	小夜班	大夜班	白班	小夜班	大夜班

医师签名			

时间	住院第 4 天（术后第 1 天）	住院第 5 天（术后第 2 天）	住院第 6 天（术后第 3 天）

主要诊疗工作	制度落实	☐ 手术医师查房 ☐ 专科医师会诊（必要时）	☐ 主管医师查房	☐ 主诊医师查房
	病情评估			
	病历书写	☐ 术后首日病程记录	☐ 术后次日病程记录	☐ 术后第 3 天病程记录
	知情同意			
	手术治疗			
	其他	☐ 根据引流量拔除引流管 ☐ 观察切口情况,是否存在渗出、红肿等情况 ☐ 观察是否有脑脊液鼻漏 ☐ 观察体温、血压等 ☐ 复查血常规、CRP、IL-6、红细胞沉降率、生化	☐ 观察切口情况,是否存在渗出、红肿等情况 ☐ 根据患者情况处置,如贫血严重及时输血,低蛋白、低钾血症及时补充蛋白、补钾 ☐ 出监护室,返回普通病房	☐ 观察切口情况,是否存在渗出、红肿等情况 ☐ 复查血常规、CRP、IL-6、红细胞沉降率、生化（如贫血严重及时输血,低蛋白、低钾血症及时补充蛋白、补钾） ☐ 指导患者下床,进行主、被动功能康复练习

重点医嘱	长期医嘱	护理医嘱	☐ 按神经外科术后护理常规 ☐ 特护,病重	☐ 按神经外科术后护理常规 ☐ 一级护理	☐ 一级护理
		处置医嘱	☐ 上半身抬高		
		膳食医嘱	☐ 饮食医嘱（普食/半流食/流食/糖尿病饮食/低盐、低脂饮食）		
		药物医嘱	☐ 抗生素 ☐ 术后抗凝 ☐ 脱水 ☐ 抗胃酸	☐ 抗生素 ☐ 术后抗凝 ☐ 脱水 ☐ 补充电解质	☐ 抗生素 ☐ 脱水 ☐ 补充电解质
	临时医嘱	检查检验	☐ 复查血常规、CRP、IL-6、红细胞沉降率、生化	☐ 必要时复查 CT	☐ 复查血常规、CRP、IL-6、红细胞沉降率、生化
		药物医嘱	☐ 镇痛（必要时） ☐ 镇吐（必要时） ☐ 补钾（必要时） ☐ 输血（必要时）	☐ 镇痛（必要时） ☐ 补钾（必要时）	☐ 镇痛（必要时） ☐ 补钾（必要时）

	手术医嘱			
	处置医嘱	□ 大换药 □ 拔除切口引流管（必要时） □ 拔除导尿管（必要时）	□ 大换药（必要时） □ 拔除导尿管（必要时）	□ 大换药（必要时） □ 功能锻炼
主要护理工作	健康宣教	□ 压疮预防知识宣教 □ 导管滑脱预防知识宣教 □ 静脉外渗预防知识宣教 □ 告知护理风险 □ 饮食指导 □ 等级护理知识宣教 □ 注意饮水时呛咳反应	□ 压疮预防知识宣教 □ 导管滑脱预防知识宣教 □ 静脉外渗预防知识宣教 □ 告知护理风险 □ 注意饮水时呛咳反应 □ 通知检查项目及注意事项	□ 告知护理风险 □ 跌倒预防知识宣教 □ 导管滑脱预防知识宣教 □ 静脉外渗预防知识宣教 □ 饮食指导 □ 等级护理知识宣教
	护理处置	□ 按护理等级完成基础护理项目 □ 监测生命体征 □ 观察静脉输液情况 □ 妥善固定各类管道 □ 观察切口敷料，有渗出时报告医师处理，观察患者情况 □ 提供基础护理服务 □ 术后心理与生活护理	□ 按护理等级完成基础护理项目 □ 根据排便情况采取通便措施 □ 观察切口敷料，有渗出时报告医师处理 □ 观察静脉输液情况 □ 术后心理与生活护理 □ 遵医嘱拔除尿管	□ 按二级护理要求完成基础护理项目 □ 监测生命体征 □ 观察静脉输液情况 □ 术后心理与生活护理 □ 配合医师换药（必要时）
	护理评估	□ 评估患者意识、肢体活动情况，有异常立即报告医师处理 □ 评估跌倒风险 □ 评估压疮风险 □ 评估切口疼痛情况	□ 评估患者意识、肢体活动情况，有异常立即报告医师处理 □ 评估跌倒风险 □ 评估压疮风险 □ 评估切口疼痛情况	□ 评估患者感觉、运动情况，有异常时立即报告医师处理 □ 评估跌倒风险 □ 评估导管滑脱风险 □ 评估静脉外渗风险
	专科护理	□ 严密观察意识、瞳孔、生命体征及肢体活动情况，有异常及时报告医师 □ 观察引流液颜色、性状、量，异常时及时报告医师 □ 指导患者术后体位摆放及功能锻炼 □ 指导患者正确使用抗血栓压力带 □ 指导患者进行自主排尿训练 □ 指导患者进行肢体功能锻炼 □ 指导患者进行床上翻身	□ 严密观察意识、瞳孔、生命体征及肢体活动情况，有异常及时报告医师 □ 观察引流液颜色、性状、量，异常时及时报告医师 □ 指导患者进行肢体功能锻炼 □ 防压疮护理 □ 防坠床护理 □ 注重患者主诉	□ 严密观察意识、瞳孔、生命体征及肢体活动情况，有异常及时报告医师 □ 观察切口敷料，有渗出时报告医师处理，观察患者情况 □ 指导患者进行肢体功能锻炼 □ 防跌倒护理 □ 注重患者主诉

(续　表)

		□ 指导患者卧床期间患肢保持过伸位 □ 防压疮护理 □ 注重患者主诉		
	饮食指导	□ 协助进餐	□ 协助进餐	□ 根据医嘱通知配餐员准备膳食 □ 协助进餐
	活动体位	□ 根据护理等级指导活动 □ 床头抬高 30°	□ 根据护理等级指导活动	□ 根据护理等级指导活动
病情变异记录		□ 无　　□ 有,原因: □ 患者　□ 疾病　□ 医疗 □ 护理　□ 保障　□ 管理	□ 无　　□ 有,原因: □ 患者　□ 疾病　□ 医疗 □ 护理　□ 保障　□ 管理	□ 无　　□ 有,原因: □ 患者　□ 疾病　□ 医疗 □ 护理　□ 保障　□ 管理

护士签名	白班	小夜班	大夜班	白班	小夜班	大夜班	白班	小夜班	大夜班

医师签名			

时间		住院第 7－10 天(术后第 4－7 天)	住院第 11－13 天(出院日)
主要诊疗工作	制度落实	□ 上级医师查房(主管医师查房,每天 1 次) □ 专科医师会诊(必要时)	□ 上级医师查房(主管、主诊医师查房)进行手术及切口评估,确定有无手术并发症和切口愈合不良情况,明确是否出院
	病情评估		
	病历书写	□ 出院前 1 天由上级医师指示出院的病程记录 □ 最少每 3 天 1 次主管医师查房记录 □ 最少每 3 天 1 次主诊医师查房记录	□ 出院当天病程记录(由上级医师指示出院) □ 出院后 24 小时内完成出院记录 □ 出院后 24 小时内完成病案首页 □ 完成出院介绍信 □ 开具诊断证明书
	知情同意		□ 向患者交代出院后的注意事项(复诊的时间、地点,发生紧急情况时的处理等)
	手术治疗		
	其他	□ 观察切口情况,是否存在渗出、红肿等情况 □ 根据患者情况处置,如贫血严重及时输血,低蛋白、低钾血症及时补充蛋白、补钾,如有感染迹象及时检查感染部位,做病原学培养,根据结果更换抗生素 □ 继续主、被动功能康复练习和步行练习	□ 出院带药 □ 嘱患者拆线换药(根据出院时间决定) □ 门诊复查 □ 如有不适,随时复诊

重点医嘱	长期医嘱	护理医嘱	☐ 按神经外科术后护理常规 ☐ 二级护理	
		处置医嘱	☐ 上半身抬高	
		膳食医嘱	☐ 饮食医嘱（普食/半流食/流食/糖尿病饮食/低盐、低脂饮食）	
		药物医嘱	☐ 抗生素（无感染时术后 5 天内停用） ☐ 术后抗凝 ☐ 脱水 ☐ 抗胃酸	
	临时医嘱	检查检验	☐ 复查血常规、CRP、IL-6、红细胞沉降率、生化	
		药物医嘱	☐ 镇痛（必要时） ☐ 镇吐（必要时） ☐ 补钾（必要时） ☐ 输血（必要时）	
		手术医嘱		
		处置医嘱	☐ 大换药 ☐ 拔除切口引流管（必要时） ☐ 拔除导尿管（必要时）	☐ 大换药（必要时），拆线 ☐ 出院
主要护理工作		健康宣教	☐ 告知护理风险 ☐ 跌倒预防知识宣教 ☐ 导管滑脱预防知识宣教 ☐ 静脉外渗预防知识宣教 ☐ 通知检查项目及检查注意事项 ☐ 仔细讲解患者办理出院手续的程序及注意事项	☐ 告知患者康复训练方法 ☐ 饮食及用药指导 ☐ 告知患者复查时间 ☐ 告知患者洗浴、洗头注意事项
		护理处置	☐ 按护理等级要求完成基础护理项目 ☐ 观察静脉输液情况 ☐ 妥善固定静脉管道	☐ 观察患者情况 ☐ 协助医师给予患者拆线、换药 ☐ 协助患者办理出院手续 ☐ 整理床单位
		护理评估	☐ 评估意识情况 ☐ 风险评估：评估有无跌倒、坠床、导管滑脱、液体外渗的风险	☐ 评估切口疼痛情况
		专科护理	☐ 严密观察意识、瞳孔、生命体征及肢体活动情况，有异常及时报告医师 ☐ 观察切口敷料，有渗出时报告医师处理，观察患者情况 ☐ 指导患者进行肢体功能锻炼 ☐ 防跌倒护理 ☐ 注重患者主诉	☐ 告知患者出院后注意事项并附书面出院指导 1 份
		饮食指导	☐ 协助进餐	
		活动体位	☐ 根据护理等级指导活动	

病情变异记录	□ 无　　□ 有,原因: □ 患者　□ 疾病　□ 医疗 □ 护理　□ 保障　□ 管理			□ 无　　□ 有,原因: □ 患者　□ 疾病　□ 医疗 □ 护理　□ 保障　□ 管理		
护士签名	白班	小夜班	大夜班	白班	小夜班	大夜班
医师签名						

颅后窝脑膜瘤行后正中入路颅后窝脑膜瘤切除术临床路径

一、颅后窝脑膜瘤行后正中入路颅后窝脑膜瘤切除术临床路径标准住院流程

(一)适用对象

第一诊断为颅后窝脑膜瘤(ICD-10:D32.005),行后正中入路颅后窝脑膜瘤切除术(ICD-9-CM-3:01.5101)的患者。

(二)诊断依据

根据《临床诊疗指南·神经外科学分册》(中华医学会编著,人民卫生出版社,2012 年),《临床技术操作规范·神经外科分册》(中华医学会编著,人民军医出版社),《神经外科学》(第3 版,人民卫生出版社,2014 年)。

1. 临床表现　颈痛,颅内压升高症状,肢体力弱,感觉障碍,脑神经受累,小脑损害体征,锥体束征等。

2. 辅助检查　头颅 MRI,CT,DSA 提示病变。

(三)选择治疗方案的依据

根据《临床诊疗指南·神经外科学分册》(中华医学会编著,人民卫生出版社,2012 年),《临床技术操作规范·神经外科分册》(中华医学会编著,人民军医出版社),《神经外科学》(第3 版,人民卫生出版社,2014 年)。

1. 拟诊断为颅后窝脑膜瘤患者,有明确的临床症状者须手术治疗,手术方法是后正中入路颅后窝脑膜瘤切除术。

2. 对于手术风险较大者(高龄、妊娠期、合并较严重的内科疾病者),要向患者或其家属仔细交代病情,如不同意手术,应履行签名手续,并给予严密观察。

3. 对于严密观察非手术治疗者,一旦出现颅内压增高征象,必要时给予急诊手术。

(四)标准住院天数

11～13 天。

(五)进入路径标准

1. 第一诊断必须符合颅后窝脑膜瘤(ICD-10:D32.005),行后正中入路颅后窝脑膜瘤切除术(ICD-9-CM-3:01.5101)。

2. 当患者合并其他疾病,但住院期间不需要特殊处理,也不影响第一诊断的临床路径实施时,可以进入路径。

（六）术前准备 2 天

1. 术前评估　术前 24 小时内完成病情评估、必要的检查,做出术前小结、术前讨论。

（1）必需的检查项目:①血常规（含 CRP＋IL-6）;②尿常规;③粪常规;④凝血四项;⑤血清术前八项;⑥红细胞沉降率;⑦血型;⑧头颅 CT 扫描。

（2）根据患者病情可选择:①神经导航 MRI;②肺功能;③超声心动图。

（3）营养评估:根据《解放军总医院新入院患者营养风险筛查表（NRS）》为新入院患者进行营养评估,评分≥3 分患者给予处置,必要时申请营养科医师会诊。

（4）心理评估:根据新入院患者情况申请心理科医师会诊。

（5）疼痛评估:根据《视觉模拟评分法（VAS）》实施疼痛评估,评分＞7 分患者给予处置,必要时请疼痛科医师会诊。

（6）康复评估:根据《入院患者康复筛查和评估表》在患者入院后 24 小时内进行康复筛查和评估。任何一项结果为"是",则申请康复科医师会诊。

（7）深静脉血栓栓塞症风险评估:根据专科《深静脉血栓栓塞症评估量表》在患者入院后 24 小时内进行风险筛查和评估,风险结果为"高危"的,申请血管外科或介入导管室医师会诊。

2. 术前准备

（1）术前谈话:术者应在术前 1 天与患者及其家属谈话,告知手术方案、相关风险、用血计划、术后转归、置入材料、手术费用和患者及其家属权益,并履行书面知情同意手续。告知高值耗材的使用及费用。

（2）术前抗血小板药物负荷应用。

（3）通知手术室准备手术间、手术药品、手术物品及特殊耗材。

（4）护士做心理护理,交代注意事项:防压疮、防跌倒、指导患者戒烟等,进行术后康复宣教。

（5）手术部位标识:术者、一助或经治医师在术前 1 天应对手术部位做体表标识,急诊手术由接诊医师或会诊外科医师标记,标记过程应有责任护士、患者及其家属共同参与,并记入手术安排表。

（6）术前 1 天麻醉医师访视:制订麻醉计划、完成评估、确定麻醉方式,并记入《麻醉术前访视记录》,告知患者及其家属麻醉适应证、麻醉目的、风险、可能出现的情况及其处理原则、替代方案等,签署《麻醉知情同意书》并归入病历。

（七）预防性抗生素选择与使用时机

1. 按照《抗菌药物临床应用指导原则（2015 年）》（国卫办医发［2015］43 号）执行。

2. 预防性用抗生素,时间为术前 30 分钟。

3. 手术超过 3 小时加用 1 次。

4. 术后预防性使用 2 天。

（八）手术日为入院第 3 天

1. 手术安全核对　患者入手术间后由手术医师、麻醉医师、巡回护士和患者本人共同核对患者身份、手术部位与标识、手术方式。手术医师、麻醉医师、巡回护士三方按《手术安全核对表》逐项核对,共同签名。

2. 麻醉方式　气管插管全身麻醉。

3. 手术方式　后正中入路颅后窝脑膜瘤切除术。

4. 手术内置物　人工硬膜、颅骨锁、钛连接片、钛钉。

5. 输血　视术中出血情况而定。

6. 其他　经治医师或手术医师应即刻完成术后首次病程记录,观察术后患者病情变化。

(九)术后住院恢复 7 天

1. 必需的复查项目:血常规、血生化、凝血功能、血气分析。

2. 术后用药:脱水药、抗生素、止血药、抑酸药、神经营养药、改善微循环药物。

3. 必要时术后复查 CT。

4. 术后处理

(1)抗生素:预防性抗生素选择第二代头孢、第三代头孢或万古霉素(青霉素、头孢过敏者;有感染诱因者)。

(2)术后康复:术后 1 天拔除引流管,术后第 2 天停特护出监护室,拔尿管。

(3)术后镇痛:口服非甾体抗炎镇痛药、阿片类镇痛药,镇痛泵。

5. 术者在术后 24 小时内完成手术记录,特殊情况可由一助完成,术者签名确认并归入病历。

6. 上级医师在术后 3 天内至少查房 1 次,根据术中和术后情况修订术后治疗计划。

7. 麻醉医师术后 3 天内访视患者,如有特殊情况应详细记录,及时与手术医师或重症监护室医师沟通并迅速处理。

8. 术后护理

(1)按照护理等级进行日常护理,监测患者生命体征,观察引流管引流情况、切口敷料有无渗出。

(2)观察生命体征、意识状态、肢体活动等神经功能。

(3)指导患者术后早期下床进行功能锻炼。

(十)出院标准

1. 患者一般状态良好,体温正常。

2. 切口愈合良好,无感染。

3. 没有需要住院处理的并发症和(或)合并症。

(十一)变异及原因分析

1. 术中或术后继发手术部位或其他部位硬脑膜外血肿、脑内血肿等并发症,严重者需要二次手术。

2. 术后继发脑脊液漏、颅内感染和神经血管损伤等。

3. 内科合并症:部分患者常存在多种内科合并症,如脑血管病或心血管病、糖尿病、甲状腺功能亢进症、癫痫、血栓及肺部或泌尿系统感染。

二、颅后窝脑膜瘤行后正中入路颅后窝脑膜瘤
切除术临床路径表单

适用对象	第一诊断为颅后窝脑膜瘤（ICD-10：D32.005） 行后正中入路颅后窝脑膜瘤切除术（ICD-9-CM-3：01.5101）的患者	
患者基本信息	姓名：____ 性别：____ 年龄：__ 门诊号：____ 住院号：_____ 过敏史：_____ 住院日期：__年__月__日 出院日期：__年__月__日	住院天数：11～13 天

时间		住院第 1 天	住院第 2 天（术前日）	住院第 3 天（手术日）
主要诊疗工作	制度落实	□ 入院 2 小时内经治医师或值班医师完成接诊 □ 入院后 24 小时内主管医师完成检诊 □ 专科医师会诊（必要时）	□ 经治医师查房（早、晚各 1 次） □ 主诊医师查房 □ 完成术前准备 □ 组织术前讨论 □ 手术部位标识	□ 手术安全核查
	病情评估	□ 经治医师询问病史及体格检查 □ 完成神经功能体格检查 □ 营养评估 □ 心理评估 □ 疼痛评估 □ 康复评估 □ 深静脉血栓栓塞症风险评估		
	病历书写	□ 入院 8 小时内完成首次病程记录 □ 入院 24 小时内完成入院记录	□ 完成主诊医师查房记录 □ 完成术前讨论、术前小结	□ 术者或一助术后 24 小时内完成手术记录（术者签名） □ 术后即刻完成术后首次病程记录
	知情同意	□ 病情告知 □ 患者及其家属签署授权委托书 □ 患者或其家属在入院记录单上签名	□ 术者术前谈话，告知患者及其家属病情和围术期注意事项，签署手术知情同意书、授权委托书、自费用品协议书（必要时）、军人目录外耗材审批单（必要时）、输血同意书等	□ 告知患者及其家属手术过程概况及术后注意事项
	手术治疗		□ 预约手术	□ 实施手术（手术安全核查记录、手术清点记录）
	其他	□ 及时通知上级医师检诊 □ 经治医师检查整理病历资料	□ 检查住院押金使用情况	□ 术后病情交接 □ 观察手术切口及周围情况

重点医嘱	长期医嘱	护理医嘱	□ 按神经外科护理常规 □ 二级护理		□ 按神经外科术后护理常规 □ 特护，病重
		处置医嘱			□ 持续心电、血压、呼吸、血氧饱和度监测 □ 留置导尿管并记量 □ 留置切口引流管并记量 □ 持续低流量吸氧
		膳食医嘱	□ 普食 □ 糖尿病饮食 □ 低盐、低脂饮食 □ 低盐、低脂、糖尿病饮食	□ 禁食、禁水（22:00 后）	
		药物医嘱	□ 自带药（必要时）		□ 镇痛 □ 消肿 □ 镇吐、保胃 □ 抗生素 □ 抗凝
	临时医嘱	检查检验	□ 血常规（含 CRP＋IL-6） □ 尿常规 □ 粪常规 □ 凝血四项 □ 血清术前八项 □ 红细胞沉降率 □ 血型 □ 头颅 CT 扫描 □ 心电图检查（多导） □ 神经导航 MRI（必要时） □ 肺功能（必要时） □ 超声心动图（必要时）		
		药物医嘱		□ 抗生素（视病情）	
		手术医嘱		□ 常规准备明日在全身麻醉下行后正中入路颅后窝脑膜瘤切除术	
		处置医嘱	□ 静脉抽血	□ 备血 □ 备皮（>30cm²）	□ 输血（视病情） □ 补液（视病情） □ 拔除导尿管（必要时）

（续　表）

主 要 护 理 工 作	健康宣教	□ 入院宣教（住院环境、规章制度） □ 进行护理安全指导 □ 按护理等级进行护理、活动范围指导 □ 进行饮食指导 □ 进行关于疾病知识的宣教 □ 检查、检验项目的目的和意义	□ 术前宣教	□ 术后宣教 □ 术后心理疏导 □ 指导术后康复训练 □ 指导术后注意事项
	护理处置	□ 患者身份核对 □ 佩戴腕带 □ 建立入院病历，通知医师 □ 入院介绍：介绍责任护士，病区环境、设施、规章制度、基础护理服务项目 □ 询问病史，填写护理记录单首页 □ 观察病情 □ 测量基本生命体征 □ 抽血、留取标本 □ 心理与生活护理 □ 根据评估结果采取相应护理措施 □ 通知检查项目及检查注意事项	□ 术前患者准备（术前沐浴、更衣、备皮） □ 检查术前物品准备 □ 指导患者准备术后所需用品，贵重物品交由其家属保管 □ 指导患者进行肠道准备并检查准备效果 □ 告知患者入手术室前取下活动义齿 □ 测量基本生命体征 □ 备血、皮试	□ 晨起测量生命体征并记录 □ 确认无上呼吸道感染症状，确认无月经来潮 □ 与手术室护士交接病历、影像资料、术中带药等 □ 术前补液（必要时） □ 嘱患者入手术室前膀胱排空 □ 与手术室护士交接 □ 术后测量生命体征 □ 术后心电监护 □ 各类管道护理 □ 术后心理与生活护理
	风险评估	□ 一般评估：生命体征、神志、皮肤、药物过敏史等 □ 专科评估：意识、生活自理能力、神经功能情况 □ 风险评估：评估有无跌倒、坠床、压疮风险 □ 心理评估 □ 营养评估 □ 疼痛评估 □ 康复评估	□ 评估患者心理状态	□ 评估患者心理状态
	专科护理	□ 观察意识情况 □ 指导患者戒烟（必要时）	□ 指导患者掌握床上翻身方法 □ 指导患者掌握床上排尿、排便（使用便器）方法	□ 与手术室护士共同评估皮肤、切口敷料、输液及引流情况 □ 指导患者进行股四头肌静止收缩及距小腿关节运动 □ 指导患者掌握床上排尿、排便（使用便器）方法

（续　表）

饮食指导	□ 根据医嘱通知配餐员准备膳食 □ 协助进餐	□ 通知患者 22:00 后禁食、禁水	□ 禁食、禁水，口干时协助湿润口唇 □ 排气后指导患者间断、少量饮用温开水	
活动体位	□ 根据护理等级指导活动		□ 根据手术及麻醉方式安置合适体位，床头抬高30° □ 指导患者掌握床上翻身方法	
洗浴要求	□ 协助患者洗澡，更换病号服	□ 协助患者晨、晚间护理		

病情变异记录	□ 无　　□ 有，原因： □ 患者　□ 疾病　□ 医疗 □ 护理　□ 保障　□ 管理	□ 无　　□ 有，原因： □ 患者　□ 疾病　□ 医疗 □ 护理　□ 保障　□ 管理	□ 无　　□ 有，原因： □ 患者　□ 疾病　□ 医疗 □ 护理　□ 保障　□ 管理

护士签名	白班	小夜班	大夜班	白班	小夜班	大夜班	白班	小夜班	大夜班

医师签名			

时间	住院第 4 天（术后第 1 天）	住院第 5 天（术后第 2 天）	住院第 6 天（术后第 3 天）
主要诊疗工作 — 制度落实	□ 手术医师查房 □ 专科医师会诊（必要时）	□ 主管医师查房	□ 主诊医师查房
病情评估	□ 术后有无共济功能障碍及程度，有无后组脑神经功能障碍及程度		
病历书写	□ 术后首日病程记录	□ 术后次日病程记录	□ 术后第 3 天病程记录
知情同意			
手术治疗			
其他	□ 根据引流量拔除引流管 □ 观察切口情况，是否存在渗出、红肿等情况 □ 观察体温、血压等 □ 复查血常规、CRP、IL-6、红细胞沉降率、生化	□ 观察切口情况，是否存在渗出、红肿等情况 □ 根据患者情况处置，如贫血严重及时输血，低蛋白、低钾血症及时补充蛋白、补钾 □ 出监护室，返回普通病房	□ 观察切口情况，是否存在渗出、红肿等情况 □ 复查血常规、CRP、IL-6、红细胞沉降率、生化（如贫血严重及时输血，低蛋白、低钾血症及时补充蛋白、补钾） □ 指导患者下床，进行主、被动功能康复练习

重点医嘱	长期医嘱	护理医嘱	□ 按神经外科术后护理常规 □ 特护,病重	□ 按神经外科术后护理常规 □ 一级护理	□ 一级护理
		处置医嘱	□ 上半身抬高		
		膳食医嘱	□ 饮食医嘱(普食/半流食/流食/糖尿病饮食/低盐、低脂饮食)		
		药物医嘱	□ 抗生素 □ 术后抗凝 □ 脱水 □ 抗胃酸	□ 抗生素 □ 术后抗凝 □ 脱水 □ 补充电解质	□ 抗生素 □ 脱水 □ 补充电解质
	临时医嘱	检查检验	□ 复查血常规、CRP、IL-6、红细胞沉降率、生化	□ 必要时复查 CT	□ 复查血常规、CRP、IL-6、红细胞沉降率、生化
		药物医嘱	□ 镇痛(必要时) □ 镇吐(必要时) □ 补钾(必要时) □ 输血(必要时)	□ 镇痛(必要时) □ 补钾(必要时)	□ 镇痛(必要时) □ 补钾(必要时)
		手术医嘱			
		处置医嘱	□ 大换药 □ 拔除切口引流管(必要时) □ 拔除导尿管(必要时)	□ 大换药(必要时) □ 拔除导尿管(必要时)	□ 大换药(必要时) □ 功能锻炼
主要护理工作		健康宣教	□ 压疮预防知识宣教 □ 导管滑脱预防知识宣教 □ 静脉外渗预防知识宣教 □ 告知护理风险 □ 饮食指导 □ 等级护理知识宣教 □ 注意饮水时呛咳反应	□ 压疮预防知识宣教 □ 导管滑脱预防知识宣教 □ 静脉外渗预防知识宣教 □ 告知护理风险 □ 注意饮水时呛咳反应 □ 通知检查项目及注意事项	□ 告知护理风险 □ 跌倒预防知识宣教 □ 导管滑脱预防知识宣教 □ 静脉外渗预防知识宣教 □ 饮食指导 □ 等级护理知识宣教
		护理处置	□ 按护理等级完成基础护理项目 □ 监测生命体征 □ 观察静脉输液情况 □ 妥善固定各类管道 □ 观察切口敷料,有渗出时报告医师处理,观察患者情况 □ 提供基础护理服务 □ 术后心理与生活护理	□ 按护理等级完成基础护理项目 □ 根据排便情况采取通便措施 □ 观察切口敷料,有渗出时报告医师处理 □ 观察静脉输液情况 □ 术后心理与生活护理 □ 遵医嘱拔除尿管	□ 按二级护理要求完成基础护理项目 □ 监测生命体征 □ 观察静脉输液情况 □ 术后心理与生活护理 □ 配合医师换药(必要时)

护理评估	□ 评估患者意识、肢体活动情况,有异常立即报告医师处理 □ 评估脑神经功能情况 □ 评估跌倒风险 □ 评估压疮风险 □ 评估切口疼痛情况	□ 评估患者意识、肢体活动情况,有异常立即报告医师处理 □ 评估脑神经功能情况 □ 评估跌倒风险 □ 评估压疮风险 □ 评估切口疼痛情况	□ 评估患者感觉、运动情况,有异常时立即报告医师处理 □ 评估脑神经功能情况 □ 评估跌倒风险 □ 评估导管滑脱风险 □ 评估静脉外渗风险
专科护理	□ 严密观察意识、瞳孔、生命体征及肢体活动情况,有异常及时报告医师 □ 观察引流液颜色、性状、量,异常时及时报告医师 □ 指导患者术后体位摆放及功能锻炼 □ 指导患者正确使用抗血栓压力带 □ 指导患者进行自主排尿训练 □ 指导患者进行肢体功能锻炼 □ 指导患者进行床上翻身 □ 指导患者卧床期间患肢保持过伸位 □ 防压疮护理 □ 注重患者主诉	□ 严密观察意识、瞳孔、生命体征及肢体活动情况,有异常及时报告医师 □ 观察引流液颜色、性状、量,异常时及时报告医师 □ 指导患者进行肢体功能锻炼 □ 防压疮护理 □ 防坠床护理 □ 注重患者主诉	□ 严密观察意识、瞳孔、生命体征及肢体活动情况,有异常及时报告医师 □ 观察切口敷料,有渗出时报告医师处理,观察患者情况 □ 指导患者进行肢体功能锻炼 □ 防跌倒护理 □ 注重患者主诉
饮食指导	□ 协助进餐	□ 协助进餐	□ 根据医嘱通知配餐员准备膳食 □ 协助进餐
活动体位	□ 根据护理等级指导活动 □ 床头抬高 30°	□ 根据护理等级指导活动	□ 根据护理等级指导活动
病情变异记录	□ 无　　□ 有,原因: □ 患者　□ 疾病　□ 医疗 □ 护理　□ 保障　□ 管理	□ 无　　□ 有,原因: □ 患者　□ 疾病　□ 医疗 □ 护理　□ 保障　□ 管理	□ 无　　□ 有,原因: □ 患者　□ 疾病　□ 医疗 □ 护理　□ 保障　□ 管理

护士签名	白班	小夜班	大夜班	白班	小夜班	大夜班	白班	小夜班	大夜班
医师签名									

时间			住院第 7－10 天（术后第 4－7 天）	住院第 11－13 天（出院日）
主要诊疗工作		制度落实	□ 上级医师查房（主管医师查房，每天 1 次） □ 专科医师会诊（必要时）	□ 上级医师查房（主管、主诊医师查房）进行手术及切口评估，确定有无手术并发症和切口愈合不良情况，明确是否出院
		病情评估	□ 术后有无共济功能障碍及程度，有无后组脑神经功能障碍及程度	
		病历书写	□ 出院前 1 天由上级医师指示出院的病程记录 □ 最少每 3 天 1 次主管医师查房记录 □ 最少每 3 天 1 次主诊医师查房记录	□ 出院当天病程记录（由上级医师指示出院） □ 出院后 24 小时内完成出院记录 □ 出院后 24 小时内完成病案首页 □ 完成出院介绍信 □ 开具诊断证明书
		知情同意		□ 向患者交代出院后的注意事项（复诊的时间、地点，发生紧急情况时的处理等）
		手术治疗		
		其他	□ 观察切口情况，是否存在渗出、红肿等情况 □ 根据患者情况处置，如贫血严重及时输血，低蛋白、低钾血症及时补充蛋白、补钾，如有感染迹象及时检查感染部位，做病原学培养，根据结果更换抗生素 □ 继续主、被动功能康复练习和步行练习	□ 出院带药 □ 嘱患者拆线换药（根据出院时间决定） □ 门诊复查 □ 如有不适，随时复诊
重点医嘱	长期医嘱	护理医嘱	□ 按神经外科术后护理常规 □ 一级护理，可如厕	
		处置医嘱	□ 上半身抬高	
		膳食医嘱	□ 饮食医嘱（普食/半流食/流食/糖尿病饮食/低盐、低脂饮食）	
		药物医嘱	□ 抗生素（无感染时术后 5 天内停用） □ 术后抗凝 □ 脱水 □ 抗胃酸	
	临时医嘱	检查检验	复查血常规、CRP、IL-6、红细胞沉降率、生化	
		药物医嘱	□ 镇痛（必要时） □ 镇吐（必要时） □ 补钾（必要时） □ 输血（必要时）	
		手术医嘱		
		处置医嘱	□ 大换药 □ 拔除切口引流管（必要时） □ 拔除导尿管（必要时）	□ 大换药（必要时），拆线 □ 出院

主要护理工作	健康宣教	□ 告知护理风险 □ 跌倒预防知识宣教 □ 导管滑脱预防知识宣教 □ 静脉外渗预防知识宣教 □ 通知检查项目及检查注意事项 □ 仔细讲解患者办理出院手续的程序及注意事项	□ 告知患者康复训练方法 □ 饮食及用药指导 □ 告知患者复查时间 □ 告知患者洗浴、洗头注意事项
	护理处置	□ 按护理等级要求完成基础护理项目 □ 观察静脉输液情况 □ 妥善固定静脉管道	□ 观察患者情况 □ 协助医师给予患者拆线、换药 □ 协助患者办理出院手续 □ 整理床单位
	护理评估	□ 评估意识情况 □ 风险评估:评估有无跌倒、坠床、导管滑脱、液体外渗的风险	□ 评估切口疼痛情况
	专科护理	□ 严密观察意识、瞳孔、生命体征及肢体活动情况,有异常及时报告医师 □ 观察切口敷料,有渗出时报告医师处理,观察患者情况 □ 指导患者进行肢体功能锻炼 □ 防跌倒护理 □ 注重患者主诉	□ 告知患者出院后注意事项并附书面出院指导 1 份
	饮食指导	□ 协助进餐	
	活动体位	□ 根据护理等级指导活动	
病情变异记录		□ 无　　□ 有,原因: □ 患者　□ 疾病　□ 医疗 □ 护理　□ 保障　□ 管理	□ 无　　□ 有,原因: □ 患者　□ 疾病　□ 医疗 □ 护理　□ 保障　□ 管理

护士签名	白班	小夜班	大夜班	白班	小夜班	大夜班
医师签名						

岩斜脑膜瘤行乙状窦后入路岩斜脑膜瘤切除术临床路径

一、岩斜脑膜瘤行乙状窦后入路岩斜脑膜瘤切除术临床路径标准住院流程

(一)适用对象

第一诊断为岩斜脑膜瘤(ICD-10:D32.021),行乙状窦后入路岩斜脑膜瘤切除术(ICD-9-CM-3:01.5101 伴 00.9401)的患者。

(二)诊断依据

根据《临床诊疗指南·神经外科学分册》(中华医学会编著,人民卫生出版社,2012 年),《临床技术操作规范·神经外科分册》(中华医学会编著,人民军医出版社),《神经外科学》(第3 版,人民卫生出版社,2014 年)。

1. 临床表现　颅内压升高症状,肢体力弱,感觉障碍,脑神经受累,其中以三叉神经和听神经最常受累,动眼神经、外展神经、面神经和后组脑神经也可受累,小脑损害体征,锥体束征等。

2. 辅助检查　头颅 MRI,CT,DSA 提示病变。

(三)选择治疗方案的依据

根据《临床诊疗指南·神经外科学分册》(中华医学会编著,人民卫生出版社,2012 年),《临床技术操作规范·神经外科分册》(中华医学会编著,人民军医出版社),《神经外科学》(第3 版,人民卫生出版社,2014 年)。

1. 手术:乙状窦后入路岩斜脑膜瘤切除术。

2. 术前栓塞(酌情)。

3. 残余肿瘤术后放射治疗(酌情)。

(四)标准住院天数

11~13 天。

(五)进入路径标准

1. 第一诊断符合岩斜脑膜瘤(ICD-10:D32.021),行乙状窦后入路岩斜脑膜瘤切除术(ICD-9-CM-3:01.5101 伴 00.9401)。

2. 当患者同时并发其他疾病诊断时,但在住院期间不需要特殊处理,也不影响第一诊断的临床路径流程实施时,可以进入路径。

(六)术前准备 2 天

1. 术前评估　术前 24 小时内完成病情评估、必要的检查,做出术前小结、术前讨论。

（1）必需的检查项目：①血常规（含 CRP＋IL-6）；②尿常规；③粪常规；④凝血四项；⑤血清术前八项；⑥红细胞沉降率；⑦血型；⑧头颅 CT 扫描；⑨心电图检查（多导）。

（2）根据患者病情可选择：①神经导航 MRI；②肺功能；③超声心动图。

（3）营养评估：根据《解放军总医院新入院患者营养风险筛查表（NRS）》为新入院患者进行营养评估，评分≥3 分患者给予处置，必要时申请营养科医师会诊。

（4）心理评估：根据新入院患者情况申请心理科医师会诊。

（5）疼痛评估：根据《视觉模拟评分法（VAS）》实施疼痛评估，评分＞7 分患者给予处置，必要时请疼痛科医师会诊。

（6）康复评估：根据《入院患者康复筛查和评估表》在患者入院后 24 小时内进行康复筛查和评估。任何一项结果为"是"，则申请康复科医师会诊。

（7）深静脉血栓栓塞症风险评估：根据专科《深静脉血栓栓塞症评估量表》在患者入院后 24 小时内进行风险筛查和评估，风险结果为"高危"的，则申请血管外科或介入导管室医师会诊。

2. 术前准备

（1）术前谈话：术者应在术前 1 天与患者及其家属谈话，告知手术方案、相关风险、用血计划、术后转归、置入材料、手术费用和患者及其家属权益，并履行书面知情同意手续。告知高值耗材的使用及费用。

（2）术前抗血小板药物：负荷应用。

（3）通知手术室：准备手术间、手术药品、手术物品及特殊耗材。

（4）护士做心理护理，交代注意事项：防压疮、防跌倒、指导患者戒烟等，进行术后康复宣教。

（5）手术部位标识：术者、一助或经治医师在术前 1 天应对手术部位做体表标识，急诊手术由接诊医师或会诊外科医师标记，标记过程应有责任护士、患者及其家属共同参与，并记入手术安排表。

（6）术前 1 天麻醉医师访视：制订麻醉计划、完成评估、确定麻醉方式，并记入《麻醉术前访视记录》，告知患者及其家属麻醉适应证、麻醉目的、风险、可能出现的情况及其处理原则、替代方案等，签署《麻醉知情同意书》并归入病历。

（七）预防性抗生素选择与使用时机

1. 按照《抗菌药物临床应用指导原则（2015 年）》（国卫办医发〔2015〕43 号）执行。

2. 预防性用抗生素，时间为术前 30 分钟。

3. 手术超过 3 小时加用 1 次。

4. 术后预防性使用 2 天。

（八）手术日为住院第 3 天

1. 手术安全核对　患者入手术间后由手术医师、麻醉医师、巡回护士和患者本人共同核对患者身份、手术部位与标识、手术方式。手术医师、麻醉医师、巡回护士三方按《手术安全核对表》逐项核对，共同签名。

2. 麻醉方式　气管插管全身麻醉。

3. 手术方式　枕下乙状窦后入路岩斜脑膜瘤切除术。

4. 手术内置物　人工硬膜、颅骨锁、钛连接片、钛钉。

5. 输血　视术中出血情况而定。

6. 其他　经治医师或手术医师应即刻完成术后首次病程记录,观察术后患者病情变化。

(九)术后住院恢复7天

1. 必需的复查项目:血常规、血生化、凝血功能、血气分析。

2. 术后用药:脱水药、抗生素、止血药、抑酸药、神经营养药、改善微循环药物。

3. 必要时术后复查CT。

4. 术后处理

(1)抗生素:预防性抗生素选择第二代头孢、第三代头孢或万古霉素(青霉素、头孢过敏者;有感染诱因者)。

(2)术后康复:术后1天拔除引流管,术后第2天停特护,出监护室,拔尿管。

(3)术后镇痛:口服非甾体抗炎镇痛药、阿片类镇痛药,镇痛泵。

5. 术者在术后24小时内完成手术记录,特殊情况可由一助完成,术者签名确认并归入病历。

6. 上级医师在术后3天内至少查房1次,根据术中和术后情况修订术后治疗计划。

7. 麻醉医师术后3天内访视患者,如有特殊情况应详细记录,及时与手术医师或重症监护室医师沟通并迅速处理。

8. 术后护理

(1)按照护理等级进行日常护理,监测患者生命体征,观察引流管引流情况、切口敷料有无渗出。

(2)观察生命体征、意识状态、肢体活动等神经功能。

(3)指导患者术后早期下床进行功能锻炼。

(十)出院标准

1. 患者一般状态良好,体温正常。

2. 切口愈合良好,无感染。

3. 没有需要住院处理的并发症和(或)合并症。

(十一)变异及原因分析

1. 术中或术后继发手术部位或其他部位硬脑膜外血肿、脑内血肿等并发症,严重者需要二次手术。

2. 术后继发脑脊液漏、颅内感染和神经血管损伤等。

3. 内科合并症:部分患者常存在多种内科合并症,如脑血管或心血管病、糖尿病、甲状腺功能亢进症、癫痫、血栓及肺部或泌尿系统感染。

二、岩斜脑膜瘤行乙状窦后入路岩斜脑膜瘤切除术临床路径表单

适用对象	第一诊断为岩斜脑膜瘤(ICD-10:D32.021) 行乙状窦后入路岩斜脑膜瘤切除术(ICD-9-CM-3:01.5101伴00.9401)的患者	
患者基本信息	姓名:＿＿＿　性别:＿＿＿　年龄:＿＿　门诊号:＿＿＿ 住院号:＿＿＿＿＿　过敏史:＿＿＿＿＿ 住院日期:＿＿年＿＿月＿＿日　出院日期:＿＿年＿＿月＿＿日	住院天数:11~13天

时间			住院第 1 天	住院第 2 天（术前日）	住院第 3 天（手术日）
主要诊疗工作		制度落实	☐ 入院 2 小时内经治医师或值班医师完成接诊 ☐ 入院后 24 小时内主管医师完成检诊 ☐ 专科医师会诊（必要时）	☐ 经治医师查房（早、晚各 1 次） ☐ 主诊医师查房 ☐ 完成术前准备 ☐ 组织术前讨论 ☐ 手术部位标识	☐ 手术安全核查
		病情评估	☐ 经治医师询问病史及体格检查 ☐ 完成神经功能体格检查 ☐ 营养评估 ☐ 心理评估 ☐ 疼痛评估 ☐ 康复评估 ☐ 深静脉血栓栓塞症风险评估		
		病历书写	☐ 入院 8 小时内完成首次病程记录 ☐ 入院 24 小时内完成入院记录	☐ 完成主诊医师查房记录 ☐ 完成术前讨论、术前小结	☐ 术者或一助术后 24 小时内完成手术记录（术者签名） ☐ 术后即刻完成术后首次病程记录
		知情同意	☐ 病情告知 ☐ 患者及其家属签署授权委托书 ☐ 患者或其家属在入院记录单上签名	☐ 术者术前谈话，告知患者及其家属病情和围术期注意事项，签署手术知情同意书、授权委托书、自费用品协议书（必要时）、军人目录外耗材审批单（必要时）、输血同意书等	☐ 告知患者及其家属手术过程概况及术后注意事项
		手术治疗		☐ 预约手术	☐ 实施手术（手术安全核查记录、手术清点记录）
		其他	☐ 及时通知上级医师检诊 ☐ 经治医师检查整理病历资料	☐ 检查住院押金使用情况	☐ 术后病情交接 ☐ 观察手术切口及周围情况
重点医嘱	长期医嘱	护理医嘱	☐ 按神经外科护理常规 ☐ 二级护理		☐ 按神经外科术后护理常规 ☐ 特护，病重
		处置医嘱			☐ 持续心电、血压、呼吸、血氧饱和度监测 ☐ 留置导尿管并记量 ☐ 留置切口引流管并记量 ☐ 持续低流量吸氧

	膳食医嘱	□ 普食 □ 糖尿病饮食 □ 低盐、低脂饮食 □ 低盐、低脂、糖尿病饮食	□ 禁食、禁水（22：00 后）	
	药物医嘱	□ 自带药（必要时）		□ 镇痛 □ 消肿 □ 镇吐、保胃 □ 抗生素 □ 抗凝
临 时 医 嘱	检查检验	□ 血常规（含 CRP＋IL-6） □ 尿常规 □ 粪常规 □ 凝血四项 □ 血清术前八项 □ 红细胞沉降率 □ 血型 □ 头颅 CT 扫描 □ 心电图检查（多导） □ 神经导航 MRI（必要时） □ 肺功能（必要时） □ 超声心动图（必要时）		
	药物医嘱		□ 抗生素（视病情）	
	手术医嘱		□ 常规准备明日在全身麻醉下行乙状窦后入路岩斜脑膜瘤切除术	
	处置医嘱	□ 静脉抽血	□ 备血 □ 备皮（＞30cm²）	□ 输血（视病情） □ 补液（视病情） □ 拔除导尿管（必要时）
主 要 护 理 工 作	健康宣教	□ 入院宣教（住院环境、规章制度） □ 进行护理安全指导 □ 按护理等级进行护理、活动范围指导 □ 进行饮食指导 □ 进行关于疾病知识的宣教 □ 检查、检验项目的目的和意义	□ 术前宣教	□ 术后宣教 □ 术后心理疏导 □ 指导术后康复训练 □ 指导术后注意事项

护理处置	□ 患者身份核对 □ 佩戴腕带 □ 建立入院病历,通知医师 □ 入院介绍:介绍责任护士、病区环境、设施、规章制度、基础护理服务项目 □ 询问病史,填写护理记录单首页 □ 观察病情 □ 测量基本生命体征 □ 抽血、留取标本 □ 心理与生活护理 □ 根据评估结果采取相应护理措施 □ 通知检查项目及检查注意事项	□ 术前患者准备(术前沐浴、更衣、备皮) □ 检查术前物品准备 □ 指导患者准备术后所需用品,贵重物品交由其家属保管 □ 指导患者进行肠道准备并检查准备效果 □ 告知患者入手术室前取下活动义齿 □ 测量基本生命体征 □ 备血、皮试	□ 晨起测量生命体征并记录 □ 确认无上呼吸道感染症状,确认无月经来潮 □ 与手术室护士交接病历、影像资料、术中带药等 □ 术前补液(必要时) □ 嘱患者入手术室前膀胱排空 □ 与手术室护士交接 □ 术后测量生命体征 □ 术后心电监护 □ 各类管道护理 □ 术后心理与生活护理
风险评估	□ 一般评估:生命体征、神志、皮肤、药物过敏史等 □ 专科评估:意识、生活自理能力、神经功能情况 □ 风险评估:评估有无跌倒、坠床、压疮风险 □ 心理评估 □ 营养评估 □ 疼痛评估 □ 康复评估	□ 评估患者心理状态	□ 评估患者心理状态
专科护理	□ 观察意识情况 □ 指导患者戒烟(必要时)	□ 指导患者掌握床上翻身方法 □ 指导患者掌握床上排尿、排便(使用便器)方法	□ 与手术室护士共同评估皮肤、切口敷料、输液及引流情况 □ 指导患者进行股四头肌静止收缩及距小腿关节运动 □ 指导患者掌握床上排尿、排便(使用便器)方法
饮食指导	□ 根据医嘱通知配餐员准备膳食 □ 协助进餐	□ 通知患者 22:00 后禁食、禁水	□ 禁食、禁水,口干时协助湿润口唇 □ 排气后指导患者间断、少量饮用温开水
活动体位	□ 根据护理等级指导活动		□ 根据手术和麻醉方式安置合适体位,床头抬高30° □ 指导患者掌握床上翻身方法

（续　表）

	洗浴要求	□ 协助患者洗澡,更换病号服	□ 协助患者晨、晚间护理	
病情变异记录		□ 无　　□ 有,原因: □ 患者　□ 疾病　□ 医疗 □ 护理　□ 保障　□ 管理	□ 无　　□ 有,原因: □ 患者　□ 疾病　□ 医疗 □ 护理　□ 保障　□ 管理	□ 无　　□ 有,原因: □ 患者　□ 疾病　□ 医疗 □ 护理　□ 保障　□ 管理

护士签名	白班	小夜班	大夜班	白班	小夜班	大夜班	白班	小夜班	大夜班

医师签名									

时间			住院第 4 天(术后第 1 天)	住院第 5 天(术后第 2 天)	住院第 6 天(术后第 3 天)
主要诊疗工作		制度落实	□ 手术医师查房 □ 专科医师会诊(必要时)	□ 主管医师查房	□ 主诊医师查房
		病情评估	□ 术后有脑干功能障碍及程度,有无后组脑神经功能障碍及程度		
		病历书写	□ 术后首日病程记录	□ 术后次日病程记录	□ 术后第 3 天病程记录
		知情同意			
		手术治疗			
		其他	□ 根据引流量拔除引流管 □ 观察切口情况,是否存在渗出、红肿等情况 □ 观察体温、血压等 □ 复查血常规、CRP、IL-6、红细胞沉降率、生化	□ 观察切口情况,是否存在渗出、红肿等情况 □ 根据患者情况处置,如贫血严重及时输血,低蛋白、低钾血症及时补充蛋白、补钾 □ 出监护室,返回普通病房	□ 观察切口情况,是否存在渗出、红肿等情况 □ 复查血常规、CRP、IL-6、红细胞沉降率、生化(如贫血严重及时输血,低蛋白、低钾血症及时补充蛋白、补钾) □ 指导患者下床,进行主、被动功能康复练习
重点医嘱	长期医嘱	护理医嘱	□ 按神经外科术后护理常规特护,病重	□ 按神经外科术后护理常规 □ 一级护理	□ 一级护理
		处置医嘱	□ 上半身抬高		
		膳食医嘱	□ 饮食医嘱(普食/半流食/流食/糖尿病饮食/低盐、低脂饮食)		
		药物医嘱	□ 抗生素 □ 术后抗凝 □ 脱水 □ 抗胃酸	□ 抗生素 □ 术后抗凝 □ 脱水 □ 补充电解质	□ 抗生素 □ 脱水 □ 补充电解质

临时医嘱	检查检验	☐ 复查血常规、CRP、IL-6、红细胞沉降率、生化	☐ 必要时复查 CT	☐ 复查血常规、CRP、IL-6、红细胞沉降率、生化
	药物医嘱	☐ 镇痛(必要时) ☐ 镇吐(必要时) ☐ 补钾(必要时) ☐ 输血(必要时)	☐ 镇痛(必要时) ☐ 补钾(必要时)	☐ 镇痛(必要时) ☐ 补钾(必要时)
	手术医嘱			
	处置医嘱	☐ 大换药 ☐ 拔除切口引流管(必要时) ☐ 拔除导尿管(必要时)	☐ 大换药(必要时) ☐ 拔除导尿管(必要时)	☐ 大换药(必要时) ☐ 功能锻炼
主要护理工作	健康宣教	☐ 压疮预防知识宣教 ☐ 导管滑脱预防知识宣教 ☐ 静脉外渗预防知识宣教 ☐ 告知护理风险 ☐ 饮食指导 ☐ 等级护理知识宣教 ☐ 注意饮水时呛咳反应	☐ 压疮预防知识宣教 ☐ 导管滑脱预防知识宣教 ☐ 静脉外渗预防知识宣教 ☐ 告知护理风险 ☐ 注意饮水时呛咳反应 ☐ 通知检查项目及注意事项	☐ 告知护理风险 ☐ 跌倒预防知识宣教 ☐ 导管滑脱预防知识宣教 ☐ 静脉外渗预防知识宣教 ☐ 饮食指导 ☐ 等级护理知识宣教
	护理处置	☐ 按护理等级完成基础护理项目 ☐ 监测生命体征 ☐ 观察静脉输液情况 ☐ 妥善固定各类管道 ☐ 观察切口敷料,有渗出时报告医师处理,观察患者情况 ☐ 提供基础护理服务 ☐ 术后心理与生活护理	☐ 按护理等级完成基础护理项目 ☐ 根据排便情况采取通便措施 ☐ 观察切口敷料,有渗出时报告医师处理 ☐ 观察静脉输液情况 ☐ 术后心理与生活护理 ☐ 遵医嘱拔除尿管	☐ 按二级护理要求完成基础护理项目 ☐ 监测生命体征 ☐ 观察静脉输液情况 ☐ 术后心理与生活护理 ☐ 配合医师换药(必要时)
	护理评估	☐ 评估患者意识、肢体活动情况,有异常立即报告医师处理 ☐ 评估脑神经功能情况 ☐ 评估跌倒风险 ☐ 评估压疮风险 ☐ 评估切口疼痛情况	☐ 评估患者意识、肢体活动情况,有异常立即报告医师处理 ☐ 评估脑神经功能情况 ☐ 评估跌倒风险 ☐ 评估压疮风险 ☐ 评估切口疼痛情况	☐ 评估患者感觉、运动情况,有异常时立即报告医师处理 ☐ 评估脑神经功能情况 ☐ 评估跌倒风险 ☐ 评估导管滑脱风险 ☐ 评估静脉外渗风险

（续　表）

专科护理	☐ 严密观察意识、瞳孔、生命体征及肢体活动情况,有异常及时报告医师 ☐ 观察引流液颜色、性状、量,有异常时及时报告医师 ☐ 指导患者术后体位摆放及功能锻炼 ☐ 指导患者正确使用抗血栓压力带 ☐ 指导患者进行自主排尿训练 ☐ 指导患者进行肢体功能锻炼 ☐ 指导患者进行床上翻身 ☐ 指导患者卧床期间患肢保持过伸位 ☐ 防压疮护理 ☐ 注重患者主诉	☐ 严密观察意识、瞳孔、生命体征及肢体活动情况,有异常及时报告医师 ☐ 观察引流液颜色、性状、量,有异常时及时报告医师 ☐ 指导患者进行肢体功能锻炼 ☐ 防压疮护理 ☐ 防坠床护理 ☐ 注重患者主诉	☐ 严密观察意识、瞳孔、生命体征及肢体活动情况,有异常及时报告医师 ☐ 观察切口敷料,有渗出时报告医师处理,观察患者情况 ☐ 指导患者进行肢体功能锻炼 ☐ 防跌倒护理 ☐ 注重患者主诉	
饮食指导	☐ 协助进餐	☐ 协助进餐	☐ 根据医嘱通知配餐员准备膳食 ☐ 协助进餐	
活动体位	☐ 根据护理等级指导活动 ☐ 床头抬高 30°	☐ 根据护理等级指导活动	☐ 根据护理等级指导活动	
病情变异记录	☐ 无　　☐ 有,原因: ☐ 患者　☐ 疾病　☐ 医疗 ☐ 护理　☐ 保障　☐ 管理	☐ 无　　☐ 有,原因: ☐ 患者　☐ 疾病　☐ 医疗 ☐ 护理　☐ 保障　☐ 管理	☐ 无　　☐ 有,原因: ☐ 患者　☐ 疾病　☐ 医疗 ☐ 护理　☐ 保障　☐ 管理	

护士签名	白班	小夜班	大夜班	白班	小夜班	大夜班	白班	小夜班	大夜班

医师签名									

时间	住院第 7—10 天(术后第 4—7 天)	住院第 11—13 天(出院日)
主要诊疗工作 — 制度落实	☐ 上级医师查房(主管医师查房,每天 1 次) ☐ 专科医师会诊(必要时)	☐ 上级医师查房(主管、主诊医师查房)进行手术及切口评估,确定有无手术并发症和切口愈合不良情况,明确是否出院
主要诊疗工作 — 病情评估	☐ 术后有脑干功能障碍及程度,有无后组脑神经功能障碍及程度	
主要诊疗工作 — 病历书写	☐ 出院前 1 天由上级医师指示出院的病程记录 ☐ 最少每 3 天 1 次主管医师查房记录 ☐ 最少每 3 天 1 次主诊医师查房记录	☐ 出院当天病程记录(由上级医师指示出院) ☐ 出院后 24 小时内完成出院记录 ☐ 出院后 24 小时内完成病案首页 ☐ 完成出院介绍信 ☐ 开具诊断证明书

	知情同意			□ 向患者交代出院后的注意事项（复诊的时间、地点，发生紧急情况时的处理等）
	手术治疗			
	其他		□ 观察切口情况，是否存在渗出、红肿等情况 □ 根据患者情况处置，如贫血严重及时输血，低蛋白、低钾血症及时补充蛋白、补钾，如有感染迹象及时检查感染部位，做病原学培养，根据结果更换抗生素 □ 继续主、被动功能康复练习和步行练习	□ 出院带药 □ 嘱患者拆线换药（根据出院时间决定） □ 门诊复查 □ 如有不适，随时复诊
重点医嘱	长期医嘱	护理医嘱	□ 按神经外科术后护理常规 □ 一级护理，可如厕	
		处置医嘱	□ 上半身抬高	
		膳食医嘱	□ 饮食医嘱（普食/半流食/流食/糖尿病饮食/低盐、低脂饮食）	
		药物医嘱	□ 抗生素（无感染时术后 5 天内停用） □ 术后抗凝 □ 脱水 □ 抗胃酸	
	临时医嘱	检查检验	□ 复查血常规、CRP、IL-6、红细胞沉降率、生化	
		药物医嘱	□ 镇痛（必要时） □ 镇吐（必要时） □ 补钾（必要时） □ 输血（必要时）	
		手术医嘱		
		处置医嘱	□ 大换药 □ 拔除切口引流管（必要时） □ 拔除导尿管（必要时）	□ 大换药（必要时），拆线 □ 出院
主要护理工作	健康宣教		□ 告知护理风险 □ 跌倒预防知识宣教 □ 导管滑脱预防知识宣教 □ 静脉外渗预防知识宣教 □ 通知检查项目及检查注意事项 □ 仔细讲解患者办理出院手续的程序及注意事项	□ 告知患者康复训练方法 □ 饮食及用药指导 □ 告知患者复查时间 □ 告知患者洗浴、洗头注意事项
	护理处置		□ 按护理等级要求完成基础护理项目 □ 观察静脉输液情况 □ 妥善固定静脉管道	□ 观察患者情况 □ 协助医师给予患者拆线、换药 □ 协助患者办理出院手续 □ 整理床单位

护理评估	□ 评估意识情况 □ 风险评估：评估有无跌倒、坠床、导管滑脱、液体外渗的风险	□ 评估切口疼痛情况	
专科护理	□ 严密观察意识、瞳孔、生命体征及肢体活动情况,有异常及时报告医师 □ 观察切口敷料,有渗出时报告医师处理,观察患者情况 □ 指导患者进行肢体功能锻炼 □ 防跌倒护理 □ 注重患者主诉	□ 告知患者出院后注意事项并附书面出院指导 1 份	
饮食指导	□ 协助进餐		
活动体位	□ 根据护理等级指导活动		
病情变异记录	□ 无　　□ 有,原因： □ 患者　□ 疾病　□ 医疗 □ 护理　□ 保障　□ 管理	□ 无　　□ 有,原因： □ 患者　□ 疾病　□ 医疗 □ 护理　□ 保障　□ 管理	

护士签名	白班	小夜班	大夜班	白班	小夜班	大夜班

医师签名		

三叉神经鞘瘤行中颅底硬膜外入路三叉神经鞘瘤切除术临床路径

一、三叉神经鞘瘤行中颅底硬膜外入路三叉神经鞘瘤切除术临床路径标准住院流程

（一）适用对象

第一诊断为三叉神经鞘瘤（ICD-10：D33.302，M95600/0），拟行中颅底硬膜外入路三叉神经鞘瘤切除术（ICD-9-CM-3：04.0728）的患者。

（二）诊断依据

根据《临床诊疗指南·神经外科学分册》（中华医学会编著，人民卫生出版社，2012 年），《临床技术操作规范·神经外科分册》（中华医学会编著，人民军医出版社）、《神经外科学》（第 3 版，人民卫生出版社，2014 年）。

1. 临床表现　①三叉神经症状，表现为患侧面部感觉异常、疼痛或麻木，咀嚼肌无力和萎缩；②邻近脑神经受损症状，表现为患侧面瘫、复视、听力障碍、耳鸣、视力减退、眼球活动障碍、眼球突出；③其他颞叶癫痫症状，小脑症状，颅高压症状，脑积水表现等。

2. 辅助检查　头颅 CT 显示低密度或等密度肿块，增强后肿瘤均匀或不均匀强化；CT 骨窗位显示颅中窝或岩骨骨质的破坏吸收；MRI 显示等或长 T_1、长 T_2 信号病灶，增强后病变可强化，部分有囊变。同时侵犯颅中窝及颅后窝者，肿瘤多呈哑铃形。

（三）选择治疗方案的依据

根据《临床诊疗指南·神经外科学分册》（中华医学会编著，人民卫生出版社，2012 年），《临床技术操作规范·神经外科分册》（中华医学会编著，人民军医出版社）、《神经外科学》（第 3 版，人民卫生出版社，2014 年）。

1. 拟诊断为三叉神经鞘瘤患者，有明确的临床症状者须手术治疗，手术方法是中颅底硬膜外入路三叉神经鞘瘤切除术。

2. 对于手术风险较大者（高龄、妊娠期、合并较严重的内科疾病者），要向患者或其家属仔细交代病情，如不同意手术，应履行签名手续，并给予严密观察。

3. 对于严密观察非手术治疗者，一旦出现颅内压增高征象，必要时给予急诊手术。

（四）标准住院天数

11～13 天。

（五）进入路径标准

1. 第一诊断必须符合三叉神经鞘瘤（ICD-10：D33.302，M95600/0），拟行中颅底硬膜外入路三叉神经鞘瘤切除术（ICD-9-CM-3：04.0728）。

2. 当患者合并其他疾病,但住院期间不需要特殊处理,也不影响第一诊断的临床路径实施时,可以进入路径。

(六)术前准备 2 天

1. 术前评估　术前 24 小时内完成病情评估、必要的检查,做出术前小结、术前讨论。

(1)必需的检查项目:①血常规(含 CRP＋IL-6);②尿常规;③粪常规;④凝血四项;⑤血清术前八项;⑥红细胞沉降率;⑦血型;⑧头颅 CT 扫描;⑨心电图检查(多导)。

(2)根据患者病情可选择:①神经导航 MRI;②肺功能;③超声心动图。

(3)营养评估:根据《解放军总医院新入院患者营养风险筛查表(NRS)》为新入院患者进行营养评估,评分≥3 分患者给予处置,必要时申请营养科医师会诊。

(4)心理评估:根据新入院患者情况申请心理科医师会诊。

(5)疼痛评估:根据《视觉模拟评分法(VAS)》实施疼痛评估,评分＞7 分患者给予处置,必要时请疼痛科医师会诊。

(6)康复评估:根据《入院患者康复筛查和评估表》在患者入院后 24 小时内进行康复筛查和评估。任何一项结果为"是",则申请康复科医师会诊。

(7)深静脉血栓栓塞症风险评估:根据专科《深静脉血栓栓塞症评估量表》在患者入院后 24 小时内进行风险筛查和评估,风险结果为"高危"的,申请血管外科或介入导管室医师会诊。

2. 术前准备

(1)术前谈话:术者应在术前 1 天与患者及其家属谈话,告知手术方案、相关风险、用血计划、术后转归、置入材料、手术费用和患者及其家属权益,并履行书面知情同意手续。告知高值耗材的使用及费用。

(2)术前抗血小板药物负荷应用。

(3)通知手术室准备手术间、手术药品、手术物品及特殊耗材。

(4)护士做心理护理,交代注意事项:防压疮、防跌倒、指导患者戒烟等,进行术后康复宣教。

(5)手术部位标识:术者、一助或经治医师在术前 1 天应对手术部位做体表标识,急诊手术由接诊医师或会诊外科医师标记,标记过程应有责任护士、患者及其家属共同参与,并记入手术安排表。

(6)术前 1 天麻醉医师访视:制订麻醉计划、完成评估、确定麻醉方式,并记入《麻醉术前访视记录》,告知患者及其家属麻醉适应证、麻醉目的、风险、可能出现的情况及其处理原则、替代方案等,签署《麻醉知情同意书》并归入病历。

(七)预防性抗生素选择与使用时机

1. 按照《抗菌药物临床应用指导原则(2015 年)》(国卫办医发[2015]43 号)执行。

2. 预防性用抗生素,时间为术前 30 分钟。

3. 手术超过 3 小时加用 1 次。

4. 术后预防性使用 2 天。

(八)手术日为入院第 3 天

1. 手术安全核对　患者入手术间后由手术医师、麻醉医师、巡回护士和患者本人共同核对患者身份、手术部位与标识、手术方式。手术医师、麻醉医师、巡回护士三方按《手术安全核对表》逐项核对,共同签名。

2. 麻醉方式　气管插管全身麻醉。

3. 手术方式　中颅底硬膜外入路三叉神经鞘瘤切除术。

4. 手术内置物　人工硬膜、颅骨锁、钛连接片、钛钉。

5. 输血　视术中出血情况而定。

6. 其他　经治医师或手术医师应即刻完成术后首次病程记录,观察术后患者病情变化。

(九)术后住院恢复7天

1. 必需的复查项目:血常规、血生化、凝血功能、血气分析。

2. 术后用药:脱水药、抗生素、止血药、抑酸药、神经营养药、改善微循环药物。

3. 必要时术后复查 CT。

4. 术后处理

(1)抗生素:预防性抗生素选择第二代头孢、第三代头孢或万古霉素(青霉素、头孢过敏者;有感染诱因者)。

(2)术后康复:术后1天拔除引流管,术后第2天停特护出监护室,拔尿管。

(3)术后镇痛:口服非甾体抗炎镇痛药、阿片类镇痛药,镇痛泵。

5. 术者在术后24小时内完成手术记录,特殊情况可由一助完成,术者签名确认并归入病历。

6. 上级医师在术后3天内至少查房1次,根据术中和术后情况修订术后治疗计划。

7. 麻醉医师术后3天内访视患者,如有特殊情况应详细记录,及时与手术医师或重症监护室医师沟通并迅速处理。

8. 术后护理

(1)按照护理等级进行日常护理,监测患者生命体征,观察引流管引流情况、切口敷料有无渗出。

(2)观察生命体征、意识状态、肢体活动等神经功能。

(3)指导患者术后早期下床进行功能锻炼。

(十)出院标准

1. 患者一般状态良好,体温正常。

2. 切口愈合良好,无感染。

3. 没有需要住院处理的并发症和(或)合并症。

(十一)变异及原因分析

1. 术中或术后继发手术部位或其他部位硬脑膜外血肿、脑内血肿等并发症,严重者需要二次手术。

2. 术后继发脑脊液漏、颅内感染和神经血管损伤等。

3. 内科合并症:部分患者常存在多种内科合并症,如:脑血管病或心血管病、糖尿病、甲状腺功能亢进症、癫痫、血栓及肺部或泌尿系统感染。

二、三叉神经鞘瘤行中颅底硬膜外入路三叉神经鞘瘤 切除术临床路径表单

适用对象	第一诊断为三叉神经鞘瘤（ICD-10：D33.302，M95600/0） 拟行中颅底硬膜外入路三叉神经鞘瘤切除术（ICD-9-CM-3：04.0728）的患者		
患者基本信息	姓名：____ 性别：____ 年龄：__ 门诊号：____ 住院号：_____ 过敏史：_____ 住院日期：__年__月__日 出院日期：__年__月__日		住院天数：11～13 天
时间		住院第 1 天	住院第 2 天（术前日）	住院第 3 天（手术日）

主要诊疗工作	制度落实	□ 入院 2 小时内经治医师或值班医师完成接诊 □ 入院后 24 小时内主管医师完成检诊 □ 专科医师会诊（必要时）	□ 经治医师查房（早、晚各 1 次） □ 主诊医师查房 □ 完成术前准备 □ 组织术前讨论 □ 手术部位标识	□ 手术安全核查
	病情评估	□ 经治医师询问病史及体格检查 □ 完成神经功能体格检查 □ 营养评估 □ 心理评估 □ 疼痛评估 □ 康复评估 □ 深静脉血栓栓塞症风险评估		
	病历书写	□ 入院 8 小时内完成首次病程记录 □ 入院 24 小时内完成入院记录	□ 完成主诊医师查房记录 □ 完成术前讨论、术前小结	□ 术者或一助术后 24 小时内完成手术记录（术者签名） □ 术后即刻完成术后首次病程记录
	知情同意	□ 病情告知 □ 患者及其家属签署授权委托书 □ 患者或其家属在入院记录单上签名	□ 术者术前谈话，告知患者及其家属病情和围术期注意事项，签署手术知情同意书、授权委托书、自费用品协议书（必要时）、军人目录外耗材审批单（必要时）、输血同意书等	□ 告知患者及其家属手术过程概况及术后注意事项
	手术治疗		□ 预约手术	□ 实施手术（手术安全核查记录、手术清点记录）
	其他	□ 及时通知上级医师检诊 □ 经治医师检查整理病历资料	□ 检查住院押金使用情况	□ 术后病情交接 □ 观察手术切口及周围情况

三叉神经鞘瘤行中颅底硬膜外入路三叉神经鞘瘤切除术临床路径

重点医嘱	长期医嘱	护理医嘱	□ 按神经外科护理常规 □ 二级护理		□ 按神经外科术后护理常规 □ 特护,病重
		处置医嘱			□ 持续心电、血压、呼吸、血氧饱和度监测 □ 留置导尿管并记量 □ 留置切口引流管并记量 □ 持续低流量吸氧
		膳食医嘱	□ 普食 □ 糖尿病饮食 □ 低盐、低脂饮食 □ 低盐、低脂、糖尿病饮食	□ 禁食、禁水(22:00 后)	
		药物医嘱	□ 自带药(必要时)		□ 镇痛 □ 消肿 □ 镇吐、保胃 □ 抗生素 □ 抗凝
	临时医嘱	检查检验	□ 血常规(含 CRP＋IL-6) □ 尿常规 □ 粪常规 □ 凝血四项 □ 血清术前八项 □ 红细胞沉降率 □ 血型 □ 头颅 CT 扫描 □ 心电图检查(多导) □ 神经导航 MRI(必要时) □ 肺功能(必要时) □ 超声心动图(必要时)		
		药物医嘱		□ 抗生素(视病情)	
		手术医嘱		□ 常规准备明日在全身麻醉下行中颅底硬膜外入路三叉神经鞘瘤切除术	
		处置医嘱	□ 静脉抽血	□ 备血 □ 备皮($>30cm^2$)	□ 输血(视病情) □ 补液(视病情) □ 拔除导尿管(必要时)

（续　表）

主要护理工作	健康宣教	□ 入院宣教(住院环境、规章制度) □ 进行护理安全指导 □ 按护理等级进行护理、活动范围指导 □ 进行饮食指导 □ 进行关于疾病知识的宣教 □ 检查、检验项目的目的和意义	□ 术前宣教 □ 术前心理指导	□ 术后宣教 □ 术后心理疏导 □ 指导术后康复训练 □ 指导术后注意事项
	护理处置	□ 患者身份核对 □ 佩戴腕带 □ 建立入院病历,通知医师 □ 入院介绍:介绍责任护士、病区环境、设施、规章制度、基础护理服务项目 □ 询问病史,填写护理记录单首页 □ 观察病情 □ 测量基本生命体征 □ 抽血、留取标本 □ 心理与生活护理 □ 根据评估结果采取相应护理措施 □ 通知检查项目及检查注意事项	□ 术前患者准备(术前沐浴、更衣、备皮) □ 检查术前物品准备 □ 指导患者准备术后所需用品,贵重物品交由其家属保管 □ 指导患者进行肠道准备并检查准备效果 □ 告知患者入手术室前取下活动义齿 □ 测量基本生命体征 □ 备血、皮试	□ 晨起测量生命体征并记录 □ 确认无上呼吸道感染症状,确认无月经来潮 □ 与手术室护士交接病历、影像资料、术中带药等 □ 术前补液(必要时) □ 嘱患者入手术室前膀胱排空 □ 与手术室护士交接 □ 术后测量生命体征 □ 术后心电监护 □ 术后各种管道护理 □ 术后心理与生活护理
	风险评估	□ 一般评估:生命体征、神志、皮肤、药物过敏史等 □ 专科评估:生活自理能力、患侧面部感觉、听力、瞳孔、眼睑有无下垂、示齿时有无口角歪斜情况 □ 风险评估:评估有无跌倒、坠床、压疮风险 □ 心理评估 □ 营养评估 □ 疼痛评估 □ 康复评估	□ 评估患者心理状态 □ 疼痛评估	□ 评估意识情况 □ 评估切口疼痛情况 □ 评估术区皮肤颜色、温度变化、肢体感觉运动情况、语言、定向力、面部感觉等,并采取相应护理措施 □ 风险评估:评估有无跌倒、坠床、压疮、导管滑脱、液体外渗的风险
	专科护理	□ 观察疼痛情况 □ 指导功能锻炼 □ 指导患者戒烟(必要时)	□ 指导患者掌握床上翻身方法 □ 指导患者掌握床上排尿、排便(使用便器)方法	□ 与手术室护士共同评估皮肤、切口敷料、输液及引流情况 □ 指导患者掌握床上排尿、排便(使用便器)方法

（续　表）

	饮食指导	□ 根据医嘱通知配餐员准备膳食 □ 协助进餐	□ 通知患者 22：00 后禁食、禁水	□ 禁食、禁水，口干时协助湿润口唇 □ 排气后指导患者间断、少量饮用温开水
	活动体位	□ 根据护理等级指导活动	□ 根据护理等级指导活动	□ 根据手术及麻醉方式安置合适体位，术肢保持过伸位 □ 指导患者掌握床上翻身方法
	洗浴要求	□ 协助患者洗澡，更换病号服	□ 协助患者晨、晚间护理	□ 协助患者晨、晚间护理
病情变异记录		□ 无　　□ 有，原因： □ 患者　□ 疾病　□ 医疗 □ 护理　□ 保障　□ 管理	□ 无　　□ 有，原因： □ 患者　□ 疾病　□ 医疗 □ 护理　□ 保障　□ 管理	□ 无　　□ 有，原因： □ 患者　□ 疾病　□ 医疗 □ 护理　□ 保障　□ 管理
护士签名		白班　小夜班　大夜班	白班　小夜班　大夜班	白班　小夜班　大夜班
医师签名				
时间		住院第 4 天（术后第 1 天）	住院第 5 天（术后第 2 天）	住院第 6 天（术后第 3 天）
主要诊疗工作	制度落实	□ 手术医师查房 □ 专科医师会诊（必要时）	□ 主管医师查房	□ 主诊医师查房
	病情评估	□ 术后有无三叉神经功能障碍及程度，第Ⅲ、Ⅳ、Ⅵ对脑神经损伤及程度		
	病历书写	□ 术后首日病程记录	□ 术后次日病程记录	□ 术后第 3 天病程记录
	知情同意			
	手术治疗			
	其他	□ 根据引流量拔除引流管 □ 观察切口情况，是否存在渗出、红肿等情况 □ 观察体温、血压等 □ 复查血常规、CRP、IL-6、红细胞沉降率、生化	□ 观察切口情况，是否存在渗出、红肿等情况 □ 根据患者情况处置，如贫血严重及时输血，低蛋白、低钾血症及时补充蛋白、补钾 □ 出监护室，返回普通病房	□ 观察切口情况，是否存在渗出、红肿等情况 □ 复查血常规、CRP、IL-6、红细胞沉降率、生化（如贫血严重及时输血，低蛋白、低钾血症及时补充蛋白、补钾） □ 指导患者下床，进行主、被动功能康复练习

（续　表）

重点医嘱	长期医嘱	护理医嘱	□ 按神经外科术后护理常规 □ 特护,病重	□ 按神经外科术后护理常规 □ 一级护理	□ 一级护理
		处置医嘱	□ 上半身抬高		
		膳食医嘱	□ 饮食医嘱(普食/半流食/流食/糖尿病饮食/低盐、低脂饮食)		
		药物医嘱	□ 抗生素 □ 术后抗凝 □ 脱水 □ 抗胃酸	□ 抗生素 □ 术后抗凝 □ 脱水 □ 补充电解质	□ 抗生素 □ 脱水 □ 补充电解质
	临时医嘱	检查检验	□ 复查血常规、CRP、IL-6、红细胞沉降率、生化	□ 必要时复查CT	□ 复查血常规、CRP、IL-6、红细胞沉降率、生化
		药物医嘱	□ 镇痛(必要时) □ 镇吐(必要时) □ 补钾(必要时) □ 输血(必要时)	□ 镇痛(必要时) □ 补钾(必要时)	□ 镇痛(必要时) □ 补钾(必要时)
		手术医嘱			
		处置医嘱	□ 大换药 □ 拔除切口引流管(必要时) □ 拔除导尿管(必要时)	□ 大换药(必要时) □ 拔除导尿管(必要时)	□ 大换药(必要时) □ 功能锻炼
主要护理工作		健康宣教	□ 压疮预防知识宣教 □ 导管滑脱预防知识宣教 □ 静脉外渗预防知识宣教 □ 告知护理风险 □ 饮食指导 □ 等级护理知识宣教 □ 注意饮水时呛咳反应	□ 压疮预防知识宣教 □ 导管滑脱预防知识宣教 □ 静脉外渗预防知识宣教 □ 告知护理风险 □ 注意饮水时呛咳反应 □ 通知检查项目及注意事项	□ 告知护理风险 □ 跌倒预防知识宣教 □ 导管滑脱预防知识宣教 □ 静脉外渗预防知识宣教 □ 饮食指导 □ 等级护理知识宣教
		护理处置	□ 按护理等级完成基础护理项目 □ 监测生命体征 □ 观察静脉输液情况 □ 妥善固定各类管道 □ 观察切口敷料,有渗出时报告医师处理,观察患者情况 □ 提供基础护理服务 □ 术后心理与生活护理	□ 按护理等级完成基础护理项目 □ 根据排便情况采取通便措施 □ 观察切口敷料,有渗出时报告医师处理 □ 观察静脉输液情况 □ 术后心理与生活护理 □ 遵医嘱拔除导尿管	□ 按二级护理要求完成基础护理项目 □ 监测生命体征 □ 观察静脉输液情况 □ 术后心理与生活护理 □ 配合医师换药(必要时)

护理评估	□ 评估患者意识、肢体活动情况,有异常立即报告医师处理 □ 评估患侧面部感觉、听力、瞳孔、眼睑有无下垂、示齿时有无口角歪斜情况,异常时立即报告医师处理 □ 评估跌倒风险 □ 评估压疮风险 □ 评估切口疼痛情况	□ 评估患者意识、肢体活动情况,有异常立即报告医师处理 □ 评估患侧面部感觉、听力、瞳孔、眼睑有无下垂、示齿时有无口角歪斜情况,有异常时立即报告医师处理 □ 评估跌倒风险 □ 评估压疮风险 □ 评估切口疼痛情况	□ 评估患者感觉、运动情况,有异常时立即报告医师处理 □ 评估患侧面部感觉、听力、瞳孔、眼睑有无下垂、示齿时有无口角歪斜情况,有异常时立即报告医师处理 □ 评估跌倒风险 □ 评估导管滑脱风险 □ 评估静脉外渗风险
专科护理	□ 严密观察意识、瞳孔、生命体征及肢体活动情况,有异常及时报告医师 □ 观察引流液颜色、性状、量,有异常时及时报告医师 □ 指导患者术后体位摆放及功能锻炼 □ 指导患者正确使用抗血栓压力带 □ 指导患者进行自主排尿训练 □ 指导患者进行肢体功能锻炼 □ 指导患者进行床上翻身 □ 指导患者卧床期间患肢保持过伸位 □ 防压疮护理 □ 注重患者主诉	□ 严密观察意识、瞳孔、生命体征及肢体活动情况,有异常及时报告医师 □ 观察引流液颜色、性状、量,有异常时及时报告医师 □ 指导患者进行肢体功能锻炼 □ 防压疮护理 □ 防坠床护理 □ 注重患者主诉	□ 严密观察意识、瞳孔、生命体征及肢体活动情况,有异常及时报告医师 □ 观察切口敷料,有渗出时报告医师处理,观察患者情况 □ 指导患者进行肢体功能锻炼 □ 防跌倒护理 □ 注重患者主诉
饮食指导	□ 协助进餐	□ 协助进餐	□ 根据医嘱通知配餐员准备膳食 □ 协助进餐
活动体位	□ 根据护理等级指导活动 □ 床头抬高 30°	□ 根据护理等级指导活动	□ 根据护理等级指导活动
病情变异记录	□ 无　　□ 有,原因: □ 患者　□ 疾病　□ 医疗 □ 护理　□ 保障　□ 管理	□ 无　　□ 有,原因: □ 患者　□ 疾病　□ 医疗 □ 护理　□ 保障　□ 管理	□ 无　　□ 有,原因: □ 患者　□ 疾病　□ 医疗 □ 护理　□ 保障　□ 管理

护士签名	白班	小夜班	大夜班	白班	小夜班	大夜班	白班	小夜班	大夜班
医师签名									

时间		住院第 7－10 天（术后第 4－7 天）	住院第 11－13 天（出院日）
主要诊疗活动	制度落实	□ 上级医师查房（主管医师查房，每天 1 次） □ 专科医师会诊（必要时）	□ 上级医师查房（主管、主诊医师查房）进行手术及切口评估，确定有无手术并发症和切口愈合不良情况，明确是否出院
	病情评估	□ 术后有无三叉神经功能障碍及程度，第Ⅲ、Ⅳ、Ⅵ对脑神经损伤及程度	
	病历书写	□ 出院前 1 天有上级医师指示出院的病程记录 □ 最少每 3 天 1 次主管医师查房记录 □ 最少每 3 天 1 次主诊医师查房记录	□ 出院当天病程记录（由上级医师指示出院） □ 出院后 24 小时内完成出院记录 □ 出院后 24 小时内完成病案首页 □ 完成出院介绍信 □ 开具诊断证明书
	知情同意		□ 向患者交代出院后的注意事项（复诊的时间、地点，发生紧急情况时的处理等）
	手术治疗		
	其他	□ 观察切口情况，是否存在渗出、红肿等情况 □ 根据患者情况处置，如贫血严重及时输血，低蛋白、低钾血症及时补充蛋白、补钾，如有感染迹象及时检查感染部位，做病原学培养，根据结果更换抗生素 □ 继续主、被动功能康复练习和步行练习	□ 出院带药 □ 嘱患者拆线换药（根据出院时间决定） □ 门诊复查 □ 如有不适，随时复诊
重点医嘱	长期医嘱 护理医嘱	□ 按神经外科术后护理常规 □ 一级护理，可如厕	
	处置医嘱	□ 上半身抬高	
	膳食医嘱	□ 饮食医嘱（普食/半流食/流食/糖尿病饮食/低盐、低脂饮食）	
	药物医嘱	□ 抗生素（无感染时术后 5 天内停用） □ 术后抗凝 □ 脱水 □ 抗胃酸	
	临时医嘱 检查检验	□ 复查血常规、CRP、IL-6、红细胞沉降率、生化	
	药物医嘱	□ 镇痛（必要时） □ 镇吐（必要时） □ 补钾（必要时） □ 输血（必要时）	
	手术医嘱		
	处置医嘱	□ 大换药 □ 拔除切口引流管（必要时） □ 拔除导尿管（必要时）	□ 大换药（必要时），拆线 □ 出院

主要护理工作	健康宣教	□ 告知护理风险 □ 跌倒预防知识宣教 □ 导管滑脱预防知识宣教 □ 静脉外渗预防知识宣教 □ 通知检查项目及检查注意事项 □ 仔细讲解患者办理出院手续的程序及注意事项	□ 告知患者康复训练方法 □ 饮食及用药指导 □ 告知患者复查时间 □ 告知患者洗浴、洗头注意事项
	护理处置	□ 按等级护理要求完成基础护理项目 □ 观察静脉输液情况 □ 妥善固定静脉管道	□ 观察患者情况 □ 协助医师给予患者拆线、换药 □ 协助患者办理出院手续 □ 整理床单位
	护理评估	□ 评估意识情况 □ 风险评估：评估有无跌倒、坠床、导管滑脱、液体外渗的风险	□ 评估切口疼痛情况
	专科护理	□ 严密观察意识、瞳孔、生命体征及肢体活动情况，有异常及时报告医师 □ 观察切口敷料，有渗出时报告医师处理，观察患者情况 □ 指导患者进行肢体功能锻炼 □ 防跌倒护理 □ 注重患者主诉	□ 告知患者出院后注意事项并附书面出院指导 1 份
	饮食指导	□ 协助进餐	
	活动体位	□ 根据护理等级指导活动	
病情变异记录		□ 无　　　□ 有,原因： □ 患者　□ 疾病　□ 医疗 □ 护理　□ 保障　□ 管理	□ 无　　　□ 有,原因： □ 患者　□ 疾病　□ 医疗 □ 护理　□ 保障　□ 管理
护士签名		白班　　　小夜班　　　大夜班 	白班　　　小夜班　　　大夜班
医师签名			

神经上皮来源肿瘤(幕上浅部)导航下病变切除术临床路径

一、神经上皮来源肿瘤(幕上浅部)导航下病变切除术临床路径标准住院流程

(一)适用对象

第一诊断为神经上皮来源肿瘤(幕上浅部)(ICD-10:M95030/3),拟行导航下病变切除术(ICD-9-CM-3:01.5942伴00.3502伴00.9401)的患者。

(二)诊断依据

根据《临床诊疗指南·神经外科学分册》(中华医学会编著,人民卫生出版社,2012年),《临床技术操作规范·神经外科分册》(中华医学会编著,人民军医出版社),《王忠诚神经外科学(彩图版)》(第2版,王忠诚,主编.湖北科学技术出版社,2015年),《神经外科学》(第3版,赵继宗,周定标,主编.人民卫生出版社,2014年),《神经外科学手册》(第7版,Thieme,美国,2010年)。

1. 临床表现　肿瘤体积增大引起慢性颅压增高表现,主要为头痛、恶心、呕吐等;因额叶受损出现精神、智力症状,主要表现为记忆力障碍、反应迟钝;语言、嗅觉、视觉受损、癫痫、运动感觉障碍。

2. 辅助检查　头颅MRI显示颅内占位性病变,边界不清楚,强化或不强化,周围可见水肿。

(三)治疗方案的选择及依据

根据《临床诊疗指南·神经外科学分册》(中华医学会编著,人民卫生出版社,2012年),《临床技术操作规范·神经外科分册》(中华医学会编著,人民军医出版社),《王忠诚神经外科学(彩图版)》(第2版,王忠诚,主编.湖北科学技术出版社,2015年),《神经外科学》(第3版,赵继宗,周定标,主编.人民卫生出版社,2014年),《神经外科学手册》(第7版,Thieme,美国,2010年)。

1. 拟诊断为幕上浅部肿瘤者,有明确的颅内压增高症状或局灶性症状者须手术治疗,手术方法是导航下经额、颞、顶、枕开颅幕上浅部肿瘤切除术。

2. 对于手术风险较大者(高龄、妊娠期、合并较严重的内科疾病者),要向患者或其家属仔细交代病情,如不同意手术,应履行签名手续,并给予严密观察。

3. 对于严密观察非手术治疗者,一旦出现颅内压增高征象,必要时给予急诊手术。

(四)标准住院天数

11~13天。

（五）进入路径标准

1. 第一诊断必须符合神经上皮来源肿瘤（幕上浅部）（ICD-10：M95030/3），拟行导航下病变切除术（ICD-9-CM-3：01.5942 伴 00.3502 伴 00.9401）。

2. 除外对手术治疗有较大影响的疾病（如心脑血管疾病）。

3. 当患者合并其他疾病，但住院期间不需要特殊处理，也不影响第一诊断的临床路径实施时，可以进入路径。

（六）术前准备（术前评估）3 天

1. 术前评估　术前 24 小时内完成病情评估、必要的检查。术前做出术前小结、术前讨论。

（1）必需的检查项目：①血常规（含 CRP＋IL-6）；②尿常规；③粪常规；④凝血四项；⑤血清术前八项；⑥红细胞沉降率；⑦血型；⑧头颅 CT 扫描；⑨心电图检查（多导）。

（2）根据患者病情可选择：①神经导航 MRI；②肺功能；③超声心动图。

（3）营养评估：根据《解放军总医院新入院患者营养风险筛查表（NRS）》为新入院患者进行营养评估，评分≥3 分患者给予处置，必要时申请营养科医师会诊。

（4）心理评估：根据新入院患者情况申请心理科医师会诊。

（5）疼痛评估：根据《视觉模拟评分法（VAS）》实施疼痛评估，评分＞7 分患者给予处置，必要时请疼痛科医师会诊。

（6）康复评估：根据《入院患者康复筛查和评估表》在患者入院后 24 小时内进行康复筛查和评估。任何一项结果为"是"，则申请康复科医师会诊。

（7）深静脉血栓栓塞症风险评估：根据专科《深静脉血栓栓塞症评估量表》在患者入院后 24 小时内进行风险筛查和评估，风险结果为"高危"的，申请血管外科或介入导管室医师会诊。

2. 术前准备

（1）术前谈话：术者应在术前 1 天与患者及其家属谈话，告知手术方案、相关风险、用血计划、术后转归、置入材料、手术费用和患者及其家属权益，并履行书面知情同意手续。告知高值耗材的使用及费用。

（2）通知手术室：准备手术间、手术药品、手术物品及特殊耗材。

（3）手术部位标识：术者、一助或经治医师在术前 1 天应对手术部位做体表标识，急诊手术由接诊医师或会诊外科医师标记，标记过程应有责任护士、患者及其家属共同参与，并记入手术安排表。

（4）术前 1 天麻醉医师访视：制订麻醉计划、完成评估、确定麻醉方式，并记入《麻醉术前访视记录》，告知患者及其家属麻醉适应证、麻醉目的、风险、可能出现的情况及其处理原则、替代方案等，签署《麻醉知情同意书》并归入病历。

（七）药品选择及使用时机

1. 抗生素　参照《抗菌药物临床应用指导原则（2015 年）》（卫医发［2015］43 号），根据患者病情选择合适抗生素及抗生素应用的具体时间。

2. 使用时机　术前 30 分钟，手术时间超过 3 小时，追加 1 次术中抗生素使用；术后预防性使用 2 天。

（八）手术日为入院第 4 天

1. 手术安全核对　患者入手术间后由手术医师、麻醉医师、巡回护士和患者本人共同核

对患者身份、手术部位与标识、手术方式。手术医师、麻醉医师、巡回护士三方按《手术安全核对表》逐项核对,共同签名。

2. 麻醉方式　全身麻醉。

3. 术中用药　激素、抗生素、麻醉常规用药。

4. 手术方式　导航下经额、颞、顶、枕开颅幕上浅部肿瘤切除术。

5. 手术内固定物　颅骨固定材料等。

6. 输血　视手术出血情况决定。

7. 病理　冷冻加石蜡切片。

(九)术后住院恢复 7～9 天

1. 必需的复查项目　血常规、普通生化(肝功能、肾功能、电解质等)、CRP、凝血四项、X线检查、头颅 CT、头颅 MRI。

2. 术后用药

(1)抗生素:参照《抗菌药物临床应用指导原则(2015 年)》(卫医发[2015]43 号)执行。

(2)其他预防性药物:脱水降颅压、抗癫痫、神经保护药物等。

3. 术后换药　术后第 2 天、第 5 天、第 7 天给予清洁换药;其他时间根据手术切口渗出情况给予清洁换药。

4. 术后护理　按照护理等级进行日常护理,监测患者生命体征,观察患者意识状态,肢体活动情况,观察引流管引流情况、切口敷料有无渗出。患者意识变化时立即通知医师,指导患者术后体位摆放及功能锻炼,指导患者正确使用抗血栓弹力袜,防跌倒护理等。

(十)出院标准(围绕一般情况、切口情况、第一诊断转归)

1. 患者一般状态良好,饮食恢复。

2. 体温正常,各项化验无明显异常,切口愈合良好。

3. 无与本病相关的其他并发症。

(十一)有无变异及原因分析

1. 并发症:术中或术后继发手术部位或其他部位硬脑膜外血肿、硬脑膜下血肿、脑内血肿等并发症,严重者需要二次手术,导致住院时间延长、费用增加。

2. 术后切口皮下积液、继发颅内感染和神经功能障碍等,导致住院时间延长。

二、神经上皮来源肿瘤(幕上浅部)导航下病变切除术临床路径表单

适用对象	第一诊断为神经上皮来源肿瘤(幕上浅部)(ICD-10:M95030/3) 拟行导航下病变切除术(ICD-9-CM-3:01.5942 伴 00.3502 伴 00.9401)的患者	
患者基本信息	姓名:____　性别:____　年龄:__　门诊号:____ 住院号:_____　过敏史:_____ 住院日期:__年__月__日　出院日期:__年__月__日	标准住院天数:11～13 天

（续　表）

时间			住院第 1 天	住院第 2 天	住院第 3 天
主要诊疗工作		制度落实	□ 经治医师或值班医师在患者入院 2 小时内到床旁接诊 □ 主管医师或二线值班医师在患者入院后 24 小时内完成检诊 □ 主管医师每天查房 1 次	□ 主诊医师在患者入院 48 小时内完成检诊	□ 术前导航计划制定 □ 预约手术 □ 预约术中电生理监测 □ 手术部位标识
		病情评估	□ 经治医师询问病史与体格检查 □ 完成神经系统专科检查 □ 营养评估 □ 心理评估 □ 疼痛评估 □ 康复评估 □ 深静脉血栓栓塞症风险评估	□ 专科医师会诊(必要时)	□ 专科医师会诊(必要时)
		病历书写	□ 入院 8 小时内完成首次病程记录 □ 入院 24 小时内完成入院记录 □ 完成主管医师查房记录	□ 完成主任医师查房	□ 完成术前小结,术前讨论记录
		知情同意		□ 患者或其家属在入院记录单上签名	□ 术前谈话,告知患者及其家属病情和围术期注意事项并签署手术知情同意书、授权委托书(患者本人不能签名时)、自费用品协议书(必要时)、军人目录外耗材审批单(必要时)
		手术治疗			□ 预约手术
		其他	□ 及时通知上级医师检诊 □ 经治医师检查整理病历资料		
重点医嘱	长期医嘱	护理医嘱	□ 二级护理 □ 按神经外科护理常规	□ 二级护理 □ 按神经外科护理常规	□ 二级护理 □ 按神经外科护理常规
		处置医嘱			
		膳食医嘱	□ 普食 □ 糖尿病饮食 □ 低盐、低脂饮食 □ 低盐、低脂、糖尿病饮食	□ 普食 □ 糖尿病饮食 □ 低盐、低脂饮食 □ 低盐、低脂、糖尿病饮食	□ 普食 □ 糖尿病饮食 □ 低盐、低脂饮食 □ 低盐、低脂、糖尿病饮食
		药物医嘱	□ 自带药(必要时)	□ 自带药(必要时)	□ 自带药(必要时)

临时医嘱	检查检验	□ 血常规(含 CRP＋IL-6) □ 尿常规 □ 粪常规 □ 凝血四项 □ 血清术前八项 □ 红细胞沉降率 □ 血型 □ 头颅 CT 扫描 □ 心电图检查(多导) □ 神经导航 MRI(必要时) □ 肺功能(必要时) □ 超声心动图(必要时)	□ 会诊科室要求开检查和检验单	□ 会诊科室要求开检查和检验单
	药物医嘱	□ 患者既往内科疾病的用药 □ 有癫痫的患者使用抗癫痫药物 □ 有颅高压的患者使用降颅压药物	□ 患者既往内科疾病的用药	□ 患者既往内科疾病的用药
	手术医嘱			□ 定于明日在导航下行神经上皮来源肿瘤(幕上浅部)病变切除术
	处置医嘱	□ 静脉抽血		□ 术前禁食、禁水 □ 术区备皮 □ 术前肠道准备 □ 抗生素皮试 □ 根据手术情况备血
主要护理工作	健康宣教	□ 入院宣教(住院环境、规章制度) □ 进行护理安全指导 □ 按护理等级进行护理、活动范围指导 □ 进行饮食指导 □ 进行关于疾病知识的宣教 □ 检查、检验项目的目的和意义	□ 术前宣教	
	护理处置	□ 患者身份核对 □ 佩戴腕带 □ 建立入院病历,通知医师 □ 入院介绍:介绍责任护士,病区环境、设施、规章制度、基础护理服务项目 □ 询问病史,填写护理记录单首页	□ 按护理等级完成基础护理项目 □ 提供基础护理服务 □ 心理与生活护理	□ 术前患者准备(术前沐浴、更衣、备皮) □ 检查术前物品准备 □ 指导患者准备术后所需用品,贵重物品交由其家属保管 □ 指导患者进行肠道准备并检查准备效果

(续　表)

		☐ 观察病情 ☐ 测量基本生命体征 ☐ 抽血、留取标本 ☐ 心理与生活护理 ☐ 根据评估结果采取相应护理措施 ☐ 通知检查项目及注意事项	·	☐ 告知患者入手术室前取下活动义齿 ☐ 测量基本生命体征
	护理评估	☐ 一般评估:生命体征、神志、皮肤、药物过敏史等 ☐ 专科评估:意识、生命体征及生活自理能力情况 ☐ 风险评估:评估有无跌倒、坠床、压疮风险 ☐ 心理评估 ☐ 营养评估 ☐ 疼痛评估	☐ 评估患者心理状态	☐ 评估患者心理状态
	专科护理	☐ 观察意识情况 ☐ 评估患者脑神经功能情况 ☐ 指导患者戒烟	☐ 指导患者掌握床上翻身方法 ☐ 指导患者掌握床上排尿、排便(使用便器)方法	☐ 指导患者掌握床上翻身方法 ☐ 指导患者掌握床上排尿、排便(使用便器)方法
	饮食指导	☐ 根据医嘱通知配餐员准备膳食 ☐ 协助进餐	☐ 根据医嘱通知配餐员准备膳食 ☐ 协助进餐	☐ 通知患者 22:00 后禁食、禁水
	活动体位	☐ 根据护理等级指导活动	☐ 根据护理等级指导活动	☐ 根据护理等级指导活动
	洗浴要求	☐ 协助患者洗澡,更换病号服	☐ 协助患者晨、晚间护理	☐ 协助患者晨、晚间护理
病情变异记录		☐ 无　　☐ 有,原因: ☐ 患者　☐ 疾病　☐ 医疗 ☐ 护理　☐ 保障　☐ 管理	☐ 无　　☐ 有,原因: ☐ 患者　☐ 疾病　☐ 医疗 ☐ 护理　☐ 保障　☐ 管理	☐ 无　　☐ 有,原因: ☐ 患者　☐ 疾病　☐ 医疗 ☐ 护理　☐ 保障　☐ 管理

护士签名	白班	小夜班	大夜班	白班	小夜班	大夜班	白班	小夜班	大夜班

医师签名	

时间	住院第4天(手术日)	住院第5天(术后第1天)	住院第6天(术后第2天)
主要诊疗工作 — 制度落实	☐ 安排手术 ☐ 术中监测:神经电生理监测(必要时) ☐ 上级医师查房 ☐ 观察术后病情变化,手术医师查房	☐ 主管医师查房并完成查房记录 ☐ 复查血常规、肝功能、肾功能及血电解质、凝血功能	☐ 主诊医师查房并完成查房记录

（续　表）

			观察术后病情变化	□ 观察有无并发症并做相应处理	□ 观察有无并发症并做相应处理
	病情评估		□ 观察术后病情变化	□ 观察有无并发症并做相应处理	□ 观察有无并发症并做相应处理
	病历书写		□ 术者或一助术后 24 小时内完成手术记录（术者签名） □ 术后即刻完成术后首次病程记录	□ 术后第 1 天病程记录	□ 术后第 2 天病程记录
	知情同意		□ 告知患者及其家属手术情况及术后注意事项		
	手术治疗		□ 实施手术（手术安全核查记录、手术清点记录）		
	其他			□ 根据引流量拔除引流管 □ 观察切口情况，是否存在渗出、红肿等情况 □ 观察意识、血氧、血压等 □ 复查血常规、CRP、红细胞沉降率、生化	
重点医嘱	长期医嘱	护理医嘱	□ 按神经外科术后护理常规 □ 特级护理	□ 按神经外科术后护理常规 □ 一级护理	□ 按神经外科术后护理常规 □ 一级护理
		处置医嘱	□ 心电监护 □ 吸氧	□ 心电监护 □ 吸氧	
		膳食医嘱	□ 禁食、禁水	□ 流食	□ 半流食
		药物医嘱	□ 抗生素 □ 脱水治疗 □ 止血、抑酸、补液 □ 预防癫痫治疗 □ 神经营养药	□ 抗生素 □ 脱水治疗 □ 止血、抑酸、补液 □ 预防癫痫治疗 □ 神经营养药	□ 抗生素 □ 脱水治疗 □ 止血、抑酸、补液 □ 预防癫痫治疗 □ 神经营养药
	临时医嘱	检查检验		□ 复查血常规、CRP、IL-6、红细胞沉降率、生化	
		药物医嘱	□ 镇吐、镇痛、镇静、解热、控制血压和血糖等对症处理 □ 补钾（必要时） □ 补白蛋白（必要时） □ 输血（必要时）	□ 镇吐、镇痛、镇静、解热、控制血压和血糖等对症处理 □ 补钾（必要时） □ 补白蛋白（必要时） □ 输血（必要时）	□ 镇痛（必要时） □ 补钾（必要时） □ 补白蛋白（必要时） □ 输血（必要时）
		手术医嘱			
		处置医嘱		□ 大换药 □ 拔除切口引流管	□ 大换药（必要时）

（续 表）

主要护理工作	健康宣教	□ 告知护理风险 □ 进行压疮预防知识宣教 □ 告知肢体瘫相关知识 □ 教会饮水时注意呛咳、防止误吸	□ 压疮预防知识宣教 □ 告知护理风险 □ 注意饮水时呛咳反应	□ 告知护理风险 □ 观察患者一般状况
	护理处置	□ 晨起测量生命体征并记录 □ 确认无上呼吸道感染症状，确认无月经来潮 □ 与手术室护士交接病历、影像资料、术中带药等 □ 术前补液（必要时） □ 嘱患者入手术室前膀胱排空 □ 与手术室护士交接 □ 术后测量生命体征 □ 术后心电监护 □ 各类管道护理	□ 按护理等级完成基础护理项目 □ 监测生命体征 □ 观察静脉输液情况 □ 妥善固定各类管道 □ 观察切口敷料，有渗出时报告医师处理，观察患者情况 □ 提供基础护理服务 □ 术后心理与生活护理	□ 按护理等级完成基础护理项目 □ 根据排便情况采取通便措施 □ 观察切口敷料，有渗出时报告医师处理 □ 观察静脉输液情况 □ 术后心理与生活护理
	护理评估	□ 通过格拉斯哥评分表评估意识情况 □ 评估切口疼痛情况 □ 评估患者睁眼反应，语言及肢体感觉运动情况，并采取相应护理措施 □ 风险评估：评估有无跌倒、坠床、压疮、导管滑脱、液体外渗的风险	□ 评估患者意识、肢体活动情况，有异常立即报告医师处理 □ 评估跌倒风险 □ 评估压疮风险	□ 评估患者意识及肢体活动情况，有异常立即报告医生处理 □ 评估跌倒风险 □ 评估压疮风险
	专科护理	□ 与手术室护士共同评估皮肤、切口敷料、输液及引流情况 □ 指导患者进行四肢功能锻炼 □ 指导患者掌握床上排尿、排便（使用便器）方法	□ 指导患者术后体位摆放及功能锻炼 □ 指导患者正确使用抗血栓压力带 □ 指导患者进行自主排尿训练 □ 指导患者进行肢体功能锻炼 □ 指导患者进行床上翻身 □ 指导患者卧床期间患肢保持过伸位 □ 防压疮护理	□ 指导患者正确使用抗血栓压力带 □ 指导患者进行肢体功能锻炼 □ 防压疮护理 □ 防跌倒护理

(续 表)

		术后麻醉清醒拔除气管插管后6小时之内禁食、禁水,口干时协助湿润口唇 □ 拔除气管插管6小时以后指导患者间断、少量饮用温开水、逐渐过渡到流食、半流食	□ 协助进餐	□ 协助进餐
	饮食指导	□ 术后麻醉清醒拔除气管插管后6小时之内禁食、禁水,口干时协助湿润口唇 □ 拔除气管插管6小时以后指导患者间断、少量饮用温开水、逐渐过渡到流食、半流食	□ 协助进餐	□ 协助进餐
	活动体位	□ 根据护理等级指导活动	□ 根据护理等级指导活动	□ 根据护理等级指导活动
病情变异记录		□ 无 □ 有,原因: □ 患者 □ 疾病 □ 医疗 □ 护理 □ 保障 □ 管理	□ 无 □ 有,原因: □ 患者 □ 疾病 □ 医疗 □ 护理 □ 保障 □ 管理	□ 无 □ 有,原因: □ 患者 □ 疾病 □ 医疗 □ 护理 □ 保障 □ 管理
护士签名		白班　小夜班　大夜班	白班　小夜班　大夜班	白班　小夜班　大夜班
医师签名				

时间		住院第7天(术后第3天)	住院第8天(术后第4天)	住院第9天(术后第5天)
主要诊疗工作	制度落实	□ 主管医师查房并完成查房记录		□ 主诊医师查房并完成查房记录
	病情评估	□ 观察有无并发症并做相应处理	□ 观察有无并发症并做相应处理	□ 观察有无并发症并做相应处理
	病历书写	□ 术后第3天病程记录		□ 主诊医师查房记录
	知情同意	□ 告知患者及其家属腰椎穿刺术情况及术后注意事项(必要时)		
	手术治疗	□ 腰椎穿刺术(必要时)	□ 腰椎穿刺术(必要时)	□ 腰椎穿刺术(必要时)
	其他			
重点医嘱	长期医嘱 护理医嘱	□ 按神经外科术后护理常规 □ 一级护理	□ 按神经外科术后护理常规 □ 二级护理	□ 按神经外科术后护理常规 □ 二级护理
	处置医嘱			
	膳食医嘱	□ 半流食	□ 普食	□ 普食
	药物医嘱	□ 脱水治疗 □ 补液治疗 □ 预防癫痫治疗 □ 神经营养药	□ 脱水治疗 □ 补液治疗 □ 预防癫痫治疗 □ 神经营养药	□ 脱水治疗 □ 补液治疗 □ 预防癫痫治疗 □ 神经营养药
	临时医嘱 检查检验	□ 脑脊液常规(必要时) □ 脑脊液生化(必要时)		□ 复查血常规、电解质、肝功能、肾功能
	药物医嘱			
	手术医嘱	□ 腰椎穿刺术(必要时)	□ 腰椎穿刺术(必要时)	□ 腰椎穿刺术(必要时)
	处置医嘱	□ 拔除导尿管	□ 切口大换药	

主要护理工作	健康宣教	□ 告知护理风险 □ 观察患者一般状况 □ 观察记录患者神志、瞳孔、生命体征	□ 告知护理风险 □ 观察患者一般状况 □ 观察记录患者神志、瞳孔、生命体征	□ 告知护理风险 □ 观察患者一般状况 □ 观察记录患者神志、瞳孔、生命体征
	护理处置	□ 按一级护理要求完成基础护理项目 □ 监测生命体征 □ 观察静脉输液情况 □ 观察留置尿管导尿情况 □ 妥善固定各类管道 □ 术后心理与生活护理	□ 按二级护理要求完成基础护理项目 □ 监测生命体征 □ 观察静脉输液情况 □ 术后心理与生活护理	□ 按二级护理要求完成基础护理项目 □ 根据排便情况采取通便措施 □ 观察静脉输液情况 □ 术后心理与生活护理
	护理评估	□ 评估患者感觉、运动情况，有异常时立即报告医师处理 □ 评估压疮风险	□ 评估患者感觉、运动情况，有异常时立即报告医师处理 □ 评估跌倒风险 □ 评估压疮风险	□ 评估患者感觉、运动情况，有异常时立即报告医师处理 □ 评估跌倒风险 □ 评估压疮风险
	专科护理	□ 指导患者术后体位摆放及功能锻炼 □ 指导患者正确使用抗血栓压力带 □ 指导患者进行自主排尿训练 □ 指导患者进行肢体功能锻炼	□ 指导患者术后体位摆放及功能锻炼 □ 指导患者正确使用抗血栓压力带 □ 指导患者进行肢体功能锻炼	□ 指导患者术后体位摆放及功能锻炼 □ 指导患者正确使用抗血栓压力带 □ 指导患者进行肢体功能锻炼
	饮食指导	□ 根据医嘱通知配餐员准备膳食 □ 协助进餐	□ 协助进餐	□ 协助进餐
	活动体位	□ 根据护理等级指导活动	□ 根据护理等级指导活动	□ 根据护理等级指导活动
病情变异记录		□ 无　　□ 有,原因: □ 患者　□ 疾病　□ 医疗 □ 护理　□ 保障　□ 管理	□ 无　　□ 有,原因: □ 患者　□ 疾病　□ 医疗 □ 护理　□ 保障　□ 管理	□ 无　　□ 有,原因: □ 患者　□ 疾病　□ 医疗 □ 护理　□ 保障　□ 管理
护士签名		白班　小夜班　大夜班	白班　小夜班　大夜班	白班　小夜班　大夜班
医师签名				
时间		住院第 10 天(术后第 6 天)	住院第 11 天(术后第 7 天)	住院第 12 天(术后第 8 天)
主要诊疗工作	制度落实	□ 主管医师查房并完成查房记录		□ 主诊医师查房并完成查房记录
	病情评估	□ 观察有无并发症并做相应处理	□ 观察有无并发症并做相应处理	□ 观察有无并发症并做相应处理
	病历书写	□ 主诊医师查房记录		□ 主诊医师查房记录
	知情同意			

	手术治疗				
	其他				
重点医嘱	长期医嘱	护理医嘱	☐ 按神经外科术后护理常规 ☐ 二级护理	☐ 按神经外科术后护理常规 ☐ 二级护理	☐ 按神经外科术后护理常规 ☐ 二级护理
		处置医嘱		☐ 切口大换药、拆线	
		膳食医嘱	☐ 普食	☐ 普食	☐ 普食
		药物医嘱	☐ 脱水治疗 ☐ 补液治疗 ☐ 预防癫痫治疗 ☐ 神经营养药	☐ 脱水治疗 ☐ 补液治疗 ☐ 预防癫痫治疗 ☐ 神经营养药	☐ 脱水治疗 ☐ 补液治疗 ☐ 预防癫痫治疗 ☐ 神经营养药
	临时医嘱	检查检验	☐ 脑脊液常规（必要时） ☐ 脑脊液生化（必要时）		☐ 复查血常规、电解质、肝功能、肾功能
		药物医嘱			
		手术医嘱	☐ 腰椎穿刺术（必要时）	☐ 腰椎穿刺术（必要时）	☐ 腰椎穿刺术（必要时）
		处置医嘱	☐ 拔除导尿管	☐ 切口大换药 ☐ 拆线	☐ 切口大换药 ☐ 拆线
主要护理工作		健康宣教	☐ 观察患者一般状况 ☐ 观察记录患者神志、瞳孔、生命体征	☐ 观察患者一般状况 ☐ 观察记录患者神志、瞳孔、生命体征	☐ 观察患者一般状况
		护理处置	☐ 观察静脉输液情况 ☐ 术后心理与生活护理	☐ 观察静脉输液情况 ☐ 术后心理与生活护理	☐ 观察静脉输液情况 ☐ 术后心理与生活护理
		护理评估	☐ 评估患者感觉、运动情况，有异常时立即报告医师处理 ☐ 评估压疮风险	☐ 评估患者感觉、运动情况，有异常时立即报告医师处理 ☐ 评估跌倒风险 ☐ 评估压疮风险	☐ 评估患者感觉、运动情况，有异常时立即报告医师处理 ☐ 评估跌倒风险 ☐ 评估压疮风险
		专科护理	☐ 指导患者术后体位摆放及功能锻炼	☐ 指导患者术后体位摆放及功能锻炼	☐ 指导患者术后体位摆放及功能锻炼
		饮食指导	☐ 协助进餐	☐ 协助进餐	☐ 协助进餐
		活动体位	☐ 根据护理等级指导活动	☐ 根据护理等级指导活动	☐ 根据护理等级指导活动
病情变异记录			☐ 无　　☐ 有，原因： ☐ 患者　☐ 疾病　☐ 医疗 ☐ 护理　☐ 保障　☐ 管理	☐ 无　　☐ 有，原因： ☐ 患者　☐ 疾病　☐ 医疗 ☐ 护理　☐ 保障　☐ 管理	☐ 无　　☐ 有，原因： ☐ 患者　☐ 疾病　☐ 医疗 ☐ 护理　☐ 保障　☐ 管理
护士签名			白班 / 小夜班 / 大夜班	白班 / 小夜班 / 大夜班	白班 / 小夜班 / 大夜班
医师签名					

时间			住院第 12－13 天(出院日)
主要诊疗工作	制度落实		□ 通知出院处 □ 向患者及其家属详细反馈病理及其他相关检查结果 □ 结合病情和患者或其家属充分沟通,给出后续治疗建议 □ 制订随访计划,预约第 1 次门诊随访时间
	病情评估		□ 观察切口情况
	病历书写		□ 出院小结 □ 出院记录
	知情同意		
	手术治疗		
	其他		□ 向患者交代出院注意事项、复查日期
重点医嘱	长期医嘱	护理医嘱	□ 按神经外科术后护理常规 □ 二级护理
		处置医嘱	
		膳食医嘱	
		药物医嘱	
	临时医嘱	检查检验	
		药物医嘱	
		手术医嘱	
		处置医嘱	□ 出院
主要护理工作	健康宣教		□ 出院宣教(康复训练方法,用药指导及注意事项,复查时间等)
	护理处置		□ 按护理等级完成基础护理项目 □ 观察切口敷料,有渗出时报告医师处理 □ 观察患者情况 □ 协助患者办理出院手续 □ 指导并监督患者活动 □ 整理床单位
	护理评估		
	专科护理		□ 告知患者出院后注意事项并附书面出院指导 1 份
	饮食指导		
	活动体位		
病情变异记录			□ 无　　□ 有,原因: □ 患者　□ 疾病　□ 医疗　□ 护理　□ 保障　□ 管理
护士签名			白班　　　　　　小夜班　　　　　　大夜班
医师签名			

神经上皮来源肿瘤(幕上深部)行导航下经额、颞、顶、枕叶开颅幕上深部肿瘤切除术临床路径

一、神经上皮来源肿瘤(幕上深部)行导航下经额、颞、顶、枕叶开颅幕上深部肿瘤切除术临床路径标准住院流程

(一)适用对象

第一诊断为神经上皮来源肿瘤(幕上深部)(ICD-10:M95030/3),拟行导航下经额、颞、顶、枕叶开颅幕上深部肿瘤切除术(ICD-9-CM-3:01.5914 伴 00.3502 伴 00.9401)的患者。

(二)诊断依据

根据《临床诊疗指南·神经外科学分册》(中华医学会编著,人民卫生出版社,2012 年),《临床技术操作规范·神经外科分册》(中华医学会编著,人民军医出版社),《王忠诚神经外科学(彩图版)》(第 2 版,王忠诚,主编. 湖北科学技术出版社,2015 年),《神经外科学(第 3 版)》(赵继宗周定标主编,人民卫生出版社,2014),《神经外科学手册》(第 7 版,Thieme,美国,2010 年)。

1. 临床表现　肿瘤体积增大引起慢性颅压增高表现,主要为头痛、恶心、呕吐等;因额叶受损出现精神、智力症状,主要表现为记忆力障碍、反应迟钝;语言、嗅觉、视觉受损、癫痫、运动感觉障碍。

2. 辅助检查　头颅 MRI 显示颅内幕上深部占位性病变,边界不清楚,强化或不强化,病变周围可见水肿。

(三)治疗方案的选择及依据

根据《临床诊疗指南·神经外科学分册》(中华医学会编著,人民卫生出版社,2012 年),《临床技术操作规范·神经外科分册》(中华医学会编著,人民军医出版社),《王忠诚神经外科学(彩图版)》(第 2 版,王忠诚,主编. 湖北科学技术出版社,2015 年),《神经外科学(第 3 版)》(赵继宗周定标主编,人民卫生出版社,2014),《神经外科学手册》(第 7 版,Thieme,美国,2010 年)。

1. 拟诊断为幕上深部肿瘤者,有明确的颅内压增高症状或局灶性症状者需手术治疗,手术方法是导航下经额、颞、顶、枕叶开颅幕上深部肿瘤切除术。

2. 对于手术风险较大者(高龄、妊娠期、合并较严重的内科疾病者),要向患者或其家属仔细交代病情,如不同意手术,应履行签名手续,并给予严密观察。

3. 对于严密观察非手术治疗者,一旦出现颅内压增高征象,必要时给予急诊手术。

(四)标准住院天数

11～13 天。

(五)进入路径标准

1. 第一诊断必须符合神经上皮来源肿瘤(幕上深部)(ICD-10:M95030/3),拟行导航下经额、颞、顶、枕叶开颅幕上深部肿瘤切除术(ICD-9-CM-3:01.5914 伴 00.3502 伴 00.9401)。

2. 除外对手术治疗有较大影响的疾病(如心脑血管疾病)。

3. 当患者合并其他疾病,但住院期间不需特殊处理,也不影响第一诊断的临床路径实施时,可以进入路径。

(六)术前准备(术前评估)3 天

1. 术前评估   术前 24 小时内完成病情评估、必要的检查,做出术前小结、术前讨论。

(1)必需的检查项目:①血常规(含 CRP+IL-6);②尿常规;③粪常规;④凝血四项;⑤血清术前八项;⑥红细胞沉降率;⑦血型;⑧头颅 CT 扫描;⑨心电图检查(多导)。

(2)根据患者病情可选择:①神经导航 MRI;②肺功能;③超声心动图。

(3)营养评估:根据《解放军总医院新入院患者营养风险筛查表(NRS)》为新入院患者进行营养评估,评分≥3 分患者给予处置,必要时申请营养科医师会诊。

(4)心理评估:根据新入院患者情况申请心理科医师会诊。

(5)疼痛评估:根据《视觉模拟评分法(VAS)》实施疼痛评估,评分>7 分患者给予处置,必要时请疼痛科医师会诊。

(6)康复评估:根据《入院患者康复筛查和评估表》在患者入院后 24 小时内进行康复筛查和评估。任何一项结果为"是",则申请康复科医师会诊。

(7)深静脉血栓栓塞症风险评估:根据专科《深静脉血栓栓塞症评估量表》在患者入院后 24 小时内进行风险筛查和评估,风险结果为"高危"的,申请血管外科或介入导管室医师会诊。

2. 术前准备

(1)术前谈话:术者应在术前 1 天与患者及其家属谈话,告知手术方案、相关风险、用血计划、术后转归、置入材料、手术费用和患者及其家属权益,并履行书面知情同意手续。告知高值耗材的使用及费用。

(2)通知手术室准备手术间、手术药品、手术物品及特殊耗材。

(3)手术部位标识:术者、一助或经治医师在术前 1 天应对手术部位做体表标识,急诊手术由接诊医师或会诊外科医师标记,标记过程应有责任护士、患者及其家属共同参与,并记入手术安排表。

(4)术前 1 天麻醉医师访视:制订麻醉计划、完成评估、确定麻醉方式,并记入《麻醉术前访视记录》,告知患者及其家属麻醉适应证、麻醉目的、风险、可能出现的情况及其处理原则、替代方案等,签署《麻醉知情同意书》并归入病历。

(七)药品选择及使用时机

1. 抗生素   参照《抗菌药物临床应用指导原则(2015 年)》(卫医发[2015]43 号),根据患者病情选择合适抗生素及抗生素应用的具体时间。

2. 预防性使用抗生素时机   术前 30 分钟,手术时间超过 3 小时可加用抗生素 1 次。术后可预防使用 2 天。

(八)手术日为入院第 4 天

1. 手术安全核对   患者入手术间后由手术医师、麻醉医师、巡回护士和患者本人共同核对患者身份、手术部位与标识、手术方式。手术医师、麻醉医师、巡回护士三方按《手术安全核对表》逐项核对,共同签名。

2. 麻醉方式　全身麻醉。

3. 术中用药　抗生素、麻醉常规用药、激素等。

4. 手术方式　导航下经额、颞、顶、枕叶开颅幕上深部肿瘤切除术。

5. 手术内固定物　颅骨固定材料等。

6. 输血　视手术出血情况决定。

7. 病理　冷冻加石蜡切片。

(九)术后住院恢复 7～10 天

1. 必需的复查项目　血常规、普通生化(肝功能、肾功能、血电解质)、CRP、红细胞沉降率、头颅 CT、头颅 MRI、视力视野。

2. 术后用药

(1)抗生素:参照《抗菌药物临床应用指导原则(2015 年)》(卫医发[2015]43 号)执行。

(2)其他预防性药物:抗癫痫、神经保护药物等。

3. 术后换药　术后第 2、第 5、第 7 天清洁换药;其他时间根据手术切口愈合情况给予清洁换药。

4. 术后护理　按照护理等级进行日常护理,监测患者生命体征,观察患者意识状态,肢体活动情况,观察引流管引流情况、切口敷料有无渗出。患者意识、瞳孔变化时立即通知医师,指导患者术后体位摆放及功能锻炼,指导患者正确使用抗血栓弹力袜,防跌倒护理等。

(十)出院标准(围绕一般情况、切口情况、第一诊断转归)

1. 患者一般状态良好,饮食恢复。

2. 体温正常,各项检验无明显异常,切口愈合良好。

3. 无与本病相关的其他并发症。

(十一)有无变异及原因分析

1. 并发症:术中或术后继发手术部位或其他远隔部位硬脑膜外血肿、硬脑膜下血肿、脑内血肿等并发症,严重者需要二次手术,导致住院时间延长、费用增加。

2. 术后继发颅内感染、神经血管功能障碍、切口愈合不良等,导致住院时间延长。

二、神经上皮来源肿瘤(幕上深部)行导航下经额、颞、顶、枕叶开颅幕上深部肿瘤切除术临床路径表单

适用对象	第一诊断为神经上皮来源肿瘤(幕上深部)(ICD-10:M95030/3) 拟行导航下经额、颞、顶、枕叶开颅幕上深部肿瘤切除术(ICD-9-CM-3:01.5914 伴 00.3502 伴 00.9401)的患者	
患者基本信息	姓名:＿＿＿　性别:＿＿＿　年龄:＿＿　门诊号:＿＿＿ 住院号:＿＿＿＿＿＿　过敏史:＿＿＿＿＿ 住院日期:＿＿年＿＿月＿＿日　出院日期:＿＿年＿＿月＿＿日	标准住院天数:11～13 天

时间			住院第 1 天	住院第 2 天	住院第 3 天
主要诊疗工作		制度落实	□ 经治医师或值班医师在患者入院 2 小时内到床旁接诊 □ 主管医师或二线值班医师在患者入院后 24 小时内完成检诊 □ 主管医师每天查房 1 次	□ 主诊医师在患者入院 48 小时内完成检诊	□ 术前导航计划制订 □ 预约手术 □ 预约术中电生理监测 □ 手术部位标识
		病情评估	□ 经治医师询问病史与体格检查 □ 完成神经系统专科检查 □ 营养评估 □ 心理评估 □ 疼痛评估 □ 康复评估 □ 深静脉血栓栓塞症风险评估	□ 专科医师会诊(必要时)	□ 专科医师会诊(必要时)
		病历书写	□ 入院 8 小时内完成首次病程记录 □ 入院 24 小时内完成入院记录 □ 完成主管医师查房记录	□ 完成主诊医师查房记录	□ 完成术前小结,术前讨论记录
		知情同意		□ 患者或其家属在入院记录单上签名	□ 术前谈话,告知患者及其家属病情和围术期注意事项并签署手术知情同意书、授权委托书(患者本人不能签名时)、自费用品协议书(必要时)、军人目录外耗材审批单(必要时)
		手术治疗			□ 预约手术,明日全身麻醉下行导航下经额、颞、顶、枕叶开颅幕上深部肿瘤切除术
		其他	□ 及时通知上级医师检诊 □ 经治医师检查整理病历资料		
重点医嘱	长期医嘱	护理医嘱	□ 按神经外科护理常规 □ 二级护理	□ 按神经外科护理常规 □ 二级护理	□ 按神经外科护理常规 □ 二级护理
		处置医嘱			
		膳食医嘱	□ 普食 □ 糖尿病饮食 □ 低盐、低脂饮食 □ 低盐、低脂、糖尿病饮食	□ 普食 □ 糖尿病饮食 □ 低盐、低脂饮食 □ 低盐、低脂、糖尿病饮食	□ 普食 □ 糖尿病饮食 □ 低盐、低脂饮食 □ 低盐、低脂、糖尿病饮食

（续　表）

临时医嘱	药物医嘱	□ 自带药（必要时）	□ 自带药（必要时）	□ 自带药（必要时）
	检查检验	□ 血常规（含 CRP＋IL-6） □ 尿常规 □ 粪常规 □ 凝血四项 □ 血清术前八项 □ 红细胞沉降率 □ 血型 □ 头颅 CT 扫描 □ 心电图检查（多导） □ 神经导航 MRI（必要时） □ 肺功能（必要时） □ 超声心动图（必要时）	□ 会诊科室医师要求开检查和检验单	□ 会诊科室医师要求开检查和检验单
	药物医嘱	□ 患者既往内科疾病的用药	□ 患者既往内科疾病的用药	□ 患者既往内科疾病的用药
	手术医嘱			
	处置医嘱	□ 静脉抽血		□ 术前禁食、禁水 □ 术区备皮 □ 术前肠道准备 □ 抗生素皮试 □ 根据手术情况备血
主要护理工作	健康宣教	□ 入院宣教（住院环境、规章制度） □ 进行护理安全指导 □ 按护理等级进行护理、活动范围指导 □ 进行饮食指导 □ 进行关于疾病知识的宣教 □ 检查、检验项目的目的和意义	□ 术前宣教	□ 术前宣教 □ 术后心理疏导 □ 指导术后康复训练 □ 指导术后注意事项
	护理处置	□ 患者身份核对 □ 佩戴腕带 □ 建立入院病历，通知医师 □ 入院介绍：介绍责任护士，病区环境、设施、规章制度、基础护理服务项目 □ 询问病史，填写护理记录单首页 □ 观察病情 □ 测量基本生命体征 □ 抽血、留取标本 □ 心理与生活护理	□ 按护理等级完成基础护理项目 □ 监测生命体征 □ 观察静脉输液情况 □ 妥善固定各类管道 □ 提供基础护理服务 □ 心理与生活护理	□ 术前患者准备（术前沐浴、更衣、备皮） □ 检查术前物品准备 □ 指导患者准备术后所需用品，贵重物品交由其家属保管 □ 指导患者进行肠道准备并检查准备效果 □ 告知患者入手术室前取下活动义齿 □ 测量基本生命体征 □ 遵医嘱配血、皮试

(续 表)

		□ 根据评估结果采取相应护理措施 □ 通知检查项目及注意事项		
	护理评估	□ 一般评估:生命体征、神志、皮肤、药物过敏史等 □ 专科评估:意识、生命体征、生活自理能力及神经功能情况 □ 风险评估:评估有无跌倒、坠床、压疮风险 □ 心理评估 □ 营养评估 □ 疼痛评估 □ 康复评估	□ 评估患者心理状态	□ 评估患者心理状态
	专科护理	□ 观察意识情况 □ 指导康复功能锻炼 □ 指导患者戒烟等	□ 指导患者掌握床上翻身方法 □ 指导患者掌握床上排尿、排便(使用便器)方法	□ 指导患者掌握床上翻身方法 □ 指导患者掌握床上排尿、排便(使用便器)方法
	饮食指导	□ 根据医嘱通知配餐员准备膳食 □ 协助进餐	□ 根据医嘱通知配餐员准备膳食 □ 协助进餐	□ 通知患者 22:00 后禁食、禁水
	活动体位	□ 根据护理等级指导活动	□ 根据护理等级指导活动	□ 根据护理等级指导活动
	洗浴要求	□ 协助患者洗澡,更换病号服	□ 协助患者晨、晚间护理	□ 协助患者晨、晚间护理
病情变异记录		□ 无　□ 有,原因: □ 患者　□ 疾病　□ 医疗 □ 护理　□ 保障　□ 管理	□ 无　□ 有,原因: □ 患者　□ 疾病　□ 医疗 □ 护理　□ 保障　□ 管理	□ 无　□ 有,原因: □ 患者　□ 疾病　□ 医疗 □ 护理　□ 保障　□ 管理
护士签名		白班　小夜班　大夜班	白班　小夜班　大夜班	白班　小夜班　大夜班
医师签名				
时间		住院第 4 天(手术日)	住院第 5 天(术后第 1 天)	住院第 6 天(术后第 2 天)
主要诊疗工作	制度落实	□ 安排手术 □ 术中监测:神经电生理监测(必要时) □ 上级医师查房	□ 主管医师查房并完成查房记录 □ 复查血常规、肝功能、肾功能及血电解质、凝血功能	□ 主诊医师查房并完成查房记录
	病情评估	□ 观察术后病情变化	□ 观察有无并发症并做相应处理	□ 观察有无并发症并做相应处理

	病历书写	□ 术者或一助术后 24 小时内完成手术记录（术者签名） □ 手术完成 2 小时完成术后首次病程记录	□ 术后第 1 天病程记录	□ 术后第 2 天病程记录
	知情同意	□ 告知患者及其家属手术情况和术后注意事项		
	手术治疗	□ 实施手术（手术安全核查记录、手术清点记录）		
	其他		□ 根据引流量决定是否拔除引流管 □ 观察切口情况，是否存在渗出、红肿等情况 □ 观察意识、血氧、血压等 □ 复查血常规、CRP、红细胞沉降率、生化	
重点医嘱	长期医嘱 / 护理医嘱	□ 按神经外科术后护理常规 □ 特级护理	□ 按神经外科术后护理常规 □ 一级护理	□ 按神经外科术后护理常规 □ 一级护理
	处置医嘱	□ 心电监护 □ 吸氧	□ 心电监护 □ 吸氧	
	膳食医嘱	□ 禁食、禁水	□ 流食	□ 半流食
	药物医嘱	□ 抗生素 □ 脱水治疗 □ 止血、抑酸、补液 □ 预防癫痫治疗 □ 神经营养药	□ 抗生素 □ 脱水治疗 □ 止血、抑酸、补液 □ 预防癫痫治疗 □ 神经营养药	□ 抗生素 □ 脱水治疗 □ 止血、抑酸、补液 □ 预防癫痫治疗 □ 神经营养药
	临时医嘱 / 检查检验		□ 复查血常规、CRP、IL-6、红细胞沉降率、生化	□ 复查血常规、CRP、IL-6、红细胞沉降率、生化
	药物医嘱	□ 镇吐、镇痛、镇静、解热、控制血压血糖等对症处理 □ 补钾（必要时） □ 补白蛋白（必要时） □ 输血（必要时）	□ 镇吐、镇痛、镇静、解热、控制血压血糖等对症处理 □ 补钾（必要时） □ 补白蛋白（必要时） □ 输血（必要时）	□ 镇吐、镇痛、镇静、解热、控制血压血糖等对症处理 □ 补钾（必要时） □ 补白蛋白（必要时） □ 输血（必要时）
	手术医嘱			
	处置医嘱		□ 大换药 □ 拔除切口引流管	

主要护理工作	健康宣教	□ 告知护理风险 □ 进行压疮预防知识宣教 □ 导管滑脱预防知识宣教 □ 静脉外渗预防知识宣教 □ 告知肢体瘫痪相关知识 □ 饮食指导 □ 注意饮水时呛咳、防止误吸	□ 压疮预防知识宣教 □ 导管滑脱预防知识宣教 □ 静脉外渗预防知识宣教 □ 告知护理风险 □ 饮食指导 □ 等级护理知识宣教 □ 注意饮水时呛咳反应	□ 压疮预防知识宣教 □ 导管滑脱预防知识宣教 □ 静脉外渗预防知识宣教 □ 告知护理风险 □ 饮食指导 □ 注意饮水时呛咳反应
	护理处置	□ 晨起测量生命体征并记录 □ 确认无上呼吸道感染症状,确认无月经来潮 □ 与手术室护士交接病历、影像资料、术中带药等 □ 术前补液(必要时) □ 嘱患者入手术室前膀胱排空 □ 与手术室护士交接 □ 术后测量生命体征 □ 术后心电监护 □ 各类管道护理	□ 按护理等级完成基础护理项目 □ 监测生命体征 □ 观察静脉输液情况 □ 妥善固定各类管道 □ 观察切口敷料,有渗出时报告医师处理,观察患者情况 □ 提供基础护理服务 □ 术后心理与生活护理	□ 按护理等级完成基础护理项目 □ 根据排便情况采取通便措施 □ 观察切口敷料,有渗出时报告医师处理 □ 观察静脉输液情况 □ 术后心理与生活护理
	护理评估	□ 通过格拉斯哥评分表评估意识情况 □ 评估切口疼痛情况 □ 评估患者睁眼反应,语言及肢体感觉运动情况,并采取相应护理措施 □ 风险评估:评估有无跌倒、坠床、压疮、导管滑脱、液体外渗的风险	□ 评估患者意识、肢体活动情况,有异常立即报告医师处理 □ 评估跌倒风险 □ 评估压疮风险 □ 评估切口疼痛情况	□ 评估患者意识、肢体活动情况,有异常立即报告医师处理 □ 评估跌倒风险 □ 评估压疮风险 □ 评估切口疼痛情况
	专科护理	□ 与手术室护士共同评估皮肤、切口敷料、输液及引流情况 □ 指导患者进行四肢功能锻炼 □ 指导患者掌握床上排尿、排便(使用便器)方法 □ 严密观察意识、瞳孔、生命体征及肢体活动情况,有异常及时报告医师 □ 观察引流液颜色、性状、量,有异常时及时报告医师	□ 严密观察意识、瞳孔、生命体征及肢体活动情况,有异常及时报告医师 □ 观察引流液颜色、性状、量,有异常时及时报告医师 □ 指导患者术后体位摆放及功能锻炼 □ 指导患者正确使用抗血栓压力带 □ 指导患者进行自主排尿训练 □ 指导患者进行肢体功能锻炼	□ 严密观察意识、瞳孔、生命体征及肢体活动情况,有异常及时报告医师 □ 观察引流液颜色、性状、量,有异常时及时报告医师 □ 指导患者进行肢体功能锻炼 □ 防压疮护理 □ 防坠床护理 □ 注重患者主诉

（续　表）

			□ 指导患者进行床上翻身 □ 指导患者卧床期间患肢保持过伸位 □ 防压疮护理 □ 注重患者主诉	
	饮食指导	□ 术后麻醉清醒拔除气管插管后 6 小时之内禁食、禁水，口干时协助湿润口唇 □ 拔除气管插管 6 小时以后指导患者间断、少量饮用温开水、逐渐过渡到流食、半流食	□ 协助进餐	□ 协助进餐
	活动体位	□ 根据手术及麻醉方式安置合适体位，床头抬高 30° □ 指导患者掌握床上翻身方法	□ 根据护理等级指导活动 □ 床头抬高 30°	□ 根据护理等级指导活动
病情变异记录		□ 无　　□ 有,原因： □ 患者　□ 疾病　□ 医疗 □ 护理　□ 保障　□ 管理	□ 无　　□ 有,原因： □ 患者　□ 疾病　□ 医疗 □ 护理　□ 保障　□ 管理	□ 无　　□ 有,原因： □ 患者　□ 疾病　□ 医疗 □ 护理　□ 保障　□ 管理
护士签名		白班　　小夜班　　大夜班	白班　　小夜班　　大夜班	白班　　小夜班　　大夜班
医师签名				
时间		住院第 7 天（术后第 3 天）	住院第 8 天（术后第 4 天）	住院第 9 天（术后第 5 天）
主要诊疗工作	制度落实	□ 主管医师查房并完成查房记录		□ 主诊医师查房并完成查房记录
	病情评估	□ 观察有无并发症并做相应处理	□ 观察有无并发症并做相应处理	□ 观察有无并发症并做相应处理
	病历书写	□ 术后第 3 天病程记录		□ 主诊医师查房记录
	知情同意			
	手术治疗		□ 腰椎穿刺术（必要时）	□ 腰椎穿刺术（必要时）
	其他			
重点医嘱	长期医嘱　护理医嘱	□ 按神经外科术后护理常规 □ 一级护理	□ 按神经外科术后护理常规 □ 二级护理	□ 按神经外科术后护理常规 □ 二级护理
	处置医嘱			
	膳食医嘱	□ 半流食	□ 普食	□ 普食
	药物医嘱	□ 脱水治疗 □ 补液治疗 □ 预防癫痫治疗 □ 神经营养药	□ 脱水治疗 □ 补液治疗 □ 预防癫痫治疗 □ 神经营养药	□ 脱水治疗 □ 补液治疗 □ 预防癫痫治疗 □ 神经营养药

临时医嘱	检查检验		□ 脑脊液常规、生化和细菌培养(必要时)	□ 复查血常规、电解质、肝功能、肾功能 □ 脑脊液常规、生化和细菌培养(必要时)
	药物医嘱			
	手术医嘱			
	处置医嘱	□ 拔除导尿管	□ 切口大换药	
主要护理工作	健康宣教	□ 告知护理风险 □ 压疮预防知识宣教 □ 导管滑脱预防知识宣教 □ 静脉外渗预防知识宣教	□ 告知护理风险 □ 跌倒预防知识宣教 □ 导管滑脱预防知识宣教 □ 静脉外渗预防知识宣教 □ 饮食指导 □ 等级护理知识宣教	□ 告知护理风险 □ 跌倒预防知识宣教 □ 导管滑脱预防知识宣教 □ 静脉外渗预防知识宣教
	护理处置	□ 按一级护理要求完成基础护理项目 □ 观察患者一般状况 □ 观察记录患者神志、瞳孔、生命体征 □ 观察静脉输液情况 □ 遵医嘱拔除尿管 □ 妥善固定各类管道 □ 术后心理与生活护理	□ 按二级护理要求完成基础护理项目 □ 监测生命体征 □ 观察静脉输液情况 □ 术后心理与生活护理 □ 配合医师行腰穿术(必要时)	□ 按二级护理要求完成基础护理项目 □ 根据排便情况采取通便措施 □ 观察静脉输液情况 □ 术后心理与生活护理 □ 抽血、留取标本 □ 配合医师行腰椎穿刺术(必要时)
	护理评估	□ 评估患者感觉、运动情况,有异常时立即报告医师处理 □ 评估压疮风险 □ 评估导管滑脱风险 □ 评估静脉外渗风险	□ 评估患者感觉、运动情况,有异常时立即报告医师处理 □ 评估跌倒风险 □ 评估导管滑脱风险 □ 评估静脉外渗风险	□ 评估患者感觉、运动情况,有异常时立即报告医师处理 □ 评估跌倒风险 □ 评估导管滑脱风险 □ 评估静脉外渗风险
	专科护理	□ 严密观察意识、瞳孔、生命体征及肢体活动情况,有异常及时报告医师 □ 观察切口敷料,有渗出时报告医师处理,观察患者情况 □ 观察引流液颜色、性状、量,异常时及时报告医师 □ 指导患者进行肢体功能锻炼 □ 防压疮护理 □ 防坠床护理	□ 严密观察意识、瞳孔、生命体征及肢体活动情况,有异常及时报告医师 □ 观察切口敷料,有渗出时报告医师处理,观察患者情况 □ 指导患者进行肢体功能锻炼 □ 防跌倒护理 □ 注重患者主诉	□ 严密观察意识、瞳孔、生命体征及肢体活动情况,有异常及时报告医师 □ 观察切口敷料,有渗出时报告医师处理,观察患者情况 □ 指导患者进行肢体功能锻炼 □ 注重患者主诉

（续　表）

	饮食指导	☐ 协助进餐	☐ 根据医嘱通知配餐员准备膳食 ☐ 协助进餐	☐ 协助进餐
	活动体位	☐ 根据护理等级指导活动	☐ 根据护理等级指导活动	☐ 指导患者腰椎穿刺术后体位摆放
病情变异记录		☐ 无　☐ 有,原因: ☐ 患者　☐ 疾病　☐ 医疗 ☐ 护理　☐ 保障　☐ 管理	☐ 无　☐ 有,原因: ☐ 患者　☐ 疾病　☐ 医疗 ☐ 护理　☐ 保障　☐ 管理	☐ 无　☐ 有,原因: ☐ 患者　☐ 疾病　☐ 医疗 ☐ 护理　☐ 保障　☐ 管理
护士签名		白班　小夜班　大夜班	白班　小夜班　大夜班	白班　小夜班　大夜班
医师签名				
时间		住院第 10 天(术后第 6 天)	住院第 11 天(术后第 7 天)	住院第 12—13 天(出院日)
主要诊疗工作	制度落实	☐ 主管医师查房并完成查房记录		☐ 主诊医师查房并完成查房记录 ☐ 通知出院处
	病情评估	☐ 观察有切口情况并做相应处理		☐ 观察切口情况
	病历书写	☐ 主管医师查房记录		☐ 出院小结 ☐ 出院记录
	知情同意			
	手术治疗	☐ 腰椎穿刺术(必要时)		☐ 出院
	其他			☐ 向患者交代出院注意事项、下一步治疗方案(放、化疗方案)、复查日期
重点医嘱	长期医嘱　护理医嘱	☐ 按神经外科术后护理常规 ☐ 二级护理		☐ 按神经外科术后护理常规 ☐ 二级护理
	处置医嘱			
	膳食医嘱	☐ 普食		
	药物医嘱	☐ 抗生素 ☐ 脱水治疗 ☐ 补液治疗 ☐ 预防癫痫治疗 ☐ 神经营养药		
	临时医嘱　检查检验	☐ 脑脊液常规、生化和细菌培养(必要时)		
	药物医嘱			
	手术医嘱			
	处置医嘱		☐ 切口大换药、拆线	

（续　表）

<table>
<tr><td rowspan="7">主要护理工作</td><td>健康宣教</td><td>□ 通知检查项目及检查注意事项
□ 仔细讲解患者办理出院手续的程序及注意事项</td><td></td><td>□ 告知患者康复训练方法
□ 饮食及用药指导
□ 告知患者复查时间
□ 告知患者洗浴注意事项</td></tr>
<tr><td>护理处置</td><td>□ 按护理等级要求完成基础护理项目
□ 观察静脉输液情况
□ 妥善固定静脉管道
□ 协助医师给予患者拆线、换药</td><td></td><td>□ 观察患者情况
□ 协助患者办理出院手续
□ 整理床单位</td></tr>
<tr><td>护理评估</td><td>□ 评估意识情况
□ 风险评估:评估有无跌倒、坠床、导管滑脱、液体外渗的风险</td><td></td><td>□ 评估切口疼痛情况</td></tr>
<tr><td>专科护理</td><td>□ 观察切口有无渗血渗液，及时报告医师
□ 注重患者主诉</td><td></td><td>□ 告知患者出院后注意事项并附书面出院指导 1 份</td></tr>
<tr><td>饮食指导</td><td>□ 协助进餐</td><td></td><td></td></tr>
<tr><td>活动体位</td><td>□ 根据护理等级指导活动</td><td></td><td></td></tr>
<tr><td colspan="5">病情变异记录</td></tr>
</table>

<table>
<tr><td rowspan="3">病情变异记录</td><td colspan="3">□ 无　　□ 有,原因:</td><td colspan="3">□ 无　　□ 有,原因:</td><td colspan="3">□ 无　　□ 有,原因:</td></tr>
<tr><td colspan="3">□ 患者　□ 疾病　□ 医疗</td><td colspan="3">□ 患者　□ 疾病　□ 医疗</td><td colspan="3">□ 患者　□ 疾病　□ 医疗</td></tr>
<tr><td colspan="3">□ 护理　□ 保障　□ 管理</td><td colspan="3">□ 护理　□ 保障　□ 管理</td><td colspan="3">□ 护理　□ 保障　□ 管理</td></tr>
<tr><td>护士签名</td><td>白班</td><td>小夜班</td><td>大夜班</td><td>白班</td><td>小夜班</td><td>大夜班</td><td>白班</td><td>小夜班</td><td>大夜班</td></tr>
<tr><td></td><td></td><td></td><td></td><td></td><td></td><td></td><td></td><td></td><td></td></tr>
<tr><td>医师签名</td><td colspan="3"></td><td colspan="3"></td><td colspan="3"></td></tr>
</table>

脑干肿瘤行开颅脑干肿瘤切除术临床路径

一、脑干肿瘤行开颅脑干肿瘤切除术临床路径标准住院流程

(一)适用对象

第一诊断为脑干肿瘤(胶质瘤-星形细胞瘤、间变型星形细胞瘤、胶质母细胞瘤、室管膜瘤、节细胞瘤,血管网状细胞瘤,海绵状血管瘤,转移瘤)(ICD-10:C71.701/D33.102/D43.103),拟行开颅脑干肿瘤切除术(ICD-9-CM-3:01.5931伴00.3502伴00.9401)的患者。

(二)诊断依据

根据《临床诊疗指南·神经外科学分册》(中华医学会编著,人民卫生出版社,2012年),《临床技术操作规范·神经外科分册》(中华医学会编著,人民军医出版社),《王忠诚神经外科学(彩图版)》(第2版,王忠诚,主编.湖北科学技术出版社,2015年),《神经外科学》(第3版,赵继宗,周定标,主编.人民卫生出版社,2014年),《神经外科学手册》(第7版,Thieme,美国,2010年)。

1. 临床表现　高颅压,Parinaud's征,耳鸣听力减退,脑神经麻痹,眼震,同侧注视麻痹,半身感觉、运动障碍,肢体共济失调,发作性昏迷红核震颤,病理性发笑,高热,排尿困难,顽固性呃逆,胃肠出血,心搏改变,强迫头位,颈痛。

2. 辅助检查　头颅 MRI 及 CT 显示脑干占位性病变,DSA 检查血管性病变。

(三)治疗方案的选择及依据

根据《临床诊疗指南·神经外科学分册》(中华医学会编著,人民卫生出版社,2012年),《临床技术操作规范·神经外科分册》(中华医学会编著,人民军医出版社),《王忠诚神经外科学(彩图版)》(第2版,王忠诚,主编.湖北科学技术出版社,2015年),《神经外科学》(第3版,赵继宗,周定标,主编.人民卫生出版社,2014年),《神经外科学手册》(第7版,Thieme,美国,2010年)。

1. 拟诊断为脑干肿瘤,有明确的症状,影像学提示肿瘤位于脑干可以手术治疗。

2. 对于手术风险较大者(高龄、妊娠期、合并较严重的内科疾病者),要向患者或其家属仔细交代病情,如不同意手术,应履行签名手续,并给予严密观察。

3. 对于严密观察非手术治疗者,一旦出现颅内压增高征象,必要时给予急诊手术。

(四)标准住院天数

12～14 天。

(五)进入路径标准

1. 第一诊断必须符合脑干肿瘤(胶质瘤-星形细胞瘤、间变形星形细胞瘤、胶质母细胞瘤、室管膜瘤、节细胞瘤,血管网状细胞瘤,海绵状血管瘤,转移瘤)(ICD-10:C71.701/D33.102/

D43.103），拟行开颅脑干肿瘤切除术（ICD-9-CM-3：01.5931 伴 00.3502 伴 00.9401）。

2. 除外对手术治疗有较大影响的疾病（如心脑血管疾病）。

3. 当患者合并其他疾病，但住院期间不需要特殊处理，也不影响第一诊断的临床路径实施时，可以进入路径。

（六）术前准备（术前评估）3 天

1. 术前评估　术前 24 小时内完成病情评估、必要的检查。术前做出术前小结、术前讨论。

（1）必需的检查项目：①血常规（含 CRP＋IL-6）；②尿常规；③粪常规；④凝血四项；⑤血清术前八项；⑥红细胞沉降率；⑦血型；⑧头颅 CT 扫描；⑨心电图检查（多导）。

（2）根据患者病情可选择：①神经导航 MRI；②肺功能；③超声心动图。

（3）营养评估：由护士根据《解放军总医院新入院患者营养风险筛查表（NRS）》为新入院患者进行营养评估，评分＞3 分患者告知医师，必要时申请营养科医师会诊。

（4）心理评估：由心理科医师根据病情需要实施。

2. 术前准备

（1）术前谈话：术者应在术前 1 天与患者及其家属谈话，告知手术方案、相关风险、用血计划、术后转归、置入材料、手术费用和患者及其家属权益，并履行书面知情同意手续。告知高值耗材的使用及费用。

（2）通知手术室：准备手术间、手术药品、手术物品及特殊耗材。

（3）手术部位标识：术者、一助或经治医师在术前 1 天应对手术部位做体表标识，急诊手术由接诊医师或会诊外科医师标记，标记过程应有责任护士、患者及其家属共同参与，并记入手术安排表。

（4）术前 1 天麻醉医师访视：制订麻醉计划、完成评估、确定麻醉方式，并记入《麻醉术前访视记录》，告知患者及其家属麻醉适应证、麻醉目的、风险、可能出现的情况及其处理原则、替代方案等，签署《麻醉知情同意书》并归入病历。

3. 营养评估　根据《解放军总医院新入院患者营养风险筛查表（NRS）》为患者进行营养评估，评分≥3 分患者给予处置，必要时申请营养科医师会诊。

4. 心理评估　根据新入院患者情况申请心理科医师会诊。

5. 疼痛评估　根据《视觉模拟评分法（VAS）》实施疼痛评估，评分＞7 分患者给予处置，必要时请疼痛科医师会诊。

6. 康复评估　根据《入院患者康复筛查和评估表》在患者入院后 24 小时内进行康复筛查和评估。任何一项结果为“是”，则申请康复科医师会诊。

7. 深静脉血栓栓塞症风险评估　根据专科《深静脉血栓栓塞症评估量表》在患者入院后 24 小时内进行风险筛查和评估，风险结果为“高危”的，申请血管外科或介入导管室医师会诊。

（七）药品选择及使用时机

1. 抗生素　参照《抗菌药物临床应用指导原则（2015 年）》（卫医发［2015］43 号），根据患者病情选择合适抗生素及抗生素应用的具体时间。

2. 使用时机　术前 30 分钟、术后预防性使用 2 天。

（八）手术日为入院第 4 天

1. 手术安全核对　患者入手术间后由手术医师、麻醉医师、巡回护士和患者本人共同核

对患者身份、手术部位与标识、手术方式。手术医师、麻醉医师、巡回护士三方按《手术安全核对表》逐项核对,共同签名。

2. 麻醉方式　全身麻醉。

3. 术中用药　激素、抗生素、麻醉常规用药。

4. 手术方式　开颅脑干肿瘤切除术。

5. 术中监测　术中电生理监测。

6. 手术内固定物　颅骨固定材料等。

7. 输血　视手术出血情况决定。

8. 病理　冷冻加石蜡切片。

(九)术后住院恢复 7～10 天

1. 必要时复查的项目　血常规、普通生化(肝功能、肾功能、电解质等)、CRP、凝血四项、X线检查、头颅 CT、头颅 MRI。

2. 术后用药

(1)抗生素:参照《抗菌药物临床应用指导原则(2015 年)》(卫医发[2015]43 号)执行。

(2)其他预防性药物:脱水降颅压、抗癫痫、神经保护药物等。

3. 术后换药　术后第 2、第 5、第 7 天给予清洁换药;其他时间根据手术切口渗出情况给予清洁换药。

4. 术后护理　按照护理等级进行日常护理,监测患者生命体征,观察患者意识状态及肢体活动情况,观察引流管引流情况、切口敷料有无渗出。患者意识变化时立即通知医师,指导患者术后体位摆放及功能锻炼,指导患者正确使用抗血栓弹力袜,防跌倒护理等。

(十)出院标准(围绕一般情况、切口情况、第一诊断转归)

1. 患者一般状态良好,饮食恢复。

2. 体温正常,各项检验无明显异常,切口愈合良好。

3. 无与本病相关的其他并发症。

(十一)有无变异及原因分析

1. 并发症　术中或术后继发手术部位或其他部位硬脑膜外血肿、硬脑膜下血肿、脑内血肿等并发症,严重者需要二次手术,导致住院时间延长、费用增加。

2. 其他　术后继发颅内感染、神经功能障碍、切口愈合不良等,导致住院时间延长。

二、脑干肿瘤行开颅脑干肿瘤切除术临床路径表单

适用对象	第一诊断为脑干肿瘤(ICD-10:C71.701/D33.102/D43.103) 行开颅脑干肿瘤切除术(ICD-9-CM-3:01.5931 伴 00.3502 伴 00.9401)的患者	
患者基本信息	姓名:____　性别:____　年龄:__　门诊号:____ 住院号:_____　过敏史:_____ 住院日期:__年__月__日　出院日期:__年__月__日	标准住院天数:12～14 天

时间			住院第 1 天	住院第 2 天	住院第 3 天
主要诊疗工作		制度落实	□ 经治医师或值班医师在患者入院 2 小时内到床旁接诊 □ 主管医师或二线值班医师在患者入院后 24 小时内完成检诊 □ 主管医师每天查房 1 次	□ 主诊医师在患者入院 48 小时内完成检诊	□ 术前导航计划制订 □ 预约手术 □ 预约术中电生理监测：BAEP，面神经、三叉神经监测 □ 手术部位标识
		病情评估	□ 经治医师询问病史与体格检查 □ 完成神经系统专科检查 □ 营养评估 □ 心理评估 □ 疼痛评估 □ 康复评估 □ 深静脉血栓栓塞症风险评估	□ 专科医师会诊（必要时）	□ 专科医师会诊（必要时）
		病历书写	□ 入院 8 小时内完成首次病程记录 □ 入院 24 小时内完成入院记录 □ 完成主管医师查房记录	□ 完成主诊医师查房记录	□ 完成术前小结，术前讨论记录
		知情同意		□ 患者或其家属在入院记录单上签名	□ 术前谈话，告知患者及其家属病情和围术期注意事项并签署手术知情同意书、授权委托书（患者本人不能签名时）、自费用品协议书（必要时）、军人目录外耗材审批单（必要时）
		手术治疗			□ 预约手术
		其他	□ 及时通知上级医师检诊 □ 经治医师检查整理病历资料		
重点医嘱	长期医嘱	护理医嘱	□ 按神经外科护理常规 □ 二级护理	□ 按神经外科护理常规 □ 二级护理	□ 按神经外科护理常规 □ 二级护理
		处置医嘱			
		膳食医嘱	□ 普食 □ 糖尿病饮食 □ 低盐、低脂饮食 □ 低盐、低脂、糖尿病饮食	□ 普食 □ 糖尿病饮食 □ 低盐、低脂饮食 □ 低盐、低脂、糖尿病饮食	□ 普食 □ 糖尿病饮食 □ 低盐、低脂饮食 □ 低盐、低脂、糖尿病饮食
		药物医嘱	□ 自带药（必要时）	□ 自带药（必要时）	□ 自带药（必要时）

（续　表）

临时医嘱	检查检验	□ 血常规（含 CRP＋IL-6） □ 尿常规 □ 粪常规 □ 凝血四项 □ 血清术前八项 □ 红细胞沉降率 □ 血型 □ 头颅 CT 扫描 □ 心电图检查（多导） □ 神经导航 MRI（必要时） □ 肺功能（必要时） □ 超声心动图（必要时）	□ 会诊科室要求开检查和检验单	□ 会诊科室要求开检查和检验单
	药物医嘱	□ 患者既往内科疾病的用药	□ 患者既往内科疾病的用药	□ 患者既往内科疾病的用药
	手术医嘱			□ 定于明日行开颅脑干肿瘤切除术
	处置医嘱	□ 静脉抽血		□ 术前禁食、禁水 □ 术区备皮 □ 术前肠道准备 □ 抗生素皮试 □ 根据手术情况备血
主要护理工作	健康宣教	□ 入院宣教（住院环境、规章制度） □ 进行护理安全指导 □ 按护理等级进行护理、活动范围指导 □ 进行饮食指导 □ 进行关于疾病知识的宣教 □ 检查、检验项目的目的和意义	□ 术前宣教	□ 术前宣教 □ 术后心理疏导 □ 指导术后康复训练 □ 指导术后注意事项
	护理处置	□ 患者身份核对 □ 佩戴腕带 □ 建立入院病历，通知医师 □ 入院介绍：介绍责任护士、病区环境、设施、规章制度、基础护理服务项目 □ 询问病史，填写护理记录单首页 □ 观察病情 □ 测量基本生命体征 □ 抽血、留取标本 □ 心理与生活护理	□ 按护理等级完成基础护理项目 □ 监测生命体征 □ 观察静脉输液情况 □ 提供基础护理服务 □ 心理与生活护理	□ 术前患者准备（术前沐浴、更衣、备皮） □ 检查术前物品准备 □ 指导患者准备术后所需用品，贵重物品交由其家属保管 □ 指导患者进行肠道准备并检查准备效果 □ 告知患者入手术室前取下活动义齿 □ 测量基本生命体征

		□ 根据评估结果采取相应护理措施 □ 通知检查项目及注意事项		
	护理评估	□ 一般评估：生命体征、神志、皮肤、药物过敏史等 □ 专科评估：意识、生命体征及生活自理能力情况 □ 风险评估：评估有无跌倒、坠床、压疮风险 □ 心理评估 □ 营养评估 □ 疼痛评估 □ 康复评估	□ 评估患者心理状态	□ 评估患者心理状态
	专科护理	□ 观察意识情况 □ 指导康复功能锻炼 □ 指导患者戒烟	□ 指导患者掌握床上翻身方法 □ 指导患者掌握床上排尿、排便（使用便器）方法	□ 指导患者掌握床上翻身方法 □ 指导患者掌握床上排尿、排便（使用便器）方法
	饮食指导	□ 根据医嘱通知配餐员准备膳食 □ 协助进餐	□ 根据医嘱通知配餐员准备膳食 □ 协助进餐	□ 通知患者 22：00 后禁食、禁水
	活动体位	□ 根据护理等级指导活动	□ 根据护理等级指导活动	□ 根据护理等级指导活动
	洗浴要求	□ 协助患者洗澡，更换病号服	□ 协助患者晨、晚间护理	□ 协助患者晨、晚间护理
病情变异记录		□ 无　　　□ 有,原因： □ 患者　□ 疾病　□ 医疗 □ 护理　□ 保障　□ 管理	□ 无　　　□ 有,原因： □ 患者　□ 疾病　□ 医疗 □ 护理　□ 保障　□ 管理	□ 无　　　□ 有,原因： □ 患者　□ 疾病　□ 医疗 □ 护理　□ 保障　□ 管理
护士签名		白班　小夜班　大夜班	白班　小夜班　大夜班	白班　小夜班　大夜班
医师签名				
时间		住院第 4 天（手术日）	住院第 5 天（术后第 1 天）	住院第 6 天（术后第 2 天）
主要诊疗工作	制度落实	□ 安排手术 □ 术中监测：神经电生理监测：BAEP，面神经、三叉神经监测 □ 上级医师查房 □ 观察术后病情变化，手术医师查房	□ 主管医师查房并完成查房记录 □ 复查血常规、肝功能、肾功能及血电解质、凝血功能	□ 主诊医师查房并完成查房记录

	病情评估	☐ 观察术后病情变化 ☐ 注意脑神经有无受损（有无面瘫、面部麻木感、听力受损、饮水呛咳）（对症处理）	☐ 观察有无并发症并做相应处理 ☐ 注意患者的意识和精神状态变化，是否伴有脑神经功能障碍，必要时尽早行康复训练	☐ 观察有无并发症并做相应处理 ☐ 注意患者的意识和精神状态变化，是否伴有脑神经功能障碍，必要时尽早行康复训练	
	病历书写	☐ 术者或一助术后 24 小时内完成手术记录（术者签名） ☐ 术后即刻完成术后首次病程记录	☐ 术后第 1 天病程记录	☐ 术后第 2 天病程记录	
	知情同意	☐ 告知患者及其家属手术情况和术后注意事项			
	手术治疗	☐ 实施手术（手术安全核查记录、手术清点记录）			
	其他		☐ 根据引流量拔除引流管 ☐ 观察切口情况，是否存在渗出、红肿等情况 ☐ 观察意识、血氧、血压等 ☐ 复查血常规、CRP、红细胞沉降率、生化		
重点医嘱	长期医嘱 — 护理医嘱	☐ 按神经外科术后护理常规 ☐ 特级护理	☐ 按神经外科术后护理常规 ☐ 一级护理	☐ 按神经外科术后护理常规 ☐ 一级护理	
	处置医嘱	☐ 心电监护 ☐ 吸氧	☐ 心电监护 ☐ 吸氧		
	膳食医嘱	☐ 禁食、禁水	☐ 流食	☐ 半流食	
	药物医嘱	☐ 抗生素 ☐ 脱水治疗 ☐ 止血、抑酸、补液 ☐ 预防癫痫治疗 ☐ 神经营养药	☐ 抗生素 ☐ 脱水治疗 ☐ 止血、抑酸、补液 ☐ 预防癫痫治疗 ☐ 神经营养药	☐ 脱水治疗 ☐ 抗生素 ☐ 止血、抑酸、补液 ☐ 预防癫痫治疗 ☐ 神经营养药	
	临时医嘱 — 检查检验		☐ 复查血常规、CRP、IL-6、红细胞沉降率、生化		
	药物医嘱	☐ 镇吐、镇痛、镇静、解热、控制血压和血糖等对症处理 ☐ 补钾（必要时） ☐ 补白蛋白（必要时） ☐ 输血（必要时）	☐ 镇吐、镇痛、镇静、解热、控制血压和血糖等对症处理 ☐ 补钾（必要时） ☐ 补白蛋白（必要时） ☐ 输血（必要时）	☐ 镇痛（必要时） ☐ 补钾（必要时） ☐ 补白蛋白（必要时） ☐ 输血（必要时）	
	手术医嘱				
	处置医嘱		☐ 大换药 ☐ 拔除硬膜外引流管	☐ 大换药（必要时）	

主要护理工作	健康宣教	□ 告知护理风险 □ 进行压疮预防知识宣教 □ 告知肢体瘫相关知识 □ 注意饮水时呛咳、防止误吸	□ 压疮预防知识宣教 □ 告知护理风险 □ 注意饮水时呛咳反应	
	护理处置	□ 晨起测量生命体征并记录 □ 确认无上呼吸道感染症状，确认无月经来潮 □ 与手术室护士交接病历、影像资料、术中带药等 □ 术前补液（必要时） □ 嘱患者入手术室前膀胱排空 □ 与手术室护士交接 □ 术后测量生命体征 □ 术后心电监护 □ 各类管道护理 □ 给予患者正确使用抗血栓压力带	□ 按护理等级完成基础护理项目 □ 监测生命体征 □ 观察静脉输液情况 □ 妥善固定各类管道 □ 观察切口敷料，有渗出时报告医师处理，观察患者情况 □ 提供基础护理服务 □ 术后心理与生活护理	□ 按护理等级完成基础护理项目 □ 根据排便情况采取通便措施 □ 观察切口敷料，有渗出时报告医师处理 □ 观察静脉输液情况 □ 术后心理与生活护理
	护理评估	□ 通过格拉斯哥评分表评估意识情况 □ 评估切口疼痛情况 □ 评估患者睁眼反应，语言及肢体感觉运动情况，并采取相应护理措施 □ 风险评估：评估有无跌倒、坠床、压疮、导管滑脱、液体外渗的风险 □ 评估深静脉血栓的风险	□ 评估患者意识、肢体活动情况，有异常立即报告医师处理 □ 评估跌倒风险 □ 评估压疮风险 □ 评估深静脉血栓的风险	□ 评估患者意识及肢体活动情况，有异常时立即报告医师处理 □ 评估跌倒风险 □ 评估压疮风险
	专科护理	□ 与手术室护士共同评估皮肤、切口敷料、输液及引流情况 □ 指导患者进行四肢功能锻炼 □ 指导患者掌握床上排尿、排便（使用便器）方法	□ 指导患者术后体位摆放及功能锻炼 □ 指导患者正确使用抗血栓压力带，预防深静脉血栓发生 □ 指导患者进行自主排尿训练 □ 指导患者进行肢体功能锻炼 □ 指导患者进行床上翻身 □ 指导患者卧床期间患肢保持过伸位 □ 防压疮护理	□ 指导患者正确使用抗血栓压力带 □ 指导患者进行肢体功能锻炼 □ 防压疮护理 □ 防跌倒护理

(续　表)

饮食指导	□ 术后麻醉清醒拔除气管插管后 6 小时之内禁食、禁水，口干时协助湿润口唇 □ 拔除气管插管 6 小时以后指导患者间断、少量饮用温开水、逐渐过渡到流食、半流食	□ 协助进餐	□ 协助进餐	
活动体位	□ 根据护理等级指导活动	□ 根据护理等级指导活动	□ 根据护理等级指导活动	

病情变异记录	□ 无　　□ 有，原因： □ 患者　□ 疾病　□ 医疗 □ 护理　□ 保障　□ 管理	□ 无　　□ 有，原因： □ 患者　□ 疾病　□ 医疗 □ 护理　□ 保障　□ 管理	□ 无　　□ 有，原因： □ 患者　□ 疾病　□ 医疗 □ 护理　□ 保障　□ 管理

护士签名	白班	小夜班	大夜班	白班	小夜班	大夜班	白班	小夜班	大夜班

医师签名			
时间	住院第 7 天（术后第 3 天）	住院第 8 天（术后第 4 天）	住院第 9 天（术后第 5 天）

主要诊疗工作	制度落实	□ 主管医师查房并完成查房记录		□ 主诊医师查房并完成查房记录
	病情评估	□ 观察有无并发症并做相应处理	□ 观察有无并发症并做相应处理	□ 观察有无并发症并做相应处理
	病历书写	□ 术后第 3 天病程记录		□ 主诊医师查房记录
	知情同意	□ 告知患者及其家属腰椎穿刺术情况和术后注意事项（必要时）		
	手术治疗	□ 腰椎穿刺术（必要时）		
	其他			
重点医嘱	长期医嘱 护理医嘱	□ 按神经外科术后护理常规 □ 一级护理	□ 按神经外科术后护理常规 □ 二级护理	□ 按神经外科术后护理常规 □ 二级护理
	处置医嘱			
	膳食医嘱	□ 半流食	□ 普食	□ 普食
	药物医嘱	□ 脱水治疗 □ 补液治疗 □ 预防癫痫治疗 □ 神经营养药	□ 脱水治疗 □ 补液治疗 □ 预防癫痫治疗 □ 神经营养药	□ 脱水治疗 □ 补液治疗 □ 预防癫痫治疗 □ 神经营养药
	临时医嘱 检查检验	□ 脑脊液常规（必要时） □ 脑脊液生化（必要时）		□ 复查血常规、电解质、肝功能、肾功能
	药物医嘱			
	手术医嘱	□ 腰椎穿刺术（必要时）		
	处置医嘱	□ 拔除导尿管		□ 切口大换药

主要护理工作	健康宣教	□ 告知护理风险 □ 观察患者一般状况 □ 观察记录患者神志、瞳孔、生命体征	□ 告知护理风险 □ 观察患者一般状况 □ 观察记录患者神志、瞳孔、生命体征	□ 告知护理风险 □ 观察患者一般状况 □ 观察记录患者神志、瞳孔、生命体征
	护理处置	□ 按一级护理要求完成基础护理项目 □ 监测生命体征 □ 观察静脉输液情况 □ 观察留置尿管导尿情况，遵医嘱拔除导尿管 □ 妥善固定各类管道 □ 术后心理与生活护理	□ 按二级护理要求完成基础护理项目 □ 监测生命体征 □ 观察静脉输液情况 □ 术后心理与生活护理	□ 按二级护理要求完成基础护理项目 □ 根据排便情况采取通便措施 □ 观察静脉输液情况 □ 术后心理与生活护理
	护理评估	□ 评估患者感觉、运动情况，有异常时立即报告医师处理 □ 评估压疮风险 □ 评估导管滑脱风险 □ 评估液体外渗风险	□ 评估患者感觉、运动情况，有异常时立即报告医师处理 □ 评估跌倒风险 □ 评估压疮风险	□ 评估患者感觉、运动情况，有异常时立即报告医师处理 □ 评估跌倒风险 □ 评估压疮风险
	专科护理	□ 指导患者术后体位摆放及功能锻炼 □ 指导患者正确使用抗血栓压力带 □ 指导患者进行自主排尿训练 □ 指导患者进行肢体功能锻炼	□ 指导患者术后体位摆放及功能锻炼 □ 指导患者正确使用抗血栓压力带 □ 指导患者进行肢体功能锻炼	□ 指导患者术后体位摆放及功能锻炼 □ 指导患者正确使用抗血栓压力带 □ 指导患者进行肢体功能锻炼
	饮食指导	□ 根据医嘱通知配餐员准备膳食 □ 协助进餐	□ 协助进餐	□ 协助进餐
	活动体位	□ 根据护理等级指导活动	□ 根据护理等级指导活动	□ 根据护理等级指导活动
病情变异记录		□ 无　　□ 有，原因： □ 患者　□ 疾病　□ 医疗 □ 护理　□ 保障　□ 管理	□ 无　　□ 有，原因： □ 患者　□ 疾病　□ 医疗 □ 护理　□ 保障　□ 管理	□ 无　　□ 有，原因： □ 患者　□ 疾病　□ 医疗 □ 护理　□ 保障　□ 管理

护士签名	白班	小夜班	大夜班	白班	小夜班	大夜班	白班	小夜班	大夜班

医师签名			

时间		住院第 10 天（术后第 6 天）	住院第 11 天（术后第 7 天）	住院第 12 天（术后第 8 天）
主要诊疗工作	制度落实	□ 主管医师查房并完成查房记录		□ 主诊医师查房并完成查房记录
	病情评估	□ 观察有无并发症并做相应处理	□ 观察有无并发症并做相应处理	□ 观察有无并发症并做相应处理
	病历书写	□ 术后第 6 天病程记录		□ 主诊医师查房记录

	知情同意	□ 告知患者及其家属腰椎穿刺术情况和术后注意事项（必要时）			
	手术治疗	□ 腰椎穿刺术（必要时）			
	其他				
重点医嘱	长期医嘱	护理医嘱	□ 按神经外科术后护理常规 □ 一级护理	□ 按神经外科术后护理常规 □ 二级护理	□ 按神经外科术后护理常规 □ 二级护理
		处置医嘱			
		膳食医嘱	□ 半流食	□ 普食	□ 普食
		药物医嘱	□ 脱水治疗 □ 补液治疗 □ 预防癫痫治疗 □ 神经营养药	□ 脱水治疗 □ 补液治疗 □ 预防癫痫治疗 □ 神经营养药	□ 脱水治疗 □ 补液治疗 □ 预防癫痫治疗 □ 神经营养药
	临时医嘱	检查检验	□ 脑脊液常规（必要时） □ 脑脊液生化（必要时）		□ 复查血常规、电解质、肝功能、肾功能
		药物医嘱			
		手术医嘱	□ 腰椎穿刺术（必要时）	□ 拆线	
		处置医嘱		□ 切口大换药	
主要护理工作		健康宣教	□ 告知护理风险 □ 观察患者一般状况 □ 观察记录患者神志、瞳孔、生命体征	□ 告知护理风险 □ 观察患者一般状况 □ 观察记录患者神志、瞳孔、生命体征	□ 告知护理风险 □ 观察患者一般状况 □ 观察记录患者神志、瞳孔、生命体征
		护理处置	□ 按一级护理要求完成基础护理项目 □ 监测生命体征 □ 观察静脉输液情况 □ 术后心理与生活护理	□ 按二级护理要求完成基础护理项目 □ 监测生命体征 □ 观察静脉输液情况 □ 术后心理与生活护理	□ 按二级护理要求完成基础护理项目 □ 根据排便情况采取通便措施 □ 观察静脉输液情况 □ 术后心理与生活护理
		护理评估	□ 评估患者感觉、运动情况，有异常时立即报告医师处理 □ 评估压疮风险	□ 评估患者感觉、运动情况，有异常时立即报告医师处理 □ 评估跌倒风险 □ 评估压疮风险	□ 评估患者感觉、运动情况，有异常时立即报告医师处理 □ 评估跌倒风险 □ 评估压疮风险
		专科护理	□ 指导患者术后体位摆放及功能锻炼 □ 指导患者正确使用抗血栓压力带 □ 指导患者进行肢体功能锻炼	□ 指导患者术后体位摆放及功能锻炼 □ 指导患者正确使用抗血栓压力带 □ 指导患者进行肢体功能锻炼	□ 指导患者术后体位摆放及功能锻炼 □ 指导患者正确使用抗血栓压力带 □ 指导患者进行肢体功能锻炼

	饮食指导	□ 协助进餐	□ 协助进餐	□ 协助进餐
	活动体位	□ 根据护理等级指导活动	□ 根据护理等级指导活动	□ 根据护理等级指导活动
病情变异记录		□ 无　　□ 有,原因: □ 患者　□ 疾病　□ 医疗 □ 护理　□ 保障　□ 管理	□ 无　　□ 有,原因: □ 患者　□ 疾病　□ 医疗 □ 护理　□ 保障　□ 管理	□ 无　　□ 有,原因: □ 患者　□ 疾病　□ 医疗 □ 护理　□ 保障　□ 管理
护士签名		白班　　小夜班　　大夜班	白班　　小夜班　　大夜班	白班　　小夜班　　大夜班
医师签名				

时间		住院第 13 天(术后第 9 天)	住院第 14 天(出院日)
主要诊疗工作	制度落实	□ 主管医师查房并完成查房记录	□ 通知出院处 □ 向患者及其家属详细反馈病理及其他相关检查结果 □ 结合病情和患者或其家属充分沟通,给出后续治疗建议 □ 制订随访计划,预约第 1 次门诊随访时间
	病情评估	□ 观察有切口情况并做相应处理	□ 观察切口情况
	病历书写	□ 主管医师查房记录	□ 出院小结 □ 出院记录
	知情同意		
	手术治疗		
	其他		□ 向患者交代出院注意事项、复查日期
重点医嘱	长期医嘱 护理医嘱	□ 按神经外科术后护理常规 □ 二级护理	□ 按神经外科术后护理常规 □ 二级护理
	处置医嘱		
	膳食医嘱	□ 普食	
	药物医嘱	□ 脱水治疗 □ 补液治疗 □ 预防癫痫治疗 □ 神经营养药	
	临时医嘱 检查检验		
	药物医嘱		
	手术医嘱		
	处置医嘱		□ 出院

主要护理工作	健康宣教	□ 告知护理风险 □ 观察患者一般状况	□ 出院宣教（康复训练方法，用药指导及注意事项，复查时间等）
	护理处置	□ 按二级护理要求完成基础护理项目 □ 监测生命体征 □ 观察静脉输液情况 □ 术后心理与生活护理	□ 按护理等级完成基础护理项目 □ 观察切口敷料，有渗出时报告医师处理 □ 观察患者情况 □ 协助患者办理出院手续 □ 指导并监督患者活动 □ 整理床单位
	护理评估	□ 评估跌倒风险 □ 评估压疮风险	
	专科护理	□ 指导患者术后体位摆放及功能锻炼	□ 告知患者出院后注意事项并附书面出院指导 1 份
	饮食指导	□ 协助进餐	
	活动体位	□ 根据护理等级指导活动	
病情变异记录		□ 无　　□ 有，原因： □ 患者　□ 疾病　□ 医疗 □ 护理　□ 保障　□ 管理	□ 无　　□ 有，原因： □ 患者　□ 疾病　□ 医疗 □ 护理　□ 保障　□ 管理
护士签名	白班	小夜班	大夜班	白班	小夜班	大夜班
医师签名						

小脑、四脑室内肿瘤切除术临床路径

一、小脑、四脑室内肿瘤切除术临床路径标准住院流程

(一)适用对象

第一诊断为小脑、四脑室内肿瘤(ICD-10:C71.601/D33.101/D43.101/C71.704/D33.104/D43.106),拟行小脑、四脑室内肿瘤切除术(ICD-9-CM-3:01.5916/01.5905伴00.3202)的患者。

(二)诊断依据

根据《临床诊疗指南·神经外科学分册》(中华医学会编著,人民卫生出版社,2012年),《临床技术操作规范·神经外科分册》(中华医学会编著,人民军医出版社),《王忠诚神经外科学(彩图版)》(第2版,王忠诚,主编.湖北科学技术出版社,2015年),《神经外科学》(第3版,赵继宗,周定标,主编.人民卫生出版社,2014年),《神经外科学手册》(第7版,Thieme,美国,2010年)。

1. 临床表现 颅内压增高出现较早,且进行性加重,可伴视物重影、肢体力弱,共济运动失调等。合并脑积水时还可出现认知功能障碍、记忆力差、尿便失禁及步态不稳等。转移癌患者有明确癌症病史和癌症及转移临床症状。

2. 辅助检查 头颅CT:病变位于颅后窝,部分病变伴有钙化,如髓母细胞瘤或脉络丛乳头状瘤等。头颅MRI:小脑、四脑室病变平扫多为长T_1长T_2信号,髓母细胞瘤和室管膜瘤均匀强化,转移癌多为环形强化。血管网状细胞瘤分两种影像学类型:一类为囊内强化结节,另一类为均匀一致强化明显结节。

(三)治疗方案的选择及依据

根据《临床诊疗指南·神经外科学分册》(中华医学会编著,人民卫生出版社,2012年),《临床技术操作规范·神经外科分册》(中华医学会编著,人民军医出版社),《王忠诚神经外科学(彩图版)》(第2版,王忠诚,主编.湖北科学技术出版社,2015年),《神经外科学》(第3版,赵继宗,周定标,主编.人民卫生出版社,2014年),《神经外科学手册》(第7版,Thieme,美国,2010年)。

1. 病变引起高颅压症状或体征。

2. 无开颅手术禁忌证。

3. 签署知情同意书。

(四)标准住院天数

12~14天。

（五）进入路径标准

1. 第一诊断符合小脑、四脑室内肿瘤（ICD-10：C71.601/D33.101/D43.101/C71.704/D33.104/D43.106），拟行小脑、四脑室内肿瘤切除术（ICD-9-CM-3：01.5916/01.5905 伴 00.3202）。

2. 当患者同时并发其他疾病诊断时，但在住院期间不需要特殊处理，也不影响第一诊断的临床路径流程实施时，可以进入路径。

（六）术前准备 3 天

1. 术前评估　术前 3 天内完成病情评估、必要的检查，做出术前小结、术前讨论。

（1）必需的检查项目：①血常规、尿常规、粪常规、血型、凝血功能检查、普通生化、血清术前八项。②胸部 X 线片、心电图。③脑干及脑神经功能检查。

（2）根据患者病情可选择：①喉内镜、全身 PET、全脑血管造影等检查。②超声心动图、血气分析或肺功能（年龄＞70 岁或既往有心、肺病史者）。③有相关疾病者必要时请相关科室医师会诊。

（3）营养评估：由护士根据《解放军总医院新入院患者营养风险筛查表》为新入院患者进行营养评估，评分＞3 分的告知医师，必要时申请营养科医师会诊。

（4）心理评估：由心理科医师根据病情需要实施评估。

（5）疼痛评估：由医师对于病情危重患者或术前 24 小时、麻醉前的患者根据《视觉模拟评分法（VAS）》实施疼痛评估，评估结果及应用的特殊镇痛药物应当告知患者或其病情委托人，疼痛评估的结果应当记录在住院病历表格中。评分＞7 分、常规镇痛处理效果欠佳、顽固性疼痛的患者应当及时请疼痛科医师会诊。

（6）康复评估：由护士根据《入院患者康复筛查和评估表》在患者入院后 24 小时内进行康复筛查和评估。任何一项结果为"是"，告知医师，申请康复科医师会诊。

（7）深静脉血栓栓塞症风险评估：根据专科《深静脉血栓栓塞症评估量表》在患者入院后 24 小时内进行风险筛查和评估，风险结果为"高危"的，则申请血管外科或介入导管室医师会诊。

2. 术前准备

（1）术前谈话：术者应在术前 1 天与患者及其家属谈话，告知手术方案、相关风险、术后转归、手术费用，以及患者和其家属权益，并履行书面知情同意手续。告知高值耗材的使用及费用。

（2）术前神经功能评估和影像学进一步检查。

（3）通知手术室准备手术间、手术药品、手术物品及特殊耗材。

（4）护士做心理护理，交代注意事项：防压疮、防跌倒、指导患者戒烟等，并进行术前宣教。

（5）手术部位标识：术者、一助或经治医师在手术当日应对手术部位做体表标识，急诊手术由接诊医师或会诊外科医师标记，标记过程应有责任护士、患者及其亲属共同参与，并记入手术安排表。

（6）术前 1 天麻醉医师访视：制订全身麻醉计划、完成评估并记入《麻醉术前访视记录》，告知患者及其家属麻醉适应证、麻醉目的、风险、可能出现的情况及其处理原则、替代方案等，签署《麻醉知情同意书》并归入病历。

（七）药品选择及使用时机

1. 按照《抗菌药物临床应用指导原则（2015 年）》（卫医发〔2015〕43 号）选择用药。抗生素：预防性抗生素选择第二代头孢、第三代头孢中的头孢曲松钠。

2．使用时机：手术当日、术后预防性使用 2～3 天。

3．术前 30 分钟预防性使用抗生素。

（八）手术日为入院第 4 天

1．**手术安全核对**　患者入手术间后由手术医师、麻醉医师、巡回护士和患者本人共同核对患者身份、手术部位与标识、手术方式。手术医师、麻醉医师、巡回护士三方按《手术安全核对表》逐项核对，共同签名。

2．**麻醉方式**　气管插管全身麻醉。

3．**手术方式**　枕下入路、小脑或四脑室肿瘤切除术。

4．**术中辅助技术**　电生理监测、神经导航和术中磁共振。

5．**手术置入物**　人工硬膜；医用生物胶；胶原蛋白海绵；颅骨固定器材（锁或颅骨钛板钛钉）。

6．**输血**　视术中出血情况而定。

7．**其他**　经治医师或手术医师应即刻完成术后首次病程记录，观察术后患者病情变化。

（九）术后住院恢复 8～10 天

1．必需的复查项目：血常规、凝血、血生化（蛋白、肝功能、肾功能、电解质）。

2．头颅 CT 或磁共振扫描复查。

3．脑干及脑神经功能检查和喉镜检查。

4．术后处理

（1）抗生素：预防性抗生素选择青霉素类、第二代头孢或第三代头孢。

（2）神经功能障碍处理：激素、脱水药、神经营养药物及康复和功能锻炼。

（3）术后发热：术后 2 天内拔除硬膜外引流管，术后 3 天开始发热，给予解热同时，行脑脊液化验明确颅内有无感染或腰大池持续引流治疗。

（4）术后神经功能复查：纯音测听和听性脑干潜伏期。

5．术者在术后 24 小时内完成手术记录，特殊情况可由一助完成，术者签名确认并归入病历。

6．上级医师在术后 3 天内至少查房 1 次，根据术中和术后情况修订术后治疗计划。

7．麻醉医师术后 3 天内访视患者，如有特殊情况应详细记录，及时与手术医师或重症监护室医师沟通并迅速处理。

8．术后护理

（1）按照护理等级进行日常护理，监测患者生命体征，切口敷料有无渗出。

（2）监测生命体征，观察意识、瞳孔变化、面、后组等脑神经功能。

（3）指导患者术后体位摆放及功能锻炼：神经系统稳定后鼓励早期下床活动，神经功能康复和功能锻炼。

（4）指导患者正确使用抗血栓压力带，掌握床上排便、排尿（使用便器）方法，进行自主排尿训练、使用助行器下床训练，防跌倒、防压疮护理等。

（十）出院标准

1．体温正常，常规检验指标无明显异常。

2．切口愈合良好。

3．无颅内感染和再出血，威胁生命的神经功能障碍。

4．不需要住院处理的并发症和（或）合并症。

(十一)变异及原因分析

1. 内科合并症　部分患者常存在多种内科合并症,如脑血管病或心血管病、糖尿病、甲状腺功能亢进症、癫痫、血栓及肺部或泌尿系感染等,手术可能导致这些疾病加重而需要治疗,从而延长治疗时间和增加住院费用。

2. 手术相关并发症

(1)术后继发术区血肿,血肿量小可非手术或置管引流治疗,血肿量大需要开颅清除血肿手术,导致住院时间延长与费用增加。

(2)术后神经功能障碍可使得住院时间延长与费用增加。术前充分评估,避开重要功能结构,术后积极神经功能康复和锻炼。

(3)术后刺激性脑脊液或颅内感染引起发热导致住院时间延长与费用增加。注意术中无菌原则和预防应用抗生素。

(4)切口愈合不良导致住院时间延长与费用增加。逐层关颅和术后动态观察切口愈合情况。

(5)出现脑积水等需要脑室穿刺或二期再次行脑脊液分流手术,增加住院时间和费用。

二、小脑、四脑室内肿瘤切除术临床路径表单

适用对象	第一诊断为小脑、四脑室内肿瘤(ICD-10:C71.601/D33.101/D43.101/C71.704/D33.104/D43.106) 拟行小脑、四脑室内肿瘤切除术(ICD-9-CM-3:01.5916/01.5905 伴 00.3202)的患者		
患者基本信息	姓名:＿＿＿　性别:＿＿＿　年龄:＿＿　门诊号:＿＿＿ 住院号:＿＿＿＿＿　过敏史:＿＿＿＿ 住院日期:＿年＿月＿日　出院日期:＿年＿月＿日		住院天数:12～14 天
时间		住院第 1 天(术前 3 天)	住院第 2 天(术前 2 天)	住院第 3 天(术前 1 天)

主要诊疗工作	制度落实	□ 入院 2 小时内经治医师或值班医师完成接诊 □ 入院后 24 小时内主管医师完成检诊 □ 专科医师会诊(必要时)	□ 经治医师查房(早、晚各 1 次) □ 主诊医师查房 □ 完成术前准备	□ 落实查房制度
	病情评估	□ 经治医师询问病史及体格检查 □ 营养评估 □ 心理评估 □ 疼痛评估 □ 康复评估 □ 深静脉血栓栓塞症风险评估	□ 相应神经功能评估如后组脑神经等 □ 脑积水临床评估(必要时)	□ 专科医师会诊(必要时)
	病历书写	□ 入院 8 小时内完成首次病程记录 □ 入院 24 小时内完成入院记录	□ 完成主诊医师查房记录	□ 完成术前讨论、术前小结

	知情同意		□ 病情告知 □ 患者及其家属签署授权委托书 □ 患者或其家属在入院记录单上签名		□ 术者术前谈话，告知患者及其家属病情和围术期注意事项，签署手术知情同意书、授权委托书、自费用品协议书（必要时）、军人目录外耗材审批单（必要时）、输血同意书等
	手术治疗				□ 预约手术
	其他		□ 及时通知上级医师检诊 □ 经治医师检查、整理病历资料		□ 检查住院押金使用情况
重点医嘱	长期医嘱	护理医嘱	□ 按神经外科护理常规 □ 二级护理		□ 按神经外科术后护理常规 □ 一级护理
		处置医嘱			□ 持续心电、血压、呼吸、血氧饱和度监测 □ 留置导尿管并记尿量 □ 持续低流量吸氧
		膳食医嘱	□ 普食 □ 糖尿病饮食 □ 低盐、低脂饮食 □ 低盐、低脂、糖尿病饮食		□ 禁食、禁水（22:00后）
		药物医嘱	□ 自带药（必要时）	□ 调整内环境和电解质	
	临时医嘱	检查检验	□ 血常规（含 CRP＋IL-6） □ 尿常规 □ 粪常规 □ 凝血四项 □ 血清术前八项 □ 血型 □ 胸部正位 X 线片 □ 心电图检查（多导） □ 肺功能（必要时） □ 超声心动图（必要时）	□ 脑干及脑神经功能评估 □ 磁共振扫描	
		药物医嘱		□ 注射用钆喷酸葡胺（必要时）	□ 抗生素（视病情）
		手术医嘱			□ 预约手术 □ 常规准备明日在全身麻醉下行枕下入路小脑、四脑室内肿瘤切除术
		处置医嘱	□ 静脉抽血		□ 备血 □ 备皮（＞30cm²）

（续　表）

主要护理工作	健康宣教	□ 入院宣教(住院环境、规章制度) □ 进行护理安全指导 □ 按护理等级进行护理、活动范围指导 □ 进行饮食指导 □ 检查、检验项目的目的和意义	□ 进行关于疾病知识的宣教 □ 药物相关知识宣教	□ 术前宣教:指导患者咳嗽训练、床上排尿和排便(使用便器)方法 □ 告知患者取下活动义齿
	护理处置	□ 患者身份核对 □ 佩戴腕带 □ 建立入院病历,通知医师 □ 入院介绍:介绍责任护士,病区环境、设施、规章制度、基础护理服务项目 □ 询问病史,填写护理记录单首页 □ 观察病情 □ 测量基本生命体征 □ 心理与生活护理 □ 根据评估结果采取相应护理措施 □ 通知检查项目及注意事项	□ 按护理等级完成基础护理项目 □ 抽血、留取标本 □ 监测生命体征 □ 观察药物疗效 □ 妥善固定各类管道 □ 心理与生活护理 □ 宣教各种检查检验目的、注意事项	□ 备皮 □ 皮试 □ 备血 □ 准备术中带药 □ 呋喃西林溶液漱口 □ 开塞露灌肠 □ 通知禁食、禁水 □ 心理与生活护理 □ 观察病情 □ 测量基本生命体征 □ 根据评估结果采取相应护理措施 □ 沐浴更衣
	风险评估	□ 一般评估:生命体征、神志、皮肤、药物过敏史等 □ 专科评估:意识、肢体活动情况及生活自理能力情况 □ 风险评估:评估有无跌倒、坠床、压疮风险 □ 癫痫史 □ 心理评估 □ 营养评估 □ 疼痛评估 □ 康复评估	□ 护理风险评估	□ 护理风险评估
	专科护理	□ 观察瞳孔变化 □ 观察意识情况 □ 指导康复功能锻炼 □ 指导患者戒烟等 □ 预防癫痫的发生	□ 观察意识、瞳孔变化 □ 指导患者掌握床上翻身方法 □ 指导患者掌握床上排尿、排便(使用便器)方法	□ 观察意识、瞳孔变化 □ 指导患者掌握床上翻身方法 □ 指导患者掌握床上排尿、排便(使用便器)方法
	饮食指导	□ 根据医嘱通知配餐员准备膳食 □ 协助进餐	□ 根据医嘱通知配餐员准备膳食 □ 协助进餐	□ 通知患者 22:00 后禁食、禁水
	活动体位	□ 根据护理等级指导活动	□ 根据护理等级指导活动	□ 根据护理等级指导活动

（续　表）

	洗浴要求	□ 协助患者洗澡，更换病号服	□ 协助患者晨、晚间护理	□ 协助患者晨、晚间护理
病情变异记录		□ 无　　□ 有，原因： □ 患者　□ 疾病　□ 医疗 □ 护理　□ 保障　□ 管理	□ 无　　□ 有，原因： □ 患者　□ 疾病　□ 医疗 □ 护理　□ 保障　□ 管理	□ 无　　□ 有，原因： □ 患者　□ 疾病　□ 医疗 □ 护理　□ 保障　□ 管理

护士签名		白班	小夜班	大夜班	白班	小夜班	大夜班	白班	小夜班	大夜班

医师签名				

时间		住院第 4 天（手术当天）	住院第 5 天（术后第 1 天）	住院第 6 天（术后第 2 天）
主要诊疗工作	制度落实	□ 手术安全核查	□ 手术医师查房 □ 主管医师术后 24 小时内检诊	□ 三级检诊制度 □ 查房制度
	病情评估	□ 术后神经功能评估 □ 术后意识水平评估	□ 术后神经功能评估	□ 观察一般情况 □ 术后神经系统评估
	病历书写	□ 术者或一助术后 24 小时内完成手术记录（术者签名） □ 术后即刻完成术后首次病程记录	□ 术后首日病程记录	□ 术后次日病程记录
	知情同意	□ 告知患者及其家属手术情况和术后注意事项	□ 告知术后病情 □ 有创检查或治疗同意书	
	手术治疗	□ 实施手术（手术安全核查记录、手术清点记录）		
	其他	□ 术后病情交接 □ 观察患者意识和瞳孔等 □ 评估神经功能情况 □ 病理送检	□ 观察生命体征 □ 询问主诉 □ 神经系统查体 □ 切口换药 □ 复查血常规、凝血和普通生化 □ 观察切口情况	□ 观察一般情况 □ 意识水平 □ 相关神经功能
重点医嘱	长期医嘱 护理医嘱	□ 按神经外科术后护理常规 □ 特级护理 □ 一级护理		□ 一级护理（可如厕） □ 二级护理
	长期医嘱 处置医嘱	□ 持续低流量吸氧 □ 多功能监护仪 □ 留置导尿 □ 吸氧 □ 观察瞳孔和意识变化 □ 呼吸机辅助呼吸	□ 留置胃管（必要时） □ 保留气管插管（必要时）	□ 脑室穿刺（必要时）
	长期医嘱 膳食医嘱	□ 禁食、禁水	□ 流食 □ 半流食	□ 半流食 □ 普食

（续　表）

临时医嘱	药物医嘱	□ 止血 □ 降颅压 □ 抑酸 □ 抗癫痫 □ 抗感染 □ 神经营养 □ 补液支持		□ 对症处理
	检查检验	□ 血常规 □ 普通生化 □ 凝血功能	□ 头颅CT（必要时）	□ 头颅CT（必要时）
	药物医嘱	□ 镇吐 □ 补钾（必要时） □ 补白蛋白（必要时） □ 输血（必要时）	□ 镇痛（必要时） □ 补钾（必要时） □ 补白蛋白（必要时） □ 输血（必要时） □ 角膜保护眼膏	□ 对症处理
	手术医嘱			
	处置医嘱	□ 大换药（必要时）	□ 大换药（必要时） □ 拔除导尿管（必要时）	□ 大换药（必要时）
主要护理工作	健康宣教	□ 告知护理风险 □ 进行压疮预防知识宣教 □ 告知肢体瘫相关知识 □ 注意饮水时呛咳、防止误吸	□ 压疮预防知识宣教 □ 告知护理风险 □ 注意饮水时呛咳反应 □ 术后心理疏导 □ 指导术后注意 □ 指导患者功能锻炼 □ 指导患者床上变换体位	□ 术后心理疏导 □ 指导患者功能锻炼 □ 指导患者床上变换体位
	护理处置	□ 测量生命体征并记录 □ 观察记录患者神志、瞳孔、生命体征 □ 评估患肢感觉、运动情况，有异常时立即报告医师处理 □ 确认无上呼吸道感染症状，确认无月经来潮 □ 与手术室护士交接病历、影像资料、术中带药等 □ 术前补液（必要时） □ 嘱患者入手术室前膀胱排空 □ 与手术室护士交接 □ 术后测量生命体征 □ 术后心电监护 □ 各类管道护理 □ 术后观察切口渗出情况	□ 按护理等级完成基础护理项目 □ 监测生命体征 □ 观察药物疗效 □ 指导术后康复训练 □ 妥善固定各类管道 □ 观察切口敷料，有渗出时报告医师处理，观察患者情况 □ 术后心理与生活护理	□ 按护理等级完成基础护理项目 □ 根据排便情况采取通便措施 □ 观察切口敷料，有渗出时报告医师处理 □ 观察药物疗效 □ 术后心理与生活护理 □ 协助患者下床活动

护理评估	□ 通过格拉斯哥评分表评估意识情况 □ 一般护理评估:感觉、睁眼反应,语言及肢体感觉运动情况,有异常时立即报告医师处理 □ 风险评估:评估有无跌倒、坠床、压疮、导管滑脱、液体外渗的风险、疼痛评估	□ 评估患者意识、肢体活动情况,有异常立即报告医师处理 □ 评估跌倒风险 □ 评估压疮风险 □ 疼痛评估	□ 评估患者意识及肢体活动情况,有异常时立即报告医师处理 □ 评估跌倒风险 □ 评估压疮风险 □ 疼痛评估	
专科护理	□ 与手术室护士共同评估皮肤、切口敷料、输液及引流情况 □ 指导患者进行四肢功能锻炼 □ 指导患者掌握床上排尿、排便(使用便器)方法 □ 观察切口情况 □ 引流管的护理	□ 指导患者术后体位摆放及功能锻炼 □ 指导患者正确使用抗血栓压力带 □ 指导患者进行自主排尿训练 □ 指导患者进行肢体功能锻炼 □ 指导患者进行床上翻身 □ 指导患者卧床期间患肢保持过伸位 □ 观察切口情况 □ 引流管的护理	□ 指导患者正确使用抗血栓压力带 □ 指导患者进行肢体功能锻炼	
饮食指导	□ 术后麻醉清醒拔除气管插管后6小时之内禁食、禁水,口干时协助湿润口唇 □ 拔除气管插管6小时以后指导患者间断、少量饮用温开水,逐渐过渡到流食、半流食	□ 协助进餐	□ 协助进餐	
活动体位	□ 根据护理等级指导活动	□ 根据护理等级指导活动	□ 根据护理等级指导活动	
洗浴要求	□ 晨、晚间护理	□ 晨、晚间护理	□ 晨、晚间护理	
病情变异记录	□ 无　　□ 有,原因: □ 患者　□ 疾病　□ 医疗 □ 护理　□ 保障　□ 管理	□ 无　　□ 有,原因: □ 患者　□ 疾病　□ 医疗 □ 护理　□ 保障　□ 管理	□ 无　　□ 有,原因: □ 患者　□ 疾病　□ 医疗 □ 护理　□ 保障　□ 管理	

护士签名	白班	小夜班	大夜班	白班	小夜班	大夜班	白班	小夜班	大夜班
医师签名									

（续　表）

时间			住院第 7 天（术后 3 天）	住院第 8 天（术后 4 天）	住院第 9 天（术后 5 天）
主要诊疗工作	制度落实		☐ 三级检诊制度 ☐ 查房制度	☐ 三级检诊制度 ☐ 查房制度	☐ 三级检诊制度 ☐ 查房制度
	病情评估		☐ 观察一般情况 ☐ 术后神经系统评估 ☐ 切口愈合情况	☐ 观察一般情况 ☐ 术后神经系统评估	☐ 观察一般情况 ☐ 术后神经系统评估
	病历书写		☐ 术后第 3 天病程记录	☐ 术后病程记录	☐ 术后病程记录
	知情同意		☐ 有创检查或治疗同意书		
	手术治疗				
	其他				
重点医嘱	长期医嘱	护理医嘱	☐ 二级护理		
		处置医嘱			
		膳食医嘱	☐ 普食		
		药物医嘱			
	临时医嘱	检查检验			
		药物医嘱	☐ 对症处理		
		手术医嘱			
		处置医嘱	☐ 腰椎穿刺（必要时） ☐ 脑室穿刺（必要时） ☐ 腰椎穿刺置管引流（必要时）	☐ 大换药（必要时）	☐ 大换药（必要时）
主要护理工作	健康宣教		☐ 告知护理风险 ☐ 药物相关知识宣教 ☐ 功能锻炼：语言、吞咽等	☐ 告知护理风险 ☐ 药物相关知识宣教 ☐ 功能锻炼：语言、吞咽等	☐ 告知护理风险 ☐ 药物相关知识宣教 ☐ 功能锻炼：语言、吞咽等
	护理处置		☐ 按护理等级要求完成基础护理项目 ☐ 监测生命体征 ☐ 观察药物疗效 ☐ 肢体功能训练 ☐ 管道护理 ☐ 膀胱功能训练、拔除尿管 ☐ 术后心理与生活护理 ☐ 协助患者下床活动	☐ 按护理等级要求完成基础护理项目 ☐ 监测生命体征 ☐ 观察药物疗效 ☐ 肢体功能训练 ☐ 管道护理 ☐ 术后心理与生活护理 ☐ 协助患者下床活动	☐ 按护理等级要求完成基础护理项目 ☐ 监测生命体征 ☐ 观察药物疗效 ☐ 肢体功能训练 ☐ 术后心理与生活护理 ☐ 协助患者下床活动

（续　表）

护理评估	□ 一般护理评估:感觉、睁眼反应,语言及肢体感觉运动情况,有异常时立即报告医师处理 □ 风险评估:评估有无跌倒、坠床、压疮、导管滑脱、液体外渗的风险、疼痛评估	□ 一般护理评估:感觉、睁眼反应,语言及肢体感觉运动情况,有异常时立即报告医师处理 □ 风险评估:评估有无跌倒、坠床、压疮、导管滑脱、液体外渗的风险、疼痛评估	□ 一般护理评估:感觉、睁眼反应,语言及肢体感觉运动情况,有异常时立即报告医师处理 □ 风险评估:评估有无跌倒、坠床、压疮、导管滑脱、液体外渗的风险、疼痛评估
专科护理	□ 指导患者术后体位摆放及功能锻炼 □ 指导患者正确使用抗血栓压力带 □ 指导患者进行肢体功能锻炼	□ 指导患者术后体位摆放及功能锻炼 □ 指导患者正确使用抗血栓压力带 □ 指导患者进行肢体功能锻炼	□ 指导患者术后体位摆放及功能锻炼 □ 指导患者正确使用抗血栓压力带 □ 指导患者进行肢体功能锻炼
饮食指导	□ 根据医嘱通知配餐员准备膳食 □ 协助进餐	□ 协助进餐	□ 协助进餐
活动体位	□ 根据护理等级指导活动	□ 根据护理等级指导活动	□ 根据护理等级指导活动
洗浴要求	□ 晨、晚间护理	□ 晨、晚间护理	□ 晨、晚间护理
病情变异记录	□ 无　　□ 有,原因: □ 患者　□ 疾病　□ 医疗 □ 护理　□ 保障　□ 管理	□ 无　　□ 有,原因: □ 患者　□ 疾病　□ 医疗 □ 护理　□ 保障　□ 管理	□ 无　　□ 有,原因: □ 患者　□ 疾病　□ 医疗 □ 护理　□ 保障　□ 管理

护士签名	白班	小夜班	大夜班	白班	小夜班	大夜班	白班	小夜班	大夜班

医师签名			

时间	住院第 10 天(术后 6 天)	住院第 11 天(术后 7 天)	住院第 12－14 天(出院日)
主要诊疗工作 制度落实	□ 三级检诊制度 □ 查房制度	□ 三级检诊制度 □ 查房制度 □ 出院前 1 天由上级医师指示出院的病程记录	□ 三级检诊制度 □ 查房制度
病情评估	□ 观察一般情况 □ 术后神经系统评估 □ 切口愈合情况	□ 是否达到出院标准 □ 切口愈合情况评估	□ 观察一般情况 □ 切口愈合情况评估
病历书写	□ 术后病程记录	□ 完成出院前上级医师查房记录	□ 出院当天病程记录 □ 出院后 24 小时内完成出院记录 □ 出院后 24 小时内完成病案首页 □ 完成出院介绍信 □ 开具诊断证明书

（续　表）

知情同意		□ 有创检查或治疗同意书			□ 告知患者出院后注意事项 □ 告知下一步诊疗建议
手术治疗					
其他				□ 查看病理报告	□ 通知出院 □ 开具出院介绍信 □ 开具诊断证明书 □ 出院带药 □ 预约门诊复诊时间
重点医嘱	长期医嘱	护理医嘱	□ 二级护理		
		处置医嘱			
		膳食医嘱	□ 普食		
		药物医嘱			
	临时医嘱	检查检验		□ 头颅 CT 或磁共振复查	
		药物医嘱	□ 对症处理		
		手术医嘱			
		处置医嘱		□ 大换药（必要时）	□ 大换药（必要时） □ 拆除缝线 □ 出院
主要护理工作		健康宣教	□ 告知护理风险 □ 功能锻炼：吞咽、语言、四肢	□ 告知护理风险 □ 功能锻炼：吞咽、语言、四肢	□ 出院宣教（康复训练方法，用药指导及注意事项，复查时间及项目），给予出院指导单
		护理处置	□ 按护理等级要求完成基础护理项目 □ 监测生命体征 □ 观察药物疗效 □ 术后心理与生活护理 □ 护理风险相关措施	□ 按护理等级要求完成基础护理项目 □ 监测生命体征 □ 观察药物疗效 □ 术后心理与生活护理 □ 护理风险相关措施	
		护理评估	□ 护理风险评估 □ 疼痛评估	□ 护理风险评估 □ 疼痛评估	
		专科护理	□ 指导患者术后体位摆放及功能锻炼	□ 指导患者术后体位摆放及功能锻炼	
		饮食指导	□ 协助进餐	□ 协助进餐	
		活动体位	□ 根据护理等级指导活动	□ 根据护理等级指导活动	
		洗浴要求	□ 晨、晚间护理	□ 晨、晚间护理	
病情变异记录			□ 无　　□ 有,原因: □ 患者　□ 疾病　□ 医疗 □ 护理　□ 保障　□ 管理	□ 无　　□ 有,原因: □ 患者　□ 疾病　□ 医疗 □ 护理　□ 保障　□ 管理	□ 无　　□ 有,原因: □ 患者　□ 疾病　□ 医疗 □ 护理　□ 保障　□ 管理

（续　表）

	白班	小夜班	大夜班	白班	小夜班	大夜班	白班	小夜班	大夜班
护士签名									
医师签名									

无框架立体定向导航下脑内病变活检术临床路径

一、无框架立体定向导航下脑内病变活检术
临床路径标准住院流程

(一)适用对象

性质不明的脑内多发或弥散性病变,以及累及双侧大脑半球的病变;性质不明且手术风险大的功能区病变;术前高度怀疑为某些特定类型疾病,可以通过非手术方法得到有效治疗。均为决定下一步治疗提供证据(ICD-10:R90.0),拟行术中磁共振与导航下脑内病变活检术(ICD-9-CM-3:01.1303/00.3501)的患者。

(二)诊断依据

根据《临床诊疗指南·神经外科学分册》(中华医学会编著,人民卫生出版社,2012年),《临床技术操作规范·神经外科分册》(中华医学会编著,人民军医出版社),《王忠诚神经外科学(彩图版)》(第2版,王忠诚,主编.湖北科学技术出版社,2015年),《神经外科学》(第3版,赵继宗,周定标,主编.人民卫生出版社,2014年),《神经外科学手册》(第7版,Thieme,美国,2010年)。

1. **手术对象** 性质不明的脑内多发或弥散性病变,以及累及双侧大脑半球的病变;性质不明且手术风险大的功能区病变;术前高度怀疑为某些特定类型疾病,可以通过非手术方法得到有效治疗。均为决定下一步治疗提供证据。

2. **禁忌证** 年龄小于3岁,颅骨菲薄(<3mm),无法使用无框架的立体定向导航;凝血功能异常(包括服用抗凝药物,出血性体质,血小板计数小于$50×10^9$/L);血管性或富含血管性病变;低位脑干内的弥散性病变;疑为脑囊虫或棘球蚴病者;脑室内病变;患有其他全身疾病无法耐受全身麻醉手术。

3. **辅助检查** 颅脑MRI检查显示病变部位及大小,功能成像及结构重建术中保护重要神经功能区,代谢成像显示病变代谢特征指导穿刺靶点选择。

(三)治疗方案的选择及依据

根据《临床诊疗指南·神经外科学分册》(中华医学会编著,人民卫生出版社,2012年),《临床技术操作规范·神经外科分册》(中华医学会编著,人民军医出版社,2007年),《王忠诚神经外科学(彩图版)》(第2版,王忠诚,主编.湖北科学技术出版社,2015年),《神经外科学》(第3版,赵继宗,周定标,主编.人民卫生出版社,2014年),《神经外科学手册》(第7版,Thieme,美国,2010年)。

1. 性质不明的脑内多发或弥散性病变,以及累及双侧大脑半球的病变;性质不明且手术风险大的功能区病变;术前高度怀疑为某些特定类型疾病,可以通过非手术方法得到有效治

疗。均为决定下一步治疗提供证据。

2. 无手术禁忌证。

3. 征得患者及其家属的同意。

(四)标准住院天数

11～13 天。

(五)进入路径标准

1. 性质不明的脑内多发或弥散性病变,以及累及双侧大脑半球的病变;性质不明且手术风险大的功能区病变;术前高度怀疑为某些特定类型疾病,可以通过非手术方法得到有效治疗(ICD-10:R90.0)。

2. 除外无框架脑内穿刺活检手术禁忌证。

3. 除外有框架立体定向活检。

(六)术前准备(术前评估)4 天

1. 术前评估　术前 4 天内完成病情评估、必要的检查,做出术前小结、术前讨论。

(1)必需的检查项目:①血常规、尿常规、粪常规、血型、凝血功能检查、普通生化、血清术前八项。②胸部 X 线片、心电图。③头颅 MRI 检查。

(2)根据患者病情可选择:①头颅或全身 PET 检查。②超声心动图、血气分析或肺功能(年龄>70 岁或既往有心、肺病史者)。③有相关疾病者必要时请相关科室医师会诊。

(3)营养评估:由护士根据《解放军总医院新入院患者营养风险筛查表》为新入院患者进行营养评估,评分>3 分的告知医师,必要时申请营养科医师会诊。

(4)心理评估:由心理科医师根据病情需要实施评估。

(5)疼痛评估:由医师对于病情危重患者或术前 24 小时、麻醉前的患者根据《视觉模拟评分法(VAS)》实施疼痛评估,评估结果及应用的特殊镇痛药物应当告知患者或其病情委托人,疼痛评估的结果应当记录在住院病历表格中。评分>7 分、常规镇痛处理效果欠佳、顽固性疼痛的患者应当及时请疼痛科医师会诊。

(6)康复评估:由护士根据《入院患者康复筛查和评估表》在患者入院后 24 小时内进行康复筛查和评估。任何一项结果为“是”,告知医师,申请康复科医师会诊。

(7)深静脉血栓栓塞症风险评估:根据专科《深静脉血栓栓塞症评估量表》在患者入院后 24 小时内进行风险筛查和评估,风险结果为“高危”的,则申请血管外科或介入导管室医师会诊。

2. 术前准备

(1)术前谈话:术者应在术前 1 天与患者及其家属谈话,告知手术方案、相关风险、术后转归、手术费用和患者及其家属权益,并履行书面知情同意手续。告知高值耗材的使用及费用。

(2)术前磁共振检查和导航准备。

(3)通知手术室准备手术间、手术药品、手术物品及特殊耗材。

(4)护士做心理护理,交代注意事项:防压疮、防跌倒、指导患者戒烟等,并进行术前宣教。

(5)手术部位标识:术者、一助或经治医师在手术当日应对手术部位做体表标识,急诊手术由接诊医师或会诊外科医师标记,标记过程应有责任护士、患者及其亲属共同参与,并记入手术安排表。

(6)术前 1 天麻醉医师访视:制订全身麻醉计划、完成评估并记入《麻醉术前访视记录》,告知患者及其家属麻醉适应证、麻醉目的、风险、可能出现的情况及其处理原则、替代方案等,签署《麻醉知情同意书》并归入病历。

(七)药品选择及使用时机

1. 按照《抗菌药物临床应用指导原则(2015 年)》(卫医发[2015]43 号)选择用药。

2. 预防性用抗生素时间为术前 30 分钟。

3. 如置管引流,手术后可预防性应用抗生素 5～7 天。

(八)手术日为入院第 5 天

1. 手术安全核对:患者入手术间后由手术医师、麻醉医师、巡回护士和患者本人共同核对患者身份、手术部位与标识、手术方式。手术医师、麻醉医师、巡回护士三方按《手术安全核对表》逐项核对,共同签名。

2. 麻醉方式:气管插管全身麻醉。

3. 术中用药:麻醉常规用药,术中镇痛等。

4. 手术方式:术中磁共振与导航下脑内病变活检术。

5. 手术器械:常规无框架立体定向导航器械、其他根据具体病变选择手术器械。

6. 术后回神经外科监护病房或监护室。

7. 指导术后注意事项。

8. 经治医师或手术医师应即刻完成术后首次病程记录,观察术后患者病情变化。

(九)术后住院恢复 7～10 天

1. 必要时复查的项目　血常规、普通生化、凝血、头颅 CT 或 MRI。

2. 术后用药

(1)抗生素:参照《抗菌药物临床应用指导原则(2015 年)》(卫医发[2015]43 号)执行。

(2)其他对症药物:止血、降颅压、抑酸、抗癫痫及神经营养等。

3. 术后换药　术后第 1 天、第 3 天及拆线当天给予清洁换药;其他时间根据手术切口渗出情况给予清洁换药。

4. 术后护理　观察患者意识和瞳孔变化、伤口敷料有无渗出、意识或瞳孔出现变化时立即通知医师处理,指导患者术后功能锻炼,如瘫痪肢体功能锻炼、膀胱排尿功能锻炼、指导患者正确使用弹力袜或抗血栓压力带、防跌倒护理等。

(十)出院标准(围绕一般情况、切口情况、第一诊断转归)

1. 神经系统查体稳定,无危及生命的并发症。

2. 切口愈合良好。

3. 病理诊断明确,下一步治疗方案确定。

(十一)有无变异及原因分析

手术相关并发症如下。

1. 术后继发穿刺部位血肿,血肿量小可非手术或置管引流治疗,血肿量大需要开颅清除血肿手术,导致住院时间延长与费用增加。术中注意避开富血管区域,如脑沟或侧裂池内。

2. 术后神经功能障碍导致住院时间延长与费用增加。术前充分评估,避开重要功能结构。

3. 病理无法明确诊断导致无法决定进一步治疗方案。安全前提下尽量多点和多量取材,术中磁共振及时纠正活检部位偏离。

4.颅内感染导致住院时间延长与费用增加。注意术中无菌原则和预防应用抗生素。

5.切口愈合不良导致住院时间延长与费用增加。逐层关颅和术后动态观察切口愈合情况。

二、无框架立体定向导航下脑内病变活检术临床路径表单

适用对象	性质不明的脑内多发或弥散性病变,以及累及双侧大脑半球的病变;性质不明且手术风险大的功能区病变;术前高度怀疑为某些特定类型疾病,可以通过非手术方法得到有效治疗。均为决定下一步治疗提供证据(ICD-10:R90.0) 拟行术中磁共振与导航下脑内病变活检术(ICD-9-CM-3:01.1303/00.3501)的患者		
患者基本信息	姓名:____ 性别:____ 年龄:__ 门诊号:____ 住院号:_____ 过敏史:_____ 住院日期:__年__月__日 出院日期:__年__月__日		标准住院天数:11～13 天
时间	住院第 1 天(术前 4 天)	住院第 2 天(术前 3 天)	住院第 3 天(术前 2 天)
主要诊疗工作 制度落实	□ 入院 2 小时内经治医师或值班医师完成接诊 □ 入院 24 小时内主管医师完成检诊	□ 入院 48 小时内主诊医师完成检诊 □ 术前化验和检查 □ 专科医师会诊(必要时)	□ 落实查房制度 □ 磁共振检查 □ 导航准备
病情评估	□ 经治医师采集病史与体格检查 □ 营养评估 □ 心理评估 □ 疼痛评估 □ 康复评估 □ 深静脉血栓栓塞症风险评估	□ 主管医师和主诊医师了解病情	□ 手术风险评估
病历书写	□ 入院 8 小时内完成首次病程记录 □ 入院 24 小时内完成入院记录 □ 完成主管医师查房记录	□ 完成主诊医师查房记录	□ 查房记录
知情同意	□ 患者或其家属在入院记录单上签名		
手术治疗			
其他	□ 及时通知上级医师检诊	□ 经治医师检查、整理病历资料	

重点医嘱	长期医嘱	护理医嘱	□ 按神经外科护理常规 □ 特级护理 □ 一级护理 □ 二级护理		
		处置医嘱	□ 静脉抽血 □ 吸氧 □ 观察意识、瞳孔变化		
		膳食医嘱	□ 普食 □ 糖尿病饮食 □ 低盐、低脂饮食 □ 低盐、低脂、糖尿病饮食		
		药物医嘱	□ 自带药（必要时） □ 术前治疗药物		
	临时医嘱	检查检验	□ 血常规 □ 尿常规 □ 粪常规 □ 血型 □ 凝血四项 □ 普通生化 □ 血清术前八项 □ 胸部正位 X 线片 □ 心电图检查（多导）	□ 超声心动图（必要时） □ PET（必要时） □ 肺部 CT（必要时） □ 头颅 CT（必要时）	□ 头颅磁共振检查
		药物医嘱			□ 注射用钆喷酸钆葡胺
		手术医嘱			
		处置医嘱	□ 静脉抽血		□ 留置针穿刺
主要护理工作		健康宣教	□ 入院宣教（住院环境、规章制度） □ 进行护理安全指导 □ 按护理等级进行护理、活动范围指导 □ 进行饮食指导 □ 进行关于疾病知识的宣教 □ 告知检查、检验项目的目的和意义	□ 告知患者护理风险 □ 防跌倒风险宣教 □ 告知检查项目的目的和意义（必要时）	□ 告知患者护理风险 □ 防跌倒风险宣教 □ 防导管滑脱风险宣教 □ 告知检查项目的目的和意义
		护理处置	□ 患者身份核对 □ 佩戴腕带 □ 建立入院病历,通知医师 □ 入院介绍:介绍责任护士,病区环境、设施、规章制度、基础护理服务项目 □ 询问病史,填写护理记录单首页	□ 观察病情 □ 测量基本生命体征 □ 心理与生活护理 □ 根据评估结果采取相应护理措施 □ 通知检查项目及检查注意事项（必要时）	□ 观察病情 □ 测量基本生命体征 □ 心理与生活护理 □ 根据评估结果采取相应护理措施 □ 通知检查项目及检查注意事项

		☐ 观察病情 ☐ 测量基本生命体征 ☐ 抽血、留取尿便标本 ☐ 心理与生活护理 ☐ 根据评估结果采取相应护理措施 ☐ 通知检查项目及检查注意事项		
	护理评估	☐ 一般评估：生命体征、意识、皮肤、药物过敏史等 ☐ 专科评估：生活自理能力、运动功能、语言功能及患者用药情况 ☐ 风险评估：评估有无跌倒、坠床、压疮风险 ☐ 心理评估 ☐ 营养评估 ☐ 疼痛评估 ☐ 康复评估	☐ 跌倒风险评估 ☐ 疼痛评估	☐ 跌倒风险评估 ☐ 疼痛评估 ☐ 导管滑脱风险评估
	专科护理	☐ 观察患者意识情况 ☐ 注重患者主诉 ☐ 嘱患者遵医嘱服用控制血压、血糖药物	☐ 观察患者意识情况 ☐ 注重患者主诉	☐ 观察患者意识情况 ☐ 注重患者主诉
	饮食指导	☐ 根据医嘱通知配餐员准备膳食 ☐ 协助进餐	☐ 协助进餐	☐ 协助进餐
	活动体位	☐ 根据护理等级指导活动	☐ 根据护理等级指导活动	☐ 根据护理等级指导活动
	洗浴要求	☐ 协助患者洗澡，更换病号服	☐ 协助患者晨、晚间护理	☐ 协助患者晨、晚间护理
病情变异记录		☐ 无　　☐ 有，原因： ☐ 患者　☐ 疾病　☐ 医疗 ☐ 护理　☐ 保障　☐ 管理	☐ 无　　☐ 有，原因： ☐ 患者　☐ 疾病　☐ 医疗 ☐ 护理　☐ 保障　☐ 管理	☐ 无　　☐ 有，原因： ☐ 患者　☐ 疾病　☐ 医疗 ☐ 护理　☐ 保障　☐ 管理

护士签名	白班	小夜班	大夜班	白班	小夜班	大夜班	白班	小夜班	大夜班

医师签名		

时间	住院第 4 天（术前 1 天）	住院第 5 天（手术当天）	住院第 6 天（术后第 1 天）
主要诊疗工作　制度落实	☐ 完成术前准备 ☐ 组织术前讨论 ☐ 手术部位标识	☐ 手术安全核查	☐ 手术医师查房 ☐ 主管医师术后 24 小时内检诊
病情评估	☐ 术前风险评估	☐ 术后神经功能评估 ☐ 术后意识水平评估	☐ 术后神经功能评估

（续　表）

			完成术前讨论、术前小结	术者或一助术后 24 小时内完成手术记录（术者签名） 术后即刻完成术后首次病程记录	术后首日病程记录
	病历书写		□ 完成术前讨论、术前小结	□ 术者或一助术后 24 小时内完成手术记录（术者签名） □ 术后即刻完成术后首次病程记录	□ 术后首日病程记录
	知情同意		□ 术前谈话，告知患者及其家属病情和围术期注意事项并签署手术知情同意书、授权委托书（患者本人不能签名时）、自费用品协议书（必要时）、军人目录外耗材审批单（必要时）	□ 告知患者及其家属手术情况和术后注意事项	□ 告知术后病情 □ 有创检查或治疗同意书
	手术治疗		□ 预约手术	□ 实施手术（手术安全核查记录、手术清点记录）	
	其他		□ 准备特殊手术器械或物品 □ 检查住院押金使用情况	□ 术后病情交接 □ 观察患者意识和瞳孔等 □ 评估神经功能情况 □ 病理送检	□ 观察生命体征 □ 询问主诉 □ 神经系统查体 □ 切口换药 □ 复查血常规、凝血和普通生化 □ 切口换药 □ 观察切口情况
重点医嘱	长期医嘱	护理医嘱		□ 按神经外科术后护理常规 □ 特级护理 □ 一级护理	
		处置医嘱		□ 持续低流量吸氧 □ 多功能监护仪 □ 留置导尿管 □ 吸氧 □ 观察瞳孔和意识变化 □ 呼吸机辅助呼吸	
		膳食医嘱	□ 术前禁食、禁水	□ 禁食、禁水	□ 流食或半流食
		药物医嘱		□ 止血 □ 降颅压 □ 抑酸 □ 抗癫痫 □ 抗感染 □ 神经营养 □ 补液支持	

临时医嘱	检查检验		□ 血常规 □ 普通生化 □ 凝血功能	□ 头颅 CT（必要时）
	药物医嘱	□ 术前阿托品 □ 术中带药如钆喷酸葡胺 □ 抗生素	□ 镇痛（必要时） □ 解热（必要时） □ 镇静（必要时）	□ 对症药物
	手术医嘱	□ 常规准备明日在全身麻醉下行磁共振与导航下脑内病变活检术		
	处置医嘱	□ 备皮	□ 大换药（必要时）	□ 停留置尿管
主要护理工作	健康宣教	□ 术前宣教	□ 术后宣教 □ 术后心理疏导 □ 指导术后康复训练 □ 指导术后注意事项	□ 等级护理知识宣教 □ 饮食指导 □ 告知患者护理风险 □ 防坠床风险宣教 □ 防导管滑脱风险宣教 □ 防静脉外渗风险宣教 □ 压疮风险知识宣教
	护理处置	□ 术前患者准备（术前沐浴、更衣、备皮） □ 检查术前物品准备 □ 指导患者准备术后所需用品，贵重物品交由其家属保管 □ 指导患者进行肠道准备并检查准备效果 □ 告知患者入手术室前取下活动义齿 □ 测量基本生命体征 □ 皮试	□ 晨起测量生命体征并记录 □ 确认无上呼吸道感染症状，确认无月经来潮 □ 与手术室护士交接病历、影像资料、术中带药等 □ 术前补液（必要时） □ 嘱患者入手术室前膀胱排空 □ 与手术室护士交接 □ 术后心电监护 □ 各类管道护理 □ 术后心理与生活护理	□ 按护理等级要求完成基础护理项目 □ 留取标本 □ 观察静脉输液情况 □ 观察留置尿管引流情况，并遵医嘱拔除尿管 □ 妥善固定各类管道 □ 观察切口疼痛情况 □ 根据排便情况采取通便措施 □ 术后心理与生活护理
	护理评估	□ 评估患者心理状态	□ 评估意识情况 □ 评估疼痛情况 □ 风险评估：评估有无跌倒、坠床、压疮、导管滑脱、液体外渗的风险	□ 评估意识情况 □ 评估疼痛情况 □ 评估神经功能 □ 风险评估：评估有无跌倒、坠床、压疮、导管滑脱、液体外渗的风险

（续　表）

专科护理	□ 指导患者掌握床上翻身方法 □ 指导患者掌握床上排尿、排便（使用便器）方法	□ 与手术室护士共同评估皮肤、切口敷料、输液情况 □ 术后严密观察意识、瞳孔、生命体征及肢体活动情况，发现异常及时报告医师 □ 指导患者进行床上肢体主动运动 □ 患者进行自主排尿训练 □ 术后使用抗血栓压力带	□ 术后严密观察意识、瞳孔、生命体征及肢体活动情况，发现异常及时报告医师 □ 指导患者术后功能锻炼 □ 指导患者进行床上翻身 □ 指导患者掌握床上排尿、排便（使用便器）方法指导 □ 指导患者正确使用抗血栓压力带 □ 进行防压疮护理 □ 注重患者主诉	
饮食指导	□ 通知患者 22：00 后禁食、禁水	□ 禁食、禁水，口干时协助润滑口唇	□ 根据医嘱通知配餐员准备膳食 □ 协助进餐	
活动体位	□ 根据护理等级指导活动	□ 根据手术及麻醉方式安置合适体位 □ 指导患者掌握床上翻身方法	□ 根据护理等级指导患者床上活动	
洗浴要求	□ 备皮后协助患者清洁备皮部位，更换病号服	□ 协助患者晨、晚间护理	□ 协助患者晨、晚间护理	
病情变异记录	□ 无　　□ 有，原因： □ 患者　□ 疾病　□ 医疗 □ 护理　□ 保障　□ 管理	□ 无　　□ 有，原因： □ 患者　□ 疾病　□ 医疗 □ 护理　□ 保障　□ 管理	□ 无　　□ 有，原因： □ 患者　□ 疾病　□ 医疗 □ 护理　□ 保障　□ 管理	
护士签名	白班　　小夜班　　大夜班	白班　　小夜班　　大夜班	白班　　小夜班　　大夜班	
医师签名				
时间	住院第 7 天（术后 2 天）	住院第 8 天（术后 3 天）	住院第 9 天（术后 4 天）	
主要诊疗工作 制度落实	□ 三级检诊制度 □ 查房制度	□ 三级检诊制度 □ 查房制度	□ 三级检诊制度 □ 查房制度	
病情评估	□ 观察一般情况 □ 术后神经系统评估	□ 观察一般情况 □ 术后神经系统评估	□ 观察一般情况 □ 术后神经系统评估	
病历书写	□ 术后第 2 天病程记录	□ 术后第 3 天病程记录	□ 术后病程记录	
知情同意				
手术治疗				
其他				

（续　表）

重点医嘱	长期医嘱	护理医嘱	☐ 一级护理（可如厕） ☐ 二级护理	☐ 二级护理	
		处置医嘱			
		膳食医嘱	☐ 半流食 ☐ 普食	☐ 普食	
		药物医嘱			
	临时医嘱	检查检验			
		药物医嘱	☐ 对症处理		
		手术医嘱			
		处置医嘱		☐ 大换药（必要时）	☐ 大换药（必要时）
主要护理工作	健康宣教		☐ 等级护理知识宣教 ☐ 饮食指导 ☐ 告知患者护理风险 ☐ 防跌倒风险宣教 ☐ 防导管滑脱风险宣教 ☐ 防静脉外渗风险宣教	☐ 护理等级知识宣教 ☐ 饮食指导 ☐ 指导患者及其家属肢体功能训练	☐ 指导患者下床活动
	护理处置		☐ 按护理等级要求完成基础护理项目 ☐ 观察静脉输液情况 ☐ 妥善固定静脉管道 ☐ 观察切口疼痛情况 ☐ 根据排便情况采取通便措施 ☐ 术后心理与生活护理	☐ 按护理等级要求完成基础护理项目 ☐ 观察静脉输液情况 ☐ 妥善固定静脉管道 ☐ 观察切口疼痛情况 ☐ 根据排便情况采取通便措施 ☐ 术后心理与生活护理	☐ 按护理等级要求完成基础护理项目 ☐ 观察静脉输液情况 ☐ 妥善固定静脉管道 ☐ 观察切口疼痛情况 ☐ 根据排便情况采取通便措施 ☐ 术后心理与生活护理
	护理评估		☐ 评估意识情况 ☐ 评估疼痛情况 ☐ 评估神经功能 ☐ 风险评估：评估有无跌倒、坠床、导管滑脱、液体外渗的风险	☐ 评估意识情况 ☐ 评估疼痛情况 ☐ 评估神经功能 ☐ 风险评估：评估有无跌倒、坠床、导管滑脱、液体外渗的风险	☐ 评估意识情况 ☐ 评估疼痛情况 ☐ 评估神经功能 ☐ 风险评估：评估有无跌倒、坠床、导管滑脱、液体外渗的风险
	专科护理		☐ 术后严密观察意识、瞳孔、生命体征及肢体活动情况，发现异常及时报告医师 ☐ 观察切口有无渗血渗液，有异常时及时报告医师 ☐ 指导患者术后功能锻炼 ☐ 指导患者进行床上翻身 ☐ 指导患者掌握床上排尿、排便（使用便器）方法指导 ☐ 注重患者主诉	☐ 术后严密观察意识、瞳孔、生命体征及肢体活动情况，发现异常及时报告医师 ☐ 观察切口有无渗血渗液，有异常时及时报告医师 ☐ 指导患者术后功能锻炼 ☐ 注重患者主诉	☐ 术后严密观察意识、瞳孔、生命体征及肢体活动情况，发现异常及时报告医师 ☐ 观察切口有无渗血渗液，有异常时及时报告医师 ☐ 注重患者主诉

（续　表）

饮食指导	□ 根据医嘱通知配餐员准备膳食 □ 协助进餐	□ 根据医嘱通知配餐员准备膳食 □ 协助进餐	□ 协助进餐
活动体位	□ 根据护理等级指导患者床上活动	□ 根据护理等级指导患者活动	□ 根据护理等级指导患者活动
洗浴要求	□ 协助患者晨、晚间护理	□ 协助患者晨、晚间护理	□ 协助患者晨、晚间护理
病情变异记录	□ 无　　□ 有,原因: □ 患者　□ 疾病　□ 医疗 □ 护理　□ 保障　□ 管理	□ 无　　□ 有,原因: □ 患者　□ 疾病　□ 医疗 □ 护理　□ 保障　□ 管理	□ 无　　□ 有,原因: □ 患者　□ 疾病　□ 医疗 □ 护理　□ 保障　□ 管理

护士签名	白班	小夜班	大夜班	白班	小夜班	大夜班	白班	小夜班	大夜班
医师签名									

时间	住院第 10 天(术后 5 天)	住院第 11-13 天(出院日)

		住院第 10 天(术后 5 天)	住院第 11-13 天(出院日)
主要诊疗工作	制度落实	□ 三级检诊制度 □ 查房制度 □ 出院前 1 天由上级医师指示出院的病程记录	□ 三级检诊制度 □ 查房制度
	病情评估	□ 是否达到出院标准 □ 切口愈合情况评估	□ 神经功能评估 □ 切口愈合情况评估
	病历书写	□ 完成出院前上级医师查房记录	□ 出院当天病程记录 □ 出院后 24 小时内完成出院记录 □ 出院后 24 小时内完成病案首页 □ 完成出院介绍信 □ 开具诊断证明书
	知情同意		□ 告知患者出院后注意事项 □ 告知下一步诊疗建议
	手术治疗		
	其他	□ 查看病理诊断报告	□ 查看病理诊断报告 □ 查看切口愈合情况
重点医嘱	长期医嘱 护理医嘱		
	长期医嘱 处置医嘱		
	长期医嘱 膳食医嘱		
	长期医嘱 药物医嘱		
	临时医嘱 检查检验	□ 头颅 CT 或磁共振复查	□ 头颅 CT 或磁共振复查
	临时医嘱 药物医嘱		
	临时医嘱 手术医嘱		
	临时医嘱 处置医嘱		□ 大换药(必要时) □ 拆除缝线 □ 出院

主要护理工作	健康宣教	□ 通知检查项目及检查注意事项 □ 仔细讲解患者办理出院手续的程序及注意事项	□ 告知患者康复训练方法 □ 饮食及用药指导 □ 告知患者复查时间 □ 告知患者洗浴、洗头注意事项
	护理处置	□ 按护理等级要求完成基础护理项目 □ 观察静脉输液情况 □ 妥善固定静脉管道	□ 观察患者情况 □ 协助医师给予患者拆线、换药 □ 协助患者办理出院手续 □ 整理床单位
	护理评估	□ 评估意识情况 □ 风险评估:评估有无跌倒、坠床、导管滑脱、液体外渗的风险	□ 评估切口疼痛情况
	专科护理	□ 观察切口有无渗血渗液,及时报告医师 □ 注重患者主诉	□ 告知患者出院后注意事项并附书面出院指导 1 份
	饮食指导	□ 协助进餐	
	活动体位	□ 根据护理等级指导活动	
	洗浴要求	□ 告知患者洗浴、洗头注意事项	
病情变异记录		□ 无　　　□ 有,原因: □ 患者　□ 疾病　□ 医疗 □ 护理　□ 保障　□ 管理	□ 无　　　□ 有,原因: □ 患者　□ 疾病　□ 医疗 □ 护理　□ 保障　□ 管理

护士签名	白班	小夜班	大夜班	白班	小夜班	大夜班
医师签名						

自发性蛛网膜下腔出血行常规全脑血管造影术临床路径

一、自发性蛛网膜下腔出血行常规全脑血管造影术临床路径标准住院流程

(一)适用对象

第一诊断为自发性蛛网膜下腔出血(ICD-10:I60),拟行常规全脑血管造影术(ICD-9-CM-3:88.4101)的患者。

(二)诊断依据

根据《临床诊疗指南·神经外科学分册》(中华医学会编著,人民卫生出版社,2012 年),《临床技术操作规范·神经外科分册》(中华医学会编著,人民军医出版社),《王忠诚神经外科学(彩图版)》(第 2 版,王忠诚,主编.湖北科学技术出版社,2015 年),《神经外科学》(第 3 版,赵继宗,周定标,主编.人民卫生出版社,2014 年),《神经外科学手册》(第 7 版,Thieme,美国,2010 年)。

1. 临床表现　自发性蛛网膜下腔出血引起的症状,包括头痛、恶心、呕吐、意识障碍等。

2. 辅助检查　头颅 CT 显示蛛网膜下腔出血、血肿、脑室出血等。

(三)治疗方案的选择及依据

根据《临床诊疗指南·神经外科学分册》(中华医学会编著,人民卫生出版社,2012 年),《临床技术操作规范·神经外科分册》(中华医学会编著,人民军医出版社),《王忠诚神经外科学(彩图版)》(第 2 版,王忠诚,主编.湖北科学技术出版社,2015 年),《神经外科学》(第 3 版,赵继宗,周定标,主编.人民卫生出版社,2014 年),《神经外科学手册》(第 7 版,Thieme,美国,2010 年)。

1. 拟诊断为自发性蛛网膜下腔出血。

2. 应向患者家属交代住院期间随时有再出血的危险,可能会造成病情加重,必要时需要急诊手术抢救生命。

(四)标准住院天数

3~5 天。

(五)进入路径标准

1. 第一诊断必须符合自发性蛛网膜下腔出血(ICD-10:I60),拟行常规全脑血管造影术(ICD-9-CM-3:88.4101)。

2. 当患者同时患有其他疾病诊断时,但在住院期间不需特殊处理,也不影响第一诊断的临床路径流程实施时,可以进入路径。

（六）术前准备 1 天

1. 术前评估　术前 24 小时内完成病情评估、必要的检查，做出术前小结、术前讨论。

（1）必需的检查项目：①血常规（含 CRP＋IL-6）；②尿常规；③粪常规；④凝血四项；⑤血清术前八项；⑥红细胞沉降率；⑦血型；⑧头颅 CT 扫描；⑨心电图检查（多导）。

（2）根据患者病情可选择：①神经导航 MRI；②肺功能；③超声心动图。

（3）营养评估：根据《解放军总医院新入院患者营养风险筛查表（NRS）》为新入院患者进行营养评估，评分≥3 分患者给予处置，必要时申请营养科医师会诊。

（4）心理评估：根据新入院患者情况申请心理科医师会诊。

（5）疼痛评估：根据《视觉模拟评分法（VAS）》实施疼痛评估，评分＞7 分患者给予处置，必要时请疼痛科医师会诊。

（6）康复评估：根据《入院患者康复筛查和评估表》在患者入院后 24 小时内进行康复筛查和评估。任何一项结果为"是"，则申请康复科医师会诊。

（7）深静脉血栓栓塞症风险评估：根据专科《深静脉血栓栓塞症评估量表》在患者入院后 24 小时内进行风险筛查和评估，风险结果为"高危"的，则申请血管外科或介入导管室医师会诊。

2. 术前准备

（1）术前谈话：术者应在术前 1 天与患者及其家属谈话，告知手术方案、相关风险、用血计划、术后转归、置入材料、手术费用和患者及其家属权益，并履行书面知情同意手续。告知高值耗材的使用及费用。

（2）术前抗血小板药物负荷应用。

（3）给予脱水、止血、抗血管痉挛、控制血压等非手术治疗。

（4）通知手术室准备手术间、手术药品、手术物品及特殊耗材。

（5）护士做心理护理，交代注意事项：防压疮、防跌倒、指导患者戒烟等，进行术后康复宣教。

（6）手术部位标识：术者、一助或经治医师在术前 1 天应对手术部位做体表标识，急诊手术由接诊医师或会诊外科医师标记，标记过程应有责任护士、患者及其家属共同参与，并记入手术安排表。

（7）术前 1 天麻醉医师访视：制订麻醉计划、完成评估、确定麻醉方式，并记入《麻醉术前访视记录》，告知患者及其家属麻醉适应证、麻醉目的、风险、可能出现的情况及其处理原则、替代方案等，签署《麻醉知情同意书》并归入病历。

（七）手术日第 2 天（DSA 结果）

如果检查发现颅内动脉瘤，则进入动脉瘤手术或栓塞路径，如果检查为阴性，则出院，3 个月后复查。

（八）术后 3～5 天

术后恢复。

二、自发性蛛网膜下腔出血行常规全脑血管造影术临床路径表单

适用对象	第一诊断为自发性蛛网膜下腔出血（ICD-10：I60） 拟行全脑血管造影术（ICD-9-CM-3：88.4101）的患者

（续 表）

患者基本信息	姓名：____ 性别：____ 年龄：__ 门诊号：____ 住院号：_____ 过敏史：_____ 住院日期：__年__月__日 出院日期：__年__月__日		标准住院天数：3～5 天
时间	住院第 1 天	住院第 2 天（手术日）	住院第 3—5 天
主要诊疗工作 制度落实	□ 入院 2 小时内经治医师或值班医师完成接诊 □ 入院 24 小时内主管医师完成检诊 □ 专科医师会诊（必要时） □ 完成术前准备 □ 组织术前讨论 □ 手术部位标识	□ 三级医师查房 □ 手术安全核查	□ 手术医师查房
病情评估	□ 经治医师询问病史与体格检查 □ 营养评估 □ 心理评估 □ 疼痛评估 □ 康复评估 □ 深静脉血栓栓塞症风险评估		□ 根据造影检查结果，阳性者进入手术或介入治疗路径，阴性者出院 □ 出院宣教
病历书写	□ 入院 8 小时内完成首次病程记录 □ 入院 24 小时内完成入院记录 □ 完成主管医师查房记录 □ 完成术前讨论、术前小结	□ 术者或一助术后 24 小时内完成手术记录（术者签名） □ 术后即刻完成术后首次病程记录	□ 出院当天病程记录（由上级医师指示出院） □ 出院后 24 小时内完成出院记录 □ 出院后 24 小时内完成病案首页
知情同意	□ 患者或其家属在入院记录单上签名 □ 术前谈话，告知患者及其家属病情和围术期注意事项并签署手术知情同意书、授权委托书（患者本人不能签名时）、自费用品协议书（必要时）、军人目录外耗材审批单（必要时）	□ 告知患者及其家属手术情况和术后注意事项	□ 告知患者及其家属出院后注意事项
手术治疗	□ 预约手术	□ 实施手术（手术安全核查记录、手术清点记录）	
其他	□ 及时通知上级医师检诊 □ 经治医师检查整理病历资料	□ 术后病情交接 □ 检查有无关节积液 □ 观察手术切口及周围情况	□ 通知出院 □ 开具出院介绍信 □ 开具诊断证明书 □ 出院带药 □ 预约门诊复诊时间

重点医嘱	长期医嘱	护理医嘱	□ 特级护理	□ 特级护理	
		处置医嘱	□ 静脉抽血		
		膳食医嘱	□ 禁食、禁水	□ 禁食、禁水	
		药物医嘱	□ 止血、脱水、控制血压、尼莫地平抗血管痉挛等非手术治疗		
	临时医嘱	检查检验	□ 血常规(含 CRP＋IL-6) □ 尿常规 □ 粪常规 □ 凝血四项 □ 血清术前八项 □ 红细胞沉降率 □ 血型 □ 头颅 CT 扫描 □ 心电图检查(多导) □ 神经导航 MRI(必要时) □ 肺功能(必要时) □ 超声心动图(必要时)		
		药物医嘱			
		手术医嘱		□ 常规今日在局部麻醉下行全脑血管造影术	
		处置医嘱	□ 静脉抽血	□ 备皮	□ 出院 □ 进入手术/介入治疗路径
主要护理工作		健康宣教	□ 入院宣教(住院环境、规章制度) □ 进行护理安全指导 □ 按护理等级进行护理、活动范围指导 □ 进行饮食指导 □ 进行关于疾病知识的宣教 □ 检查、检验项目的目的和意义	□ 术前宣教 □ 术后心理疏导 □ 指导术后康复训练 □ 指导术后注意事项	□ 出院宣教(康复训练方法、用药指导、换药时间及注意事项、复查时间等)
		护理处置	□ 患者身份核对 □ 佩戴腕带 □ 建立入院病历,通知医师 □ 入院介绍:介绍责任护士,病区环境、设施、规章制度、基础护理服务项目 □ 询问病史,填写护理记录单首页 □ 观察病情	□ 术前患者准备(术前沐浴、更衣、备皮) □ 检查术前物品准备 □ 与手术室护士交接 □ 术后观察病情 □ 测量基本生命体征 □ 心理与生活护理 □ 指导并监督患者治疗与康复训练	□ 观察患者情况 □ 核对患者医疗费用 □ 协助患者办理出院手续 □ 指导并监督患者康复训练 □ 整理床单位

	□ 测量基本生命体征 □ 抽血、留取标本 □ 心理与生活护理 □ 根据评估结果采取相应护理措施 □ 通知检查项目及注意事项	□ 遵医嘱用药 □ 根据评估结果采取相应护理措施 □ 完成护理记录			
护理评估	□ 一般评估：生命体征、神志、皮肤、药物过敏史等 □ 风险评估：评估有无跌倒、坠床、压疮风险 □ 心理评估 □ 营养评估 □ 疼痛评估 □ 康复评估	□ 评估切口疼痛情况 □ 观察切口敷料有无渗出并报告医师 □ 风险评估：评估有无跌倒、坠床、压疮、导管滑脱、液体外渗的风险			
专科护理	□ 观察患肢情况 □ 指导功能锻炼 □ 指导助行器及双拐的使用方法 □ 指导患者戒烟等	□ 术后心理与生活护理 □ 指导功能锻炼 □ 切口冷湿敷	□ 告知患者出院后注意事项并附书面出院指导1份		
饮食指导	□ 根据医嘱通知配餐员准备膳食 □ 协助进餐	□ 协助进餐			
活动体位	□ 根据护理等级指导活动	□ 根据护理等级指导活动			
洗浴要求	□ 协助患者洗澡，更换病号服	□ 协助患者晨、晚间护理 □ 备皮后协助患者清洁备皮部位，更换病号服 □ 告知患者切口保护方法			
病情变异记录	□ 无　　□ 有，原因： □ 患者　□ 疾病　□ 医疗 □ 护理　□ 保障　□ 管理	□ 无　　□ 有，原因： □ 患者　□ 疾病　□ 医疗 □ 护理　□ 保障　□ 管理	□ 无　　□ 有，原因： □ 患者　□ 疾病　□ 医疗 □ 护理　□ 保障　□ 管理		
护士签名	白班　　小夜班　　大夜班	白班　　小夜班　　大夜班	白班　　小夜班　　大夜班		
医师签名					

颅内动脉瘤或脑动脉瘤破裂行动脉瘤栓塞术临床路径

一、颅内动脉瘤或脑动脉瘤破裂行动脉瘤栓塞术临床路径标准住院流程

(一)适用对象

第一诊断为颅内动脉瘤(ICD-10:I67.1/I60),拟行动脉瘤栓塞术(ICD-9-CM-3:39.5204)的患者。

(二)诊断依据

根据《临床诊疗指南·神经外科学分册》(中华医学会编著,人民卫生出版社,2012年),《临床技术操作规范·神经外科分册》(中华医学会编著,人民军医出版社),《王忠诚神经外科学(彩图版)》(第2版,王忠诚,主编.湖北科学技术出版社,2015年),《神经外科学》(第3版,赵继宗,周定标,主编.人民卫生出版社,2014年),《神经外科学手册》(第7版,Thieme,美国,2010年)。

1. 临床表现　颅内动脉瘤多为血管异常囊性膨出,WILLIS环血管多发,破裂后多表现为头痛、恶心、呕吐、意识障碍为主的蛛网膜下腔出血症状;也可表现为颈痛,颅内压升高症状,肢体力弱,感觉障碍,脑神经受累,小脑损害体征,锥体束征等。

2. 辅助检查　头颅CT,MRA,CTA,DSA提示病变。

3. 其他　DSA是诊断颅内动脉瘤金标准。

(三)治疗方案的选择及依据

根据《临床诊疗指南·神经外科学分册》(中华医学会编著,人民卫生出版社,2012年),《临床技术操作规范·神经外科分册》(中华医学会编著,人民军医出版社),《王忠诚神经外科学(彩图版)》(第2版,王忠诚,主编.湖北科学技术出版社,2015年),《神经外科学》(第3版,赵继宗,周定标,主编.人民卫生出版社,2014年),《神经外科学手册》(第7版,Thieme,美国,2010年)。

1. 手术:颅内动脉瘤栓塞术。

2. 术前先行诊断性全脑血管造影,包括3D术中重建(酌情)。

3. 术前、术后解痉、脱水、防治并发症等治疗(酌情)。

(四)标准住院天数

6~8天。

(五)进入路径标准

1. 第一诊断符合颅内动脉瘤(ICD-10:I67.1/I60),拟行动脉瘤栓塞术(ICD-9-CM-3:39.5204)。

2. 当患者同时并发其他疾病诊断时,但在住院期间不需要特殊处理,也不影响第一诊断

的临床路径流程实施时，可以进入路径。

（六）术前准备 2～4 天

1. 术前评估　术前 24 小时内完成病情评估、必要的检查，做出术前小结、术前讨论。

（1）必需的检查项目：①血常规（含 CRP＋IL-6）；②尿常规；③粪常规；④凝血四项；⑤血清术前八项；⑥红细胞沉降率；⑦血型；⑧头颅 CT 扫描；⑨心电图检查（多导）。

（2）根据患者病情可选择：①神经导航 MRI；②肺功能；③超声心动图。

（3）营养评估：根据《解放军总医院新入院患者营养风险筛查表（NRS）》为新入院患者进行营养评估，评分≥3 分患者给予处置，必要时申请营养科医师会诊。

（4）心理评估：根据新入院患者情况申请心理科医师会诊。

（5）疼痛评估：根据《视觉模拟评分法（VAS）》实施疼痛评估，评分＞7 分患者给予处置，必要时请疼痛科医师会诊。

（6）康复评估：根据《入院患者康复筛查和评估表》在患者入院后 24 小时内进行康复筛查和评估。任何一项结果为"是"，则申请康复科医师会诊。

（7）深静脉血栓栓塞症风险评估：根据专科《深静脉血栓栓塞症评估量表》在患者入院后 24 小时内进行风险筛查和评估，风险结果为"高危"的，则申请血管外科或介入导管室医师会诊。

2. 术前准备

（1）术前谈话：术者应在术前 1 天与患者及其家属谈话，告知手术方案、相关风险、用血计划、术后转归、置入材料、手术费用和患者及其家属权益，并履行书面知情同意手续。告知高值耗材的使用及费用。

（2）术前抗血小板药物负荷应用。

（3）通知手术室准备手术间、手术药品、手术物品及特殊耗材。

（4）护士做心理护理，交代注意事项：防压疮、防跌倒、指导患者戒烟等，进行术后康复宣教。

（5）手术部位标识：术者、一助或经治医师在术前 1 天应对手术部位做体表标识，急诊手术由接诊医师或会诊外科医师标记，标记过程应有责任护士、患者及其家属共同参与，并记入手术安排表。

（6）术前 1 天麻醉医师访视：制订麻醉计划、完成评估、确定麻醉方式，并记入《麻醉术前访视记录》，告知患者及其家属麻醉适应证、麻醉目的、风险、可能出现的情况及其处理原则、替代方案等，签署《麻醉知情同意书》并归入病历。

（七）药品选择及使用时机

1. 按照《抗菌药物临床应用指导原则（2015 年）》（国卫办医发［2015］43 号）执行。

2. 术前 30 分钟预防性使用抗生素（对于卧床时间长、有昏迷、误吸病史的患者可酌情提前使用抗生素）。

（八）手术日为入院第 3－5 天

1. 手术安全核对　患者入手术间后由手术医师、麻醉医师、巡回护士和患者本人共同核对患者身份、手术部位与标识、手术方式。手术医师、麻醉医师、巡回护士三方按《手术安全核对表》逐项核对，共同签名。

2. 麻醉方式　全身麻醉。

3. 手术方式　颅内动脉瘤栓塞术。

4. 手术内置物　栓塞用材料。

5. 术中用药　激素、脱水药、麻醉常规用药。

6. 输血　视术中情况决定。

7. 其他　经治医师或手术医师应即刻完成术后首次病程记录,观察术后患者病情变化。

(九)术后住院恢复 6～8 天

1. 必需的复查项目:头颅 CT,其他根据患者具体情况安排。

2. 术后选用抗生素、扩张脑血管药物、脱水药物、神经营养药物,用药时间为 3～7 天。

(十)出院标准

1. 切口愈合良好

2. 动脉瘤被栓塞。

3. 无颅内感染。

4. 不需要住院处理的并发症和(或)合并症。

(十一)变异及原因分析

1. 术中有些动脉瘤无法直接栓塞,需要使用支架、球囊等辅助材料二次栓塞,载瘤动脉纡曲、狭窄等不适合一期介入栓塞。

2. 术中发现血管痉挛严重,无法一期栓塞。

3. 术中发生动脉瘤破裂需要开颅清除血肿。

4. 颅内动脉瘤因血管痉挛或血栓形成 DSA 未显影。

5. 颅内动脉瘤发生较大变化,与术前评估有较大出入。

6. 不耐受 DSA 检查的患者,可行 CTA/MRA 等。

二、颅内动脉瘤或脑动脉瘤破裂行动脉瘤栓塞术临床路径表单

适用对象	第一诊断为颅内动脉瘤(ICD-10:I67.1/I60) 拟行动脉瘤栓塞术(ICD-9-CM-3:39.5204)的患者		
患者基本信息	姓名:＿＿　性别:＿＿　年龄:＿＿　门诊号:＿＿ 住院号:＿＿＿＿　过敏史:＿＿＿ 住院日期:＿＿年＿＿月＿＿日　出院日期:＿＿年＿＿月＿＿日		标准住院天数:6～8 天
时间	住院第 1 天	住院第 2 天	住院第 3 天(手术日)
主要诊疗工作　制度落实	□ 入院 2 小时内经治医师或值班医师完成接诊 □ 入院 24 小时内主管医师完成检诊 □ 专科医师会诊(必要时)	□ 主诊医师在患者入院48 小时内完成检诊 □ 完成术前准备 □ 组织术前讨论 □ 手术部位标识	□ 手术医师查房
主要诊疗工作　病情评估	□ 经治医师询问病史与体格检查 □ 完善相关检查 □ 营养评估 □ 心理评估 □ 疼痛评估	□ 术后观察意识情况及神经功能恢复情况	□ 临床观察神经功能恢复情况 □ 观察切口敷料情况 □ 观察引流液性状及记量

			□ 康复评估 □ 深静脉血栓栓塞症风险评估		
		病历书写	□ 入院8小时内完成首次病程记录 □ 入院24小时内完成入院记录 □ 完成主管医师查房记录	□ 完成术前讨论、术前小结	□ 术者或一助术后24小时内完成手术记录（术者签名） □ 术后即刻完成术后首次病程记录
		知情同意	□ 患者或其家属在入院记录单上签名	□ 术前谈话，告知患者及其家属病情和围术期注意事项并签署手术知情同意书、授权委托书（患者本人不能签名时）、自费用品协议书（必要时）、军人目录外耗材审批单（必要时） □ 输血同意书（必要时）	□ 告知患者及其家属手术情况及术后注意事项
		手术治疗		□ 预约手术	□ 实施手术（手术安全核查记录、手术清点记录）
		其他	□ 及时通知上级医师检诊 □ 经治医师检查整理病历资料		□ 术后病情交接
重点医嘱	长期医嘱	护理医嘱	□ 一级护理	□ 一级护理	□ 一级护理 □ 生命体征监测（每2小时一次） □ 多功能监护 □ 吸氧 □ 解除血管痉挛
		处置医嘱			
		膳食医嘱	□ 饮食	□ 饮食	□ 可进食（无术后功能障碍者） □ 胃管鼻饲（吞咽功能障碍者）
		药物医嘱	□ 患者既往基础用药	□ 患者既往基础用药	□ 患者既往基础用药 □ 抗生素 □ 激素、抑酸等 □ 神经营养药（必要时） □ 控制血压和血糖等内科用药

临时医嘱	检查检验	□ 血常规(含 CRP＋IL-6) □ 尿常规 □ 粪常规 □ 凝血四项 □ 血清术前八项 □ 红细胞沉降率 □ 血型 □ 头颅 CT 扫描 □ 心电图检查(多导) □ 神经导航 MRI(必要时) □ 肺功能(必要时) □ 超声心动图(必要时)		□ 复查头颅 CT □ 血常规,肝功能、肾功能 及血电解质,凝血功能, 血气分析等
	药物医嘱	□ 抗生素皮试		
	手术医嘱		□ 明日全身麻醉下行动脉 瘤栓塞术	□ 在局部麻醉/全身麻醉 下行全脑 DSA 造影(必 要时栓塞)
	处置医嘱	□ 静脉抽血 □ 备皮(剃头)		
主要护理工作	健康宣教	□ 入院宣教(住院环境、规章 制度) □ 进行护理安全指导 □ 按护理等级进行护理、活 动范围指导 □ 进行饮食指导 □ 进行关于疾病知识的宣教 □ 检查、检验项目的目的和 意义	□ 术前宣教 □ 术前心理指导	□ 术前宣教 □ 术后心理疏导 □ 指导术后康复训练 □ 指导术后注意事项
	护理处置	□ 患者身份核对 □ 佩戴腕带 □ 建立入院病历,通知医师 □ 入院介绍:介绍责任护士, 病区环境、设施、规章制 度、基础护理服务项目 □ 询问病史,填写护理记录 单首页 □ 观察患者意识、瞳孔及生 命体征,以及神经系统状 况完成术前准备 □ 测量基本生命体征 □ 抽血、留取标本 □ 心理与生活护理 □ 根据评估结果采取相应护 理措施	□ 遵医嘱用药 □ 完成护理记录 □ 术前患者准备(术前沐 浴、更衣、备皮) □ 检查术前物品准备 □ 指导患者准备术后所需 用品,贵重物品交由其 家属保管 □ 指导患者进行肠道准备 并检查准备效果 □ 告知患者入手术室前取 下活动义齿 □ 测量基本生命体征	□ 术前患者准备(术前沐 浴、更衣、备皮) □ 检查术前物品准备 □ 与手术室护士交接 □ 术后观察患者一般状况 及神经系统状况 □ 观察记录患者神志、瞳 孔、生命体征 □ 心理与生活护理 □ 指导并监督患者治疗与 康复训练 □ 遵医嘱用药 □ 根据评估结果采取相应 护理措施 □ 完成护理记录

（续　表）

	☐ 通知检查项目及注意事项				
护理评估	☐ 一般评估：生命体征、神志、皮肤、药物过敏史等 ☐ 风险评估：评估有无跌倒、坠床、压疮风险 ☐ 心理评估 ☐ 营养评估 ☐ 疼痛评估 ☐ 康复评估	☐ 评估患者心理状态		☐ 评估切口疼痛情况 ☐ 观察切口敷料有无渗出并报告医师 ☐ 风险评估：评估有无跌倒、坠床、压疮、导管滑脱、液体外渗的风险	
专科护理	☐ 观察患肢情况 ☐ 指导功能锻炼 ☐ 指导患者戒烟等	☐ 指导患者掌握床上翻身方法 ☐ 指导患者掌握床上排尿、排便（使用便器）方法		☐ 术后心理与生活护理 ☐ 指导功能锻炼	
饮食指导	☐ 根据医嘱通知配餐员准备膳食 ☐ 协助进餐	☐ 通知患者 22：00 后禁食、禁水		☐ 术后麻醉清醒拔除气管插管后 6 小时之内禁食、禁水，口干时协助湿润口唇 ☐ 拔除气管插管 6 小时以后指导患者间断、少量饮用温开水，逐渐过渡到流食、半流食	
活动体位	☐ 根据护理等级指导活动	☐ 根据护理等级指导活动		☐ 根据护理等级指导活动	
洗浴要求	☐ 协助患者洗澡，更换病号服	☐ 协助患者晨、晚间护理		☐ 协助患者晨、晚间护理 ☐ 备皮后协助患者清洁备皮部位，更换病号服 ☐ 告知患者切口处保护方法	
病情变异记录	☐ 无　☐ 有，原因： ☐ 患者　☐ 疾病　☐ 医疗 ☐ 护理　☐ 保障　☐ 管理	☐ 无　☐ 有，原因： ☐ 患者　☐ 疾病　☐ 医疗 ☐ 护理　☐ 保障　☐ 管理		☐ 无　☐ 有，原因： ☐ 患者　☐ 疾病　☐ 医疗 ☐ 护理　☐ 保障　☐ 管理	
护士签名	白班　小夜班　大夜班	白班　小夜班　大夜班		白班　小夜班　大夜班	
医师签名					
时间	住院第 4 天	住院第 5 天		住院第 6—8 天（出院日）	

（续 表）

主要诊疗工作	制度落实	□ 主管医师查房	□ 主观医师查房	□ 主管医师查房
	病情评估	□ 临床观察神经功能恢复情况 □ 切口换药,观察切口情况 □ 观察引流液性状及引流量,拔除引流管 □ 腰椎穿刺测颅内压,并行脑脊液置换,送脑脊液化验 □ 注意脑神经受损情况(有无面瘫、面部麻木感、听力受损、饮水呛咳)(对症处理)	□ 术后观察意识情况及神经功能恢复情况 □ 切口换药 □ 必要时再次行腰椎穿刺采集脑脊液 □ 注意是否有发热、脑脊液漏等 □ 注意患者的意识和精神状态变化,是否伴有脑神经功能障碍,必要时尽早行康复训练	□ 临床观察神经功能恢复情况 □ 观察切口敷料情况 □ 查看检验结果 □ 明确有无手术并发症,动脉瘤是否栓塞完全,是否需要进一步治疗,能否出院 □ 出院宣教
	病历书写	□ 完成病程记录	□ 完成病程记录	□ 出院当天病程记录(由上级医师指示出院) □ 出院后 24 小时内完成出院记录 □ 出院后 24 小时内完成病案首页
	知情同意			□ 告知患者及其家属出院后注意事项(指导出院后功能锻炼,复诊的时间、地点,发生紧急情况时的处理等)
	手术治疗			
	其他			□ 通知出院 □ 开具出院介绍信 □ 开具诊断证明书 □ 出院带药 □ 预约门诊复诊时间
重点医嘱	长期医嘱 护理医嘱	□ 一级护理	□ 二级护理	□ 二级护理
	长期医嘱 处置医嘱			□ 出院
	长期医嘱 膳食医嘱	□ 术后半流食或普食	□ 术后普食	□ 术后普食
	长期医嘱 药物医嘱	□ 自带药(必要时) □ 继续解痉、抗感染、脱水等治疗	□ 抗生素 □ 补液治疗	
	临时医嘱 检查检验	□ 复查头颅 CT		
	临时医嘱 药物医嘱	□ 镇痛、补液		
	临时医嘱 手术医嘱			
	临时医嘱 处置医嘱	□ 根据引流情况,拔除引流管		□ 出院

（续 表）

主要护理工作	健康宣教	□ 进行护理安全指导 □ 按护理等级进行护理、活动范围指导 □ 进行饮食指导 □ 进行心理指导	□ 进行护理安全指导 □ 进行饮食指导 □ 进行心理指导	□ 出院宣教（康复训练方法、用药指导、换药时间及注意事项、复查时间等）
	护理处置	□ 观察患者一般状况及神经系统状况 □ 观察记录患者神志、瞳孔、生命体征 □ 观察引流液性状及记录	□ 观察患者一般状况及神经系统状况 □ 观察记录患者神志、瞳孔、生命体征 □ 患者下床活动	□ 观察患者情况 □ 核对患者医疗费用 □ 协助患者办理出院手续 □ 指导并监督患者康复训练 □ 整理床单位
	护理评估	□ 通过格拉斯哥评分表评估意识情况 □ 评估切口疼痛情况 □ 评估患者睁眼反应，语言及肢体感觉运动情况，并采取相应护理措施 □ 风险评估：评估有无跌倒、坠床、压疮、导管滑脱、液体外渗的风险	□ 评估意识情况 □ 评估切口疼痛情况 □ 风险评估：评估有无跌倒、坠床、压疮、导管滑脱、液体外渗的风险	
	专科护理	□ 术后心理与生活护理 □ 指导功能锻炼	□ 术后心理与生活护理 □ 指导功能锻炼	□ 告知患者出院后注意事项并附书面出院指导1份
	饮食指导	□ 协助进餐	□ 协助进餐	
	活动体位	□ 根据护理等级指导活动	□ 根据护理等级指导活动	
	洗浴要求	□ 协助患者晨、晚间护理	□ 协助患者晨、晚间护理	
病情变异记录		□ 无　　□ 有,原因： □ 患者　□ 疾病　□ 医疗 □ 护理　□ 保障　□ 管理	□ 无　　□ 有,原因： □ 患者　□ 疾病　□ 医疗 □ 护理　□ 保障　□ 管理	□ 无　　□ 有,原因： □ 患者　□ 疾病　□ 医疗 □ 护理　□ 保障　□ 管理
护士签名		白班　小夜班　大夜班 	白班　小夜班　大夜班 	白班　小夜班　大夜班
医师签名				

颈动脉狭窄行颈动脉狭窄支架成形术临床路径

一、颈动脉狭窄行颈动脉狭窄支架成形术临床路径标准住院流程

(一)适用对象

第一诊断为颈动脉狭窄(ICD-10:I65.202),拟行颈动脉狭窄支架成形术(ICD-9-CM-3:00.5502/00.6301)的患者。

(二)诊断依据

根据《介入神经放射学》(中文翻译版,科学出版社,2010年),《临床诊疗指南·神经外科学分册》(中华医学会编著,人民卫生出版社,2012年),《临床技术操作规范·神经外科分册》(中华医学会编著,人民军医出版社),《王忠诚神经外科学(彩图版)》(第2版,王忠诚,主编.湖北科学技术出版社,2015年),《神经外科学》(第3版,赵继宗,周定标,主编.人民卫生出版社,2014年),《神经外科学手册》(第7版,Thieme,美国,2010年)。

1. 病史 无症状狭窄≥70%;TIA发作口服药物无效;既往有责任狭窄动脉造成的脑梗死病史。

2. 体检有明确体征 TIA发作可以无神经查体阳性体征;责任狭窄动脉造成的脑梗死可伴对侧肢体麻木无力、言语障碍等。

3. 辅助检查 MRI检查排除新发梗死灶;MRA、CTA或者DSA检查可见责任动脉狭窄。

(三)治疗方案的选择及依据

根据《介入神经放射学》(中文翻译版,科学出版社,2010年),《临床诊疗指南·神经外科学分册》(中华医学会编著,人民卫生出版社,2012年),《临床技术操作规范·神经外科分册》(中华医学会编著,人民军医出版社),《王忠诚神经外科学(彩图版)》(第2版,王忠诚,主编.湖北科学技术出版社,2015年),《神经外科学》(第3版,赵继宗,周定标,主编.人民卫生出版社,2014年),《神经外科学手册》(第7版,Thieme,美国,2010年)。

1. 近1个月内全身无手术史。

2. 责任动脉狭窄≥50%造成TIA或者卒中病史,内科非手术治疗无效。

3. 无症状狭窄≥70%。

4. 不适合CEA手术的颈动脉狭窄患者。

5. 术前生活质量及活动水平评估。

(四)标准住院天数

8天。

（五）进入路径标准

1. 第一诊断必须符合颈动脉狭窄（ICD-10：I65.202），拟行颈动脉狭窄支架成形术（ICD-9-CM-3：00.5502/00.6301）。

2. 当患有其他疾病时，但在住院期间不需要特殊处理，也不影响第一诊断的临床路径流程实施时，可以进入路径。

（六）术前准备 3 天

1. 术前评估　术前 24 小时内完成病情评估、必要的检查，做出术前小结、术前讨论。

（1）必需的检查项目：①血常规（含 CRP＋IL-6）；②尿常规；③粪常规；④凝血四项；⑤血清术前八项；⑥红细胞沉降率；⑦血型；⑧头颅 CT 扫描；⑨心电图检查（多导）。

（2）根据患者病情可选择：①神经 MRI；②肺功能；③超声心动图。

（3）营养评估：根据《解放军总医院新入院患者营养风险筛查表（NRS）》为新入院患者进行营养评估，评分≥3 分患者给予处置，必要时申请营养科医师会诊。

（4）心理评估：根据新入院患者情况申请心理科医师会诊。

（5）疼痛评估：根据《视觉模拟评分法（VAS）》实施疼痛评估，评分＞7 分患者给予处置，必要时请疼痛科医师会诊。

（6）康复评估：根据《入院患者康复筛查和评估表》在患者入院后 24 小时内进行康复筛查和评估。任何一项结果为"是"，则申请康复科医师会诊。

（7）深静脉血栓栓塞症风险评估：根据专科《深静脉血栓栓塞症评估量表》在患者入院后 24 小时内进行风险筛查和评估，风险结果为"高危"的，则申请血管外科或介入导管室医师会诊。

2. 术前准备

（1）术前谈话：术者应在术前 1 天与患者及其家属谈话，告知手术方案、相关风险、术后转归、置入材料、手术费用和患者及其家属权益，并履行书面知情同意手续。告知高值耗材的使用及费用。

（2）术前抗血小板药物应用，入院前患者已经至少规律口服双抗治疗 5 天。

（3）通知介入治疗导管室准备手术药品、手术物品及特殊耗材。

（4）护士做心理护理，交代注意事项：防压疮、防跌倒、指导患者戒烟、控制饮食等，并进行术后康复宣教。

（5）手术部位标识：术者、一助或经治医师在术前 1 天应对双侧股动脉进行触诊，确认动脉搏动良好，如果有下肢动脉病史，查双下肢动脉超声，责任护士、患者及其亲属共同参与，并记入手术安排表。

（6）术前 1 天麻醉医师访视：制订麻醉计划、完成评估、确定麻醉方式，并记入《麻醉术前访视记录》，告知患者及其家属麻醉适应证、麻醉目的、风险、可能出现的情况及其处理原则、替代方案等，签署《麻醉知情同意书》并归入病历。

（七）药品选择及使用时机

1. 抗生素　预防性抗生素选择第二代头孢、第三代头孢或万古霉素（青霉素、头孢过敏者或有感染诱因者）。

2. 使用时机　手术当日、术后预防性使用 1 天。

（八）手术日为入院第 3 天

1. 手术安全核对　患者入手术间后由手术医师、麻醉医师、巡回护士和患者本人共同核

对患者身份、手术部位与标识、手术方式。手术医师、麻醉医师、巡回护士三方按《手术安全核对表》逐项核对,共同签名。

2. 麻醉方式　局部麻醉或者气管插管全身麻醉。

3. 手术方式　颈动脉狭窄支架置入术。

4. 手术内置物　金属支架。

5. 输血　不输血。

6. 其他　经治医师或手术医师应即刻完成术后首次病程记录,观察术后患者病情变化。

(九)术后住院恢复5天

1. 必需的复查的项目:血常规、凝血四项、血栓弹力图、血生化(蛋白、肝功能、肾功能、电解质)。

2. 必要时查头颅 CT、颈动脉超声。

3. 术后处理

(1)抗生素:一般不使用抗生素,有高危感染因素者用。预防性抗生素选择第二代头孢、第三代头孢或万古霉素(青霉素、头孢过敏者或有感染诱因者)。

(2)术后预防脑梗死处理:肌内注射低分子肝素或静脉持续泵入肝素钠。

(3)术后预防脑出血处理:严格监测血压,控制血压在正常范围内。

(4)术后康复:术后24小时拔除股动脉压迫器,术后第2天拍头颅CT,必要时口服通便药物,防止排便费力,防止穿刺点侧肢体过度屈伸,72小时后可以下床缓慢行走。

4. 术者在术后 24 小时内完成手术记录伙或者介入治疗报告,特殊情况可由一助完成,术者签名确认并归入病历。

5. 上级医师在术后 3 天内至少查房 1 次,根据术中和术后检验情况决定术后治疗计划。

6. 麻醉医师术后 3 天内访视患者,如有特殊情况应详细记录,及时与手术医师或重症监护室医师沟通并迅速处理。

7. 术后护理

(1)按照护理等级进行日常护理,监测患者生命体征,观察穿刺点有无渗血及瘀斑。

(2)观察意识、瞳孔、肢体活动、肢体感觉、言语状况。

(3)指导患者术后床上体位摆放及功能锻炼,掌握床上排便、排尿方法,进行自主排尿训练,防跌倒、防压疮护理等。

(十)出院标准

1. 体温正常,常规检验指标无明显异常,凝血指标正常,全身无出血点及瘀斑。

2. 穿刺点:股动脉穿刺点无假性动脉瘤,无感染征象。

3. 无需要住院处理的并发症和(或)合并症。

(十一)变异及原因分析

1. 内科合并症　粥样硬化性动脉狭窄常合并高血压、糖尿病、冠心病内科基础疾病,围术期需要详细检查内科情况并请相关科室会诊,术前准备时间需延长;同时使用相关药物,将增加住院费用。

2. 围术期并发症　有可能出现手术相关并发症,如新发脑梗死、脑出血、穿刺点假性动脉瘤、深静脉血栓形成、穿刺点感染等。术后需要延长下床和康复时间,可能造成住院天数延长和费用增加。

二、颈动脉狭窄行颈动脉狭窄支架成形术临床路径表单

适用对象	第一诊断为颈动脉狭窄（ICD-10:I65.202） 拟行颈动脉狭窄支架成形术（ICD-9-CM-3:00.5502/00.6301）的患者		
患者基本信息	姓名：＿＿ 性别：＿＿ 年龄：＿ 门诊号：＿＿ 住院号：＿＿＿ 过敏史：＿＿＿ 住院日期：＿年＿月＿日 出院日期：＿年＿月＿日		住院天数:8 天
时间	住院第 1 天	住院第 2 天（术前日）	住院第 3 天（手术日）
主要诊疗工作 制度落实	□ 入院 2 小时内经治医师或值班医师完成接诊 □ 入院后 24 小时内主管医师完成检诊 □ 专科医师会诊（必要时）	□ 经治医师查房（早、晚各 1 次） □ 主诊医师查房 □ 完成术前准备 □ 组织术前讨论 □ 手术部位标识	□ 手术安全核查
病情评估	□ 经治医师询问病史及体格检查 □ 完成神经功能评分 □ 营养评估 □ 心理评估 □ 疼痛评估 □ 康复评估 □ 深静脉血栓栓塞症风险评估		
病历书写	□ 入院 8 小时内完成首次病程记录 □ 入院 24 小时内完成入院记录	□ 完成主诊医师查房记录 □ 完成术前讨论、术前小结	□ 术者或一助术后 24 小时内完成手术记录（术者签名） □ 术后即刻完成术后首次病程记录
知情同意	□ 病情告知 □ 患者及其家属签署授权委托书 □ 患者或其家属在入院记录单上签名	□ 术者术前谈话,告知患者及其家属病情和围术期注意事项,签署手术知情同意书、授权委托书、自费用品协议书（必要时）、军人目录外耗材审批单（必要时）等	□ 告知患者及其家属手术过程概况和术后注意事项
手术治疗		□ 预约手术	□ 实施手术（手术安全核查记录、手术清点记录）
其他	□ 及时通知上级医师检诊 □ 经治医师检查整理病历资料	□ 检查住院押金使用情况	□ 术后病情交接 □ 观察手术切口及周围情况

重点医嘱	长期医嘱	护理医嘱	□ 按神经外科护理常规 □ 二级护理		□ 按神经外科术后护理常规 □ 一级护理
		处置医嘱			□ 持续心电、血压、呼吸、血氧饱和度监测 □ 观察患者意识、瞳孔、肢体活动 □ 观察穿刺点有无渗血 □ 持续低流量吸氧
		膳食医嘱	□ 普食 □ 糖尿病饮食 □ 低盐、低脂饮食 □ 低盐、低脂、糖尿病饮食	□ 禁食、禁水（22:00 后）	
		药物医嘱	□ 自带药（必要时）		□ 抗凝 □ 抗血小板聚集 □ 静脉性控制血压药物 □ 抗生素
	临时医嘱	检查检验	□ 血常规（含 CRP＋IL-6） □ 尿常规 □ 粪常规 □ 凝血四项 □ 血清术前八项 □ 红细胞沉降率 □ 血型 □ 头颅 CT 扫描 □ 心电图检查（多导） □ 神经 MRI（必要时） □ 肺功能（必要时） □ 超声心动图（必要时）		□ 凝血四项 □ 血栓弹力图
		药物医嘱			
		手术医嘱		□ 常规准备明日在局部麻醉下行颈动脉狭窄支架成形术	
		处置医嘱	□ 静脉抽血	□ 备皮（＞30cm²）	□ 补液（视病情） □ 拔除导尿管（必要时）
主要护理工作		健康宣教	□ 入院宣教（住院环境、规章制度） □ 进行护理安全指导 □ 按护理等级进行护理、活动范围指导 □ 进行饮食指导 □ 检查、检验项目的目的和意义	□ 进行关于疾病知识的宣教 □ 药物相关知识宣教 □ 术前宣教:指导患者咳嗽训练、床上排尿、排便 □ 告知患者取下义齿	□ 压疮预防知识宣教 □ 告知护理风险 □ 注意饮水时呛咳反应 □ 术后心理疏导 □ 指导术后注意 □ 指导患者功能锻炼 □ 指导患者床上更换体位

护理处置	□ 患者身份核对 □ 佩戴腕带 □ 建立入院病历,通知医师 □ 入院介绍:介绍责任护士、病区环境、设施、规章制度、基础护理服务项目 □ 询问病史,填写护理记录单首页 □ 观察病情 □ 测量基本生命体征 □ 心理与生活护理 □ 根据评估结果采取相应护理措施 □ 通知检查项目及注意事项 □ 留取各种标本	□ 备皮 □ 呋喃西林溶液漱口 □ 开塞露灌肠 □ 通知禁食、禁水 □ 心理与生活护理 □ 观察病情 □ 测量基本生命体征 □ 根据评估结果采取相应护理措施	□ 测量生命体征并记录 □ 观察记录患者神志、瞳孔、生命体征 □ 评估患肢感觉、运动情况,有异常时立即报告医生处理 □ 确认无上呼吸道感染症状,确认无月经来潮 □ 与手术室护士交接病历、影像资料、术中带药等 □ 术前补液(必要时) □ 嘱患者入手术室前膀胱排空 □ 与手术室护士交接 □ 术后测量生命体征 □ 术后心电监护 □ 各类管道护理 □ 术后观察切口渗出情况	
风险评估	□ 一般评估:生命体征、神志、皮肤、药物过敏史等 □ 专科评估:生活自理能力、患肢屈曲、伸直功能,足背动脉搏动、肤温、指(趾)端末梢感觉情况 □ 风险评估:评估有无跌倒、坠床、压疮风险 □ 心理评估 □ 营养评估 □ 疼痛评估 □ 康复评估	□ 护理风险评估	□ 护理风险评估	
专科护理	□ 一般评估:生命体征、神志、皮肤、药物过敏史等 □ 专科评估:意识、肢体活动情况及生活自理能力情况 □ 指导助行器及双拐的使用方法 □ 指导患者戒烟等 □ 观察患者足背动脉搏动、肢体皮肤颜色、温度变化、肢体感觉运动情况,并采取相应护理措施	□ 观察意识、瞳孔变化 □ 指导患者掌握床上翻身方法 □ 指导患者掌握床上排尿、排便(使用便器)方法 □ 监测血压	□ 与手术室护士共同评估皮肤、切口敷料、输液及引流情况 □ 指导患者进行股四头肌静止收缩及距小腿关节运动 □ 指导患者掌握床上排尿、排便(使用便器)方法 □ 观察意识、瞳孔变化 □ 指导患者掌握床上翻身方法	

（续 表）

		☐ 风险评估：评估有无跌倒、坠床、压疮、导管滑脱、液体外渗的风险 ☐ 观察患肢情况 ☐ 指导康复功能锻炼		☐ 指导患者掌握床上排尿、排便（使用便器）方法 ☐ 监测血压
	饮食指导	☐ 根据医嘱通知配餐员准备膳食 ☐ 协助进餐	☐ 通知患者 22:00 后禁食、禁水	☐ 禁食、禁水，口干时协助湿润口唇 ☐ 排气后指导患者间断、少量饮用温开水
	活动体位	☐ 根据护理等级指导活动		☐ 根据手术及麻醉方式安置合适体位，术肢保持过伸位 ☐ 指导患者掌握床上翻身方法
	洗浴要求	☐ 协助患者洗澡，更换病号服	☐ 协助患者晨、晚间护理	
病情变异记录		☐ 无　☐ 有，原因： ☐ 患者　☐ 疾病　☐ 医疗 ☐ 护理　☐ 保障　☐ 管理	☐ 无　☐ 有，原因： ☐ 患者　☐ 疾病　☐ 医疗 ☐ 护理　☐ 保障　☐ 管理	☐ 无　☐ 有，原因： ☐ 患者　☐ 疾病　☐ 医疗 ☐ 护理　☐ 保障　☐ 管理
护士签名		白班　小夜班　大夜班	白班　小夜班　大夜班	白班　小夜班　大夜班
医师签名				
时间		住院第 4 天（术后第 1 天）	住院第 5 天（术后第 2 天）	住院第 6 天（术后第 3 天）
主要诊疗工作	制度落实	☐ 手术医师查房 ☐ 专科医师会诊（必要时）		☐ 主诊医师查房
	病情评估			
	病历书写	☐ 术后首日病程记录	☐ 术后次日病程记录	☐ 术后第 3 天病程记录
	知情同意			
	手术治疗			
	其他	☐ 根据穿刺点情况解除压迫 ☐ 观察穿刺点否存在渗血、大片瘀斑、明显压痛 ☐ 观察意识、肢体活动、血压、足背动脉搏动等 ☐ 复查血常规、生化、凝血四项	☐ 观察穿刺点否存在渗血、大片瘀斑、明显压痛，听诊是否有吹风样杂音 ☐ 复查头颅 CT ☐ 开始主、被动功能康复训练	☐ 观察穿刺点否存在渗血、大片瘀斑、明显压痛，听诊是否有吹风样杂音 ☐ 复查血栓弹力图 ☐ 指导患者下床，缓慢行走，勿剧烈咳嗽，如有排便费力，及时处理

重点医嘱	长期医嘱	护理医嘱	□ 按神经外科术后护理常规 □ 一级或二级护理	□ 按神经外科术后护理常规 □ 二级护理	
		处置医嘱	□ 穿刺点下肢制动 □ 观察足背动脉搏动 □ 观察意识、肢体活动、言语		
		膳食医嘱	□ 饮食医嘱（普食/半流食/流食/糖尿病饮食/低盐、低脂饮食）		
		药物医嘱	□ 抗生素 □ 术后抗凝 □ 术后抑酸 □ 脑组织保护药 □ 双抗 □ 调脂	□ 术后抗凝 □ 双抗 □ 调脂	□ 双抗 □ 调脂
	临时医嘱	检查检验	□ 复查凝血四项、生化	□ 复查头颅 CT	□ 复查血常规、凝血、血栓弹力图
		药物医嘱	□ 镇吐 □ 补钾（必要时） □ 静脉性控制血压药物	□ 镇静,促进睡眠 □ 补钾（必要时）	□ 促进睡眠 □ 补钾（必要时）
		手术医嘱			
		处置医嘱	□ 换药（必要时） □ 解除股动脉压迫	□ 拔除导尿管（必要时） □ 功能锻炼	□ 功能锻炼
主要护理工作		健康宣教	□ 告知护理风险 □ 进行压疮预防知识宣教	□ 压疮预防知识宣教 □ 跌倒预防知识宣教	
		护理处置	□ 按护理等级要求完成基础护理项目 □ 监测生命体征 □ 留取标本 □ 观察切口疼痛情况、检测镇痛泵运转情况 □ 观察静脉输液情况 □ 观察留置尿管导尿情况 □ 妥善固定各类管道 □ 观察切口引流情况，并记录引流量及性状 □ 观察切口敷料,有渗出时报告医师处理 □ 术后心理与生活护理 □ 观察药物疗效	□ 按护理等级完成基础护理项目 □ 监测生命体征 □ 观察切口疼痛情况、检测镇痛泵运转情况 □ 观察静脉输液情况 □ 妥善固定各类管道 □ 观察切口敷料,有渗出时报告医师处理,观察患者情况 □ 提供基础护理服务 □ 术后心理与生活护理 □ 观察药物疗效	□ 按护理等级完成基础护理项目 □ 根据排便情况采取通便措施 □ 留取标本 □ 观察切口敷料,有渗出时报告医师处理 □ 观察静脉输液情况,停用镇痛泵 □ 术后心理与生活护理 □ 观察药物疗效

护理评估	□ 一般护理评估:感觉、睁眼反应,语言及肢体感觉运动情况,有异常时立即报告医师处理 □ 风险评估:评估有无跌倒、坠床、压疮、导管滑脱、液体外渗的风险、疼痛评估	□ 评估患肢感觉、运动情况,有异常时立即报告医师处理 □ 护理风险评估	□ 评估患肢感觉、运动情况,有异常时立即报告医师处理 □ 护理风险评估
专科护理	□ 指导患者术后体位摆放及功能锻炼 □ 指导患者正确使用抗血栓压力带 □ 指导患者进行自主排尿训练 □ 指导患者进行股四头肌静止收缩及距小腿关节运动 □ 指导患者进行床上翻身 □ 指导患者卧床期间患肢保持过伸位 □ 进行防压疮护理	□ 指导患者术后体位摆放及功能锻炼 □ 指导患者正确使用抗血栓压力带 □ 指导患者进行自主排尿训练 □ 指导患者进行股四头肌静止收缩及距小腿关节运动 □ 指导患者进行床上翻身 □ 指导患者卧床期间患肢保持过伸位 □ 防压疮护理 □ 指导患者正确使用助行器	□ 指导患者正确使用抗血栓压力带 □ 指导患者进行股四头肌静止收缩及距小腿关节运动 □ 指导患者进行膝关节屈、伸运动 □ 指导患者利用助行器下床活动 □ 防压疮护理 □ 防跌倒护理 □ 指导患者正确使用助行器
饮食指导	□ 根据医嘱通知配餐员准备膳食 □ 协助进餐	□ 协助进餐	□ 协助进餐
活动体位			

病情变异记录	□ 无　　□ 有,原因: □ 患者　□ 疾病　□ 医疗 □ 护理　□ 保障　□ 管理	□ 无　　□ 有,原因: □ 患者　□ 疾病　□ 医疗 □ 护理　□ 保障　□ 管理	□ 无　　□ 有,原因: □ 患者　□ 疾病　□ 医疗 □ 护理　□ 保障　□ 管理
护士签名	白班　　小夜班　　大夜班	白班　　小夜班　　大夜班	白班　　小夜班　　大夜班
医师签名			

时间	住院第 7 天(术后第 4 天)	住院第 8 天(出院日)
主要诊疗工作 — 制度落实	□ 上级医师查房(主管医师查房,每天 1 次) □ 专科医师会诊(必要时)	□ 上级医师查房(主管、主诊医师查房)进行手术及切口评估,确定有无手术并发症和穿刺点无假性动脉瘤不良情况,明确是否出院
主要诊疗工作 — 病情评估		
主要诊疗工作 — 病历书写	□ 出院前 1 天由上级医师指示出院的病程记录	□ 出院当天病程记录(由上级医师指示出院) □ 出院后 24 小时内完成出院记录

				□ 出院后 24 小时内完成病案首页 □ 完成出院介绍信 □ 开具诊断证明书
	知情同意			□ 向患者交代出院后的注意事项（复诊的时间、地点，发生紧急情况时的处理等）
	手术治疗			
	其他			□ 出院带药 □ 门诊复查 □ 如有不适，随时复诊
重点医嘱	长期医嘱	护理医嘱		
		处置医嘱		
		膳食医嘱		
		药物医嘱	□ 双抗 □ 调脂	□ 通便药物
	临时医嘱	检查检验		
		药物医嘱		
		手术医嘱		
		处置医嘱	□ 功能锻炼	□ 出院
主要护理工作	健康宣教			□ 出院宣教（康复训练方法，用药指导及注意事项，复查时间及项目），给予出院告知书
	护理处置		□ 按护理等级完成基础护理项目 □ 根据排便情况采取通便措施 □ 观察药物疗效 □ 观察切口敷料，有渗出时报告医师处理 □ 术后心理与生活护理	
	风险评估		□ 评估患肢感觉、运动情况，有异常时立即报告医师处理 □ 评估跌倒风险 □ 评估压疮风险	
	专科护理		□ 指导患者正确使用抗血栓压力带 □ 指导患者进行股四头肌静止收缩及距小腿关节运动 □ 指导患者进行膝关节屈、伸运动 □ 指导患者利用助行器下床活动 □ 防跌倒护理	
	饮食指导			
	活动体位			

病情变异记录	□ 无　　□ 有,原因： □ 患者　□ 疾病　□ 医疗 □ 护理　□ 保障　□ 管理			□ 无　　□ 有,原因： □ 患者　□ 疾病　□ 医疗 □ 护理　□ 保障　□ 管理		
护士签名	白班	小夜班	大夜班	白班	小夜班	大夜班
医师签名						

颅内动脉狭窄行颅内动脉狭窄支架成形术临床路径

一、颅内动脉狭窄行颅内动脉狭窄支架成形术临床路径标准住院流程

(一)适用对象

第一诊断为颅内动脉狭窄(ICD-10:I66.002/I66.201/I66.904/I65.001/I65.102),拟行颅内动脉狭窄支架成形术(ICD-9-CM-3:00.6501/00.6401/00.6402)的患者。

(二)诊断依据

根据《介入神经放射学》(中文翻译版,科学出版社,2010年),《临床诊疗指南·神经外科学分册》(中华医学会编著,人民卫生出版社,2012年),《临床技术操作规范·神经外科分册》(中华医学会编著,人民军医出版社),《王忠诚神经外科学(彩图版)》(第2版,王忠诚,主编.湖北科学技术出版社,2015年),《神经外科学》(第3版,赵继宗,周定标,主编.人民卫生出版社,2014年),《神经外科学手册》(第7版,Thieme,美国,2010年)。

1. 病史　TIA发作口服药物无效;既往有责任狭窄动脉造成的脑梗死病史。

2. 体检有明确体征　TIA发作可以无神经查体阳性体征;责任狭窄动脉造成的脑梗死可伴对侧肢体麻木无力、言语障碍、吞咽障碍等。

3. 辅助检查　MRI检查排除新发梗死灶;MRA、CTA或者DSA检查可见责任动脉的狭窄。

(三)治疗方案的选择及依据

根据《介入神经放射学》(中文翻译版,科学出版社,2010年),《临床诊疗指南·神经外科学分册》(中华医学会编著,人民卫生出版社,2012年),《临床技术操作规范·神经外科分册》(中华医学会编著,人民军医出版社),《王忠诚神经外科学(彩图版)》(第2版,王忠诚,主编.湖北科学技术出版社,2015年),《神经外科学》(第3版,赵继宗,周定标,主编.人民卫生出版社,2014年),《神经外科学手册》(第7版,Thieme,美国,2010年)。

1. 近1个月内全身无手术史。

2. 责任动脉狭窄≥50%造成TIA或者卒中病史,内科非手术治疗无效。

3. 术前生命质量及活动水平评估。

(四)标准住院天数

8天。

(五)进入路径标准

1. 第一诊断必须符合颅内动脉狭窄(ICD-10:I66.002/I66.201/I66.904/I65.001/I65.102),拟行颅内动脉狭窄支架成形术(ICD-9-CM-3:00.6501/00.6401/00.6402)。

2. 当患有其他疾病时,但在住院期间不需要特殊处理,也不影响第一诊断的临床路径流

程实施时,可以进入路径。

(六)术前准备 2 天

1. 术前评估　术前 24 小时内完成病情评估、必要的检查,做出术前小结、术前讨论。

(1)必需的检查项目:①血常规、尿常规、粪常规。②生化。③红细胞沉降率、C 反应蛋白、白细胞介素-6。④凝血功能。⑤感染性疾病筛查(乙肝、丙肝、艾滋病、梅毒等)。⑥血型。⑦胸部正位 X 线片、心电图。⑧血栓弹力图指标。

(2)根据患者病情可选择:①超声心动图、血气和肺功能。②相关疾病者及时请相关科室医师会诊。

(3)营养评估:由护士根据《解放军总医院新入院患者营养风险筛查表》为新入院患者进行营养评估,评分>3 分者告知医师,必要时申请营养科医师会诊。

(4)心理评估:由心理科医师根据病情需要实施评估。

(5)疼痛评估:由医师对于病情危重患者或术前 24 小时、麻醉前的患者根据《视觉模拟评分法(VAS)》实施疼痛评估,评估结果及应用的特殊镇痛药物应当告知患者或其病情委托人,疼痛评估的结果应当记录在住院病历表格中。评分>7 分者常规镇痛处理效果欠佳顽固性疼痛的患者应当及时请疼痛科医生会诊。

(6)康复评估:由护士根据《入院患者康复筛查和评估表》在患者入院后 24 小时内进行康复筛查和评估。任何一项结果为"是",告知医师,申请康复科医师会诊。

(7)深静脉血栓栓塞症风险评估:根据专科《深静脉血栓栓塞症评估量表》在患者入院后 24 小时内进行风险筛查和评估,风险结果为"高危"的,则申请血管外科或介入导管室医师会诊。

2. 术前准备

(1)术前谈话:术者应在术前 1 天与患者及其家属谈话,告知手术方案、相关风险、术后转归、置入材料、手术费用和患者及其家属权益,并履行书面知情同意手续。告知高值耗材的使用及费用。

(2)术前抗血小板药物应用,入院前患者已经至少规律口服双抗治疗治疗 5 天。

(3)通知介入治疗导管室准备手术药品、手术物品及特殊耗材。

(4)护士做心理护理,交代注意事项:防压疮、防跌倒、指导患者戒烟、控制饮食等,并进行术后康复宣教。

(5)手术部位标识:术者、一助或经治医师在术前 1 天应对双侧股动脉进行触诊,确认动脉搏动良好,如果有下肢动脉病史,查双下肢动脉超声,责任护士、患者及其亲属共同参与,并记入手术安排表。

(6)术前 1 天麻醉医师访视:制订麻醉计划、完成评估、确定麻醉方式,并记入《麻醉术前访视记录》,告知患者及其家属麻醉适应证、麻醉目的、风险、可能出现的情况及其处理原则、替代方案等,签署《麻醉知情同意书》并归入病历。

(七)药品选择及使用时机

1. 抗生素　预防性抗生素选择第二代头孢、第三代头孢或万古霉素(青霉素、头孢过敏者或有感染诱因者)。

2. 使用时机　手术当日、术后预防性使用 2 天。

(八)手术日为入院第 3 天

1. 手术安全核对　患者入手术间后由手术医师、麻醉医师、巡回护士和患者本人共同核

对患者身份、手术部位与标识、手术方式。手术医师、麻醉医师、巡回护士三方按《手术安全核对表》逐项核对,共同签名。

2. 麻醉方式　气管插管全身麻醉。

3. 手术方式　颅内动脉狭窄支架置入术。

4. 手术内置物　金属支架。

5. 输血　不输血。

6. 其他　经治医师或手术医师应即刻完成术后首次病程记录,观察术后患者病情变化。

(九)术后住院恢复5天

1. 必需的复查项目:血常规、凝血四项、C反应蛋白、白细胞介素-6、血生化(蛋白、肝功能、肾功能、电解质)。

2. 必要时查头颅CT、血栓弹力图、TCD。

3. 术后处理

(1)抗生素:预防性抗生素选择第二代头孢、第三代头孢或万古霉素(青霉素、头孢过敏者或有感染诱因者)。

(2)术后预防脑梗死处理:肌内注射低分子肝素或静脉持续泵入肝素。

(3)术后预防脑出血处理:严格监测血压,控制血压在正常范围内。

(4)术后康复:术后24小时拔除股动脉压迫器,术后第2天拍摄头颅CT,必要时口服通便药物,防止排便费力,防止穿刺点侧肢体过度屈伸,72小时后可以下地缓慢行走。

4. 术者在术后24小时内完成手术记录伙或者介入治疗报告,特殊情况可由一助完成,术者签名确认并归入病历。

5. 上级医师在术后3天内至少查房1次,根据术中和术后化验情况决定术后治疗计划。

6. 麻醉医师术后3天内访视患者,如有特殊情况应详细记录,及时与手术医师或重症监护室医师沟通并迅速处理。

7. 术后护理

(1)按照护理等级进行日常护理,监测患者生命体征,观察穿刺点有无渗血及瘀斑。

(2)观察意识、瞳孔、肢体活动、肢体感觉、言语状况。

(3)指导患者术后床上体位摆放及功能锻炼,掌握床上排便、排尿(使用便器)方法,进行自主排尿训练,防跌倒、防压疮护理等。

(十)出院标准

1. 体温正常,常规检验指标无明显异常,凝血指标正常,全身无出血点及瘀斑。

2. 穿刺点:股动脉穿刺点无假性动脉瘤,无感染征象。

3. 不需要住院处理的并发症和(或)合并症。

(十一)变异及原因分析

1. 内科合并症　粥样硬化性动脉狭窄常合并高血压、糖尿病、冠心病内科基础疾病,围术期需要详细检查内科情况并请相关科室医师会诊,术前准备时间需延长;同时使用相关药物,将增加住院费用。

2. 围术期并发症　有可能出现手术相关并发症,如新发脑梗死、脑出血、穿刺点假性动脉瘤、深静脉血栓形成、穿刺点感染等。术后需要延长下床和康复时间,可能造成住院天数延长和费用增加。

二、颅内动脉狭窄行颅内动脉狭窄支架成形术临床路径表单

适用对象	第一诊断为颅内动脉狭窄(ICD-10:I66.002/I66.201/I66.904/I65.001/I65.102) 行颅内动脉狭窄支架成形术(ICD-9-CM-3:00.6501/00.6401/00.6402)的患者		
患者基本信息	姓名:____ 性别:____ 年龄:__ 门诊号:____ 住院号:_____ 过敏史:_____ 住院日期:__年__月__日 出院日期:__年__月__日		住院天数:8天
时间	住院第1天	住院第2天(术前日)	住院第3天(手术日)
主要诊疗工作 — 制度落实	□ 入院2小时内经治医师或值班医师完成接诊 □ 入院后24小时内主管医师完成检诊 □ 专科医师会诊(必要时)	□ 经治医师查房(早、晚各1次) □ 主诊医师查房 □ 完成术前准备 □ 组织术前讨论 □ 手术部位标识	□ 手术安全核查
病情评估	□ 经治医师询问病史及体格检查 □ 完成神经功能评分 □ 营养评估 □ 心理评估 □ 疼痛评估 □ 康复评估 □ 深静脉血栓栓塞症风险评估		
病历书写	□ 入院8小时内完成首次病程记录 □ 入院24小时内完成入院记录	□ 完成主诊医师查房记录 □ 完成术前讨论、术前小结	□ 术者或一助术后24小时内完成手术记录(术者签名) □ 术后即刻完成术后首次病程记录
知情同意	□ 病情告知 □ 患者及其家属签署授权委托书 □ 患者或其家属在入院记录单上签名	□ 术者术前谈话,告知患者及其家属病情和围术期注意事项,签署手术知情同意书、授权委托书、自费用品协议书(必要时)、军人目录外耗材审批单(必要时)等	□ 告知患者及其家属手术过程概况和术后注意事项
手术治疗		□ 预约手术	□ 实施手术(手术安全核查记录、手术清点记录)
其他	□ 及时通知上级医师检诊 □ 经治医师检查、整理病历资料	□ 检查住院押金使用情况	□ 术后病情交接 □ 观察手术切口及周围情况

重点医嘱	长期医嘱	护理医嘱	□ 按神经外科护理常规 □ 二级护理		□ 按神经外科术后护理常规 □ 一级护理
		处置医嘱			□ 持续心电、血压、呼吸、血氧饱和度监测 □ 观察患者意识、瞳孔、肢体活动 □ 观察穿刺点有无渗血 □ 持续低流量吸氧
		膳食医嘱	□ 普食 □ 糖尿病饮食 □ 低盐、低脂饮食 □ 低盐、低脂、糖尿病饮食	□ 禁食、禁水（22:00后）	
		药物医嘱	□ 自带药（必要时）		□ 抗凝 □ 抗血小板聚集 □ 静脉性控制血压药物 □ 抗生素
	临时医嘱	检查检验	□ 血常规（含 CRP＋IL-6） □ 尿常规 □ 粪常规 □ 凝血四项 □ 血清术前八项 □ 红细胞沉降率 □ 血型 □ 血栓弹力图 □ 胸部正位 X 线片 □ 心电图检查（多导） □ 头颅 CT 或 MRI □ 肺功能（必要时） □ 超声心动图（必要时）		□ 凝血四项 □ 血栓弹力图
		药物医嘱			
		手术医嘱		□ 常规准备明日在全身麻醉下行颅内动脉狭窄支架成形术	
		处置医嘱	□ 静脉抽血	□ 备皮（＞30cm²）	□ 补液（视病情） □ 拔除导尿管（必要时）

主要护理工作	健康宣教	□ 入院宣教(住院环境、规章制度) □ 进行护理安全指导 □ 按护理等级进行护理、活动范围指导 □ 进行饮食指导 □ 检查、检验项目的目的和意义 □ 进行关于疾病知识的宣教 □ 药物相关知识宣教	□ 术前宣教:指导患者咳嗽训练、床上排尿和排便(使用便器)方法 □ 告知患者取下活动义齿	□ 术后宣教 □ 术后心理疏导 □ 指导术后康复训练 □ 指导术后注意事项
	护理处置	□ 患者身份核对 □ 佩戴腕带 □ 建立入院病历,通知医师 □ 入院介绍:介绍责任护士、病区环境、设施、规章制度、基础护理服务项目 □ 询问病史,填写护理记录单首页 □ 观察病情 □ 测量基本生命体征 □ 心理与生活护理 □ 根据评估结果采取相应护理措施 □ 通知检查项目及注意事项 □ 抽血、留取标本 □ 观察药物疗效	□ 备皮 □ 皮试 □ 准备术中用药 □ 沐浴更衣 □ 呋喃西林溶液漱口 □ 开塞露灌肠 □ 通知禁食、禁水 □ 心理与生活护理 □ 观察病情 □ 测量基本生命体征 □ 根据评估结果采取相应护理措施	□ 晨起测量生命体征并记录 □ 确认无上呼吸道感染症状,确认无月经来潮 □ 与手术室护士交接病历、影像资料、术中带药等 □ 术前补液(必要时) □ 嘱患者入手术室前膀胱排空 □ 与手术室护士交接 □ 术后测量生命体征 □ 术后心电监护 □ 各类管道护理 □ 术后心理与生活护理
	风险评估	□ 一般评估:生命体征、神志、皮肤、药物过敏史等 □ 专科评估:意识、肢体活动情况及生活自理能力情况、言语、吞咽功能 □ 风险评估:评估有无跌倒、坠床、压疮风险 □ 心理评估 □ 营养评估 □ 疼痛评估 □ 康复评估	□ 护理风险评估	□ 护理风险评估 □ 评估术侧足背动脉搏动、肢体皮肤颜色、温度变化、肢体感觉运动情况,并采取相应护理措施

（续　表）

	专科护理	☐ 观察患肢情况 ☐ 指导功能锻炼 ☐ 指导助行器及双拐的使用方法 ☐ 指导患者戒烟等	☐ 指导患者掌握床上翻身方法 ☐ 指导患者掌握床上排尿、排便（使用便器）方法 ☐ 观察意识、瞳孔变化 ☐ 观察言语 ☐ 观察吞咽情况	☐ 与手术室护士共同评估皮肤、切口敷料、输液及引流情况 ☐ 指导患者进行股四头肌静止收缩及距小腿关节运动 ☐ 指导患者掌握床上排尿、排便（使用便器）方法 ☐ 术后压迫器压迫情况 ☐ 术后观察穿刺处渗血情况 ☐ 术后平卧24小时
	饮食指导	☐ 根据医嘱通知配餐员准备膳食 ☐ 协助进餐	通知患者22:00后禁食、禁水	☐ 禁食、禁水，口干时协助湿润口唇 ☐ 排气后指导患者间断、少量饮用温开水
	活动体位	☐ 根据护理等级指导活动		☐ 根据手术及麻醉方式安置合适体位，术肢保持过伸位 ☐ 指导患者掌握床上翻身方法
	洗浴要求	☐ 协助患者洗澡，更换病号服	☐ 协助患者晨、晚间护理	
病情变异记录		☐ 无　　☐ 有，原因： ☐ 患者　☐ 疾病　☐ 医疗 ☐ 护理　☐ 保障　☐ 管理	☐ 无　　☐ 有，原因： ☐ 患者　☐ 疾病　☐ 医疗 ☐ 护理　☐ 保障　☐ 管理	☐ 无　　☐ 有，原因： ☐ 患者　☐ 疾病　☐ 医疗 ☐ 护理　☐ 保障　☐ 管理

护士签名	白班	小夜班	大夜班	白班	小夜班	大夜班	白班	小夜班	大夜班

医师签名			
时间	住院第4天（术后第1天）	住院第5天（术后第2天）	住院第6天（术后第3天）

主要诊疗工作	制度落实	☐ 手术医师查房 ☐ 专科医师会诊（必要时）		☐ 主诊医师查房
	病情评估			
	病历书写	☐ 术后首日病程记录	☐ 术后次日病程记录	☐ 术后第3天病程记录
	知情同意			
	手术治疗			

（续　表）

其他		□ 根据穿刺点情况解除压迫 □ 观察穿刺点否存在渗血、大片瘀斑、明显压痛 □ 观察意识、肢体活动、血压、足背动脉搏动等 □ 复查血常规、生化、凝血四项	□ 观察穿刺点否存在渗血、大片瘀斑、明显压痛,听诊是否有吹风样杂音 □ 复查头颅 CT □ 开始主、被动功能康复训练	□ 观察穿刺点否存在渗血、大片瘀斑、明显压痛,听诊是否有吹风样杂音 □ 复查血栓弹力图 □ 指导患者下床,缓慢行走,勿剧烈咳嗽,如有排便费力,及时处理
重点医嘱	长期医嘱	护理医嘱	□ 按神经外科术后护理常规 □ 一级或二级护理	□ 按神经外科术后护理常规 □ 二级护理	
		处置医嘱	□ 穿刺点下肢制动 □ 观察足背动脉搏动 □ 观察意识、肢体活动、言语		
		膳食医嘱	□ 饮食医嘱(普食/半流食/流食/糖尿病饮食/低盐、低脂饮食)		
		药物医嘱	□ 抗生素 □ 术后抗凝 □ 术后抑酸 □ 脑组织保护药 □ 双抗 □ 调脂	□ 抗生素 □ 术后抗凝 □ 双抗 □ 调脂	□ 双抗 □ 调脂
	临时医嘱	检查检验	□ 复查凝血四项、生化	□ 复查头颅 CT	□ 复查血常规、凝血、血栓弹力图
		药物医嘱	□ 镇吐 □ 补钾(必要时) □ 静脉性控制血压药物	□ 镇静,促进睡眠 □ 补钾(必要时)	□ 促进睡眠 □ 补钾(必要时)
		手术医嘱			
		处置医嘱	□ 换药(必要时) □ 解除股动脉压迫	□ 拔除导尿管(必要时) □ 功能锻炼	□ 功能锻炼
主要护理工作	健康宣教		□ 术后注意事项 □ 术后功能锻炼	□ 术后注意事项 □ 术后功能锻炼	□ 术后注意事项 □ 术后功能锻炼
	护理处置		□ 按护理等级要求完成基础护理项目 □ 监测生命体征 □ 留取标本 □ 观察切口疼痛情况、检测镇痛泵运转情况 □ 观察静脉输液情况 □ 观察留置尿管导尿情况 □ 妥善固定各类管道 □ 观察切口引流情况,并记录引流量及性状	□ 按护理等级完成基础护理项目 □ 监测生命体征 □ 观察切口疼痛情况、检测镇痛泵运转情况 □ 观察静脉输液情况 □ 妥善固定各类管道 □ 观察切口敷料,有渗出时报告医师处理,观察患者情况 □ 提供基础护理服务	□ 按护理等级完成基础护理项目 □ 根据排便情况采取通便措施 □ 留取标本 □ 观察切口敷料,有渗出时报告医师处理 □ 观察静脉输液情况,停用镇痛泵 □ 术后心理与生活护理

		☐ 观察切口敷料,有渗出时报告医师处理 ☐ 术后心理与生活护理	☐ 术后心理与生活护理	
	护理评估	☐ 评估患肢感觉、运动情况,有异常时立即报告医师处理 ☐ 护理风险评估	☐ 评估患肢感觉、运动情况,有异常时立即报告医师处理 ☐ 护理风险评估	☐ 评估患肢感觉、运动情况,有异常时立即报告医师处理 ☐ 护理风险评估
	专科护理	☐ 指导患者术后体位摆放及功能锻炼 ☐ 指导患者正确使用抗血栓压力带 ☐ 指导患者进行自主排尿训练 ☐ 指导患者进行股四头肌静止收缩及距小腿关节运动 ☐ 指导患者进行床上翻身 ☐ 指导患者卧床期间患肢保持过伸位 ☐ 根据护理风险给予相应护理措施 ☐ 24 小时后撤除穿刺处敷料,观察患肢皮肤颜色、温度	☐ 指导患者术后体位摆放及功能锻炼 ☐ 指导患者正确使用抗血栓压力带 ☐ 指导患者进行股四头肌静止收缩及距小腿关节运动 ☐ 指导患者下床活动 ☐ 根据护理风险给予相应护理措施 ☐ 观察患肢皮肤颜色、温度	☐ 指导患者正确使用抗血栓压力带 ☐ 指导患者进行股四头肌静止收缩及距小腿关节运动 ☐ 指导患者进行膝关节屈、伸运动 ☐ 指导患者下床活动 ☐ 根据护理风险给予相应护理措施 ☐ 观察患肢皮肤颜色、温度
	饮食指导	☐ 根据医嘱通知配餐员准备膳食 ☐ 协助进餐	☐ 协助进餐	☐ 协助进餐
	活动体位			
病情变异记录		☐ 无　　☐ 有,原因: ☐ 患者　☐ 疾病　☐ 医疗 ☐ 护理　☐ 保障　☐ 管理	☐ 无　　☐ 有,原因: ☐ 患者　☐ 疾病　☐ 医疗 ☐ 护理　☐ 保障　☐ 管理	☐ 无　　☐ 有,原因: ☐ 患者　☐ 疾病　☐ 医疗 ☐ 护理　☐ 保障　☐ 管理
护士签名		白班　　小夜班　　大夜班	白班　　小夜班　　大夜班	白班　　小夜班　　大夜班
医师签名				

时间		住院第 7 天(术后第 4 天)	住院第 8 天(出院日)
主要诊疗工作	制度落实	☐ 上级医师查房(主管医师查房,每天 1 次) ☐ 专科医师会诊(必要时)	☐ 上级医师查房(主管、主诊医师查房)进行手术及切口评估,确定有无手术并发症和穿刺点无假性动脉瘤不良情况,明确是否出院
	病情评估		
	病历书写	☐ 出院前 1 天有上级医师指示出院的病程记录	☐ 出院当天病程记录(由上级医师指示出院)

				□ 出院后 24 小时内完成出院记录 □ 出院后 24 小时内完成病案首页 □ 完成出院介绍信 □ 开具诊断证明书
	知情同意			□ 向患者交代出院后的注意事项（复诊的时间、地点，发生紧急情况时的处理等）
	手术治疗			
	其他			□ 出院带药 □ 门诊复查 □ 如有不适，随时复诊
重点医嘱	长期医嘱	护理医嘱		
		处置医嘱		
		膳食医嘱		
		药物医嘱	□ 双抗 □ 调脂	□ 通便药物
	临时医嘱	检查检验		
		药物医嘱		
		手术医嘱		
		处置医嘱	□ 功能锻炼	□ 出院
主要护理工作	健康宣教			□ 出院宣教（康复训练方法，用药指导及注意事项，复查时间及项目），给予出院指导单
	护理处置		□ 按护理等级完成基础护理项目 □ 根据排便情况采取通便措施 □ 观察切口敷料，有渗出时报告医师处理 □ 术后心理与生活护理	
	风险评估		□ 评估患肢感觉、运动情况，有异常时立即报告医师处理 □ 护理风险评估	
	专科护理		□ 指导患者正确使用抗血栓压力带 □ 指导患者进行股四头肌静止收缩及距小腿关节运动 □ 指导患者进行膝关节屈、伸运动	
	饮食指导			
	活动体位			
病情变异记录			□ 无　　　□ 有，原因： □ 患者　□ 疾病　□ 医疗 □ 护理　□ 保障　□ 管理	□ 无　　　□ 有，原因： □ 患者　□ 疾病　□ 医疗 □ 护理　□ 保障　□ 管理

护士签名	白班	小夜班	大夜班	白班	小夜班	大夜班
医师签名						

脑动、静脉畸形行脑动、静脉畸形栓塞术临床路径

一、脑动、静脉畸形行脑动、静脉畸形栓塞术
临床路径标准住院流程

（一）适用对象

第一诊断为脑动、静脉畸形（ICD-10：Q28.301），拟行脑动、静脉畸形栓塞术（ICD-9-CM-3：38.8102）的患者。

（二）诊断依据

根据《介入神经放射学》（中文翻译版，科学出版社，2010 年）、《现代神经外科学》（第 2 版，周良辅，主编．复旦大学出版社，2015）、《临床诊疗指南·神经外科学分册》（中华医学会编著，人民卫生出版社，2012 年）、《临床技术操作规范·神经外科分册》（中华医学会编著，人民军医出版社）、《王忠诚神经外科学（彩图版）》（第 2 版，王忠诚，主编．湖北科学技术出版社，2015年）、《神经外科学》（第 3 版，赵继宗，周定标，主编．人民卫生出版社，2014 年）、《神经外科学手册》（第 7 版，Thieme，美国，2010 年）。

1. **病史** 动、静脉畸形导致的头痛、出血、癫痫、盗血症状；查体发现。

2. **体检有明确体征** 出血可以导致病灶对侧肢体麻木无力、言语障碍、吞咽障碍、反应迟钝等。

3. **辅助检查** MRI、MRA、CTA 检查明确诊断及病变特点及位置；住院前无 DSA 检查，住院后需要 DSA 检查。

（三）治疗方案的选择及依据

根据《介入神经放射学》（中文翻译版，科学出版社，2010 年）、《现代神经外科学》（第 2 版，周良辅，主编．复旦大学出版社，2015）、《临床诊疗指南·神经外科学分册》（中华医学会编著，人民卫生出版社，2012 年）、《临床技术操作规范·神经外科分册》（中华医学会编著，人民军医出版社）、《王忠诚神经外科学（彩图版）》（第 2 版，王忠诚，主编．湖北科学技术出版社，2015年）、《神经外科学》（第 3 版，赵继宗，周定标，主编．人民卫生出版社，2014 年）、《神经外科学手册》（第 7 版，Thieme，美国，2010 年）。

1. 动、静脉畸形并导致出血，未到脑疝程度。

2. 无严重心肺功能障碍，无手术麻醉禁忌证。

3. 术前生活质量及活动水平评估。

（四）标准住院天数

8 天。

(五)进入路径标准

1. 第一诊断必须符合脑动、静脉畸形(ICD-10:Q28.301),拟行脑动、静脉畸形栓塞术(ICD-9-CM-3:38.8102)。

2. 当患有其他疾病时,但在住院期间不需要特殊处理,也不影响第一诊断的临床路径流程实施时,可以进入路径。

(六)术前准备3天

1. 术前评估　术前24小时内完成病情评估、必要的检查,做出术前小结、术前讨论。

(1)必需的检查项目:①血常规(含CRP+IL-6);②尿常规;③粪常规;④凝血四项;⑤血清术前八项;⑥红细胞沉降率;⑦血型;⑧头颅CT扫描;⑨心电图检查(多导)。

(2)根据患者病情可选择:①神经导航MRI;②肺功能;③超声心动图。

(3)营养评估:根据《解放军总医院新入院患者营养风险筛查表(NRS)》为新入院患者进行营养评估,评分≥3分患者给予处置,必要时申请营养科医师会诊。

(4)心理评估:根据新入院患者情况申请心理科医师会诊。

(5)疼痛评估:根据《视觉模拟评分法(VAS)》实施疼痛评估,评分＞7分患者给予处置,必要时请疼痛科医师会诊。

(6)康复评估:根据《入院患者康复筛查和评估表》在患者入院后24小时内进行康复筛查和评估。任何一项结果为"是",则申请康复科医师会诊。

(7)深静脉血栓栓塞症风险评估:根据专科《深静脉血栓栓塞症评估量表》在患者入院后24小时内进行风险筛查和评估,风险结果为"高危"的,则申请血管外科或介入导管室医师会诊。

2. 术前准备

(1)术前谈话:术者应在术前1天与患者及其家属谈话,告知手术方案、相关风险、术后转归、栓塞材料、手术费用和患者及其家属权益,并履行书面知情同意手续。告知高值耗材的使用及费用。

(2)有癫痫病史,入院前后至少规律口服抗癫痫药物治疗。

(3)通知介入治疗导管室准备手术药品、手术物品及特殊耗材。

(4)护士做心理护理,交代注意事项:防压疮、防跌倒、指导患者戒烟、控制饮食等,并进行术后康复宣教。

(5)手术部位标识:术者、一助或经治医师在术前1天应对双侧股动脉进行触诊,确认动脉搏动良好,如果有下肢动脉病史,查双下肢动脉超声,责任护士、患者及其亲属共同参与,并记入手术安排表。

(6)术前1天麻醉医师访视:制订麻醉计划、完成评估、确定麻醉方式,并记入《麻醉术前访视记录》,告知患者及其家属麻醉适应证、麻醉目的、风险、可能出现的情况及其处理原则、替代方案等,签署《麻醉知情同意书》并归入病历。

(七)药品选择及使用时机

1. 抗生素　预防性抗生素选择二代头孢、三代头孢或万古霉素(青霉素、头孢过敏者;或有感染诱因者)。

2. 使用时机　手术当日、术后预防性使用1天;有癫痫病史患者住院后常规口服抗癫痫药物,术后常规抗癫痫。

（八）手术日为入院第 3 天

1. 手术安全核对　患者入手术间后由手术医师、麻醉医师、巡回护士和患者本人共同核对患者身份、手术部位与标识、手术方式。手术医师、麻醉医师、巡回护士三方按《手术安全核对表》逐项核对，共同签名。

2. 麻醉方式　气管插管全身麻醉。

3. 手术方式　脑动、静脉畸形栓塞术。

4. 手术内置物　液态栓塞胶、弹簧圈。

5. 输血　不输血。

6. 其他　经治医师或手术医师应即刻完成术后首次病程记录，观察术后患者病情变化。

（九）术后住院恢复 5 天

1. 必需的复查项目：血常规、凝血四项、血生化（蛋白、肝功能、肾功能、电解质）。

2. 必要时查头颅 CT、MRI。

3. 术后处理

（1）抗生素：预防性抗生素选择第二代头孢、第三代头孢或万古霉素（青霉素、头孢过敏者或有感染诱因者）。

（2）术后预防脑出血处理：严格监测血压，并降血压处理 48 小时，按照术前收缩压 75％～85％来控制患者术后血压。

（3）术后癫痫发作：常规抗癫痫治疗。

（4）术后康复：术后 24 小时拔除股动脉压迫器，术后第 2 天拍头颅 CT，术后常规口服通便药物，防止排便费力；防止穿刺点侧肢体过度屈伸，72 小时后可以下床缓慢行走。

4. 术者在术后 24 小时内完成手术记录伙或者介入治疗报告，特殊情况可由一助完成，术者签名确认并归入病历。

5. 上级医师在术后 3 天内至少查房 1 次，根据术中和术后检验情况决定术后治疗计划。

6. 麻醉医师术后 3 天内访视患者，如有特殊情况应详细记录，及时与手术医师或重症监护室医师沟通并迅速处理。

7. 术后护理

（1）按照护理等级进行日常护理，监测患者生命体征，观察穿刺点有无渗血及瘀斑。

（2）观察意识、瞳孔、肢体活动、肢体感觉、言语状况。

（3）指导患者术后床上体位摆放及功能锻炼，掌握床上排便排尿（使用便器）方法、进行自主排尿训练，防跌倒、防压疮护理等。

（十）出院标准

1. 体温正常，常规检验指标无明显异常，电解质、肾功能指标正常。

2. 穿刺点：股动脉穿刺点无假性动脉瘤，无感染征象。

3. 无需要住院处理的并发症和（或）合并症。

（十一）变异及原因分析

围术期并发症：有可能出现手术相关并发症，如新发脑梗死、脑出血、穿刺点假性动脉瘤、深静脉血栓形成、穿刺点感染等。术后需要延长下床和康复时间，可能造成住院天数延长和费用增加。

二、脑动、静脉畸形行脑动、静脉畸形栓塞术临床路径表单

适用对象	第一诊断为脑动、静脉畸形(ICD-10:Q28.301) 拟行脑动、静脉畸形栓塞术(ICD-9-CM-3:38.8102)的患者		
患者基本信息	姓名:_____ 性别:_____ 年龄:__ 门诊号:_____ 住院号:_____ 过敏史:_____ 住院日期:__年__月__日 出院日期:__年__月__日		住院天数:8 天
时间		住院第 1 天	住院第 2 天(术前日)	住院第 3 天(手术日)

主要诊疗工作	制度落实	☐ 入院 2 小时内经治医师或值班医师完成接诊 ☐ 入院后 24 小时内主管医师完成检诊 ☐ 专科医师会诊(必要时)	☐ 经治医师查房(早、晚各 1 次) ☐ 主诊医师查房 ☐ 完成术前准备 ☐ 组织术前讨论 ☐ 手术部位标识	☐ 手术安全核查
	病情评估	☐ 经治医师询问病史及体格检查 ☐ 完成神经功能评分 ☐ 营养评估 ☐ 心理评估 ☐ 疼痛评估 ☐ 康复评估 ☐ 深静脉血栓栓塞症风险评估		
	病历书写	☐ 入院 8 小时内完成首次病程记录 ☐ 入院 24 小时内完成入院记录	☐ 完成主诊医师查房记录 ☐ 制订幻灯片,提交科室讨论 ☐ 完成术前讨论、术前小结	☐ 术者或一助术后 24 小时内完成手术记录(术者签名) ☐ 术后即刻完成术后首次病程记录
	知情同意	☐ 病情告知 ☐ 患者及其家属签署授权委托书 ☐ 患者或其家属在入院记录单上签名	☐ 术者术前谈话,告知患者及其家属病情和围术期注意事项,签署手术知情同意书、授权委托书、自费用品协议书(必要时)、军人目录外耗材审批单(必要时)等	☐ 告知患者及其家属手术过程概况和术后注意事项
	手术治疗		☐ 预约手术	☐ 实施手术(手术安全核查记录、手术清点记录)
	其他	☐ 及时通知上级医师检诊 ☐ 经治医师检查整理病历资料	☐ 检查住院押金使用情况	☐ 术后病情交接 ☐ 观察手术切口及周围情况

重点医嘱	长期医嘱	护理医嘱	□ 按神经外科护理常规 □ 二级护理		□ 按神经外科术后护理常规 □ 一级护理
		处置医嘱			□ 持续心电、血压、呼吸、血氧饱和度监测 □ 观察患者意识、瞳孔、肢体活动 □ 观察穿刺点有无渗血 □ 持续低流量吸氧
		膳食医嘱	□ 普食 □ 糖尿病饮食 □ 低盐、低脂饮食 □ 低盐、低脂、糖尿病饮食	□ 禁食、禁水（22:00后）	
		药物医嘱	□ 自带药（必要时）		□ 抗癫痫治疗 □ 脑组织保护药 □ 静脉性控制血压药物 □ 抗生素
	临时医嘱	检查检验	□ 血常规（含 CRP+IL-6） □ 尿常规 □ 粪常规 □ 凝血四项 □ 血清术前八项 □ 红细胞沉降率 □ 血型 □ 头颅 CT 扫描 □ 心电图检查（多导） □ 神经导航 MRI（必要时） □ 肺功能（必要时） □ 超声心动图（必要时）		□ 凝血四项 □ 肝功能、肾功能、电解质
		药物医嘱			
		手术医嘱		□ 常规准备明日在全身麻醉下行脑动、静脉畸形栓塞术	
		处置医嘱	□ 静脉抽血	□ 备皮（>30cm²）	□ 补液（视病情） □ 拔除导尿管（必要时）
主要护理工作	健康宣教		□ 入院宣教（住院环境、规章制度） □ 进行护理安全指导 □ 按护理等级进行护理、活动范围指导 □ 进行饮食指导 □ 检查、检验项目的目的和意义	□ 术前宣教：指导患者咳嗽训练、床上排尿、排便 □ 告知患者取下活动义齿	□ 术后宣教 □ 术后心理疏导 □ 指导术后康复训练 □ 指导术后注意事项

		□ 进行关于疾病知识的宣教 □ 药物相关知识宣教		
护理处置		□ 患者身份核对 □ 佩戴腕带 □ 建立入院病历，通知医师 □ 入院介绍：介绍责任护士，病区环境、设施、规章制度、基础护理服务项目 □ 询问病史，填写护理记录单首页 □ 观察病情 □ 测量基本生命体征 □ 心理与生活护理 □ 根据评估结果采取相应护理措施 □ 通知检查项目及注意事项 □ 抽血、留取标本 □ 心理与生活护理 □ 根据评估结果采取相应护理措施 □ 通知检查项目及检查注意事项 □ 观察药物疗效	□ 备皮 □ 皮试 □ 准备术中用药 □ 沐浴更衣 □ 呋喃西林溶液漱口 □ 开塞露灌肠 □ 通知禁食、禁水 □ 心理与生活护理 □ 观察病情 □ 测量基本生命体征 □ 根据评估结果采取相应护理措施	□ 晨起测量生命体征并记录 □ 确认无上呼吸道感染症状，确认无月经来潮 □ 与手术室护士交接病历、影像资料、术中带药等 □ 术前补液（必要时） □ 嘱患者入手术室前膀胱排空 □ 与手术室护士交接 □ 术后测量生命体征 □ 术后心电监护 □ 各类管道护理 □ 术后心理与生活护理
风险评估		□ 一般评估：生命体征、神志、皮肤、药物过敏史等 □ 专科评估：意识、肢体活动情况及生活自理能力情况、言语、吞咽功能 □ 风险评估：评估有无跌倒、坠床、压疮风险 □ 心理评估 □ 营养评估 □ 疼痛评估 □ 康复评估	□ 护理风险评估	□ 护理风险评估 □ 评估术侧足背动脉搏动、肢体皮肤颜色、温度变化、肢体感觉运动情况，并采取相应护理措施
专科护理		□ 观察患肢情况 □ 指导功能锻炼 □ 指导助行器及双拐的使用方法 □ 指导患者戒烟等	□ 指导患者掌握床上翻身方法 □ 指导患者掌握床上排尿、排便（使用便器）方法 □ 观察意识、瞳孔变化 □ 观察言语 □ 观察吞咽情况	□ 与手术室护士共同评估皮肤、切口敷料、输液及引流情况 □ 指导患者进行股四头肌静止收缩及距小腿关节运动 □ 指导患者掌握床上排尿、排便（使用便器）方法 □ 术后压迫器压迫情况

（续　表）

				□ 术后观察穿刺处渗血情况 □ 术后平卧 24 小时
	饮食指导	□ 根据医嘱通知配餐员准备膳食 □ 协助进餐	□ 通知患者 22：00 后禁食、禁水	□ 禁食、禁水，口干时协助湿润口唇 □ 排气后指导患者间断、少量饮用温开水
	活动体位	□ 根据护理等级指导活动	□ 根据护理等级指导活动	□ 根据手术及麻醉方式安置合适体位，术肢保持过伸位 □ 指导患者掌握床上翻身方法
	洗浴要求	□ 协助患者洗澡，更换病号服	□ 协助患者晨、晚间护理	
病情变异记录		□ 无　　□ 有，原因： □ 患者　□ 疾病　□ 医疗 □ 护理　□ 保障　□ 管理	□ 无　　□ 有，原因： □ 患者　□ 疾病　□ 医疗 □ 护理　□ 保障　□ 管理	□ 无　　□ 有，原因： □ 患者　□ 疾病　□ 医疗 □ 护理　□ 保障　□ 管理
护士签名		白班　　小夜班　　大夜班	白班　　小夜班　　大夜班	白班　　小夜班　　大夜班
医师签名				
时间		住院第 4 天（术后第 1 天）	住院第 5 天（术后第 2 天）	住院第 6 天（术后第 3 天）
主要诊疗工作	制度落实	□ 手术医师查房 □ 专科医师会诊（必要时）	□ 主诊医师查房	
	病情评估	□ 神经功能评估（意识、肢体活动、深浅感觉、言语）	□ 神经功能评估（意识、肢体活动、深浅感觉、言语）	□ 神经功能评估（意识、肢体活动、深浅感觉、言语）
	病历书写	□ 术后首日病程记录	□ 术后次日病程记录	□ 术后第 3 天病程记录
	知情同意			
	手术治疗			
	其他	□ 根据穿刺点情况解除压迫 □ 观察穿刺点否存在渗血、大片瘀斑、明显压痛 □ 观察意识、肢体活动、血压、足背动脉搏动等 □ 复查血常规、生化、凝血四项	□ 观察穿刺点否存在渗血、大片瘀斑、明显压痛，听诊是否有吹风样杂音 □ 复查头颅 CT □ 开始主、被动功能康复训练	□ 观察穿刺点否存在渗血、大片瘀斑、明显压痛，听诊是否有吹风样杂音 □ 指导患者下床，缓慢行走，勿剧烈咳嗽，如有排便费力，及时处理

（续　表）

重点医嘱	长期医嘱	护理医嘱	□ 按神经外科术后护理常规 □ 一级或二级护理	□ 按神经外科术后护理常规 □ 二级护理	
		处置医嘱	□ 穿刺点下肢制动 □ 观察足背动脉搏动 □ 观察意识、肢体活动、言语		□ 拔除导尿管
		膳食医嘱	□ 饮食医嘱（普食/半流食/流食/糖尿病饮食/低盐、低脂饮食）		
		药物医嘱	□ 抗生素 □ 术后抑酸 □ 脑组织保护药 □ 静脉降血压药物 □ 抗癫痫药	□ 抗生素 □ 静脉降血压药物 □ 脑组织保护药 □ 抗癫痫药	□ 脑组织保护药 □ 抗癫痫药
	临时医嘱	检查检验	□ 复查凝血四项、生化	□ 复查头颅 CT	□ 复查血常规、凝血
		药物医嘱	□ 镇吐 □ 补钾（必要时） □ 静脉性控制血压药物	□ 镇静，促进睡眠 □ 补钾（必要时）	□ 促进睡眠 □ 补钾（必要时）
		手术医嘱			
		处置医嘱	□ 换药（必要时） □ 解除股动脉压迫	□ 拔除导尿管（必要时） □ 功能锻炼	□ 功能锻炼
主要护理工作		健康宣教	□ 告知护理风险 □ 进行压疮预防知识宣教	□ 压疮预防知识宣教 □ 跌倒预防知识宣教	
		护理处置	□ 按护理等级要求完成基础护理项目 □ 监测生命体征 □ 留取标本 □ 观察切口疼痛情况、检测镇痛泵运转情况 □ 观察静脉输液情况 □ 观察留置尿管引流情况 □ 妥善固定各类管道 □ 观察切口引流情况，并记录引流量及性状 □ 观察切口敷料，有渗出时报告医师处理 □ 术后心理与生活护理	□ 按护理等级完成基础护理项目 □ 监测生命体征 □ 观察切口疼痛情况、检测镇痛泵运转情况 □ 观察静脉输液情况 □ 妥善固定各类管道 □ 观察切口敷料，有渗出时报告医师处理，观察患者情况 □ 提供基础护理服务 □ 术后心理与生活护理	□ 按护理等级完成基础护理项目 □ 根据排便情况采取通便措施 □ 留取标本 □ 观察切口敷料，有渗出时报告医师处理 □ 观察静脉输液情况，停用镇痛泵 □ 术后心理与生活护理
		护理评估	□ 评估患肢感觉、运动情况，有异常时立即报告医师处理 □ 护理风险评估	□ 评估患肢感觉、运动情况，有异常时立即报告医师处理 □ 护理风险评估	□ 评估患肢感觉、运动情况，有异常时立即报告医师处理 □ 护理风险评估

专科护理	□ 指导患者术后体位摆放及功能锻炼 □ 指导患者正确使用抗血栓压力带 □ 指导患者进行自主排尿训练 □ 指导患者进行股四头肌静止收缩及距小腿关节运动 □ 指导患者进行床上翻身 □ 指导患者卧床期间患肢保持过伸位 □ 根据护理风险给予相应护理措施 □ 24 小时后撤除穿刺处敷料，观察患肢皮肤颜色、温度	□ 指导患者术后体位摆放及功能锻炼 □ 指导患者正确使用抗血栓压力带 □ 指导患者进行股四头肌静止收缩及距小腿关节运动 □ 指导患者下床活动 □ 根据护理风险给予相应护理措施 □ 观察患肢皮肤颜色、温度	□ 指导患者正确使用抗血栓压力带 □ 指导患者进行股四头肌静止收缩及距小腿关节运动 □ 指导患者进行膝关节屈、伸运动 □ 指导患者下床活动 □ 根据护理风险给予相应护理措施 □ 观察患肢皮肤颜色、温度	
饮食指导	□ 根据医嘱通知配餐员准备膳食 □ 协助进餐	□ 协助进餐	□ 协助进餐	
活动体位				
病情变异记录	□ 无　　□ 有，原因： □ 患者　□ 疾病　□ 医疗 □ 护理　□ 保障　□ 管理	□ 无　　□ 有，原因： □ 患者　□ 疾病　□ 医疗 □ 护理　□ 保障　□ 管理	□ 无　　□ 有，原因： □ 患者　□ 疾病　□ 医疗 □ 护理　□ 保障　□ 管理	
护士签名	白班　　小夜班　　大夜班	白班　　小夜班　　大夜班	白班　　小夜班　　大夜班	
医师签名				

时间	住院第 7 天（术后第 4 天）	住院第 8 天（出院日）
主要诊疗工作	制度落实	□ 上级医师查房（主管医师查房，每天 1 次） □ 专科医师会诊（必要时）	□ 上级医师查房（主管、主诊医师查房）进行手术及切口评估，确定有无手术并发症和穿刺点无假性动脉瘤不良情况，明确是否出院
	病情评估		
	病历书写	□ 出院前 1 天由上级医师指示出院的病程记录	□ 出院当天病程记录（由上级医师指示出院） □ 出院后 24 小时内完成出院记录 □ 出院后 24 小时内完成病案首页 □ 完成出院介绍信 □ 开具诊断证明书
	知情同意		□ 向患者交代出院后的注意事项（复诊的时间、地点，发生紧急情况时的处理等）

（续　表）

重点医嘱		手术治疗		
		其他		□ 出院带药 □ 门诊复查 □ 如有不适,随时复诊
	长期医嘱	护理医嘱		
		处置医嘱		
		膳食医嘱		
		药物医嘱	□ 脑保护药 □ 抗癫痫药物 □ 通便药物	□ 通便药物 □ 抗癫痫药物
	临时医嘱	检查检验		
		药物医嘱		
		手术医嘱		
		处置医嘱	□ 功能锻炼	□ 出院
主要护理工作		健康宣教		□ 出院宣教(康复训练方法,用药指导及注意事项,复查时间及项目),给予出院指导单
		护理处置	□ 按护理等级完成基础护理项目 □ 根据排便情况采取通便措施 □ 观察切口敷料,有渗出时报告医师处理 □ 术后心理与生活护理	
		风险评估	□ 评估患肢感觉、运动情况,有异常时立即报告医师处理 □ 护理风险评估	
		专科护理	□ 指导患者正确使用抗血栓压力带 □ 指导患者进行股四头肌静止收缩及距小腿关节运动 □ 指导患者进行膝关节屈、伸运动	
		饮食指导		
		活动体位		
病情变异记录			□ 无　　　□ 有,原因: □ 患者　□ 疾病　□ 医疗 □ 护理　□ 保障　□ 管理	□ 无　　　□ 有,原因: □ 患者　□ 疾病　□ 医疗 □ 护理　□ 保障　□ 管理

护士签名	白班	小夜班	大夜班	白班	小夜班	大夜班
医师签名						

颅内未破裂动脉瘤行开颅夹闭术临床路径

一、颅内未破裂动脉瘤行开颅夹闭术临床路径标准住院流程

(一)适用对象

第一诊断为颅内未破裂动脉瘤(ICD-10:I67.1/I60),拟行开颅夹闭术(ICD-9-CM-3:39.51伴00.9401)的患者。

(二)诊断依据

根据《临床诊疗指南·神经外科学分册》(中华医学会编著,人民卫生出版社,2012年),《临床技术操作规范·神经外科分册》(中华医学会编著,人民军医出版社),《王忠诚神经外科学(彩图版)》(第2版,王忠诚,主编.湖北科学技术出版社,2015年),《神经外科学》(第3版,赵继宗,周定标,主编.人民卫生出版社,2014年),《神经外科学手册》(第7版,Thieme,美国,2010年)。

1. 病史　占位效应或体格检查发现颅内动脉瘤。

2. 临床表现　动脉瘤占位引起的压迫症状,包括动眼神经麻痹、视力视野损害等;动脉瘤引起的缺血症状,包括偏瘫、失语等;无任何明显临床症状,体格检查偶然发现。

3. 辅助检查　DSA或MRA或CTA确认诊断,显示动脉瘤的位置、形态、大小、瘤颈宽窄、侧支循环情况。

(三)选择治疗方案的依据

根据《临床诊疗指南·神经外科学分册》(中华医学会编著,人民卫生出版社,2012年),《临床技术操作规范·神经外科分册》(中华医学会编著,人民军医出版社),《王忠诚神经外科学(彩图版)》(第2版,王忠诚,主编.湖北科学技术出版社,2015年),《神经外科学》(第3版,赵继宗,周定标,主编.人民卫生出版社,2014年),《神经外科学手册》(第7版,Thieme,美国,2010年)。

1. 符合颅内未破裂动脉瘤诊断。

2. 全身状况允许手术。

3. 征得患者及其家属的同意。

(四)标准住院天数

12～14天。

(五)进入路径标准

1. 第一诊断必须符合颅内未破裂动脉瘤(ICD-10:I67.1/I60),拟行开颅夹闭术(ICD-9-CM-3:39.51伴00.9401)。

2. 当患者合并其他疾病,但住院期间不需特殊处理,也不影响第一诊断的临床路径实施

时,可以进入路径。

(六)术前准备 4 天

1. 术前评估　术前 48 小时内完成病情评估、必要的检查,做出术前小结、术前讨论。

(1)必需的检查项目:①血常规、尿常规、粪常规、生化全套、凝血功能、血清术前八项、血型。②胸部正位 X 线片、心电图。③全脑血管造影(DSA)、MRA 或 CTA。

(2)根据患者病情可选择:①下肢深静脉超声检查。②超声心动图、血气分析或肺功能(高龄>70 岁或既往有心、肺病史者)。③有相关疾病者必要时请相关科室会诊。

(3)营养评估:根据《解放军总医院新入院患者营养风险筛查表(NRS)》为新入院患者进行营养评估,评分≥3 分患者给予处置,必要时申请营养科医师会诊。

(4)心理评估:根据新入院患者情况申请心理科医师会诊。

(5)疼痛评估:根据《视觉模拟评分法(VAS)》实施疼痛评估,评分>7 分患者给予处置,必要时请疼痛科医师会诊。

(6)康复评估:根据《入院患者康复筛查和评估表》在患者入院后 24 小时内进行康复筛查和评估。任何一项结果为"是",则申请康复科医师会诊。

(7)深静脉血栓栓塞症风险评估:根据专科《深静脉血栓栓塞症评估量表》在患者入院后 24 小时内进行风险筛查和评估,风险结果为"高危"的,则申请血管外科或介入导管室医师会诊。

2. 术前准备

(1)术前谈话:术者应在术前 1 天与患者及其家属谈话,告知手术方案、相关风险、用血计划、术后转归、置入材料、手术费用和患者及其家属权益,并履行书面知情同意手续。告知高值耗材的使用及费用。

(2)通知手术室准备手术间、手术药品、手术物品及特殊耗材。

(3)护士做心理护理,交代注意事项:防压疮、防跌倒、指导患者戒烟等,并进行术后康复宣教。

(4)手术部位标识:术者、一助或经治医师在术前 1 天应对手术部位做体表标识,急诊手术由接诊医师或会诊外科医师标记,标记过程应有责任护士、患者及其家属共同参与,并记入手术安排表。

(5)术前 1 天麻醉医师访视:制订麻醉计划、完成评估、确定麻醉方式,并记入《麻醉术前访视记录》,告知患者及其家属麻醉适应证、麻醉目的、风险、可能出现的情况及其处理原则、替代方案等,签署《麻醉知情同意书》并归入病历。

(七)预防性抗生素选择与使用时机

1. 抗生素　参照《抗菌药物临床应用指导原则(2015 年)》(卫医发[2015]43 号),根据患者病情选择合适抗生素及抗生素应用的具体时间。

2. 使用时机　手术当日、术后预防性使用 2 天。

(八)手术日为入院第 5 天

1. 手术安全核对　患者入手术间后由手术医师、麻醉医师、巡回护士和患者本人共同核对患者身份、手术部位与标识、手术方式。手术医师、麻醉医师、巡回护士三方按《手术安全核对表》逐项核对,共同签名。

2. 麻醉方式　全身麻醉。

3. 手术方式　颅内动脉瘤夹闭术。

4.手术内固定物 动脉瘤夹、硬膜修补材料、颅骨固定材料等。

5.术中用药 抗生素、术中荧光造影剂吲哚菁绿、麻醉常规用药。

6.输血 视手术出血情况决定。

7.其他 术中常规体感诱发电位监测。

(九)术后住院恢复7～9天

1.必需的复查项目:血常规、血生化、凝血功能、红细胞沉降率、C反应蛋白、白细胞介素-6。

2.术后第2天复查头颅CT平扫。

3.术后处理

(1)抗生素:参照《抗菌药物临床应用指导原则(2015年)》(卫医发[2015]43号)执行。

(2)其他对症药物:脱水、解痉、补液等。

(3)术后康复:术后第2天复查头颅CT明确术区无出血,拔除引流管,术后第2－3天在床上适量活动,术后第4－7天逐渐下床锻炼活动。

(4)术后镇痛:口服非甾体抗炎、镇痛药。

(5)换药:术后第2、4天及出院当日给予清洁换药;其他时间根据手术切口渗出情况给予清洁换药。

4.术者在术后24小时内完成手术记录,特殊情况可由一助完成,术者签名确认并归入病历。

5.上级医师在术后3天内至少查房1次,根据术中和术后情况修订术后治疗计划。

6.麻醉医师术后3天内访视患者,如有特殊情况应详细记录,及时与手术医师或重症监护室医师沟通并迅速处理。

7.术后护理

(1)按照护理等级进行日常护理,监测患者意识、生命体征,观察引流管引流情况、切口敷料有无渗出。

(2)观察四肢活动有无变化。

(3)指导患者正确使用抗血栓压力带、掌握床上排便和排尿(使用便器)方法、进行自主排尿训练、防跌倒、防压疮护理等。

(4)指导患者康复锻炼。

(十)出院标准

1.体温正常,各项检验无明显异常,切口愈合良好。

2.无与本病相关的其他并发症。

(十一)变异及原因分析

1.并发症

(1)术中或术后继发手术部位或其他部位硬脑膜外血肿、硬脑膜下血肿、脑内血肿等并发症,严重者需要二次手术,导致住院时间延长、费用增加。

(2)术后继发颅内感染和神经血管损伤等,导致住院时间延长。

2.合并症 患者存在合并症,如心肾功能不全、糖尿病等,需要同时治疗或而需要延期治疗和增加治疗费用。

二、颅内未破裂动脉瘤行开颅夹闭术临床路径表单

适用对象	第一诊断为颅内未破裂动脉瘤（ICD-10：I67.1/I60） 拟行开颅夹闭术（ICD-9-CM-3：39.51 伴 00.9401）的患者	
患者基本信息	姓名：____ 性别：____ 年龄：__ 门诊号：____ 住院号：_____ 过敏史：_____ 住院日期：__年__月__日 出院日期：__年__月__日	住院天数：12～14 天

时间		住院第 1 天	住院第 2 天	住院第 3 天（DSA 造影）
主要诊疗工作	制度落实	□ 入院 2 小时内经治医师或值班医师完成接诊 □ 入院后 24 小时内主管医师完成检诊 □ 专科医师会诊（必要时）	□ 经治医师查房 □ 主管医师查房	□ 经治医师查房（早、晚各 1 次） □ 主诊医师查房 □ 完成造影前准备
	病情评估	□ 经治医师询问病史及体格检查 □ 完成 GCS 评分 □ 营养评估 □ 心理评估 □ 疼痛评估 □ 康复评估 □ 深静脉血栓栓塞症风险评估		
	病历书写	□ 入院 8 小时内完成首次病程记录 □ 入院 24 小时内完成入院记录	□ 完成主管医师查房记录	□ 完成主诊医师查房记录
	知情同意	□ 病情告知 □ 患者及其家属签署授权委托书 □ 患者或家属在入院记录单上签名	□ 术者造影检查谈话，告知患者及其家属造影检查的目的、必要性及相关风险，签署知情同意书、授权委托书等	
	手术治疗		□ 预约全脑血管 DSA 检查	□ 开颅夹闭术
	其他	□ 及时通知上级医师检诊 □ 经治医师检查整理病历资料	□ 检查住院押金使用情况	□ 检查住院押金使用情况
重点医嘱	长期医嘱 护理医嘱	□ 按神经外科护理常规 □ 二级护理		
	长期医嘱 处置医嘱			
	长期医嘱 膳食医嘱	□ 普食 □ 糖尿病饮食 □ 低盐、低脂饮食	□ 禁食、禁水（22：00 后）	
	长期医嘱 药物医嘱	□ 自带药（必要时）		

临时医嘱	检查检验	□ 血常规(含 CRP＋IL-6) □ 尿常规 □ 粪常规 □ 凝血四项 □ 血清术前八项 □ 血型 □ 胸部正位 X 线片 □ 心电图检查(多导) □ 肺功能(必要时) □ 超声心动图(必要时)		
	药物医嘱			
	手术医嘱			□ 定于明日局部麻醉下行开颅夹闭术
	处置医嘱	□ 静脉抽血	□ 备会阴部皮肤	
主要护理工作	健康宣教	□ 入院宣教(住院环境、规章制度) □ 进行护理安全指导 □ 按护理等级进行护理、活动范围指导 □ 进行饮食指导 □ 进行关于疾病知识的宣教 □ 检查、检验项目的目的和意义	□ DSA 术前宣教	
	护理处置	□ 患者身份核对 □ 佩戴腕带 □ 建立入院病历,通知医师 □ 入院介绍:介绍责任护士,病区环境、设施、规章制度、基础护理服务项目 □ 询问病史,填写护理记录单首页 □ 观察病情 □ 测量基本生命体征 □ 抽血、留取标本 □ 心理与生活护理 □ 根据评估结果采取相应护理措施 □ 通知检查项目及检查注意事项		□ 术前患者准备(术前沐浴、更衣、备皮) □ 检查术前物品准备 □ 指导患者准备术后所需用品,贵重物品交由其家属保管 □ 指导患者进行肠道准备并检查准备效果 □ 告知患者入手术室前取下活动义齿 □ 测量基本生命体征 □ 备血、皮试

(续 表)

风险评估	□ 一般评估:生命体征、神志、皮肤、药物过敏史等 □ 专科评估:意识、感觉、睁眼、语言回答、运动反应 □ 风险评估:评估有无跌倒、坠床、压疮风险 □ 心理评估 □ 营养评估 □ 疼痛评估 □ 康复评估		□ 评估患者心理状态
专科护理		□ 指导患者掌握 DSA 检查后床上翻身方法 □ 指导患者掌握床上排尿、排便(使用便器)方法	□ 指导患者掌握床上翻身方法 □ 指导患者掌握床上排尿、排便(使用便器)方法
饮食指导	□ 根据医嘱通知配餐员准备膳食 □ 协助进餐	□ 通知患者 22:00 后禁食、禁水	□ 通知患者 22:00 后禁食、禁水
活动体位	□ 根据护理等级指导活动		
洗浴要求	□ 协助患者洗澡,更换病号服	□ 协助患者晨、晚间护理	□ 协助患者晨、晚间护理
病情变异记录	□ 无　　□ 有,原因: □ 患者　□ 疾病　□ 医疗 □ 护理　□ 保障　□ 管理	□ 无　　□ 有,原因: □ 患者　□ 疾病　□ 医疗 □ 护理　□ 保障　□ 管理	□ 无　　□ 有,原因: □ 患者　□ 疾病　□ 医疗 □ 护理　□ 保障　□ 管理

护士签名	白班	小夜班	大夜班	白班	小夜班	大夜班	白班	小夜班	大夜班

医师签名	

时间	住院第 4 天(术前日)	住院第 5 天(手术日)	住院第 6 天(术后第 1 天)
主要诊疗工作　制度落实	□ 经治医师查房(早、晚各 1 次) □ 主诊医师查房 □ 完成术前准备 □ 组织术前讨论 □ 手术部位标识	□ 手术安全核查	□ 手术医师查房 □ 专科医师会诊(必要时)
病情评估			
病历书写	□ 完成主诊医师查房记录 □ 完成术前讨论、术前小结	□ 术者或一助术后 24 小时内完成手术记录(术者签名) □ 术后即刻完成术后首次病程记录	□ 术后首日病程记录

知情同意		□ 术者术前谈话，告知患者及其家属病情和围术期注意事项，签署手术知情同意书、授权委托书、自费用品协议书（必要时）、军人目录外耗材审批单（必要时）、输血同意书等	□ 告知患者及其家属手术过程概况和术后注意事项	
手术治疗		□ 预约手术	□ 实施手术（手术安全核查记录、手术清点记录）	
其他		□ 检查住院押金使用情况	□ 术后病情交接 □ 观察手术切口及周围情况	□ 根据复查头颅 CT 及引流量拔除引流管 □ 观察切口情况，是否存在渗出、红肿等情况 □ 观察体温、血压等 □ 复查血常规、生化、凝血功能
重点医嘱	长期医嘱	护理医嘱		□ 按神经外科术后护理常规 □ 特级护理	□ 按神经外科术后护理常规 □ 特级护理
		处置医嘱		□ 呼吸机辅助呼吸 □ 持续心电、血压、呼吸、血氧饱和度监测 □ 留置导尿管并记尿量 □ 留置硬膜外引流管并记流量 □ 持续低流量吸氧 □ 应用约束带	
		膳食医嘱	□ 禁食、禁水		□ 流食
		药物医嘱		□ 脱水 □ 解痉 □ 营养神经 □ 止血 □ 抗生素 □ 补液	□ 脱水 □ 抗生素 □ 解痉 □ 营养神经 □ 止血 □ 补液
	临时医嘱	检查检验			□ 头颅 CT 平扫 □ 血常规 □ 血生化 □ 凝血功能
		药物医嘱	□ 抗生素 □ 吲哚菁绿		□ 镇吐 □ 补钾（必要时） □ 补白蛋白（必要时） □ 输血（必要时）
		手术医嘱	□ 定于明日全身麻醉下行颅内动脉瘤夹闭术		

（续　表）

	处置医嘱		□ 输血（视病情）	□ 大换药 □ 拔除切口引流管（必要时） □ 拔除导尿管（必要时）
主要护理工作	健康宣教	□ 术前宣教	□ 术后宣教 □ 术后心理疏导 □ 指导术后康复训练 □ 指导术后注意事项	□ 告知护理风险 □ 进行压疮预防知识宣教
	护理处置	□ 术前患者准备（术前沐浴、更衣、备皮） □ 检查术前物品准备 □ 指导患者准备术后所需用品，贵重物品交由其家属保管 □ 指导患者进行肠道准备并检查准备效果 □ 告知患者入手术室前取下活动义齿 □ 测量基本生命体征 □ 备血、皮试	□ 晨起测量生命体征并记录 □ 确认无上呼吸道感染症状，确认无月经来潮 □ 与手术室护士交接病历、影像资料、术中带药等 □ 术前补液（必要时） □ 嘱患者入手术室前膀胱排空 □ 与手术室护士交接 □ 术后测量生命体征 □ 术后心电监护 □ 各类管道护理	□ 按一级护理要求完成基础护理项目 □ 监测生命体征 □ 留取标本 □ 观察切口疼痛情况、检测镇痛泵运转情况 □ 观察静脉输液情况 □ 观察留置尿管导尿情况 □ 妥善固定各类管道 □ 观察切口引流情况，并记录引流量及性状 □ 观察切口敷料，有渗出时报告医师处理 □ 术后心理与生活护理
	护理评估	□ 评估患者心理状态	□ 术后心理与生活护理	□ 评估患肢感觉、运动情况，有异常时立即报告医师处理 □ 评估压疮风险
	专科护理			□ 指导患者术后体位摆放及功能锻炼 □ 指导患者正确使用抗血栓压力带 □ 指导患者进行自主排尿训练 □ 指导患者进行股四头肌静止收缩及距小腿关节运动 □ 指导患者进行床上翻身 □ 指导患者卧床期间患肢保持过伸位 □ 进行防压疮护理
	饮食指导			□ 根据医嘱通知配餐员准备膳食 □ 协助进餐
	活动体位			

（续　表）

病情变异记录		□ 无　　　□ 有,原因: □ 患者　□ 疾病　□ 医疗 □ 护理　□ 保障　□ 管理			□ 无　　　□ 有,原因: □ 患者　□ 疾病　□ 医疗 □ 护理　□ 保障　□ 管理			□ 无　　　□ 有,原因: □ 患者　□ 疾病　□ 医疗 □ 护理　□ 保障　□ 管理		
护士签名		白班	小夜班	大夜班	白班	小夜班	大夜班	白班	小夜班	大夜班
医师签名										
时间		住院第 7 天 （术后第 2 天）			住院第 8 天 （术后第 3 天）			住院第 9－12 天 （术后第 4－7 天）		
主要诊疗工作	制度落实	□ 主管医师查房			□ 主诊医师查房			□ 上级医师查房（主管医师查房,每天 1 次） □ 专科医师会诊（必要时）		
	病情评估									
	病历书写	□ 术后次日病程记录			□ 术后第 3 天病程记录			□ 出院前 1 天由上级医师指示出院的病程记录		
	知情同意									
	手术治疗									
	其他	□ 观察切口情况,是否存在渗出、红肿等情况 □ 开始在床上适量运动			□ 观察伤口情况,是否存在渗出、红肿等情况			□ 观察切口情况,是否存在渗出、红肿等情况 □ 患者下床进行康复练习和步行练习		
重点医嘱	长期医嘱　护理医嘱	□ 按神经外科术后护理常规 □ 一级护理			□ 按神经外科术后护理常规 □ 二级护理					
	处置医嘱									
	膳食医嘱	□ 半流食			□ 普食					
	药物医嘱							□ 脱水 □ 抗生素		
	临时医嘱　检查检验	□ 复查血常规、凝血、生化			□ 复查血常规、凝血、生化			□ 期间复查 1 次血常规、生化全套		
	药物医嘱	□ 镇痛（必要时） □ 补钾（必要时） □ 补白蛋白（必要时）			□ 镇痛（必要时） □ 补钾（必要时） □ 补白蛋白（必要时）					
	手术医嘱									
	处置医嘱	□ 大换药（必要时）			□ 大换药（必要时）			□ 大换药（必要时）		

主要护理工作	健康宣教	□ 压疮预防知识宣教 □ 跌倒预防知识宣教		
	护理处置	□ 按护理等级完成基础护理项目 □ 监测生命体征 □ 观察切口疼痛情况、检测镇痛泵运转情况 □ 观察静脉输液情况 □ 妥善固定各类管道 □ 观察切口敷料,有渗出时报告医师处理,观察患者情况 □ 提供基础护理服务 □ 术后心理与生活护理	□ 按护理等级完成基础护理项目 □ 根据排便情况采取通便措施 □ 留取标本 □ 观察切口敷料,有渗出时报告医师处理 □ 观察静脉输液情况,停用镇痛泵 □ 术后心理与生活护理	□ 按护理等级完成基础护理项目 □ 根据排便情况采取通便措施 □ 留取标本 □ 观察切口敷料,有渗出时报告医师处理 □ 观察静脉输液情况,停用镇痛泵 □ 术后心理与生活护理
	护理评估	□ 评估患肢感觉、运动情况,有异常时立即报告医师处理 □ 评估跌倒风险 □ 评估压疮风险	□ 评估患肢感觉、运动情况,有异常时立即报告医师处理 □ 评估跌倒风险 □ 评估压疮风险	□ 评估患肢感觉、运动情况,有异常时立即报告医师处理 □ 评估跌倒风险 □ 评估压疮风险
	专科护理	□ 指导患者术后体位摆放及功能锻炼 □ 指导患者正确使用抗血栓压力带 □ 指导患者进行自主排尿训练 □ 指导患者进行股四头肌静止收缩及距小腿关节运动 □ 指导患者进行床上翻身 □ 指导患者卧床期间患肢保持过伸位 □ 防压疮护理 □ 指导患者正确使用助行器	□ 指导患者正确使用抗血栓压力带 □ 指导患者进行股四头肌静止收缩及距小腿关节运动 □ 指导患者进行膝关节屈、伸运动 □ 指导患者利用助行器下床活动 □ 防压疮护理 □ 防跌倒护理 □ 指导患者正确使用助行器	□ 指导患者正确使用抗血栓压力带 □ 指导患者进行股四头肌静止收缩及距小腿关节运动 □ 指导患者进行膝关节屈、伸运动 □ 指导患者利用助行器下床活动 □ 防压疮护理 □ 防跌倒护理 □ 指导患者正确使用助行器
	饮食指导	□ 协助进餐	□ 协助进餐	□ 协助进餐
	活动体位			
病情变异记录		□ 无　　□ 有,原因: □ 患者　□ 疾病　□ 医疗 □ 护理　□ 保障　□ 管理	□ 无　　□ 有,原因: □ 患者　□ 疾病　□ 医疗 □ 护理　□ 保障　□ 管理	□ 无　　□ 有,原因: □ 患者　□ 疾病　□ 医疗 □ 护理　□ 保障　□ 管理
护士签名		白班　小夜班　大夜班	白班　小夜班　大夜班	白班　小夜班　大夜班
医师签名				

（续　表）

时间			住院第 12－14 天（出院日）
主要诊疗工作		制度落实	□ 上级医师查房（主管、主诊医师查房）进行手术及切口评估，确定有无手术并发症和切口愈合不良情况，明确是否出院
		病情评估	
		病历书写	□ 出院当天病程记录（由上级医师指示出院） □ 出院后 24 小时内完成出院记录 □ 出院后 24 小时内完成病案首页 □ 完成出院介绍信 □ 开具诊断证明书
		知情同意	□ 向患者交代出院后的注意事项（复诊的时间、地点，发生紧急情况时的处理等）
		手术治疗	
		其他	□ 出院带药 □ 嘱患者拆线换药（根据出院时间决定） □ 门诊复查 □ 如有不适，随时复诊
重点医嘱	长期医嘱	护理医嘱	
		处置医嘱	
		膳食医嘱	
		药物医嘱	
	临时医嘱	检查检验	
		药物医嘱	
		手术医嘱	
		处置医嘱	□ 大换药 □ 出院
主要护理工作		健康宣教	□ 出院宣教（康复训练方法，用药指导及注意事项，复查时间及项目），给予出院指导单
		护理处置	
		风险评估	
		专科护理	
		饮食指导	
		活动体位	
病情变异记录			□ 无　　　□ 有，原因： □ 患者　□ 疾病　□ 医疗　□ 护理　□ 保障　□ 管理
护士签名			白班　　　　　　　　　小夜班　　　　　　　　　大夜班
医师签名			

颅内破裂动脉瘤行开颅夹闭术临床路径

一、颅内破裂动脉瘤行开颅夹闭术临床路径标准住院流程

(一)适用对象

第一诊断为颅内破裂动脉瘤(ICD-10:I60),拟行开颅夹闭术(ICD-9-CM-3:39.51伴00.9401)的患者。

(二)诊断依据

根据《临床诊疗指南·神经外科学分册》(中华医学会编著,人民卫生出版社,2012年),《临床技术操作规范·神经外科分册》(中华医学会编著,人民军医出版社),《王忠诚神经外科学(彩图版)》(第2版,王忠诚,主编.湖北科学技术出版社,2015年),《神经外科学》(第3版,赵继宗,周定标,主编.人民卫生出版社,2014年),《神经外科学手册》(第7版,Thieme,美国,2010年)。

1. **病史** 突发性剧烈头痛。

2. **临床表现** 突发性剧烈头痛;血液刺激症状,包括动眼神经麻痹;动脉瘤引起的缺血症状,包括偏瘫、失语等;脑膜刺激征阳性。

3. **辅助检查** 头颅CT平扫证实蛛网膜下腔出血;DSA或MRA或CTA确认诊断,显示动脉瘤的位置、形态、大小、瘤颈宽窄、侧支循环情况。

(三)选择治疗方案的依据

根据《临床诊疗指南·神经外科学分册》(中华医学会编著,人民卫生出版社,2012年),《临床技术操作规范·神经外科分册》(中华医学会编著,人民军医出版社),《王忠诚神经外科学(彩图版)》(第2版,王忠诚,主编.湖北科学技术出版社,2015年),《神经外科学》(第3版,赵继宗,周定标,主编.人民卫生出版社,2014年),《神经外科学手册》(第7版,Thieme,美国,2010年)。

1. 符合颅内破裂动脉瘤诊断。

2. 全身状况允许手术。

3. 征得患者及其家属的同意。

(四)标准住院天数

7～12天。

(五)进入路径标准

1. 第一诊断必须符合颅内破裂动脉瘤(ICD-10:I60),拟行开颅夹闭术(ICD-9-CM-3:39.51伴00.9401)。

2. 当患者合并其他疾病,但住院期间不需特殊处理,也不影响第一诊断的临床路径实施

时,可以进入路径。

（六）术前准备 1 天

1. 术前评估　术前 24 小时内完成病情评估、必要的检查,做出术前小结、术前讨论。

(1)必需的检查项目:①血常规、尿常规、粪常规、生化全套、凝血功能、血清术前八项、血型。②胸部正位 X 线片、心电图。③尽早行全脑血管 DSA。

(2)根据患者病情可选择:下肢深静脉超声检查;超声心动图、血气分析或肺功能(年龄＞70 岁或既往有心、肺病史者);有相关疾病者必要时请相关科室会诊。

(3)营养评估:根据《解放军总医院新入院患者营养风险筛查表(NRS)》为新入院患者进行营养评估,评分≥3 分患者给予处置,必要时申请营养科医师会诊。

(4)心理评估:根据新入院患者情况申请心理科医师会诊。

(5)疼痛评估:根据《视觉模拟评分法(VAS)》实施疼痛评估,评分＞7 分患者给予处置,必要时请疼痛科医师会诊。

(6)康复评估:根据《入院患者康复筛查和评估表》在患者入院后 24 小时内进行康复筛查和评估。任何一项结果为"是",则申请康复科医师会诊。

(7)深静脉血栓栓塞症风险评估:根据专科《深静脉血栓栓塞症评估量表》在患者入院后 24 小时内进行风险筛查和评估,风险结果为"高危"的,则申请血管外科或介入导管室医师会诊。

2. 术前准备

(1)术前谈话:术者应在术前 1 天与患者及其家属谈话,告知手术方案、相关风险、用血计划、术后转归、置入材料、手术费用和患者及其家属权益,并履行书面知情同意手续。告知高值耗材的使用及费用。

(2)通知手术室准备手术间、手术药品、手术物品及特殊耗材。

(3)护士做心理护理,交代注意事项:防压疮、防跌倒、指导患者戒烟等,并进行术后康复宣教。

(4)手术部位标识:术者、一助或经治医师在术前 1 天应对手术部位做体表标识,急诊手术由接诊医师或会诊外科医师标记,标记过程应有责任护士、患者及其家属共同参与,并记入手术安排表。

(5)术前 1 天麻醉医师访视:制订麻醉计划、完成评估、确定麻醉方式,并记入《麻醉术前访视记录》,告知患者及其家属麻醉适应证、麻醉目的、风险、可能出现的情况及其处理原则、替代方案等,签署《麻醉知情同意书》并归入病历。

（七）预防性抗生素选择与使用时机

1. 抗生素　参照《抗菌药物临床应用指导原则(2015 年)》(卫医发〔2015〕43 号),根据患者病情选择合适抗生素及抗生素应用的具体时间。

2. 使用时机　手术当日、术后预防性使用 5 天。

（八）手术日为入院第 2 天

1. 手术安全核对　患者入手术间后由手术医师、麻醉医师、巡回护士和患者本人共同核对患者身份、手术部位与标识、手术方式。手术医师、麻醉医师、巡回护士三方按《手术安全核对表》逐项核对,共同签名。

2. 麻醉方式　全身麻醉。

3. 手术方式　颅内动脉瘤夹闭术。

4. 手术内固定物　动脉瘤夹、硬膜修补材料、颅骨固定材料等。

5. 术中用药　抗生素、术中荧光造影剂吲哚菁绿、麻醉常规用药。

6. 输血　视手术出血情况决定。

7. 其他　术中常规体感诱发电位监测。

（九）术后住院恢复8天

1. 必需复查项目：血常规、血生化、凝血功能、红细胞沉降率、C反应蛋白、白介素-6。

2. 术后第2天复查头颅CT平扫。

3. 术后处理

（1）抗生素：参照《抗菌药物临床应用指导原则（2015年）》（卫医发〔2015〕43号）执行。

（2）其他对症药物：脱水、解痉、补液等。

（3）术后康复：术后第2天复查头颅CT明确术区无出血，拔除引流管，术后第2～3天床上适量活动，术后第4～7天逐渐下床锻炼活动。

（4）术后镇痛：口服非甾体抗炎、镇痛药。

（5）换药：术后第2、4天及出院当日给予清洁换药；其他时间根据手术切口渗出情况给予清洁换药。

4. 术者在术后24小时内完成手术记录，特殊情况可由一助完成，术者签名确认并归入病历。

5. 上级医师在术后3天内至少查房1次，根据术中和术后情况修订术后治疗计划。

6. 麻醉医师术后3天内访视患者，如有特殊情况应详细记录，及时与手术医师或重症监护室医师沟通并迅速处理。

7. 术后护理

（1）按照护理等级进行日常护理，监测患者意识、生命体征，观察引流管引流情况、切口敷料有无渗出。

（2）观察四肢活动有无变化。

（3）指导患者正确使用抗血栓压力带、掌握床上排便、排尿（使用便器）方法、进行自主排尿训练、防跌倒、防压疮护理等。

（4）指导患者康复锻炼。

（十）出院标准

1. 体温正常，各项检验无明显异常，切口愈合良好。

2. 无与本病相关的其他并发症。

（十一）变异及原因分析

1. 病情　患者病情较重，延长术后恢复时间。

2. 并发症

（1）术中或术后继发手术部位或其他部位硬脑膜外血肿、硬脑膜下血肿、脑内血肿等并发症，严重者需要二次手术，导致住院时间延长、费用增加。

（2）术后继发颅内感染和神经血管损伤等，导致住院时间延长。

3. 合并症　患者存在合并症，如心肾功能不全、糖尿病等，需要同时治疗或而需要延期治疗和增加治疗费用。

二、颅内破裂动脉瘤行开颅夹闭术临床路径表单

适用对象	第一诊断为颅内破裂动脉瘤（ICD-10：I60） 行开颅夹闭术（ICD-9-CM-3：39.51 伴 00.9401）的患者	
患者基本信息	姓名：____ 性别：____ 年龄：__ 门诊号：____ 住院号：_____ 过敏史：_____ 住院日期：__年__月__日 出院日期：__年__月__日	住院天数：7～12 天

时间		住院第 1 天（术前日）	住院第 2 天（手术日）	住院第 3 天（术后第 1 天）
主要诊疗工作	制度落实	□ 入院 2 小时内经治医师或值班医师完成接诊 □ 入院后 24 小时内主管医师完成检诊 □ 经治医师查房（早、晚各 1 次） □ 主诊医师查房 □ 完成术前准备 □ 组织术前讨论 □ 手术部位标识 □ 专科医师会诊（必要时）	□ 手术安全核查	□ 手术医师查房 □ 专科医师会诊（必要时）
	病情评估	□ 经治医师询问病史及体格检查 □ 完成 GCS 评分 □ 营养评估 □ 心理评估 □ 疼痛评估 □ 康复评估 □ 深静脉血栓栓塞症风险评估		
	病历书写	□ 入院 8 小时内完成首次病程记录 □ 入院 24 小时内完成入院记录 □ 完成主诊医师查房记录 □ 完成术前讨论、术前小结	□ 术者或一助术后 24 小时内完成手术记录（术者签名） □ 术后即刻完成术后首次病程记录	□ 术后首日病程记录
	知情同意	□ 病情告知 □ 患者及其家属签署授权委托书 □ 患者或其家属在入院记录单上签名	□ 告知患者及其家属手术过程概况和术后注意事项	

（续 表）

			□ 术者造影检查谈话，告知患者及其家属造影检查的目的、必要性及相关风险，签署知情同意书、授权委托书等 □ 术者术前谈话，告知患者及其家属病情和围术期注意事项，签署手术知情同意书、授权委托书、自费用品协议书（必要时）、军人目录外耗材审批单（必要时）、输血同意书等		
	手术治疗		□ 预约手术	□ 实施手术（手术安全核查记录、手术清点记录）	
	其他		□ 及时通知上级医师检诊 □ 经治医师检查整理病历资料 □ 检查住院押金使用情况	□ 术后病情交接 □ 观察手术切口及周围情况	□ 根据复查头颅 CT 及引流量拔除引流管 □ 观察切口情况，是否存在渗出、红肿等情况 □ 观察体温、血压等 □ 复查血常规、生化、凝血功能
重点医嘱	长期医嘱	护理医嘱	□ 按神经外科护理常规 □ 特级护理	□ 按神经外科术后护理常规 □ 特级护理	□ 按神经外科术后护理常规 □ 特级护理
		处置医嘱	□ 心电监护 □ 留置导尿 □ 持续吸氧	□ 呼吸机辅助呼吸 □ 持续心电、血压、呼吸、血氧饱和度监测 □ 留置导尿管并记尿量 □ 留置硬膜外引流管并记流量 □ 持续低流量吸氧 □ 应用约束带	
		膳食医嘱	□ 禁食、禁水		□ 流食
		药物医嘱	□ 解痉 □ 补液	□ 脱水 □ 解痉 □ 营养神经 □ 止血 □ 抗生素 □ 补液	□ 脱水 □ 抗生素 □ 解痉 □ 营养神经 □ 止血 □ 补液

临时医嘱	检查检验			☐ 头颅 CT 平扫 ☐ 血常规 ☐ 血生化 ☐ 凝血功能
	药物医嘱	☐ 抗生素 ☐ 吲哚菁绿		☐ 镇吐 ☐ 补钾（必要时） ☐ 补白蛋白（必要时） ☐ 输血（必要时）
	手术医嘱	☐ 定于明日全身麻醉下行颅内动脉瘤夹闭术		
	处置医嘱		☐ 输血（视病情）	☐ 大换药 ☐ 拔除切口引流管（必要时） ☐ 拔除导尿管（必要时）
主要护理工作	健康宣教	☐ 健康宣教	☐ 入院宣教（住院环境、规章制度） ☐ 进行护理安全指导 ☐ 按护理等级进行护理、活动范围指导 ☐ 进行饮食指导 ☐ 嘱患者保持排便通畅，排便时勿用力，以免动脉瘤破裂 ☐ 减少探视，避免情绪激动，保持血压稳定	☐ 进行关于疾病知识的宣教 ☐ 检查、检验项目的目的和意义 ☐ 根据护理风险评估结果给予健康宣教 ☐ 术肢制动 24 小时，翻身时勿屈膝、用力 ☐ 无恶心、呕吐时鼓励多饮水，进食易消化饮食，避免豆制品等易产气食物摄入
	护理处置	☐ 护理处置	☐ 患者身份核对，佩戴腕带 ☐ 建立入院病历，通知医师 ☐ 入院介绍：介绍责任护士，病区环境、设施、规章制度、基础护理服务项目 ☐ 询问病史，填写护理记录单首页 ☐ 观察病情 ☐ 测量基本生命体征 ☐ 根据评估结果采取相应护理措施	☐ 抽血、留取标本 ☐ 通知检查项目及注意事项 ☐ 测量基本生命体征 ☐ 备皮（行 DSA） ☐ 通知禁食水 6 小时 ☐ 物品准备

（续　表）

风险评估	□ 护理评估	□ 一般评估:生命体征、神志、皮肤、药物过敏史等 □ 专科评估:生活自理能力、四肢活动情况 □ 风险评估:评估有无跌倒、坠床、压疮风险 □ 心理评估 □ 营养评估 □ 疼痛评估	□ 风险评估:评估有无跌倒、坠床、压疮、导管滑脱、液体外渗的风险 □ 心理评估 □ 疼痛评估
专科护理	□ 专科护理	□ 观察意识、瞳孔变化 □ 评估有无颅内压增高 □ 评估是否有癫痫发作 □ 评估是否有视力损害 □ 评估有无运动和感觉障碍 □ 询问排便状况	□ 向患者及其家属交代造影的目的,指导其准备术后所需用物 □ 术前禁食、禁饮 6 小时 □ 备会阴部、双侧腹股沟及大腿部皮肤 □ 协助进行卫生整理 □ 术后观察意识、生命体征、术肢足背动脉的搏动及皮温 □ 注意观察穿刺有无渗血、皮下血肿,根据医嘱盐袋压 6 小时 □ 向患者交代注意事项;取平卧位,术肢制动 □ 嘱术后约饮 2000ml 水,减轻造影剂对肾的影响
饮食指导	□ 饮食指导	□ 根据医嘱通知配餐员准备膳食 □ 协助进餐	□ 协助进餐 □ 指导多进食高蛋白质、高热量、易消化的清淡饮食
活动体位	□ 活动体位	□ 根据护理等级指导活动	□ 根据护理等级指导活动
洗浴要求	□ 卫生整理	□ 协助患者洗澡,更换病号服 □ 修剪指甲、剃胡须	
病情变异记录	□ 无　　□ 有,原因: □ 患者　□ 疾病　□ 医疗 □ 护理　□ 保障　□ 管理	□ 无　　□ 有,原因: □ 患者　□ 疾病　□ 医疗 □ 护理　□ 保障　□ 管理	□ 无　　□ 有,原因: □ 患者　□ 疾病　□ 医疗 □ 护理　□ 保障　□ 管理
护士签名	白班　小夜班　大夜班	白班　小夜班　大夜班	白班　小夜班　大夜班
医师签名			

时间			住院第4天（术后第2天）	住院第5天（术后第3天）	住院第6天（术后第4天）
主要诊疗工作	制度落实		□ 主管医师查房	□ 主诊医师查房	□ 上级医师查房（主管医师查房，每天1次） □ 专科医师会诊（必要时）
	病情评估				
	病历书写		□ 术后次日病程记录	□ 术后第3天病程记录	□ 出院前1天由上级医师指示出院的病程记录
	知情同意				
	手术治疗				
	其他		□ 观察切口情况，是否存在渗出、红肿等情况 □ 开始在床上适量运动	□ 观察伤口情况，是否存在渗出、红肿等情况	□ 观察切口情况，是否存在渗出、红肿等情况 □ 患者下床进行康复练习和步行练习
重点医嘱	长期医嘱	护理医嘱	□ 按神经外科术后护理常规 □ 一级护理	□ 按神经外科术后护理常规 □ 二级护理	
		处置医嘱			
		膳食医嘱	□ 半流食	□ 普食	
		药物医嘱			□ 脱水 □ 抗生素
	临时医嘱	检查检验	□ 复查血常规、凝血、生化	□ 复查血常规、凝血、生化	□ 期间复查1次血常规、生化全套
		药物医嘱	□ 镇痛（必要时） □ 补钾（必要时） □ 补白蛋白（必要时）	□ 镇痛（必要时） □ 补钾（必要时） □ 补白蛋白（必要时）	
		手术医嘱			
		处置医嘱	□ 大换药（必要时）	□ 大换药（必要时）	□ 大换药（必要时）
主要护理工作	健康宣教		□ 指导床上（使用便器）排便 □ 进行肢体活动，预防深静脉血栓、压疮知识宣教 □ 术肢制动24小时，翻身时勿屈膝、用力 □ 无恶心、呕吐时鼓励多饮水，进食易消化饮食，避免豆制品等易产气食物摄入	□ 指导床上（使用便器）排便 □ 进行肢体活动，预防深静脉血栓、压疮知识宣教	□ 指导下床活动，预防直立性低血压 □ 进行用药指导 □ 告知其家属，患者下床活动时其家属必须陪同
	护理处置		□ 遵医嘱继续给予脱水、补液、抗炎等治疗，注意观察静脉外渗情况 □ 备皮（行DSA） □ 通知禁食、禁水6小时 □ 物品准备	□ 遵医嘱继续给予脱水、补液、抗炎等治疗，注意观察静脉外渗情况	□ 遵医嘱继续给予脱水、补液、抗炎等治疗，注意观察静脉外渗情况

（续　表）

	护理评估	□ 意识、瞳孔、生命体征变化 □ 风险评估：评估有无跌倒、坠床、压疮、导管滑脱、液体外渗的风险 □ 心理评估	□ 意识、瞳孔、生命体征变化 □ 风险评估：评估有无跌倒、坠床、压疮、导管滑脱、液体外渗的风险 □ 心理评估	□ 意识、瞳孔、生命体征变化 □ 风险评估：评估有无跌倒、坠床、压疮、导管滑脱、液体外渗的风险
	专科护理	□ 向患者及其家属交代造影的目的，指导其准备术后所需用物 □ 术前禁食、禁饮 6 小时 □ 备会阴部、双侧腹股沟及大腿部皮肤 □ 协助进行卫生整理 □ 术后观察意识、生命体征、术肢足背动脉的搏动及皮温 □ 注意观察穿刺有无渗血、皮下血肿 □ 向患者交代注意事项；取平卧位，术肢制动 □ 嘱术后约饮 2000ml 水，减轻造影剂对肾的影响	□ 指导患者行上肢鲍巴斯训练、下肢桥式锻炼 □ 有视力下降、视野缺损、复视等症状者，指导患者勿下床单独活动 □ DSA 24 小时后拆除穿刺处绷带给予切口敷料保护	□ 练习行走，以减轻功能障碍，防止肌肉萎缩 □ 指导患者行上肢鲍巴斯训练、下肢桥式锻炼
	饮食指导	□ 协助进餐 □ 指导多进食高蛋白、高热量、易消化的清淡饮食	□ 协助进餐	□ 根据医嘱通知配餐员准备膳食 □ 协助进餐
	活动体位	□ 根据护理等级指导活动	□ 定时协助翻身	□ 指导患者在病区走廊内活动
病情变异记录		□ 无　　□ 有，原因： □ 患者　□ 疾病　□ 医疗 □ 护理　□ 保障　□ 管理	□ 无　　□ 有，原因： □ 患者　□ 疾病　□ 医疗 □ 护理　□ 保障　□ 管理	□ 无　　□ 有，原因： □ 患者　□ 疾病　□ 医疗 □ 护理　□ 保障　□ 管理
护士签名		白班　　小夜班　　大夜班	白班　　小夜班　　大夜班	白班　　小夜班　　大夜班
医师签名				
时间		住院第 7－12 天（出院日）		
主要诊疗工作	制度落实	□ 上级医师查房（主管、主诊医师查房）进行手术及切口评估，确定有无手术并发症和切口愈合不良情况，明确是否出院		
	病情评估			
	病历书写	□ 出院当天病程记录（由上级医师指示出院） □ 出院后 24 小时内完成出院记录 □ 出院后 24 小时内完成病案首页 □ 完成出院介绍信 □ 开具诊断证明书		

知情同意		□ 向患者交代出院后的注意事项（复诊的时间、地点，发生紧急情况时的处理等）
手术治疗		
其他		□ 出院带药 □ 嘱患者拆线换药（根据出院时间决定） □ 门诊复查 □ 如有不适，随时复诊
重点医嘱	长期医嘱	护理医嘱	
		处置医嘱	
		膳食医嘱	
		药物医嘱	
	临时医嘱	检查检验	
		药物医嘱	
		手术医嘱	
		处置医嘱	□ 大换药 □ 出院
主要护理工作	健康宣教	□ 出院宣教（康复训练方法，用药指导及注意事项，复查时间及项目），给予出院指导单
	护理处置	
	风险评估	
	专科护理	
	饮食指导	
	活动体位	
病情变异记录		□ 无　　　□ 有，原因： □ 患者　□ 疾病　□ 医疗　□ 护理　□ 保障　□ 管理
护士签名		白班	小夜班	大夜班
医师签名		

脑动静脉畸形行脑动静脉畸形切除术临床路径

一、脑动静脉畸形行脑动静脉畸形切除术
临床路径标准住院流程

(一)适用对象

第一诊断为脑动静脉畸形(ICD-10：Q28.301)，行脑动静脉畸形切除术(ICD-9-CM-3：38.6101)的患者。

(二)诊断依据

根据《临床诊疗指南·神经外科学分册》(中华医学会编著，人民卫生出版社，2012年)，《临床技术操作规范·神经外科分册》(中华医学会编著，人民军医出版社)，《王忠诚神经外科学(彩图版)》(第2版，王忠诚，主编．湖北科学技术出版社，2015年)，《神经外科学》(第3版，赵继宗，周定标，主编．人民卫生出版社，2014年)，《神经外科学手册》(第7版，Thieme，美国，2010年)。

1. 病史 动静脉畸形导致的出血、癫痫、盗血症状；体格检查发现。

2. 体格检查 有明确体征，出血可以导致病灶对侧肢体麻木无力、言语障碍、吞咽障碍、反应迟钝等。

3. 辅助检查 MRI、MRA、CTA检查明确诊断及病变特点及位置；住院前无DSA检查，住院后需要DSA检查。

(三)治疗方案的选择及依据

根据《临床诊疗指南·神经外科学分册》(中华医学会编著，人民卫生出版社，2012年)，《临床技术操作规范·神经外科分册》(中华医学会编著，人民军医出版社)，《王忠诚神经外科学(彩图版)》(第2版，王忠诚，主编．湖北科学技术出版社，2015年)，《神经外科学》(第3版，赵继宗，周定标，主编．人民卫生出版社，2014年)，《神经外科学手册》(第7版，Thieme，美国，2010年)。

1. 动静脉畸形导致相应症状，Spetzler-Martin≤3级或者AVM并出血导致脑疝。

2. 无严重心肺功能障碍，无手术麻醉禁忌证。

3. 术前生命质量及活动水平评估。

(四)标准住院天数

12～14天。

(五)进入路径标准

1. 第一诊断必须符合脑动静脉畸形(ICD-10：Q28.301)，行脑动静脉畸形切除术(ICD-9-CM-3：38.6101)。

2. 当患有其他疾病时，但在住院期间不需要特殊处理，也不影响第一诊断的临床路径流程实施时，可以进入路径。

（六）术前准备 3 天

1. 术前评估　术前 24 小时内完成病情评估、必要的检查，做出术前小结、术前讨论。

（1）必需的检查项目：①血常规（含 CRP＋IL-6）；②尿常规；③粪常规；④凝血四项；⑤血清术前八项；⑥红细胞沉降率；⑦血型；⑧头颅 CT 扫描；⑨心电图检查（多导）。

（2）根据患者病情可选择：①神经导航 MRI；②肺功能；③超声心动图。

（3）营养评估：由护士根据《解放军总医院新入院患者营养风险筛查表（NRS）》为新入院患者进行营养评估，评分＞3 分患者告知医师，必要时申请营养科医师会诊。

（4）心理评估：由心理科医师根据病情需要实施。

（5）康复评估：由护士根据《入院患者康复筛查和评估表》在患者入院后 24 小时内进行康复筛查和评估。任何一项结果为"是"，告知医师，申请康复科医师会诊。

2. 术前准备

（1）术前谈话：术者应在术前 1 天与患者及其家属谈话，告知手术方案、相关风险、术后转归、切除畸形体积、手术费用和患者及其家属权益，并履行书面知情同意手续。告知高值耗材的使用及费用。

（2）有癫痫病史：入院前后至少规律口服抗癫痫药物治疗。

（3）通知手术室：准备手术药品、手术物品及特殊耗材。

（4）护士做心理护理、交代注意事项：防压疮、防跌倒、指导患者戒烟、控制饮食等，并进行术后康复宣教。

（5）手术部位标识：血管造影前 1 天术者、一助或经治医师在术前 1 天应对双侧股动脉进行触诊，确认动脉搏动良好，如果有下肢动脉病史，查双下肢动脉超声，责任护士、患者及其亲属共同参与，并记入手术安排表。术者、一助或经治医师在畸形切除术前 1 天应对手术部位做体表标识，急诊手术由接诊医师或会诊外科医师标记，标记过程应有责任护士、患者及其亲属共同参与，并记入手术安排表。

（6）术前 1 天麻醉医师访视：制订麻醉计划、完成评估、确定麻醉方式，并记入《麻醉术前访视记录》，告知患者及其家属麻醉适应证、麻醉目的、风险、可能出现的情况及其处理原则、替代方案等，签署《麻醉知情同意书》并归入病历。

3. 营养评估　根据《解放军总医院新入院患者营养风险筛查表（NRS）》为新入院患者进行营养评估，评分≥3 分患者给予处置，必要时申请营养科医师会诊。

4. 心理评估　根据新入院患者情况申请心理科医师会诊。

5. 疼痛评估　根据《视觉模拟评分法（VAS）》实施疼痛评估，评分＞7 分患者给予处置，必要时请疼痛科医师会诊。

6. 康复评估　根据《入院患者康复筛查和评估表》在患者入院后 24 小时内进行康复筛查和评估。任何一项结果为"是"，则申请康复科医师会诊。

7. 深静脉血栓栓塞症风险评估　根据专科《深静脉血栓栓塞症评估量表》在患者入院后 24 小时内进行风险筛查和评估，风险结果为"高危"的，则申请血管外科或介入导管室医师会诊。

（七）药品选择及使用时机

1. 抗生素　预防性抗生素选择第二代头孢、第三代头孢或万古霉素（青霉素、头孢过敏者，有感染诱因者）。

2. 使用时机　手术当日、术后预防性使用 2 天；有癫痫病史患者入院后常规口服抗癫痫药物,术后常规抗癫痫治疗。

(八)手术日为入院第 5 天

1. 手术安全核对 患者入手术间后由手术医师、麻醉医师、巡回护士和患者本人共同核对患者身份、手术部位与标识、手术方式。手术医师、麻醉医师、巡回护士三方按《手术安全核对表》逐项核对,共同签名。

2. 麻醉方式 造影在局部麻醉下进行,手术切除在气管插管全身麻醉下进行。

3. 手术方式 脑血管造影、脑动静脉畸形切除术。

4. 输血 术前依据畸形团大小、位置、血流动力学模式决定备血量。

5. 术中 使用注射用吲哚菁绿,以备术中使用荧光造影。

6. 其他 经治医师或手术医师应即刻完成术后首次病程记录,观察术后患者病情变化。

(九)术后住院恢复 7 天

1. 必需的复查项目:血常规、凝血四项、血生化(蛋白、肝功能、肾功能、电解质)。

2. 必要时查头颅 CT、明确是否出血。

3. 术后处理

(1)抗生素:预防性抗生素选择第二代头孢、第三代头孢或万古霉素(青霉素、头孢过敏者,有感染诱因者)。

(2)抑酸、止血、脑组织保护药。

(3)术后预防脑出血处理:严格监测血压,并降血压处理 48 小时,按照术前收缩压 75%~85%来控制患者术后血压。

(4)术后癫痫发作:常规抗癫痫治疗。

(5)术后康复:血管造影术后 24 小时拔除股动脉压迫器,急性切除术后第 2 天拍头颅 CT,术后常规口服通便药物,防止排便费力;防止穿刺点侧肢体过度屈伸,切除术后 72 小时后可以下床缓慢行走。

4. 术者脑血管造影术后 24 小时内完成造影报告,特殊情况可由一助完成,术者签名确认并归入病历。畸形切除术术后 24 小时内完成手术记录或者介入治疗报告,特殊情况可由一助完成,术者签名确认并归入病历。

5. 上级医师在术后 3 天内至少查房 1 次,根据术中和术后检验情况决定术后治疗计划。

6. 麻醉医师术后 3 天内访视患者,如有特殊情况应详细记录,及时与手术医师或重症监护室医师沟通并迅速处理。

7. 术后护理

(1)按照护理等级进行日常护理,监测患者生命体征,观察穿刺点有无渗血及瘀斑。

(2)观察意识、瞳孔、肢体活动、肢体感觉、言语状况。

(3)指导患者术后床上体位摆放及功能锻炼,掌握床上排便排尿(使用便器)方法、进行自主排尿训练,防跌倒、防压疮护理等。

(十)出院标准

1. 体温正常,常规检验指标无明显异常,电解质、肾功指标正常。

2. 穿刺点:股动脉穿刺点无假性动脉瘤,无感染征象。

3. 切口愈合好,无感染红肿,渗液。

4. 不需要住院处理的并发症和(或)合并症。

(十一)变异及原因分析

围术期并发症:有可能出现手术相关并发症,如新发脑梗死、脑出血、穿刺点假性动脉瘤、深静脉血栓形成、穿刺点感染等。术后需要延长下床和康复时间,可能造成住院天数延长和费用增加。

二、脑动静脉畸形行脑动静脉畸形切除术临床路径表单

适用对象	第一诊断为脑动静脉畸形(ICD-10:Q28.301) 行脑动静脉畸形切除术(ICD-9-CM-3:38.6101)的患者		
患者基本信息	姓名:_____ 性别:_____ 年龄:___ 门诊号:_____ 住院号:_____ 过敏史:_____ 住院日期:__年__月__日 出院日期:__年__月__日		住院天数:12~14 天
时间	住院第 1—3 天	住院第 4 天(术前日)	住院第 5 天(手术日)
主要诊疗工作 制度落实	□ 入院 2 小时内经治医师或值班医师完成接诊 □ 入院后 24 小时内主管医师完成检诊 □ 专科医师会诊(必要时)	□ 经治医师查房(早、晚各 1 次) □ 主诊医师查房 □ 完成术前准备 □ 组织术前讨论 □ 手术部位标识	□ 手术安全核查
病情评估	□ 经治医师询问病史及体格检查 □ 完成神经功能评分 □ 营养评估 □ 心理评估 □ 疼痛评估 □ 康复评估 □ 深静脉血栓栓塞症风险评估		
病历书写	□ 入院 8 小时内完成首次病程记录 □ 入院 24 小时内完成入院记录	□ 完成主诊医师查房记录 □ 制作幻灯片,提交科室讨论 □ 完成术前讨论、术前小结	□ 术者或一助术后 24 小时内完成手术记录(术者签名) □ 术后即刻完成术后首次病程记录
知情同意	□ 病情告知 □ 患者及其家属签署授权委托书 □ 患者或其家属在入院记录单上签名 □ 在血管造影单签名	□ 术者术前谈话,告知患者及其家属病情和围术期注意事项,签署手术知情同意书、授权委托书、自费用品协议书(必要时)、军人目录外耗材审批单(必要时)等	□ 告知患者及其家属手术过程概况和术后注意事项
手术治疗	□ 入院第 3 天,血管造影检查	□ 预约手术	□ 实施手术(手术安全核查记录、手术清点记录)

重点医嘱		其他	☐ 及时通知上级医师检诊 ☐ 经治医师检查整理病历资料	☐ 检查住院押金使用情况	☐ 术后病情交接 ☐ 观察手术切口及周围情况
	长期医嘱	护理医嘱	☐ 按神经外科护理常规 ☐ 二级护理		☐ 按神经外科术后护理常规 ☐ 一级护理
		处置医嘱			☐ 持续心电、血压、呼吸、血氧饱和度监测 ☐ 观察患者意识、瞳孔、肢体活动 ☐ 观察切口有无渗血及硬膜外引流管 ☐ 持续低流量吸氧
		膳食医嘱	☐ 普食 ☐ 糖尿病饮食 ☐ 低盐、低脂饮食 ☐ 低盐、低脂、糖尿病饮食	☐ 禁食、禁水（22:00后）	☐ 禁食、禁水
		药物医嘱	☐ 自带药（必要时）		☐ 抗癫痫治疗 ☐ 脑组织保护药 ☐ 静脉性控制血压药物 ☐ 抗生素 ☐ 止血、抑酸药物
	临时医嘱	检查检验	☐ 血常规（含 CRP+IL-6） ☐ 尿常规 ☐ 粪常规 ☐ 凝血四项 ☐ 血清术前八项 ☐ 红细胞沉降率 ☐ 血型 ☐ 头颅 CT 扫描 ☐ 心电图检查（多导） ☐ 神经导航 MRI（必要时） ☐ 肺功能（必要时） ☐ 超声心动图（必要时）		☐ 凝血四项 ☐ 肝功能、肾功能、电解质
		药物医嘱			
		手术医嘱	☐ 常规准备明日在局部麻醉下行全脑血管造影术	☐ 常规准备明日在全身麻醉下行脑动静脉畸形切除术	
		处置医嘱	☐ 静脉抽血	☐ 备皮（>30cm²）	☐ 补液（视病情） ☐ 拔除导尿管（必要时）

主要护理工作	健康宣教	□ 入院宣教(住院环境、规章制度) □ 进行护理安全指导 □ 按护理等级进行护理、活动范围指导 □ 进行饮食指导	□ 进行关于疾病知识的宣教 □ 检查、检验项目的目的和意义 □ 根据护理风险评估结果给予健康宣教 □ 术肢制动 24 小时,翻身时勿屈膝、用力 □ 无恶心、呕吐时鼓励多饮水,进食易消化饮食,避免豆制品等易产气食物摄入	□ 术前宣教 □ 心理指导 □ 床上体位变换
	护理处置	□ 患者身份核对,佩戴腕带 □ 建立入院病历,通知医师 □ 入院介绍:介绍责任护士,病区环境、设施、规章制度、基础护理服务项目 □ 询问病史,填写护理记录单首页 □ 观察病情 □ 测量基本生命体征 □ 根据评估结果采取相应护理措施	□ 抽血、留取标本 □ 通知检查项目及注意事项 □ 测量基本生命体征 □ 备皮(行 DSA) □ 通知术前禁食、禁水 6 小时 □ 物品准备	□ 测量基本生命体征 □ 术前患者准备(术前沐浴、更衣、备皮) □ 皮试 □ 备血 □ 检查术前物品准备 □ 告知患者入手术室前取下活动义齿 □ 指导患者准备术后所需用品,贵重物品交由其家属保管 □ 准备术中带药 □ 指导患者进行肠道准备并检查准备效果 □ 通知患者禁食、禁水
	风险评估	□ 一般评估:生命体征、神志、皮肤、药物过敏史等 □ 专科评估:生活自理能力、四肢活动情况 □ 风险评估:评估有无跌倒、坠床、压疮风险 □ 心理评估 □ 营养评估 □ 疼痛评估	□ 风险评估:评估有无跌倒、坠床、压疮、导管滑脱、液体外渗的风险 □ 心理评估 □ 疼痛评估	□ 风险评估:评估有无跌倒、坠床、压疮、导管滑脱、液体外渗的风险 □ 心理评估 □ 观察有无吞咽障碍
	专科护理	□ 观察意识、瞳孔变化 □ 评估有无颅内压增高 □ 评估是否有癫痫发作 □ 评估是否有视力损害 □ 评估有无运动和感觉障碍	□ 向患者及其家属交代造影的目的,指导其准备术后所需用物 □ 术前禁食、禁饮 6 小时 □ 备会阴部、双侧腹股沟及大腿部皮肤 □ 协助进行卫生整顿	□ 监护室护士术前访视,介绍环境,交代注意事项 □ 咳嗽训练 □ 床上排尿、排便(使用便器)训练

（续　表）

		□ 术后观察意识、生命体征、术肢足背动脉的搏动及皮温 □ 注意观察穿刺有无渗血、皮下血肿 □ 向患者交代注意事项；取平卧位,术肢制动 □ 嘱术后约饮 2000ml 水,减轻造影剂对肾的影响	
	饮食指导	□ 根据医嘱通知配餐员准备膳食 □ 协助进餐	□ 协助进餐 □ 指导多进食高蛋白、高热量、易消化的清淡饮食	□ 协助进餐
	活动体位	□ 根据护理等级指导活动	□ 根据护理等级指导活动	□ 根据护理等级指导活动
	洗浴要求	□ 协助患者洗澡,更换病号服 □ 修剪指甲、剃胡须	□ 协助晨、晚间护理	□ 指导、协助患者洗头 □ 协助患者洗澡,更换病号服
病情变异记录		□ 无　　□ 有,原因: □ 患者　□ 疾病　□ 医疗 □ 护理　□ 保障　□ 管理	□ 无　　□ 有,原因: □ 患者　□ 疾病　□ 医疗 □ 护理　□ 保障　□ 管理	□ 无　　□ 有,原因: □ 患者　□ 疾病　□ 医疗 □ 护理　□ 保障　□ 管理
护士签名		白班　小夜班　大夜班	白班　小夜班　大夜班	白班　小夜班　大夜班
医师签名				
时间		住院第 6 天（术后第 1 天）	住院第 7 天（术后第 2 天）	住院第 8 天（术后第 3 天）
主要诊疗工作	制度落实	□ 手术医师查房 □ 专科医师会诊（必要时）	□ 主诊医师查房	
	病情评估	□ 神经功能评估（意识、肢体活动、深浅感觉、言语） □ 生命体征	□ 神经功能评估（意识、肢体活动、深浅感觉、言语） □ 生命体征	□ 神经功能评估（意识、肢体活动、深浅感觉、言语） □ 生命体征
	病历书写	□ 术后首日病程记录	□ 术后次日病程记录	□ 术后第 3 天病程记录
	知情同意			
	手术治疗			
	其他	□ 切口是否渗血,硬膜外引流液 □ 观察穿刺点否存在渗血、大片瘀斑、明显压痛 □ 观察意识、肢体活动、血压、足背动脉搏动等 □ 复查血常规、生化、凝血四项	□ 切口是否渗血,硬膜外引流液 □ 观察穿刺点否存在渗血、大片瘀斑、明显压痛,听诊是否有吹风样杂音 □ 复查头颅 CT □ 开始主被动功能康复	□ 拔除硬膜外引流管 □ 换药,肢体被动活动

重点医嘱	长期医嘱	护理医嘱	☐ 按神经外科术后护理常规 ☐ 一级或二级护理	☐ 按神经外科术后护理常规 ☐ 二级护理	
		处置医嘱	☐ 穿刺点下肢制动 ☐ 观察足背动脉搏动 ☐ 观察意识、肢体活动、言语		☐ 拔除硬膜外引流管 ☐ 换药,肢体被动活动
		膳食医嘱	☐ 饮食医嘱(普食/半流食/流食/糖尿病饮食/低盐、低脂饮食)		
		药物医嘱	☐ 抗生素 ☐ 术后止血、抑酸 ☐ 脑组织保护药 ☐ 静脉降血压药物 ☐ 抗癫痫药 ☐ 甘露醇	☐ 抗生素 ☐ 术后止血、抑酸 ☐ 静脉降血压药物 ☐ 脑组织保护药 ☐ 抗癫痫药 ☐ 甘露醇	☐ 抗生素 ☐ 脑组织保护药 ☐ 抗癫痫药 ☐ 甘露醇
	临时医嘱	检查检验	☐ 复查凝血四项、生化	☐ 复查头颅 CT	☐ 复查血常规、凝血
		药物医嘱	☐ 镇吐 ☐ 补钾(必要时) ☐ 静脉性控制血压药物	☐ 镇静,促进睡眠 ☐ 补钾(必要时) ☐ 头痛对症处理	☐ 促进睡眠 ☐ 补钾(必要时) ☐ 头痛对症处理
		手术医嘱			
		处置医嘱	☐ 换药(必要时) ☐ 解除股动脉压迫	☐ 拔除导尿管(必要时) ☐ 功能锻炼	☐ 功能锻炼
主要护理工作		健康宣教	☐ 安慰鼓励患者,向患者讲解术后可能出现不适症状 ☐ 告知护理风险、防范措施	☐ 指导进行膀胱功能训练 ☐ 术后注意事项	☐ 床上卧位变化 ☐ 饮食指导 ☐ 心理护理 ☐ 讲解药物作用及不良反应
		护理处置	☐ 按护理等级完成基础护理项目 ☐ 监测生命体征 ☐ 连接好呼吸机管道,保持管道通畅,避免弯曲、受压、堵塞 ☐ 观察切口疼痛情况 ☐ 观察静脉输液情况 ☐ 妥善固定各类管道 ☐ 观察切口敷料,有渗出时报告医师处理,观察患者情况 ☐ 术后心理与生活护理	☐ 按护理等级完成基础护理项目 ☐ 监测生命体征 ☐ 观察切口疼痛情况 ☐ 观察静脉输液情况 ☐ 妥善固定各类管道 ☐ 观察切口敷料,有渗出时报告医师处理,观察患者情况 ☐ 术后心理与生活护理	☐ 遵医嘱停心电监护及吸氧 ☐ 监测生命体征 ☐ 观察切口疼痛情况 ☐ 观察静脉输液情况

（续　表）

护理评估	□ 意识、瞳孔、生命体征变化 □ 风险评估:评估有无跌倒、坠床、压疮、导管滑脱、液体外渗的风险 □ 疼痛评估 □ 心理评估	□ 意识、瞳孔、生命体征变化 □ 风险评估:评估有无跌倒、坠床、压疮、导管滑脱、液体外渗的风险	□ 意识、瞳孔、生命体征变化 □ 风险评估:评估有无跌倒、坠床、压疮、导管滑脱、液体外渗的风险
专科护理	□ 24 小时动态监测生命体征及血氧饱和度并做好记录,早期发现病情变化,及时处理 □ 观察切口敷料,头部置无菌治疗巾 □ 观察引流管的位置,引流液的颜色、量、性状 □ 肢体活动、语言等神经功能状况 □ 观察有无面瘫 □ 有癫痫先兆者做好相应护理	□ 观察切口敷料,头部置无菌治疗巾 □ 必要时协助医师行腰椎穿刺术	□ 头痛、呕吐频繁者警惕颅内水肿 □ 指导患者行上肢鲍巴斯训练、下肢桥式锻炼 □ 面瘫患者指导面肌功能训练
饮食指导	□ 根据医嘱通知配餐员准备膳食 □ 协助进餐 □ 禁食、禁水	□ 根据医嘱通知配餐员准备膳食 □ 协助进餐	□ 协助进餐
活动体位			
病情变异记录	□ 无　　□ 有,原因: □ 患者　□ 疾病　□ 医疗 □ 护理　□ 保障　□ 管理	□ 无　　□ 有,原因: □ 患者　□ 疾病　□ 医疗 □ 护理　□ 保障　□ 管理	□ 无　　□ 有,原因: □ 患者　□ 疾病　□ 医疗 □ 护理　□ 保障　□ 管理
护士签名	白班　　小夜班　　大夜班	白班　　小夜班　　大夜班	白班　　小夜班　　大夜班
医师签名			

时间	住院第 9—11 天(术后第 4—6 天)	住院第 12—14 天(出院日)
主要诊疗工作 — 制度落实	□ 上级医师查房(主管医师查房,每天 1 次) □ 专科医师会诊(必要时)	□ 上级医师查房(主管、主诊医师查房)进行手术及切口评估,确定有无手术并发症和穿刺点无假性动脉瘤不良情况,确认切口愈合情况,如有发热,排除颅内感染情况,明确是否出院
主要诊疗工作 — 病情评估		
主要诊疗工作 — 病历书写	□ 由上级医师指示出院的病程记录	□ 出院当天病程记录(由上级医师指示出院) □ 出院后 24 小时内完成出院记录 □ 出院后 24 小时内完成病案首页

			☐ 完成出院介绍信 ☐ 开具诊断证明书
	知情同意		☐ 向患者交代出院后的注意事项（复诊的时间、地点、发生紧急情况时的处理等）
	手术治疗	☐ 如果需要腰椎穿刺或者腰大池置引流管	
	其他		☐ 出院带药 ☐ 门诊复查 ☐ 如有不适，随时复诊
重点医嘱	长期医嘱 护理医嘱	☐ 按神经外科术后护理常规 ☐ 一级或二级护理	☐ 按神经外科术后护理常规 ☐ 一级或二级护理
	处置医嘱		
	膳食医嘱	☐ 流食	☐ 半流食
	药物医嘱	☐ 脑保护药 ☐ 抗癫痫药物 ☐ 通便药物 ☐ 甘露醇	☐ 通便药物 ☐ 抗癫痫药物
	临时医嘱 检查检验	☐ 头颅 CT	
	药物医嘱	☐ 镇痛药物	
	手术医嘱		
	处置医嘱	☐ 功能锻炼	☐ 换药拆线 ☐ 出院
主要护理工作	健康宣教	☐ 床上卧位变化 ☐ 饮食指导 ☐ 心理护理 ☐ 讲解药物作用及不良反应	☐ 出院宣教（康复训练方法，用药指导及注意事项，复查时间及项目），给予出院指导单
	护理处置	☐ 遵医嘱停心电监护及吸氧 ☐ 监测生命体征 ☐ 观察切口疼痛情况 ☐ 观察静脉输液情况	
	风险评估	☐ 意识、瞳孔、生命体征变化 ☐ 风险评估：评估有无跌倒、坠床、压疮、导管滑脱、液体外渗的风险	
	专科护理	☐ 头痛、呕吐频繁者警惕颅内水肿 ☐ 高热患者及时给予解热处理，注意观察效果 ☐ 使用床档，有精神症状者，将锐利物品保存好，必要时用约束带	
	饮食指导	☐ 协助进餐	
	活动体位	☐ 头偏向健侧，抬高床头 15°～30° ☐ 定时协助翻身	

(续　表)

病情变异记录	□ 无　　　□ 有,原因: □ 患者　□ 疾病　□ 医疗 □ 护理　□ 保障　□ 管理			□ 无　　　□ 有,原因: □ 患者　□ 疾病　□ 医疗 □ 护理　□ 保障　□ 管理		
护士签名	白班	小夜班	大夜班	白班	小夜班	大夜班
医师签名						

颈动脉狭窄行内膜剥脱术临床路径

一、颈动脉狭窄行内膜剥脱术临床路径标准住院流程

(一)适用对象

第一诊断为颈动脉狭窄（ICD-10：I65.202），拟行颈动脉内膜剥脱术（ICD-9-CM-3：38.1201 伴 00.9401)的患者。

(二)诊断依据

根据《临床诊疗指南·神经外科学分册》（中华医学会编著,人民卫生出版社,2012 年），《临床技术操作规范·神经外科分册》（中华医学会编著,人民军医出版社），《王忠诚神经外科学(彩图版)》（第 2 版,王忠诚,主编. 湖北科学技术出版社,2015 年），《神经外科学》（第 3 版,赵继宗,周定标,主编. 人民卫生出版社,2014 年），《神经外科学手册》（第 7 版,Thieme,美国,2010 年)。

1. 临床表现　颈动脉狭窄引起脑灌注不足或颈动脉栓子脱落造成的脑栓塞,表现为肢体无力、麻木,黑矇,言语障碍,其他高级皮质功能障碍,如失用症、认知障碍。

2. 辅助检查　颈动脉血管超声、头颅磁共振检查、颈动脉高分辨 MRI,颅脑磁共振灌注检查。

3. 其他　DSA 是诊断颈动脉狭窄金标准。

(三)治疗方案的选择及依据

根据《临床诊疗指南·神经外科学分册》（中华医学会编著,人民卫生出版社,2012 年），《临床技术操作规范·神经外科分册》（中华医学会编著,人民军医出版社），《王忠诚神经外科学(彩图版)》（第 2 版,王忠诚,主编. 湖北科学技术出版社,2015 年），《神经外科学》（第 3 版,赵继宗,周定标,主编. 人民卫生出版社,2014 年），《神经外科学手册》（第 7 版,Thieme,美国,2010 年)。

1. 手术:颈动脉内膜剥脱术。

2. 术前先行诊断性全脑血管造影。

3. 术前、术后给予抗凝(酌情)。

(四)标准住院天数

8～10 天。

(五)进入路径标准

1. 第一诊断符合颈动脉狭窄（ICD-10：I65.202），拟行颈动脉内膜剥脱术（ICD-9-CM-3：38.1201 伴 00.9401)。

2. 当患者同时并发其他疾病诊断时,但在住院期间不需要特殊处理,也不影响第一诊断

的临床路径流程实施时,可以进入路径。

(六)术前准备(术前评估)1～2 天

1. 术前评估 术前 24 小时内完成病情评估、必要的检查,做出术前小结、术前讨论。

(1)必需的检查项目:①血常规、尿常规、粪常规。②生化。③凝血功能。④感染性疾病筛查(乙肝、丙肝、艾滋病、梅毒等)。⑤血型。⑥胸部正位 X 线片、心电图。⑦颈动脉血管超声、颈动脉高分辨 MRI,头颅 CT 平扫和(或)MRI、DWI。⑧脑神经功能检查(视力,视野,瞳孔,眼球运动、电测听,脑干诱发电位等)。⑨应用抗凝药物阿司匹林,停用氯吡格雷。

(2)营养评估:由护士根据《解放军总医院新入院患者营养风险筛查表》为新入院患者进行营养评估,评分＞3 分患者告知医师,必要时申请营养科医师会诊。

(3)心理评估:由心理科医师根据病情需要实施评估。

(4)疼痛评估:由医师对于病情危重患者或术前 24 小时、麻醉前的患者根据《视觉模拟评分法(VAS)》实施疼痛评估,评估结果及应用的特殊镇痛药物应当告知患者或其病情委托人,疼痛评估的结果应当记录在住院病历表格中。评分＞7 分、常规镇痛处理效果欠佳,顽固性疼痛的患者应当及时请疼痛科医师会诊。

(5)康复评估:由护士根据《入院患者康复筛查和评估表》在患者入院后 24 小时内进行康复筛查和评估。任何一项结果为"是",告知医师,申请康复科医师会诊。

(6)深静脉血栓栓塞症风险评估:根据专科《深静脉血栓栓塞症评估量表》在患者入院后 24 小时内进行风险筛查和评估,风险结果为"高危"的,则申请血管外科或介入导管室医师会诊。

2. 术前准备

(1)术前谈话:术者应在术前 1 天与患者及其家属谈话,告知手术方案、相关风险、用血计划、术后转归、置入材料、手术费用和患者及其家属权益,并履行书面知情同意手续。告知高值耗材的使用及费用。

(2)术前应用抗凝药物。

(3)通知手术室准备手术间、手术药品、手术物品及特殊耗材。

(4)护士做心理护理,交代注意事项:防压疮、防跌倒、指导患者戒烟等,进行术后康复宣教。

(5)手术部位标识:术者、一助或经治医师在术前 1 天应对手术部位做体表标识,急诊手术由接诊医师或会诊外科医师标记,标记过程应有责任护士、患者及其家属共同参与,并记入手术安排表。

(6)术前 1 天麻醉医师访视:制订麻醉计划、完成评估、确定麻醉方式,并记入《麻醉术前访视记录》,告知患者及其家属麻醉适应证、麻醉目的、风险、可能出现的情况及其处理原则、替代方案等,签署《麻醉知情同意书》并归入病历。

(七)预防性抗生素选择与使用时机

1. 本手术一般不推荐常规使用抗生素。

2. 如有特殊病情变化,按照《抗菌药物临床应用指导原则(2015 年)》(国卫办医发〔2015〕43 号)执行。

(八)手术日为入院第 3—4 天

1. 手术安全核对 患者入手术间后由手术医师、麻醉医师、巡回护士和患者本人共同核对患者身份、手术部位与标识、手术方式。手术医师、麻醉医师、巡回护士三方按《手术安全核对表》逐项核对,共同签名。

2. 麻醉方式　全身麻醉。

3. 手术方式　颈动脉内膜剥脱术。

4. 其他　经治医师或手术医师应即刻完成术后首次病程记录,观察术后患者病情变化。

5. 术中用药　调整血压、心率用药,麻醉常规用药。

(九)术后住院恢复5～7天

1. 复查的检查项目:可选复查颈动脉CTA,亦可半年后复查CTA或颈动脉超声。

2. 术后选用抗凝药物、神经营养药物,用药时间为3～7天。

(十)出院标准

1. 切口愈合良好。

2. 无神经功能缺损或异常。

3. 不需要住院处理的并发症和(或)合并症。

(十一)变异及原因分析

1. 部分患者存在其他系统疾病,需术前详细检查、会诊。

2. 部分患者切口愈合不良,需加强换药。

3. 术后其他系统疾病加重,需要进一步治疗。

二、颈动脉狭窄行内膜剥脱术临床路径表单

适用对象	第一诊断为颈动脉狭窄(ICD-10:I65.202) 拟行颈动脉内膜剥脱术(ICD-9-CM-3:38.1201伴00.9401)的患者		
患者基本信息	姓名:＿＿＿　性别:＿＿＿　年龄:＿＿　门诊号:＿＿＿ 住院号:＿＿＿＿＿＿　过敏史:＿＿＿＿＿ 住院日期:＿＿年＿＿月＿＿日　出院日期:＿＿年＿＿月＿＿日		住院天数:8～10天
时间		住院第1天	住院第2天(术前日)	住院第3天(手术日)

		住院第1天	住院第2天(术前日)	住院第3天(手术日)
主要诊疗工作	制度落实	□ 入院2小时内经治医师或值班医师完成接诊 □ 入院后24小时内主管医师完成检诊 □ 专科医师会诊(必要时)	□ 经治医师查房(早、晚各1次) □ 主诊医师查房 □ 完成术前准备 □ 组织术前讨论 □ 手术部位标识	□ 手术安全核查
	病情评估	□ 经治医师询问病史及体格检查 □ 预约血管造影检查 □ 营养评估 □ 心理评估 □ 疼痛评估 □ 康复评估 □ 深静脉血栓栓塞症风险评估	□ 完成血管造影检查	

（续　表）

病历书写		□ 入院 8 小时内完成首次病程记录 □ 入院 24 小时内完成入院记录	□ 完成主诊医师查房记录 □ 完成术前讨论、术前小结	□ 术者或一助术后 24 小时内完成手术记录（术者签名） □ 术后即刻完成术后首次病程记录
知情同意		□ 病情告知 □ 患者及其家属签署授权委托书 □ 患者或其家属在入院记录单上签名 □ 签署神经介入知情同意书及神经介入检查、治疗志愿书	□ 术者术前谈话，告知患者及其家属病情和围术期注意事项，签署手术知情同意书、授权委托书、自费用品协议书（必要时）、军人目录外耗材审批单（必要时）、输血同意书等	□ 告知患者及其家属手术过程概况和术后注意事项
手术治疗			□ 预约手术	□ 实施手术（手术安全核查记录、手术清点记录）
其他		□ 及时通知上级医师检诊 □ 经治医师检查整理病历资料	□ 检查住院押金使用情况	□ 术后病情交接 □ 观察手术切口及周围情况
重点医嘱	长期医嘱	护理医嘱	□ 按神经外科护理常规 □ 二级护理		□ 按神经外科术后护理常规 □ 一级护理
		处置医嘱			□ 持续心电、血压、呼吸、血氧饱和度监测 □ 留置导尿管并记尿量 □ 留置切口引流管并记流量 □ 持续低流量吸氧
		膳食医嘱	□ 普食 □ 糖尿病饮食 □ 低盐、低脂饮食 □ 低盐、低脂、糖尿病饮食	□ 禁食、禁水（22:00 后）	
		药物医嘱	□ 自带药（必要时） □ 抗凝药物阿司匹林		□ 镇痛 □ 消肿 □ 镇吐、保胃 □ 抗凝
	临时医嘱	检查检验	□ 血常规（含 CRP＋IL-6） □ 尿常规 □ 粪常规 □ 凝血四项 □ 血清术前八项 □ 血型 □ 胸部正位 X 线片 □ 心电图检查（多导）		

		☐ 肺功能（必要时） ☐ 超声心动图（必要时）		
	药物医嘱		☐ 抗凝药	
	手术医嘱		☐ 常规准备明日在全身麻醉下行颈动脉内膜剥脱术	
	处置医嘱	☐ 静脉抽血	☐ 备皮（＞30cm²）	☐ 输血（视病情） ☐ 补液（视病情） ☐ 拔除导尿管（必要时）
主要护理工作	健康宣教	☐ 入院宣教（住院环境、规章制度） ☐ 进行护理安全指导 ☐ 按护理等级进行护理、活动范围指导 ☐ 进行饮食指导 ☐ 进行关于疾病知识的宣教 ☐ 检查、检验项目的目的和意义	☐ 术前宣教	☐ 术后宣教 ☐ 术后心理疏导 ☐ 指导术后康复训练 ☐ 指导术后注意事项
	护理处置	☐ 患者身份核对 ☐ 佩戴腕带 ☐ 建立入院病历，通知医师 ☐ 入院介绍：介绍责任护士，病区环境、设施、规章制度、基础护理服务项目 ☐ 询问病史，填写护理记录单首页 ☐ 观察病情 ☐ 测量基本生命体征 ☐ 抽血、留取标本 ☐ 心理与生活护理 ☐ 根据评估结果采取相应护理措施 ☐ 通知检查项目及检查注意事项	☐ 术前患者准备（术前沐浴、更衣、备皮） ☐ 检查术前物品准备 ☐ 指导患者准备术后所需用品，贵重物品交由其家属保管 ☐ 指导患者进行肠道准备并检查准备效果 ☐ 告知患者入手术室前取下活动义齿 ☐ 测量基本生命体征 ☐ 皮试	☐ 晨起测量生命体征并记录 ☐ 确认无上呼吸道感染症状，确认无月经来潮 ☐ 与手术室护士交接病历、影像资料、术中带药等 ☐ 术前补液（必要时） ☐ 嘱患者入手术室前膀胱排空 ☐ 与手术室护士交接 ☐ 术后测量生命体征 ☐ 术后心电监护 ☐ 各类管道护理 ☐ 术后心理与生活护理
	风险评估	☐ 一般评估：生命体征、神志、皮肤、药物过敏史等 ☐ 专科评估：颈动脉狭窄程度，患者 TIA 发作严重程度 ☐ 风险评估：评估有无脑缺血梗死风险 ☐ 心理评估 ☐ 营养评估	☐ 评估患者心理状态	☐ 评估意识情况 ☐ 评估切口疼痛情况 ☐ 评估术侧颈总、颈内、颈外动脉颅内供血情况，对侧血管代偿情况，并采取相应护理措施 ☐ 风险评估：评估有无术中缺血、梗死的风险

		住院第4天（术后第1天）	住院第5天（术后第2天）	住院第6天（术后第3天）
		□ 疼痛评估 □ 康复评估		
	专科护理	□ 指导患者戒烟等	□ 指导患者掌握床上翻身方法 □ 指导患者掌握床上排尿、排便（使用便器）方法	□ 与手术室护士共同评估皮肤、切口敷料、输液及引流情况 □ 指导患者掌握床上排尿、排便（使用便器）方法
	饮食指导	□ 根据医嘱通知配餐员准备膳食 □ 协助进餐	□ 通知患者22：00后禁食、禁水	□ 禁食、禁水，口干时协助湿润口唇 □ 排气后指导患者间断、少量饮用温开水
	活动体位	□ 根据护理等级指导活动	□ 根据护理等级指导活动	□ 根据手术及麻醉方式安置合适体位，术侧保持过伸位 □ 指导患者掌握床上翻身方法
	洗浴要求	□ 协助患者洗澡，更换病号服	□ 协助患者晨、晚间护理	□ 协助患者晨、晚间护理
病情变异记录		□ 无　　□ 有，原因： □ 患者　□ 疾病　□ 医疗 □ 护理　□ 保障　□ 管理	□ 无　　□ 有，原因： □ 患者　□ 疾病　□ 医疗 □ 护理　□ 保障　□ 管理	□ 无　　□ 有，原因： □ 患者　□ 疾病　□ 医疗 □ 护理　□ 保障　□ 管理
护士签名		白班　小夜班　大夜班	白班　小夜班　大夜班	白班　小夜班　大夜班
医师签名				
时间		住院第4天（术后第1天）	住院第5天（术后第2天）	住院第6天（术后第3天）
主要诊疗工作	制度落实	□ 手术医师查房 □ 专科医师会诊（必要时）		□ 主诊医师查房
	病情评估			
	病历书写	□ 术后首日病程记录	□ 术后次日病程记录	□ 术后第3天病程记录
	知情同意			
	手术治疗			
	其他	□ 根据引流量拔除引流管 □ 观察切口情况，是否存在渗出、红肿等情况 □ 观察体温、血压等 □ 复查血常规、生化	□ 观察切口情况，是否存在渗出、红肿等情况 □ 根据患者情况处置，如贫血严重及时输血，低蛋白、低钾血症及时补充蛋白、补钾 □ 开始主、被动功能康复练习	□ 观察切口情况，是否存在渗出、红肿等情况 □ 复查血常规、生化（如贫血严重及时输血，低蛋白、低钾血症及时补充蛋白、补钾） □ 指导患者下床，进行主、被动功能康复练习和步行练习

（续　表）

重点医嘱	**长期医嘱**	护理医嘱	□ 按神经外科术后护理常规 □ 一级或二级护理	□ 按神经外科术后护理常规 □ 二级护理	
		处置医嘱	□ 盐袋压迫切口 □ 使用抗血栓弹力带 □ 观察患者瞳孔及意识 □ 吸氧、脱水治疗		
		膳食医嘱	□ 饮食医嘱（普食/半流食/流食/糖尿病饮食/低盐、低脂饮食）		
	临时医嘱	药物医嘱	□ 术后抗凝 □ 镇痛 □ 保胃	□ 术后抗凝	□ 术后抗凝
		检查检验	□ 复查血常规、生化	□ 颈动脉超声	□ 复查血常规、生化
		药物医嘱	□ 镇吐 □ 补钾（必要时） □ 补白蛋白（必要时） □ 输血（必要时）	□ 镇痛（必要时） □ 补钾（必要时） □ 补白蛋白（必要时） □ 输血（必要时）	□ 镇痛（必要时） □ 补钾（必要时） □ 补白蛋白（必要时） □ 输血（必要时）
		手术医嘱			
		处置医嘱	□ 大换药（必要时） □ 拔除切口引流管（必要时） □ 拔除导尿管（必要时）	□ 大换药（必要时） □ 功能锻炼	□ 大换药（必要时） □ 功能锻炼
主要护理工作		健康宣教	□ 告知护理风险 □ 进行压疮预防知识宣教	□ 压疮预防知识宣教 □ 跌倒预防知识宣教	□ 告知护理风险 □ 进行压疮预防知识宣教
		护理处置	□ 按一级护理要求完成基础护理项目 □ 监测生命体征 □ 留取标本 □ 观察切口疼痛情况、检测镇痛泵运转情况 □ 观察静脉输液情况 □ 观察留置尿管导尿情况 □ 妥善固定各类管道 □ 观察切口引流情况，并记录引流量及性状 □ 观察切口敷料，有渗出时报告医师处理 □ 术后心理与生活护理	□ 按护理等级完成基础护理项目 □ 监测生命体征 □ 观察切口疼痛情况、检测镇痛泵运转情况 □ 观察静脉输液情况 □ 妥善固定各类管道 □ 观察切口敷料，有渗出时报告医师处理，观察患者情况 □ 提供基础护理服务 □ 术后心理与生活护理	□ 按护理等级完成基础护理项目 □ 根据排便情况采取通便措施 □ 留取标本 □ 观察切口敷料，有渗出时报告医师处理 □ 观察静脉输液情况，停用镇痛泵 □ 术后心理与生活护理
		护理评估	□ 评估患者神志、瞳孔、生命体征和肢体活动，有异常时立即报告医师处理 □ 评估压疮风险	□ 评估患者神志、瞳孔、生命体征和肢体活动，有异常时立即报告医师处理 □ 评估跌倒风险 □ 评估压疮风险	□ 评估患者神志、瞳孔、生命体征和肢体活动，有异常时立即报告医师处理 □ 评估跌倒风险 □ 评估压疮风险

（续　表）

专科护理	□ 指导患者术后体位摆放及功能锻炼 □ 指导患者正确使用抗血栓压力带 □ 指导患者进行自主排尿训练 □ 指导患者进行床上翻身 □ 指导患者卧床期间患侧颈部保持过伸位 □ 进行防压疮护理	□ 指导患者术后体位摆放及功能锻炼 □ 指导患者正确使用抗血栓压力带 □ 指导患者进行自主排尿训练 □ 指导患者进行床上翻身 □ 防压疮护理	□ 指导患者正确使用抗血栓压力带 □ 指导患者下床活动 □ 防压疮护理 □ 防跌倒护理	
饮食指导	□ 根据医嘱通知配餐员准备膳食 □ 协助进餐	□ 协助进餐	□ 协助进餐	
活动体位	□ 协助患者进行床上翻身及活动	□ 协助患者进行床上翻身及活动	□ 协助患者进行床上翻身及活动	

病情变异记录	□ 无　　□ 有,原因: □ 患者　□ 疾病　□ 医疗 □ 护理　□ 保障　□ 管理	□ 无　　□ 有,原因: □ 患者　□ 疾病　□ 医疗 □ 护理　□ 保障　□ 管理	□ 无　　□ 有,原因: □ 患者　□ 疾病　□ 医疗 □ 护理　□ 保障　□ 管理

护士签名	白班	小夜班	大夜班	白班	小夜班	大夜班	白班	小夜班	大夜班

医师签名			

时间	住院第 7 天(术后第 4 天)	住院第 8-10 天(出院日)
主要诊疗工作	**制度落实** □ 上级医师查房(主管医师查房,每天 1 次) □ 专科医师会诊(必要时)	□ 上级医师查房(主管、主诊医师查房)进行手术及切口评估,确定有无手术并发症和切口愈合不良情况,明确是否出院
	病情评估	
	病历书写 □ 出院前 1 天有上级医师指示出院的病程记录	□ 出院当天病程记录(由上级医师指示出院) □ 出院后 24 小时内完成出院记录 □ 出院后 24 小时内完成病案首页 □ 完成出院介绍信 □ 开具诊断证明书
	知情同意	□ 向患者交代出院后的注意事项(复诊的时间、地点,发生紧急情况时的处理等)
	手术治疗	

重点医嘱		其他	□ 观察切口情况,是否存在渗出、红肿等情况 □ 根据患者情况处置,如贫血严重及时输血,低蛋白、低钾血症及时补充蛋白、补钾 □ 继续主、被动功能康复练习和步行练习	□ 复查血常规、生化 □ 出院带药 □ 嘱患者拆线换药(根据出院时间决定) □ 门诊复查 □ 如有不适,随时复诊

重点医嘱	长期医嘱	护理医嘱		
		处置医嘱		
		膳食医嘱		
		药物医嘱	□ 术后抗凝	
	临时医嘱	检查检验		□ 复查血常规、生化
		药物医嘱	□ 镇痛(必要时) □ 补钾(必要时) □ 补白蛋白(必要时) □ 输血(必要时)	
		手术医嘱		
		处置医嘱	□ 大换药(必要时) □ 功能锻炼	□ 大换药 □ 出院

主要护理工作	健康宣教	□ 告知护理风险 □ 观察患者一般状况	□ 告知患者必须在他人的协助下方可下床活动 □ 向患者讲解适当控制体重的意义 □ 向患者讲解颈动脉内膜剥脱术后的注意事项
	护理处置	□ 按护理等级完成基础护理项目 □ 根据排便情况采取通便措施 □ 观察切口敷料,有渗出时报告医师处理 □ 术后心理与生活护理	□ 按护理等级完成基础护理项目 □ 观察切口敷料,有渗出时报告医师处理 □ 观察患者情况 □ 协助患者办理出院手续 □ 指导并监督患者活动 □ 整理床单位
	风险评估	□ 评估患者神志、瞳孔、生命体征和肢体活动,有异常时立即报告医师处理 □ 评估跌倒风险 □ 评估压疮风险	□ 评估患肢感觉、运动情况,有异常时立即报告医师处理 □ 评估跌倒风险 □ 评估压疮风险
	专科护理	□ 指导患者正确使用抗血栓压力带 □ 指导患者下床活动 □ 防压疮护理 □ 防跌倒护理	□ 指导患者进行基本伸展运动 □ 指导患者下床活动 □ 告知患者出院后注意事项并附书面出院指导1份
	饮食指导		
	活动体位		

（续　表）

病情变异记录	□ 无　　□ 有,原因: □ 患者　□ 疾病　□ 医疗 □ 护理　□ 保障　□ 管理			□ 无　　□ 有,原因: □ 患者　□ 疾病　□ 医疗 □ 护理　□ 保障　□ 管理		
护士签名	白班	小夜班	大夜班	白班	小夜班	大夜班
医师签名						

烟雾病行颞浅动脉脑膜脑融通术临床路径

一、烟雾病行颞浅动脉脑膜脑融通术临床路径标准住院流程

(一)适用对象

第一诊断为烟雾病(ICD-10:I67.501),拟行颞浅动脉脑膜脑融通术(ICD-9-CM-3:39.5955)的患者。

(二)诊断依据

根据《临床诊疗指南·神经外科学分册》(中华医学会编著,人民卫生出版社,2012年),《临床技术操作规范·神经外科分册》(中华医学会编著,人民军医出版社),《王忠诚神经外科学(彩图版)》(第2版,王忠诚,主编.湖北科学技术出版社,2015年),《神经外科学》(第3版,赵继宗,周定标,主编.人民卫生出版社,2014年),《神经外科学手册》(第7版,Thieme,美国,2010年)。

1. 临床表现　一侧肢体出现麻木、感觉减退或感觉异常,上肢和(或)下肢力弱,中枢性面肌麻痹,单眼突发黑朦等,如在优势半球常伴有语言障碍。一过性缺血发作(TIA),可逆性神经功能障碍(RINI),进展性卒中(SIE),完全性卒中等。

2. 辅助检查　全脑DSA显示脑底大血管严重狭窄或闭塞,合并或不合并异常烟雾血管,颞浅动脉及其分支通畅。

(三)选择治疗方案的依据

根据《临床诊疗指南·神经外科学分册》(中华医学会编著,人民卫生出版社,2012年),《临床技术操作规范·神经外科分册》(中华医学会编著,人民军医出版社),《王忠诚神经外科学(彩图版)》(第2版,王忠诚,主编.湖北科学技术出版社,2015年),《神经外科学》(第3版,赵继宗,周定标,主编.人民卫生出版社,2014年),《神经外科学手册》(第7版,Thieme,美国,2010年)。

1. 拟诊断为烟雾病患者,有明确的发作性神经功能缺失者需手术治疗,手术方法是沿颞浅动脉及其分支的颞顶、额颞切口经颞顶或额颞入路开颅行颞浅动脉颅内融通术。

2. 对于手术风险较大者(高龄、妊娠期、合并较严重的内科疾病者),要向患者或其家属仔细交代病情,如不同意手术,应履行签名手续,并给予严密观察。

(四)标准住院天数

7～10天。

(五)进入路径标准

1. 第一诊断必须符合烟雾病(ICD-10:I67.501),拟行颞浅动脉脑膜脑融通术(ICD-9-CM-3:39.5955)。

2. 当患者合并其他疾病,但住院期间不需特殊处理,也不影响第一诊断的临床路径实施时,可以进入路径。

（六）术前准备 3～5 天

1. 必需的检查项目　血常规、尿常规；血型；凝血功能；肝功能、肾功能、血电解质、血糖；感染性疾病筛查（乙肝，丙肝，艾滋病，梅毒）；胸部 X 线片，心电图；头颅 CT、MRI 扫描；全脑 DSA。

2. 根据患者病情　必要时查心、肺功能和精神智力评估。

3. 营养评估　根据《解放军总医院新入院患者营养风险筛查表（NRS）》为新入院患者进行营养评估，评分≥3 分患者给予处置，必要时申请营养科医师会诊。

4. 心理评估　根据新入院患者情况申请心理科医师会诊。

5. 疼痛评估　根据《视觉模拟评分法（VAS）》实施疼痛评估，评分＞7 分患者给予处置，必要时请疼痛科医师会诊。

6. 康复评估　根据《入院患者康复筛查和评估表》在患者入院后 24 小时内进行康复筛查和评估。任何一项结果为"是"，则申请康复科医师会诊。

7. 深静脉血栓栓塞症风险评估　根据专科《深静脉血栓栓塞症评估量表》在患者入院后 24 小时内进行风险筛查和评估，风险结果为"高危"的，则申请血管外科或介入导管室医师会诊。

8. 其他　DSA 检查。

（七）预防性抗生素选择与使用时机

1. 按照《抗菌药物临床应用指导原则（2015 年）》（卫医发[2015]43 号）选择用药。

2. 预防性用抗生素，时间为术前 30 分钟。

（八）手术日为入院第 3－5 天

1. 手术安全核对　患者入手术间后由手术医师、麻醉医师、巡回护士和患者本人共同核对患者身份、手术部位与标识、手术方式。手术医师、麻醉医师、巡回护士三方按《手术安全核对表》逐项核对，共同签名。

2. 麻醉方式　全身麻醉。

3. 手术方式　颞顶或额颞入路开颅行颞浅动脉颅内融通术。

4. 手术内固定物　颅骨固定材料等。

5. 术中用药　抗生素、麻醉常规用药。

6. 输血　视手术出血情况决定。

（九）术后住院恢复 6～8 天

1. 必需的复查项目：血常规，肝功能、肾功能，血电解质。

2. 术后处理

（1）抗生素：预防性抗生素选择第二代头孢、第三代头孢或万古霉素（青霉素、头孢过敏者，有感染诱因者）。

（2）术后常规营养支持药物，血管活性药物，神经营养药，扩容药物。

3. 术者在术后 24 小时内完成手术记录，特殊情况可由一助完成，术者签名确认并归入病历。

4. 上级医师在术后 3 天内至少查房 1 次，根据术中和术后情况修订术后治疗计划。

5. 麻醉医师术后 3 天内访视患者，如有特殊情况应详细记录，及时与手术医师或重症监护室医师沟通并迅速处理。

6. 术后护理

（1）按照护理等级进行日常护理，监测患者生命体征，观察切口敷料有无渗出。

（2）观察患侧感觉运动状况。

（3）指导患者术后体位摆放及功能锻炼。

（十）出院标准

1．一般状态良好，体温正常，常规检验指标无明显异常。

2．切口愈合良好：切口无感染征象（或可在门诊处理的切口情况）、无皮瓣坏死。

3．不需要住院处理的并发症和（或）合并症。

（十一）术后注意事项和随诊要求

1．术后注意避免劳累，避免大汗淋漓，注意保暖。

2．随诊要求：6个月后复查，复查时行脑 MRI 检查，全脑 DSA 检查。

（十二）变异及原因分析

1．术中或术后继发手术部位或其他部位硬脑膜外血肿、硬脑膜下血肿、脑内血肿等并发症，严重者需要二次手术，导致住院时间延长、费用增加。

2．术后继发脑脊液鼻漏、颅内感染和神经血管损伤等，导致住院时间延长。

二、烟雾病行颞浅动脉脑膜脑融通术临床路径表单

适用对象	第一诊断为烟雾病（ICD-10：I67.501） 拟行颞浅动脉脑膜脑融通术（ICD-9-CM-3：39.5955）的患者		
患者基本信息	姓名：＿＿ 性别：＿＿ 年龄：＿＿ 门诊号：＿＿ 住院号：＿＿＿ 过敏史：＿＿＿ 住院日期：＿年＿月＿日 出院日期：＿年＿月＿日		住院天数：7～10 天

时间		住院第 1 天	住院第 2 天（术前日）	住院第 3 天（手术日）
主要诊疗工作	制度落实	□ 入院 2 小时内经治医师或值班医师完成接诊 □ 入院后 24 小时内主管医师完成检诊 □ 专科医师会诊（必要时）	□ 经治医师查房（早、晚各 1 次） □ 主诊医师查房 □ 完成术前准备 □ 组织术前讨论 □ 手术部位标识	□ 手术安全核查
	病情评估	□ 经治医师询问病史及体格检查 □ 完成神经功能评分 □ 营养评估 □ 心理评估 □ 疼痛评估 □ 康复评估 □ 深静脉血栓栓塞症风险评估		
	病历书写	□ 入院 8 小时内完成首次病程记录 □ 入院 24 小时内完成入院记录	□ 完成主诊医师查房记录 □ 完成术前讨论、术前小结	□ 术者或一助术后 24 小时内完成手术记录（术者签名） □ 术后即刻完成术后首次病程记录

	知情同意		□ 病情告知 □ 患者及其家属签署授权委托书 □ 患者或其家属在入院记录单上签名	□ 术者术前谈话，告知患者及其家属病情和围术期注意事项，签署手术知情同意书、授权委托书、自费用品协议书（必要时）、军人目录外耗材审批单（必要时）、输血同意书等	□ 告知患者及其家属手术过程概况和术后注意事项
	手术治疗			□ 预约手术	□ 实施手术（手术安全核查记录、手术清点记录）
	其他		□ 及时通知上级医师检诊 □ 经治医师检查整理病历资料	□ 检查住院押金使用情况	□ 术后病情交接 □ 观察手术切口及周围情况
重点医嘱	长期医嘱	护理医嘱	□ 按神经外科护理常规 □ 二级护理		□ 按神经外科术后护理常规 □ 一级护理
		处置医嘱			□ 持续心电、血压、呼吸、血氧饱和度监测 □ 留置导尿管并记尿量 □ 留置切口引流管并记流量 □ 持续低流量吸氧
		膳食医嘱	□ 普食 □ 糖尿病饮食 □ 低盐、低脂饮食 □ 低盐、低脂、糖尿病饮食	□ 禁食、禁水（22：00后）	
		药物医嘱	□ 自带药（必要时）		□ 扩容 □ 控制血压 □ 镇吐、保胃 □ 抗生素
	临时医嘱	检查检验	□ 血常规（含 CRP＋IL-6） □ 尿常规 □ 粪常规 □ 凝血四项 □ 血清术前八项 □ 红细胞沉降率 □ 血型 □ 胸部正位 X 线片 □ 心电图检查（多导） □ 双膝负重正、侧位片，下肢全长片 □ 肺功能（必要时）		
		药物医嘱	□ 超声心动图（必要时）	□ 抗生素（视病情）	

	手术医嘱		□ 常规准备明日在全身麻醉下行颞浅动脉脑膜脑融通术	
	处置医嘱	□ 静脉抽血	□ 备血 □ 备皮（剃头）	□ 输血（视病情） □ 补液（视病情） □ 拔除导尿管（必要时）
主要护理工作	健康宣教	□ 入院宣教（住院环境、规章制度） □ 进行护理安全指导 □ 按护理等级进行护理、活动范围指导 □ 进行饮食指导 □ 进行关于疾病知识的宣教 □ 检查、检验项目的目的和意义	□ 术前宣教	□ 术后宣教 □ 术后心理疏导 □ 指导术后康复训练 □ 指导术后注意事项
	护理处置	□ 患者身份核对 □ 佩戴腕带 □ 建立入院病历，通知医师 □ 入院介绍：介绍责任护士，病区环境、设施、规章制度、基础护理服务项目 □ 询问病史，填写护理记录单首页 □ 观察病情 □ 测量基本生命体征 □ 通知检查项目及检查注意事项 □ 心理与生活护理 □ 根据评估结果采取相应护理措施 □ 通知检查项目及检查注意事项	□ 抽血、留取标本 □ 术前患者准备（术前沐浴、更衣、备皮） □ 检查术前物品准备 □ 指导患者准备术后所需用品，贵重物品交由其家属保管 □ 指导患者进行肠道准备并检查准备效果 □ 告知患者入手术室前取下活动义齿 □ 测量基本生命体征 □ 备血、皮试	□ 晨起测量生命体征并记录 □ 确认无上呼吸道感染症状，确认无月经来潮 □ 与手术室护士交接病历、影像资料、术中带药等 □ 术前补液（必要时） □ 嘱患者入手术室前膀胱排空 □ 与手术室护士交接 □ 术后测量生命体征 □ 术后心电监护 □ 各类管道护理 □ 记录出入量 □ 术后心理与生活护理 □ 遵医嘱用药 □ 根据评估结果采取相应护理措施 □ 完成护理记录

（续　表）

护理评估	□ 一般评估：生命体征、神志、皮肤、药物过敏史等 □ 专科评估：生活自理能力、躯干肢体感觉、肌力、语言能力，理解力、计算力等认知功能情况 □ 风险评估：评估有无跌倒、坠床、压疮风险 □ 心理评估 □ 营养评估 □ 疼痛评估 □ 康复评估	□ 评估患者心理状态	□ 评估意识情况 □ 评估切口疼痛情况 □ 评估术侧足背动脉搏动、肢体皮肤颜色、温度变化、肢体感觉运动情况，并采取相应护理措施 □ 观察切口敷料有无渗出并报告医师 □ 风险评估：评估有无跌倒、坠床、压疮、导管滑脱、液体外渗的风险	
专科护理	□ 观察肢体情况 □ 指导功能锻炼 □ 指导助行器及双拐的使用方法 □ 指导患者戒烟等	□ 指导患者掌握床上翻身方法 □ 指导患者掌握床上排尿、排便（使用便器）方法	□ 与手术室护士共同评估皮肤、切口敷料、输液及引流情况 □ 指导患者进行四肢功能锻炼 □ 指导患者掌握床上排尿、排便（使用便器）方法	
饮食指导	□ 根据医嘱通知配餐员准备膳食 □ 协助进餐	□ 通知患者 22：00 后禁食、禁水	□ 禁食、禁水，口干时协助湿润口唇 □ 麻醉清醒 6 小时后指导患者间断、少量饮用温开水	
活动体位	□ 根据护理等级指导活动		□ 根据手术及麻醉方式安置合适体位，术肢保持过伸位 □ 指导患者掌握床上翻身方法	
洗浴要求	□ 协助患者洗澡，更换病号服	□ 协助患者整理术前卫生		
病情变异记录	□ 无　　□ 有，原因： □ 患者　□ 疾病　□ 医疗 □ 护理　□ 保障　□ 管理	□ 无　　□ 有，原因： □ 患者　□ 疾病　□ 医疗 □ 护理　□ 保障　□ 管理	□ 无　　□ 有，原因： □ 患者　□ 疾病　□ 医疗 □ 护理　□ 保障　□ 管理	

护士签名	白班	小夜班	大夜班	白班	小夜班	大夜班	白班	小夜班	大夜班

医师签名			

（续　表）

时间			住院第 4 天（术后第 1 天）	住院第 5 天（术后第 2 天）	住院第 6 天（术后第 3 天）
主要诊疗工作		制度落实	□ 手术医师查房 □ 专科医师会诊（必要时）		□ 主诊医师查房
		病情评估			
		病历书写	□ 术后首日病程记录	□ 术后次日病程记录	□ 术后第 3 天病程记录
		知情同意			
		手术治疗			
		其他	□ 根据引流量拔除引流管 □ 观察切口情况，是否存在渗出、红肿等情况 □ 观察体温、血压等 □ 复查血常规、CRP、IL-6、红细胞沉降率、生化	□ 观察切口情况，是否存在渗出、红肿等情况 □ 根据患者情况处置，如贫血严重及时输血，低蛋白、低钾血症及时补充蛋白、补钾 □ 开始主、被动功能康复练习	□ 观察切口情况，是否存在渗出、红肿等情况 □ 复查血常规、CRP、IL-6、红细胞沉降率、生化（如贫血严重及时输血，低蛋白、低钾血症及时补充蛋白、补钾） □ 指导患者下床，进行主、被动功能康复练习和步行练习
重点医嘱	长期医嘱	护理医嘱	□ 按神经外科术后护理常规 □ 一级或二级护理	□ 按神经外科术后护理常规 □ 二级护理	
		处置医嘱	□ 抬高上半身 □ 使用抗血栓弹力带 □ 观察患肢感觉及运动 □ 更换切口引流袋并记流量		
		膳食医嘱	□ 饮食医嘱（普食/半流食/流食/糖尿病饮食/低盐、低脂饮食）		
	临时医嘱	药物医嘱	□ 抗生素 □ 术后扩容 □ 活血药物 □ 保胃	□ 抗生素 □ 术后扩容	□ 抗生素 □ 术后扩容
		检查检验	□ 复查血常规、CRP、IL-6、红细胞沉降率、生化	□ 复查头颅 MRI	□ 复查血常规、CRP、IL-6、红细胞沉降率、生化
		药物医嘱	□ 镇吐 □ 补钾（必要时） □ 补白蛋白（必要时） □ 输血（必要时）	□ 镇痛（必要时） □ 补钾（必要时） □ 补白蛋白（必要时） □ 输血（必要时）	□ 镇痛（必要时） □ 补钾（必要时） □ 补白蛋白（必要时） □ 输血（必要时）
		手术医嘱			
		处置医嘱	□ 大换药（必要时） □ 拔除切口引流管（必要时） □ 拔除导尿管（必要时）	□ 大换药（必要时） □ 功能锻炼	□ 大换药（必要时） □ 功能锻炼

（续　表）

主要护理工作	健康宣教	□ 告知护理风险 □ 进行压疮预防知识宣教	□ 压疮预防知识宣教 □ 跌倒预防知识宣教	
	护理处置	□ 按一级护理要求完成基础护理项目 □ 监测生命体征 □ 留取标本 □ 观察切口疼痛情况、检测镇痛泵运转情况 □ 观察静脉输液情况 □ 观察留置尿管导尿情况 □ 妥善固定各类管道 □ 观察切口引流情况，并记录引流量及性状 □ 观察切口敷料，有渗出时报告医师处理 □ 完成护理记录 □ 术后心理与生活护理	□ 按护理等级完成基础护理项目 □ 监测生命体征 □ 观察切口疼痛情况、检测镇痛泵运转情况 □ 观察静脉输液情况 □ 妥善固定各类管道 □ 观察切口敷料，有渗出时报告医师处理，观察患者情况 □ 提供基础护理服务 □ 完成护理记录 □ 术后心理与生活护理	□ 按护理等级完成基础护理项目 □ 根据排便情况采取通便措施 □ 留取标本 □ 观察切口敷料，有渗出时报告医师处理 □ 观察静脉输液情况，停用镇痛泵 □ 完成护理记录 □ 术后心理与生活护理
	护理评估	□ 评估肢体感觉、运动情况，有异常时立即报告医师处理 □ 评估压疮风险	□ 评估肢体感觉、运动情况，有异常时立即报告医师处理 □ 评估跌倒风险 □ 评估压疮风险	□ 评估患肢感觉、运动情况，有异常时立即报告医师处理 □ 评估跌倒风险 □ 评估压疮风险
	专科护理	□ 指导患者术后体位摆放及功能锻炼 □ 指导患者正确使用抗血栓压力带 □ 指导患者进行自主排尿训练 □ 指导患者进行四肢及关节运动 □ 指导患者进行床上翻身 □ 指导患者卧床期间四肢活动 □ 进行防压疮护理	□ 指导患者术后体位摆放及功能锻炼 □ 指导患者正确使用抗血栓压力带 □ 指导患者进行自主排尿训练 □ 指导患者进行四肢静止收缩及关节运动 □ 指导患者进行床上翻身 □ 指导患者卧床期间四肢活动 □ 防压疮护理 □ 指导患者正确使用助行器	□ 指导患者正确使用抗血栓压力带 □ 指导患者进行四肢收缩及关节运动 □ 指导患者进行膝关节屈、伸运动 □ 指导患者正确使用助行器 □ 指导患者利用助行器下床活动 □ 防压疮护理 □ 防跌倒护理
	饮食指导	□ 根据医嘱通知配餐员准备膳食 □ 协助进餐	□ 协助进餐	□ 协助进餐
	活动体位	□ 根据护理等级指导活动	□ 根据护理等级指导活动	□ 根据护理等级指导活动
病情变异记录		□ 无　　□ 有,原因： □ 患者　□ 疾病　□ 医疗 □ 护理　□ 保障　□ 管理	□ 无　　□ 有,原因： □ 患者　□ 疾病　□ 医疗 □ 护理　□ 保障　□ 管理	□ 无　　□ 有,原因： □ 患者　□ 疾病　□ 医疗 □ 护理　□ 保障　□ 管理

护士签名		白班	小夜班	大夜班	白班	小夜班	大夜班	白班	小夜班	大夜班
医师签名										
时间		住院第 7－9 天（术后第 4－6 天）				住院第 10 天（出院日）				

主要诊疗工作	制度落实	□ 上级医师查房（主管医师查房，每天 1 次） □ 专科医师会诊（必要时）	□ 上级医师查房（主管、主诊医师查房）进行手术及切口评估，确定有无手术并发症和切口愈合不良情况，明确是否出院
	病情评估		
	病历书写	□ 出院前 1 天有上级医师指示出院的病程记录	□ 出院当天病程记录（由上级医师指示出院） □ 出院后 24 小时内完成出院记录 □ 出院后 24 小时内完成病案首页 □ 完成出院介绍信 □ 开具诊断证明书
	知情同意		□ 向患者交代出院后的注意事项（复诊的时间、地点，发生紧急情况时的处理等）
	手术治疗		
	其他	□ 观察切口情况，是否存在渗出、红肿等情况 □ 根据患者情况处置，如贫血严重及时输血，低蛋白、低钾血症及时补充蛋白、补钾 □ 继续主、被动功能康复练习和步行练习	□ 复查血常规、CRP、IL-6、红细胞沉降率、生化 □ 出院带药 □ 嘱患者拆线换药（根据出院时间决定） □ 门诊复查 □ 如有不适，随时复诊
重点医嘱	长期医嘱 护理医嘱		
	长期医嘱 处置医嘱		
	长期医嘱 膳食医嘱		
	长期医嘱 药物医嘱	□ 抗生素 □ 术后改善脑循环	
	临时医嘱 检查检验		□ 复查血常规、CRP、IL-6、红细胞沉降率、生化
	临时医嘱 药物医嘱	□ 镇痛（必要时） □ 补钾（必要时） □ 补白蛋白（必要时） □ 输血（必要时）	
	临时医嘱 手术医嘱		
	临时医嘱 处置医嘱	□ 大换药（必要时） □ 功能锻炼	□ 大换药 □ 出院

主要护理工作	健康宣教		□ 告知患者必须在他人的协助下方可下床活动 □ 向患者讲解适当控制体重的意义 □ 向患者讲解融通术后的注意事项
	护理处置	□ 按护理等级完成基础护理项目 □ 根据排便情况采取通便措施 □ 观察切口敷料，有渗出时报告医师处理 □ 完成护理记录 □ 术后心理与生活护理	□ 按护理等级完成基础护理项目 □ 观察切口敷料，有渗出时报告医师处理 □ 观察患者情况 □ 协助患者办理出院手续 □ 指导并监督患者活动 □ 核对患者医疗费用 □ 整理床单位
	风险评估	□ 评估肢体感觉、运动情况，有异常时立即报告医师处理 □ 评估跌倒风险 □ 评估压疮风险	□ 评估肢体感觉、运动情况，有异常时立即报告医师处理 □ 评估跌倒风险 □ 评估压疮风险
	专科护理	□ 指导患者正确使用抗血栓压力带 □ 指导患者进行肌肉静止收缩及关节运动 □ 指导患者进行膝关节屈、伸运动 □ 指导患者正确使用助行器 □ 指导患者利用助行器下床活动 □ 防压疮护理 □ 防跌倒护理	□ 指导患者进行膝关节屈、伸运动 □ 指导患者利用助行器下床活动 □ 告知患者出院后注意事项并附书面出院指导1份 □ 手术后心理与生活护理
	饮食指导	□ 协助进餐	
	活动体位	□ 根据护理等级指导活动	
病情变异记录		□ 无　　□ 有，原因： □ 患者　□ 疾病　□ 医疗 □ 护理　□ 保障　□ 管理	□ 无　　□ 有，原因： □ 患者　□ 疾病　□ 医疗 □ 护理　□ 保障　□ 管理
护士签名		白班 / 小夜班 / 大夜班	白班 / 小夜班 / 大夜班
医师签名			

脑积水行脑室镜下三脑室底造口术或神经内镜辅助脑室腹腔分流术临床路径

一、脑积水行脑室镜下三脑室底造口术或神经内镜辅助脑室腹腔分流术临床路径标准住院流程

(一)适用对象

第一诊断为脑积水(ICD-10:G91.001/G91.101),行脑室镜下三脑室底造口术或神经内镜辅助脑室腹腔分流术(ICD-9-CM-3:02.2 01/02.3401)的患者。

(二)诊断依据

根据《临床诊疗指南·神经外科学分册》(中华医学会编著,人民卫生出版社),《临床技术操作规范·神经外科分册》(中华医学会编著,人民军医出版社),《神经外科学》(人民卫生出版社)。

1. 病史及体检

(1)婴儿脑积水主要表现为婴儿出生后数周或数月内头颅迅速增大。头围测量明显大于正常同龄期婴儿的头围。头部叩诊呈"破壶音"、双眼落日征。

(2)儿童有颅高压表现。智力发育迟缓。

(3)成年人表现为智力低下,步态不稳,尿失禁。

2. 辅助检查

(1)头颅 CT 扫描:脑室扩大,脑积水。

(2)头颅 MRI 扫描:脑室扩大,脑积水。

(三)治疗方案的选择

根据《临床诊疗指南·神经外科学分册》(中华医学会编著,人民卫生出版社),《临床技术操作规范·神经外科分册》(中华医学会编著,人民军医出版社),《神经外科学》(人民卫生出版社)。

1. 脑积水诊断明确,临床出现颅内压增高症状或智力低下,步态不稳,尿失禁。明确脑积水类型——梗阻性脑积水和交通性脑积水。手术行脑室镜下三脑室底造口术或神经内镜辅助脑室腹腔分流术。需要向其家属交代病情及围术期可能出现的并发症。

2. 对于手术风险较大者(高龄、妊娠期、合并较严重内科疾病),需要向患者或其家属交代病情;如果不同意手术,应履行签名手续,给予严密观察。

3. 对于严密观察非手术治疗的患者,如出现颅内压增高征象应急诊手术。

（四）标准住院天数

11～13 天。

（五）进入路径标准

1. 第一诊断符合脑积水（ICD-10：G91.001/G91.101），行脑室镜下三脑室底造口术或神经内镜辅助脑室腹腔分流术（ICD-9-CM-3：02.2 01/02.3401）。

2. 当患者同时患有其他疾病诊断时，但在住院期间不需要特殊处理也不影响第一诊断的临床路径流程实施时，可以进入路径。

（六）术前准备（术前评估）3 天

1. 必需的检查项目　①血常规（含 CRP＋IL-6）；②尿常规；③粪常规；④凝血四项；⑤血清术前八项；⑥红细胞沉降率；⑦血型；⑧头颅 CT 扫描；⑨心电图检查（多导）。

2. 根据患者病情可选择　①神经导航 MRI；②肺功能；③超声心动图。

3. 营养评估　根据《解放军总医院新入院患者营养风险筛查表（NRS）》为新入院患者进行营养评估，评分≥3 分患者给予处置，必要时申请营养科医师会诊。

4. 心理评估　根据新入院患者情况申请心理科医师会诊。

5. 疼痛评估　根据《视觉模拟评分法（VAS）》实施疼痛评估，评分＞7 分患者给予处置，必要时请疼痛科医师会诊。

6. 康复评估　根据《入院患者康复筛查和评估表》在患者入院后 24 小时内进行康复筛查和评估。任何一项结果为"是"，则申请康复科医师会诊。

7. 深静脉血栓栓塞症风险评估　根据专科《深静脉血栓栓塞症评估量表》在患者入院后 24 小时内进行风险筛查和评估，风险结果为"高危"的，则申请血管外科或介入导管室医师会诊。

（七）预防性抗生素选择与使用时机

1. 按照《抗菌药物临床应用指导原则（2015 年）》（国卫办医发〔2015〕43 号）执行。

2. 预防感染用药时间为术前 30 分钟。

3. 根据手术后引流时间，术后可预防应用抗生素 3～5 天。

（八）手术日为入院第 4 天

1. 手术安全核对　患者入手术间后由手术医师、麻醉医师、巡回护士和患者本人共同核对患者身份、手术部位和标识、手术方式。术医师、麻醉医师、巡回护士三方按《手术安全核对表》逐项核对，共同签字。

2. 麻醉方式　气管插管全身麻醉。

3. 手术方式　脑室镜下三脑室底造口术——梗阻性脑积水或神经内镜辅助下脑室腹腔分流术——交通性脑积水。

4. 输血　视术中出血情况而定。

5. 术后注意患者有无癫痫发作　及时调整抗癫痫药物。

6. 经治医师或手术医师　应即刻完成术后首次病情记录、观察术后病情变化。

（九）术后住院恢复 7 天

1. 术后回病房，平卧位。

2. 术后 1 天复查头颅 CT 或 MRI。

3. 每 2～3 天切口换药 1 次。

4. 术后拆线前患者一般情况良好,体温正常,检验白细胞计数及分类正常后停用抗生素。

5. 术后 7 天头部切口拆线或酌情门诊拆线。

(十)出院标准

1. 患者一般情况良好,恢复正常饮食,各项检验无明显异常,体温正常。

2. 复查头颅 CT,头颅 MRI 显示颅内脑积水程度有所减轻,切口愈合良好后出院。

(十一)变异及原因分析

1. 对于不适合手术的患者,可适当采用甘露醇脱水治疗。

2. 术前患者存在颅内感染,入院需要先行抗感染治疗,多次行脑脊液细菌培养及检验,符合分流的条件后再行内镜辅助脑室腹腔分流术。

3. 术后因引流管压力阀的阈值设置不符合病情,需要调整压力值,并延长住院时间以观察调整效果。

4. 术后继发其他部位硬脑膜外血肿、硬脑膜下血肿、脑内血肿等并发症,严重者需要再次开颅手术。

5. 住院后伴发其他内、外科疾病需进一步明确诊断,导致住院时间延长。

二、脑积水行脑室镜下三脑室底造口术或神经内镜辅助脑室腹腔分流术临床路径表单

适用对象	第一诊断为脑积水(ICD-10:G91.001/G91.101) 行脑室镜下三脑室底造口术或神经内镜辅助脑室腹腔分流术(ICD-9-CM-3:02.2 01/02.3401)的患者	
患者基本信息	姓名:____ 性别:____ 年龄:__ 门诊号:____ 住院号:_____ 过敏史:_____ 住院日期:__年__月__日 出院日期:__年__月__日	标准住院天数:11~13 天

时间		住院第 1 天	住院第 2 天	住院第 3 天
主要诊疗工作	制度落实	□ 经治医师或值班医师在患者入院 2 小时内到床旁接诊 □ 主管医师或二线值班医师在患者入院后 24 小时内完成检诊 □ 主管医师每天查房 1 次	□ 主诊医师在患者入院 48 小时内完成检诊	□ 术前行 MRI-3DSPACE 检查,CT 检查 □ 预约手术 □ 手术部位标识
	病情评估	□ 经治医师询问病史与体格检查 □ 完成神经系统专科检查 □ 营养评估 □ 心理评估 □ 疼痛评估 □ 康复评估 □ 深静脉血栓栓塞症风险评估	□ 专科医师会诊(必要时)	□ 专科医师会诊(必要时)

	病历书写	□ 入院8小时内完成首次病程记录 □ 入院24小时内完成入院记录 □ 完成主管医师查房记录			□ 完成术前小结，术前讨论记录
	知情同意			□ 患者或其家属在入院记录单上签名	□ 术前谈话，告知患者及其家属病情和围术期注意事项并签署手术知情同意书、授权委托书（患者本人不能签名时）、自费用品协议书（必要时）、军人目录外耗材审批单（必要时）
	手术治疗				□ 预约手术
	其他	□ 及时通知上级医师检诊 □ 经治医师检查整理病历资料			
重点医嘱	长期医嘱 护理医嘱	□ 按神经外科护理常规 □ 二级护理		□ 按神经外科护理常规 □ 二级护理	□ 按神经外科护理常规 □ 二级护理
	处置医嘱				
	膳食医嘱	□ 普食 □ 糖尿病饮食 □ 低盐、低脂饮食 □ 低盐、低脂、糖尿病饮食		□ 普食 □ 糖尿病饮食 □ 低盐、低脂饮食 □ 低盐、低脂、糖尿病饮食	□ 普食 □ 糖尿病饮食 □ 低盐、低脂饮食 □ 低盐、低脂、糖尿病饮食
	药物医嘱	□ 自带药（必要时）		□ 自带药（必要时）	□ 自带药（必要时）
	临时医嘱 检查检验	□ 血常规（含CRP+IL-6） □ 尿常规 □ 粪常规 □ 凝血四项 □ 血清术前八项 □ 红细胞沉降率 □ 血型 □ 头颅CT扫描 □ 心电图检查（多导） □ 神经导航MRI（必要时） □ 肺功能（必要时） □ 超声心动图（必要时）		□ 会诊科室要求开检查和检验单	□ 会诊科室要求开检查和检验单
	药物医嘱	□ 患者既往内科疾病的用药		□ 患者既往内科疾病的用药	□ 患者既往内科疾病的用药
	手术医嘱				□ 定于明日行脑室镜下三脑室底造口术或神经内镜辅助脑室腹腔分流术

	处置医嘱	□ 静脉抽血		□ 术前禁食、禁水 □ 术区备皮 □ 术前肠道准备 □ 抗生素皮试 □ 根据手术情况备血
主要护理工作	健康宣教	□ 入院宣教（住院环境、规章制度） □ 进行护理安全指导 □ 按护理等级进行护理、活动范围指导 □ 进行饮食指导 □ 进行关于疾病知识的宣教 □ 检查、检验项目的目的和意义	□ 术前宣教	□ 术前宣教 □ 术后心理疏导 □ 指导术后康复训练 □ 指导术后注意事项
	护理处置	□ 患者身份核对 □ 佩戴腕带 □ 建立入院病历，通知医师 □ 入院介绍：介绍责任护士、病区环境、设施、规章制度、基础护理服务项目 □ 询问病史，填写护理记录单首页 □ 观察病情 □ 测量基本生命体征 □ 抽血、留取标本 □ 心理与生活护理 □ 根据评估结果采取相应护理措施 □ 通知检查项目及注意事项	□ 按护理等级完成基础护理项目 □ 监测生命体征 □ 观察静脉输液情况 □ 妥善固定各类管道 □ 提供基础护理服务 □ 心理与生活护理	□ 术前患者准备（术前沐浴、更衣、备皮） □ 检查术前物品准备 □ 指导患者准备术后所需用品，贵重物品交由其家属保管 □ 指导患者进行肠道准备并检查准备效果 □ 告知患者入手术室前取下活动义齿 □ 测量基本生命体征
	护理评估	□ 一般评估：生命体征、神志、皮肤、药物过敏史等 □ 专科评估：意识、生命体征及生活自理能力情况 □ 风险评估：评估有无跌倒、坠床、压疮风险 □ 心理评估 □ 营养评估 □ 疼痛评估 □ 康复评估	□ 评估患者心理状态	□ 评估患者心理状态

（续　表）

	专科护理	□ 观察意识情况 □ 指导康复功能锻炼 □ 指导患者戒烟	□ 指导患者掌握床上翻身方法 □ 指导患者掌握床上排尿、排便（使用便器）方法	□ 指导患者掌握床上翻身方法 □ 指导患者掌握床上排尿、排便（使用便器）方法
	饮食指导	□ 根据医嘱通知配餐员准备膳食 □ 协助进餐	□ 根据医嘱通知配餐员准备膳食 □ 协助进餐	□ 通知患者 22：00 后禁食、禁水
	活动体位	□ 根据护理等级指导活动	□ 根据护理等级指导活动	□ 根据护理等级指导活动
	洗浴要求	□ 协助患者洗澡，更换病号服	□ 协助患者晨、晚间护理	□ 协助患者晨、晚间护理
病情变异记录		□ 无　　□ 有，原因： □ 患者　□ 疾病　□ 医疗 □ 护理　□ 保障　□ 管理	□ 无　　□ 有，原因： □ 患者　□ 疾病　□ 医疗 □ 护理　□ 保障　□ 管理	□ 无　　□ 有，原因： □ 患者　□ 疾病　□ 医疗 □ 护理　□ 保障　□ 管理
护士签名		白班　　小夜班　　大夜班	白班　　小夜班　　大夜班	白班　　小夜班　　大夜班
医师签名				
时间		住院第 4 天（手术日）	住院第 5 天（术后第 1 天）	住院第 6 天（术后第 2 天）
主要诊疗工作	制度落实	□ 安排手术 □ 上级医师查房 □ 观察术后病情变化，手术医师查房	□ 主管医师查房并完成查房记录 □ 复查血常规、肝功能、肾功能及血电解质、凝血功能	□ 主诊医师查房并完成查房记录
	病情评估	□ 观察术后病情变化	□ 观察有无并发症并做相应处理	□ 观察有无并发症并做相应处理
	病历书写	□ 术者或一助术后 24 小时内完成手术记录（术者签名） □ 术后即刻完成术后首次病程记录	□ 术后第 1 天病程记录	□ 术后第 2 天病程记录
	知情同意	□ 告知患者及其家属手术情况及术后注意事项		
	手术治疗	□ 实施手术（手术安全核查记录、手术清点记录）		
	其他		□ 观察切口情况，是否存在渗出、红肿等情况 □ 观察意识、血氧、血压等 □ 复查血常规、CRP、红细胞沉降率、生化	

（续　表）

重点医嘱	长期医嘱	护理医嘱	□ 按神经外科术后护理常规 □ 特级护理	□ 按神经外科术后护理常规 □ 一级护理	□ 按神经外科术后护理常规 □ 一级护理
		处置医嘱	□ 心电监护 □ 吸氧	□ 心电监护 □ 吸氧	
		膳食医嘱	□ 禁食、禁水	□ 流食	□ 半流食
		药物医嘱	□ 抗生素 □ 脱水治疗 □ 止血、抑酸、补液 □ 预防癫痫治疗 □ 神经营养药	□ 抗生素 □ 脱水治疗 □ 止血、抑酸、补液 □ 预防癫痫治疗 □ 神经营养药	□ 脱水治疗 □ 止血、抑酸、补液 □ 预防癫痫治疗 □ 神经营养药
	临时医嘱	检查检验		□ 复查血常规、CRP、IL-6、红细胞沉降率、生化	
		药物医嘱	□ 镇吐、镇痛、镇静、解热、控制血压和血糖等对症处理 □ 补钾（必要时） □ 补白蛋白（必要时） □ 输血（必要时）	□ 镇吐、镇痛、镇静、解热、控制血压和血糖等对症处理 □ 补钾（必要时） □ 补白蛋白（必要时） □ 输血（必要时）	□ 镇痛（必要时） □ 补钾（必要时） □ 补白蛋白（必要时） □ 输血（必要时）
		手术医嘱			
		处置医嘱		□ 大换药 □ 拔除切口引流管	□ 大换药（必要时）
主要护理工作		健康宣教	□ 告知护理风险 □ 进行压疮预防知识宣教 □ 告知肢体瘫相关知识 □ 注意饮水时呛咳、防止误吸	□ 压疮预防知识宣教 □ 告知护理风险 □ 注意饮水时呛咳反应	
		护理处置	□ 晨起测量生命体征并记录 □ 确认无上呼吸道感染症状，确认无月经来潮 □ 与手术室护士交接病历、影像资料、术中带药等 □ 术前补液（必要时） □ 嘱患者入手术室前膀胱排空 □ 与手术室护士交接 □ 术后测量生命体征 □ 术后心电监护 □ 各类管道护理	□ 按护理等级完成基础护理项目 □ 监测生命体征 □ 观察静脉输液情况 □ 妥善固定各类管道 □ 观察切口敷料，有渗出时报告医师处理，观察患者情况 □ 提供基础护理服务 □ 术后心理与生活护理	□ 按护理等级完成基础护理项目 □ 根据排便情况采取通便措施 □ 观察切口敷料，有渗出时报告医师处理 □ 观察静脉输液情况 □ 术后心理与生活护理

（续　表）

护理评估	☐ 通过格拉斯哥评分表评估意识情况 ☐ 评估切口疼痛情况 ☐ 评估患者睁眼反应、语言及肢体感觉运动情况，并采取相应护理措施 ☐ 风险评估：评估有无跌倒、坠床、压疮、导管滑脱、液体外渗的风险	☐ 评估患者意识、肢体活动情况，有异常立即报告医师处理 ☐ 评估跌倒风险 ☐ 评估压疮风险	☐ 评估患者意识及肢体活动情况，有异常时立即报告医师处理 ☐ 评估跌倒风险 ☐ 评估压疮风险
专科护理	☐ 与手术室护士共同评估皮肤、切口敷料、输液及引流情况 ☐ 指导患者进行四肢功能锻炼 ☐ 指导患者掌握床上排尿、排便（使用便器）方法	☐ 指导患者术后体位摆放及功能锻炼 ☐ 指导患者正确使用抗血栓压力带 ☐ 指导患者进行自主排尿训练 ☐ 指导患者进行肢体功能锻炼 ☐ 指导患者进行床上翻身 ☐ 指导患者卧床期间患肢保持过伸位 ☐ 防压疮护理	☐ 指导患者正确使用抗血栓压力带 ☐ 指导患者进行肢体功能锻炼 ☐ 防压疮护理 ☐ 防跌倒护理
饮食指导	☐ 术后麻醉清醒拔除气管插管后6小时之内禁食、禁水，口干时协助湿润口唇 ☐ 拔除气管插管6小时以后指导患者间断、少量饮用温开水、逐渐过渡到流食、半流食	☐ 协助进餐	☐ 协助进餐
活动体位	☐ 根据护理等级指导活动	☐ 根据护理等级指导活动	☐ 根据护理等级指导活动
病情变异记录	☐ 无　　☐ 有,原因： ☐ 患者　☐ 疾病　☐ 医疗 ☐ 护理　☐ 保障　☐ 管理	☐ 无　　☐ 有,原因： ☐ 患者　☐ 疾病　☐ 医疗 ☐ 护理　☐ 保障　☐ 管理	☐ 无　　☐ 有,原因： ☐ 患者　☐ 疾病　☐ 医疗 ☐ 护理　☐ 保障　☐ 管理

护士签名	白班	小夜班	大夜班	白班	小夜班	大夜班	白班	小夜班	大夜班

医师签名			

时间	住院第7天（术后第3天）	住院第8天（术后第4天）	住院第9天（术后第5天）
主要诊疗工作　制度落实	☐ 主管医师查房并完成查房记录		☐ 主诊医师查房并完成查房记录
病情评估	☐ 观察有无并发症并做相应处理	☐ 观察有无并发症并做相应处理	☐ 观察有无并发症并做相应处理
病历书写	☐ 术后第3天病程记录		☐ 主诊医师查房记录

重点医嘱	**长期医嘱**	知情同意	□ 告知患者及其家属腰椎穿刺术情况和术后注意事项（必要时）		
		手术治疗	□ 腰椎穿刺术（必要时）		
		其他			
		护理医嘱	□ 按神经外科术后护理常规 □ 一级护理	□ 按神经外科术后护理常规 □ 二级护理	□ 按神经外科术后护理常规 □ 二级护理
		处置医嘱			
		膳食医嘱	□ 半流食	□ 普食	□ 普食
		药物医嘱	□ 脱水治疗 □ 补液治疗 □ 预防癫痫治疗 □ 神经营养药	□ 脱水治疗 □ 补液治疗 □ 预防癫痫治疗 □ 神经营养药	□ 脱水治疗 □ 补液治疗 □ 预防癫痫治疗 □ 神经营养药
	临时医嘱	检查检验	□ 脑脊液常规（必要时） □ 脑脊液生化（必要时）		□ 复查头颅 MRI 或者 CT □ 复查血常规、电解质、肝功能、肾功能
		药物医嘱			
		手术医嘱	□ 腰椎穿刺术（必要时）		
		处置医嘱	□ 拔除导尿管	□ 切口大换药	
主要护理工作		健康宣教	□ 告知护理风险 □ 观察患者一般状况 □ 观察记录患者神志、瞳孔、生命体征	□ 告知护理风险 □ 观察患者一般状况 □ 观察记录患者神志、瞳孔、生命体征	□ 告知护理风险 □ 观察患者一般状况 □ 观察记录患者神志、瞳孔、生命体征
		护理处置	□ 按一级护理要求完成基础护理项目 □ 监测生命体征 □ 观察静脉输液情况 □ 观察留置尿管引流情况 □ 妥善固定各类管道 □ 术后心理与生活护理	□ 按二级护理要求完成基础护理项目 □ 监测生命体征 □ 观察静脉输液情况 □ 术后心理与生活护理	□ 按二级护理要求完成基础护理项目 □ 根据排便情况采取通便措施 □ 观察静脉输液情况 □ 术后心理与生活护理
		护理评估	□ 评估患者感觉、运动情况，有异常时立即报告医师处理 □ 评估压疮风险	□ 评估患者感觉、运动情况，有异常时立即报告医师处理 □ 评估跌倒风险 □ 评估压疮风险	□ 评估患者感觉、运动情况，有异常时立即报告医师处理 □ 评估跌倒风险 □ 评估压疮风险
		专科护理	□ 指导患者术后体位摆放及功能锻炼 □ 指导患者正确使用抗血栓压力带 □ 指导患者进行自主排尿训练	□ 指导患者术后体位摆放及功能锻炼 □ 指导患者正确使用抗血栓压力带 □ 指导患者进行肢体功能锻炼	□ 指导患者术后体位摆放及功能锻炼 □ 指导患者正确使用抗血栓压力带 □ 指导患者进行肢体功能锻炼

		□ 指导患者进行肢体功能锻炼		
	饮食指导	□ 根据医嘱通知配餐员准备膳食 □ 协助进餐	□ 协助进餐	□ 协助进餐
	活动体位	□ 根据护理等级指导活动	□ 根据护理等级指导活动	□ 根据护理等级指导活动
病情变异记录		□ 无　　□ 有,原因: □ 患者　□ 疾病　□ 医疗 □ 护理　□ 保障　□ 管理	□ 无　　□ 有,原因: □ 患者　□ 疾病　□ 医疗 □ 护理　□ 保障　□ 管理	□ 无　　□ 有,原因: □ 患者　□ 疾病　□ 医疗 □ 护理　□ 保障　□ 管理

护士签名	白班	小夜班	大夜班	白班	小夜班	大夜班	白班	小夜班	大夜班

医师签名	

时间	住院第 10 天（术后第 6 天）	住院第 11－13 天（出院日）
主要诊疗工作 / 制度落实	□ 主管医师查房并完成查房记录	□ 通知出院处 □ 向患者及其家属详细反馈病理及其他相关检查结果 □ 结合病情和患者或其家属充分沟通,给出后续治疗建议 □ 制订随访计划,预约第 1 次门诊随访时间
病情评估	□ 观察有切口情况并做相应处理	□ 观察切口情况
病历书写	□ 主管医师查房记录	□ 出院小结 □ 出院记录
知情同意		
手术治疗		
其他		□ 向患者交代出院注意事项、复查日期

重点医嘱	长期医嘱	护理医嘱	□ 按神经外科术后护理常规 □ 二级护理	□ 按神经外科术后护理常规 □ 二级护理
		处置医嘱		
		膳食医嘱	□ 普食	
		药物医嘱	□ 脱水治疗 □ 补液治疗 □ 预防癫痫治疗 □ 神经营养药	
	临时医嘱	检查检验		
		药物医嘱		
		手术医嘱		
		处置医嘱	□ 切口大换药、拆线	□ 出院

（续　表）

主要护理工作	健康宣教	□ 告知护理风险 □ 观察患者一般状况	□ 出院宣教（康复训练方法，用药指导及注意事项，1 个月后复查头颅 MRI 及 CT 等）
	护理处置	□ 按二级护理要求完成基础护理项目 □ 监测生命体征 □ 观察静脉输液情况 □ 术后心理与生活护理	
	护理评估	□ 评估跌倒风险 □ 评估压疮风险	
	专科护理	□ 指导患者术后体位摆放及功能锻炼	
	饮食指导	□ 协助进餐	
	活动体位	□ 根据护理等级指导活动	
病情变异记录		□ 无　　□ 有,原因： □ 患者　□ 疾病　□ 医疗 □ 护理　□ 保障　□ 管理	□ 无　　□ 有,原因： □ 患者　□ 疾病　□ 医疗 □ 护理　□ 保障　□ 管理

护士签名	白班	小夜班	大夜班	白班	小夜班	大夜班
医师签名						

三脑室后部肿瘤行脑室镜下三脑室底造口术、松果体区占位病变活检术或行开颅三脑室后部肿瘤切除术临床路径

一、三脑室后部肿瘤行脑室镜下三脑室底造口术、松果体区占位病变活检术或行开颅三脑室后部肿瘤切除术临床路径标准住院流程

(一)适用对象

第一诊断为三脑室后部肿瘤(ICD-10:C71.501),行脑室镜下三脑室底造口术、松果体区占位病变活检术或行开颅三脑室后部肿瘤切除术(ICD-9-CM-3:02.2 01/07.1701/01.5904)的患者。

(二)诊断依据

根据《临床诊疗指南·神经外科学分册》(中华医学会编著,人民卫生出版社),《临床技术操作规范·神经外科分册》(中华医学会编著,人民军医出版社),《神经外科学》(人民卫生出版社)。

1. 临床表现　可有颅高压症状;头痛、呕吐、视力减退、视盘水肿,意识障碍。局部压迫症状:Parinaud's征、瞳孔改变,听力减退,共济失调。尿崩症、不典型的视野改变、肥胖性生殖器退化症和嗜睡、肢端发绀。内分泌症状:生殖器及第二性征发育的早熟及骨骼生长异常。

2. 辅助检查　①检查视力、视野。②1个月内头颅 MRI T_1、T_2 平扫加强化,3D-SPACE。③头颅 CT。④病理证实。

3. 实验室检查　肿瘤标记物(β-HCG、AFP、CEA、NSE)增高。

(三)治疗方案的选择

根据《临床诊疗指南·神经外科学分册》(中华医学会编著,人民卫生出版社),《临床技术操作规范·神经外科分册》(中华医学会编著,人民军医出版社),《神经外科学》(人民卫生出版社)。

1. 手术:行脑室镜下三脑室底造口术、松果体区占位病变活检术或行开颅三脑室后部肿瘤切除术。

2. 术后行化学治疗。

3. 术后行放射治疗。

(四)标准住院天数

11~14 天。

(五)进入路径标准

1. 第一诊断符合三脑室后部肿瘤(ICD-10:C71.501),行脑室镜下三脑室底造口术、松果体区占位病变活检术或行开颅三脑室后部肿瘤切除术(ICD-9-CM-3:02.2 01/07.1701/

01.5904)。

2. 当患者同时合并其他疾病时,但住院期间不需要特殊处理,也不影响第一诊断的临床路径流程实施时,可以进入路径。

(六)术前准备(术前评估)2～4 天

1. 必需的检查项目　①血常规(含 CRP＋IL-6);②尿常规;③粪常规;④凝血四项;⑤血清术前八项;⑥红细胞沉降率;⑦血型;⑧头颅 CT 扫描;⑨心电图检查(多导)。

2. 根据患者病情可选择　①神经导航 MRI;②肺功能;③超声心动图。

3. 营养评估　根据《解放军总医院新入院患者营养风险筛查表(NRS)》为新入院患者进行营养评估,评分≥3 分患者给予处置,必要时申请营养科医师会诊。

4. 心理评估　根据新入院患者情况申请心理科医师会诊。

5. 疼痛评估　根据《视觉模拟评分法(VAS)》实施疼痛评估,评分＞7 分患者给予处置,必要时请疼痛科医师会诊。

6. 康复评估　根据《入院患者康复筛查和评估表》在患者入院后 24 小时内进行康复筛查和评估。任何一项结果为"是",则申请康复科医师会诊。

7. 深静脉血栓栓塞症风险评估　根据专科《深静脉血栓栓塞症评估量表》在患者入院后 24 小时内进行风险筛查和评估,风险结果为"高危"的,则申请血管外科或介入导管室医师会诊。

(七)预防性抗生素选择与使用时机

1. 按照《抗菌药物临床应用指导原则(2015 年)》(国卫办医发〔2015〕43 号)执行。

2. 预防性应用抗生素,时间为术前 30 分钟。

(八)手术日为入院第 3－5 天

1. 手术安全核对　患者入手术间后由手术医师、麻醉医师、巡回护士和患者本人共同核对患者身份、手术部位和标识、手术方式。术医师、麻醉医师、巡回护士三方按《手术安全核对表》逐项核对,共同签名。

2. 麻醉方式　气管插管全身麻醉。

3. 手术方式　行脑室镜下三脑室底造口术、松果体区占位活检术或开颅三脑室后部肿瘤切除术。

4. 术中用药　抗菌药物、激素、止血药、脱水药。

5. 输血　视术中出血情况决定。

6. 术中抽取脑脊液　复查肿瘤标记物(β-HCG、AFP、CEA。NSE)。

7. 病理　冷冻(视情况而定),石蜡切片。

(九)术后住院恢复 7～10 天

1. 必需的复查项目　头颅 MRI。

2. 术后常用药　抗菌药物,预防性使用抗癫痫药物等。

3. 病理证实为生殖细胞瘤　行顺铂,依托泊苷,博来霉素化疗(PEB 方案)第一个疗程。其他松果体区肿瘤行放疗治疗。

4. 复查头颅 MRI　3D-SPACE,三脑室底造口是否通畅,脑积水有无缓解。

(十)出院标准

1. 切口愈合良好:切口无感染,无皮下积液(或门诊可以处理的少量积液)。

2. 无发热,无脑脊液漏。

3. 颅压正常。

4. 不需要住院处理的并发症和(或)合并症。

5. 1 个月后复查头颅 MRI，T_1、T_2 平扫加强化，3D-SPACE。

(十一)变异及原因分析

1. 对于不适合手术的患者，可适当采用甘露醇脱水治疗。

2. 肿瘤脑室内广泛种植转移，三脑室底被肿瘤占据，基底池空间狭小，三脑室底造口困难，一期行肿瘤活检术。

3. 术后继发其他部位硬脑膜外血肿、硬脑膜下血肿、脑内血肿等并发症，严重者需要再次开颅手术。

4. 住院后伴发其他内、外科疾病需进一步明确诊断，导致住院时间延长。

二、三脑室后部肿瘤行脑室镜下三脑室底造口术、松果体区占位病变活检术或行开颅三脑室后部肿瘤切除术临床路径表单

适用对象	第一诊断为三脑室后部肿瘤(ICD-10：C71.501) 行脑室镜下行三脑室底造口、松果体区占位病变活检术或行开颅三脑室后部肿瘤切除术(ICD-9-CM-3：02.2 01/07.1701/01.5904)的患者		
患者基本信息	姓名：____ 性别：____ 年龄：__ 门诊号：____ 住院号：_____ 过敏史：_____ 住院日期：__年__月__日 出院日期：__年__月__日		标准住院天数：11～14 天
时间	住院第 1 天	住院第 2 天	住院第 3 天
主要诊疗工作 — 制度落实	□ 经治医师或值班医师在患者入院 2 小时内到床旁接诊 □ 主管医师或二线值班医师在患者入院后 24 小时内完成检诊 □ 主管医师每天查房 1 次	□ 主诊医师在患者入院 48 小时内完成检诊	□ 术前行头颅 MRI T_1、T_2 平扫加强化，3D-SPACE □ 预约手术 □ 手术部位标识
主要诊疗工作 — 病情评估	□ 经治医师询问病史与体格检查 □ 完成神经系统专科检查 □ 营养评估 □ 心理评估 □ 疼痛评估 □ 康复评估 □ 深静脉血栓栓塞症风险评估	□ 专科医师会诊(必要时)	□ 专科医师会诊(必要时)
主要诊疗工作 — 病历书写	□ 入院 8 小时内完成首次病程记录 □ 入院 24 小时内完成入院记录 □ 完成主管医师查房记录		□ 完成术前小结，术前讨论记录

（续　表）

				□ 患者或其家属在入院记录单上签名	□ 术前谈话，告知患者及其家属病情和围术期注意事项并签署手术知情同意书、授权委托书（患者本人不能签名时）、自费用品协议书（必要时）、军人目录外耗材审批单（必要时）
	知情同意				
	手术治疗				□ 预约手术
	其他		□ 及时通知上级医师检诊 □ 经治医师检查整理病历资料		
重点医嘱	长期医嘱	护理医嘱	□ 按神经外科护理常规 □ 二级护理	□ 按神经外科护理常规 □ 二级护理	□ 按神经外科护理常规 □ 二级护理
		处置医嘱			
		膳食医嘱	□ 普食 □ 糖尿病饮食 □ 低盐、低脂饮食 □ 低盐、低脂、糖尿病饮食	□ 普食 □ 糖尿病饮食 □ 低盐、低脂饮食 □ 低盐、低脂、糖尿病饮食	□ 普食 □ 糖尿病饮食 □ 低盐、低脂饮食 □ 低盐、低脂、糖尿病饮食
		药物医嘱	□ 自带药（必要时）	□ 自带药（必要时）	□ 自带药（必要时）
	临时医嘱	检查检验	□ 血常规（含 CRP＋IL-6） □ 尿常规 □ 粪常规 □ 凝血四项 □ 血清术前八项 □ 红细胞沉降率 □ 血型 □ 头颅 CT 扫描 □ 心电图检查（多导） □ 神经导航 MRI（必要时） □ 肺功能（必要时） □ 超声心动图（必要时）	□ 会诊科室要求开检查和检验单	□ 会诊科室要求开检查和检验单
		药物医嘱	□ 患者既往内科疾病的用药	□ 患者既往内科疾病的用药	□ 患者既往内科疾病的用药
		手术医嘱			□ 定于明日行三脑室底造口、松果体区占位病变活检术或开颅三脑室后部肿瘤切除术
		处置医嘱	□ 静脉抽血		□ 术前禁食、禁水 □ 术区备皮 □ 术前肠道准备 □ 抗生素皮试 □ 根据手术情况备血

主要护理工作	健康宣教	□ 入院宣教（住院环境、规章制度） □ 进行护理安全指导 □ 按护理等级进行护理、活动范围指导 □ 进行饮食指导 □ 进行关于疾病知识的宣教 □ 检查、检验项目的目的和意义	□ 术前宣教	□ 术前宣教 □ 术后心理疏导 □ 指导术后康复训练 □ 指导术后注意事项
	护理处置	□ 患者身份核对 □ 佩戴腕带 □ 建立入院病历，通知医师 □ 入院介绍：介绍责任护士，病区环境、设施、规章制度、基础护理服务项目 □ 询问病史，填写护理记录单首页 □ 观察病情 □ 测量基本生命体征 □ 抽血、留取标本 □ 心理与生活护理 □ 根据评估结果采取相应护理措施 □ 通知检查项目及注意事项	□ 按护理等级完成基础护理项目 □ 监测生命体征 □ 观察静脉输液情况 □ 妥善固定各类管道 □ 提供基础护理服务 □ 心理与生活护理	□ 术前患者准备（术前沐浴、更衣、备皮） □ 检查术前物品准备 □ 指导患者准备术后所需用品，贵重物品交由其家属保管 □ 指导患者进行肠道准备并检查准备效果 □ 告知患者入手术室前取下活动义齿 □ 测量基本生命体征
	护理评估	□ 一般评估：生命体征、神志、皮肤、药物过敏史等 □ 专科评估：意识、生命体征及生活自理能力情况 □ 风险评估：评估有无跌倒、坠床、压疮风险 □ 心理评估 □ 营养评估 □ 疼痛评估 □ 康复评估	□ 评估患者心理状态	□ 评估患者心理状态
	专科护理	□ 观察意识情况 □ 指导康复功能锻炼 □ 指导患者戒烟	□ 指导患者掌握床上翻身方法 □ 指导患者掌握床上排尿、排便（使用便器）方法	□ 指导患者掌握床上翻身方法 □ 指导患者掌握床上排尿、排便（使用便器）方法
	饮食指导	□ 根据医嘱通知配餐员准备膳食 □ 协助进餐	□ 根据医嘱通知配餐员准备膳食 □ 协助进餐	□ 通知患者 22:00 后禁食、禁水

（续　表）

		住院第 4 天（手术日）	住院第 5 天（术后第 1 天）	住院第 6 天（术后第 2 天）
	活动体位	☐ 根据护理等级指导活动	☐ 根据护理等级指导活动	☐ 根据护理等级指导活动
	洗浴要求	☐ 协助患者洗澡，更换病号服	☐ 协助患者晨、晚间护理	☐ 协助患者晨、晚间护理
病情变异记录		☐ 无　　☐ 有，原因： ☐ 患者　☐ 疾病　☐ 医疗 ☐ 护理　☐ 保障　☐ 管理	☐ 无　　☐ 有，原因： ☐ 患者　☐ 疾病　☐ 医疗 ☐ 护理　☐ 保障　☐ 管理	☐ 无　　☐ 有，原因： ☐ 患者　☐ 疾病　☐ 医疗 ☐ 护理　☐ 保障　☐ 管理

护士签名	白班	小夜班	大夜班	白班	小夜班	大夜班	白班	小夜班	大夜班

医师签名									

时间		住院第 4 天（手术日）	住院第 5 天（术后第 1 天）	住院第 6 天（术后第 2 天）
主要诊疗工作	制度落实	☐ 安排手术 ☐ 上级医师查房 ☐ 观察术后病情变化，手术医师查房	☐ 主管医师查房并完成查房记录 ☐ 复查血常规、肝功能、肾功能及血电解质、凝血功能	☐ 主诊医师查房并完成查房记录
	病情评估	☐ 观察术后病情变化	☐ 观察有无并发症并做相应处理	☐ 观察有无并发症并做相应处理
	病历书写	☐ 术者或一助术后 24 小时内完成手术记录（术者签名） ☐ 术后即刻完成术后首次病程记录	☐ 术后第 1 天病程记录	☐ 术后第 2 天病程记录
	知情同意	☐ 告知患者及其家属手术情况和术后注意事项		
	手术治疗	☐ 实施手术（手术安全核查记录、手术清点记录）		
	其他		☐ 观察切口情况，是否存在渗出、红肿等情况 ☐ 观察意识、血氧、血压等 ☐ 复查血常规、CRP、红细胞沉降率、生化	
重点医嘱	长期医嘱 护理医嘱	☐ 按神经外科术后护理常规 ☐ 特级护理	☐ 按神经外科术后护理常规 ☐ 一级护理	☐ 按神经外科术后护理常规 ☐ 一级护理
	处置医嘱	☐ 心电监护 ☐ 吸氧	☐ 心电监护 ☐ 吸氧	
	膳食医嘱	☐ 禁食、禁水	☐ 流食	☐ 半流食
	药物医嘱	☐ 抗生素 ☐ 脱水治疗 ☐ 止血、抑酸、补液 ☐ 预防癫痫治疗 ☐ 神经营养药	☐ 抗生素 ☐ 脱水治疗 ☐ 止血、抑酸、补液 ☐ 预防癫痫治疗 ☐ 神经营养药	☐ 脱水治疗 ☐ 止血、抑酸、补液 ☐ 预防癫痫治疗 ☐ 神经营养药

（续　表）

临时医嘱	检查检验		□ 复查血常规、CRP、IL-6、红细胞沉降率、生化	
	药物医嘱	□ 镇吐、镇痛、镇静、解热、控制血压和血糖等对症处理 □ 补钾（必要时） □ 补白蛋白（必要时） □ 输血（必要时）	□ 镇吐、镇痛、镇静、解热、控制血压和血糖等对症处理 □ 补钾（必要时） □ 补白蛋白（必要时） □ 输血（必要时）	□ 镇痛（必要时） □ 补钾（必要时） □ 补白蛋白（必要时） □ 输血（必要时）
	手术医嘱			
	处置医嘱		□ 大换药 □ 拔除切口引流管	□ 大换药（必要时）
主要护理工作	健康宣教	□ 告知护理风险 □ 进行压疮预防知识宣教 □ 告知肢体瘫相关知识 □ 注意饮水时呛咳、防止误吸	□ 压疮预防知识宣教 □ 告知护理风险 □ 注意饮水时呛咳反应	
	护理处置	□ 晨起测量生命体征并记录 □ 确认无上呼吸道感染症状，确认无月经来潮 □ 与手术室护士交接病历、影像资料、术中带药等 □ 术前补液（必要时） □ 嘱患者入手术室前膀胱排空 □ 与手术室护士交接 □ 术后测量生命体征 □ 术后心电监护 □ 各类管道护理	□ 按护理等级完成基础护理项目 □ 监测生命体征 □ 观察静脉输液情况 □ 妥善固定各类管道 □ 观察切口敷料，有渗出时报告医师处理，观察患者情况 □ 提供基础护理服务 □ 术后心理与生活护理	□ 按护理等级完成基础护理项目 □ 根据排便情况采取通便措施 □ 观察切口敷料，有渗出时报告医师处理 □ 观察静脉输液情况 □ 术后心理与生活护理
	护理评估	□ 通过格拉斯哥评分表评估意识情况 □ 评估切口疼痛情况 □ 评估患者睁眼反应、语言及肢体感觉运动情况，并采取相应护理措施 □ 风险评估：评估有无跌倒、坠床、压疮、导管滑脱、液体外渗的风险	□ 评估患者意识、肢体活动情况，有异常立即报告医师处理 □ 评估跌倒风险 □ 评估压疮风险	□ 评估患者意识及肢体活动情况，有异常时立即报告医师处理 □ 评估跌倒风险 □ 评估压疮风险

（续　表）

专科护理	□ 与手术室护士共同评估皮肤、切口敷料、输液及引流情况 □ 指导患者进行四肢功能锻炼 □ 指导患者掌握床上排尿、排便（使用便器）方法	□ 指导患者术后体位摆放及功能锻炼 □ 指导患者正确使用抗血栓压力带 □ 指导患者进行自主排尿训练 □ 指导患者进行肢体功能锻炼 □ 指导患者进行床上翻身 □ 指导患者卧床期间患肢保持过伸位 □ 防压疮护理	□ 指导患者正确使用抗血栓压力带 □ 指导患者进行肢体功能锻炼 □ 防压疮护理 □ 防跌倒护理	
饮食指导	□ 术后麻醉清醒拔除气管插管后 6 小时之内禁食、禁水，口干时协助湿润口唇 □ 拔除气管插管 6 小时以后指导患者间断、少量饮用温开水、逐渐过渡到流食、半流食	□ 协助进餐	□ 协助进餐	
活动体位	□ 根据护理等级指导活动	□ 根据护理等级指导活动	□ 根据护理等级指导活动	
病情变异记录	□ 无　　□ 有,原因： □ 患者　□ 疾病　□ 医疗 □ 护理　□ 保障　□ 管理	□ 无　　□ 有,原因： □ 患者　□ 疾病　□ 医疗 □ 护理　□ 保障　□ 管理	□ 无　　□ 有,原因： □ 患者　□ 疾病　□ 医疗 □ 护理　□ 保障　□ 管理	
护士签名	白班　小夜班　大夜班	白班　小夜班　大夜班	白班　小夜班　大夜班	
医师签名				
时间	住院第 7 天（术后第 3 天）	住院第 8 天（术后第 4 天）	住院第 9 天（术后第 5 天）	

主要诊疗工作	制度落实	□ 主管医师查房并完成查房记录		□ 主诊医师查房并完成查房记录
	病情评估	□ 观察有无并发症并做相应处理	□ 观察有无并发症并做相应处理	□ 观察有无并发症并做相应处理
	病历书写	□ 术后第 3 天病程记录		□ 主诊医师查房记录
	知情同意	□ 告知患者及其家属腰椎穿刺术情况和术后注意事项（必要时）		
	手术治疗	□ 腰椎穿刺术（必要时）		
	其他			

重点医嘱	长期医嘱	护理医嘱	□ 按神经外科术后护理常规 □ 一级护理	□ 按神经外科术后护理常规 □ 二级护理	□ 按神经外科术后护理常规 □ 二级护理
		处置医嘱			
		膳食医嘱	□ 半流食	□ 普食	□ 普食
		药物医嘱	□ 脱水治疗 □ 补液治疗 □ 预防癫痫治疗 □ 神经营养药	□ 脱水治疗 □ 补液治疗 □ 预防癫痫治疗 □ 神经营养药	□ 脱水治疗 □ 补液治疗 □ 预防癫痫治疗 □ 神经营养药
	临时医嘱	检查检验	□ 脑脊液常规（必要时） □ 脑脊液生化（必要时）		□ 复查头颅 MRI 或者 CT □ 复查血常规、电解质、肝功能、肾功能
		药物医嘱			
		手术医嘱	□ 腰椎穿刺术（必要时）		
		处置医嘱	□ 拔除导尿管	□ 切口大换药	
主要护理工作		健康宣教	□ 告知护理风险 □ 观察患者一般状况 □ 观察记录患者神志、瞳孔、生命体征	□ 告知护理风险 □ 观察患者一般状况 □ 观察记录患者神志、瞳孔、生命体征	□ 告知护理风险 □ 观察患者一般状况 □ 观察记录患者神志、瞳孔、生命体征
		护理处置	□ 按一级护理要求完成基础护理项目 □ 监测生命体征 □ 观察静脉输液情况 □ 观察留置尿管导尿情况 □ 妥善固定各类管道 □ 术后心理与生活护理	□ 按二级护理要求完成基础护理项目 □ 监测生命体征 □ 观察静脉输液情况 □ 术后心理与生活护理	□ 按二级护理要求完成基础护理项目 □ 根据排便情况采取通便措施 □ 观察静脉输液情况 □ 术后心理与生活护理
		护理评估	□ 评估患者感觉、运动情况，有异常时立即报告医师处理 □ 评估压疮风险	□ 评估患者感觉、运动情况，有异常时立即报告医师处理 □ 评估跌倒风险 □ 评估压疮风险	□ 评估患者感觉、运动情况，有异常时立即报告医师处理 □ 评估跌倒风险 □ 评估压疮风险
		专科护理	□ 指导患者术后体位摆放及功能锻炼 □ 指导患者正确使用抗血栓压力带 □ 指导患者进行自主排尿训练 □ 指导患者进行肢体功能锻炼	□ 指导患者术后体位摆放及功能锻炼 □ 指导患者正确使用抗血栓压力带 □ 指导患者进行肢体功能锻炼	□ 指导患者术后体位摆放及功能锻炼 □ 指导患者正确使用抗血栓压力带 □ 指导患者进行肢体功能锻炼
		饮食指导	□ 根据医嘱通知配餐员准备膳食 □ 协助进餐	□ 协助进餐	□ 协助进餐
		活动体位	□ 根据护理等级指导活动	□ 根据护理等级指导活动	□ 根据护理等级指导活动

（续　表）

病情变异记录	□ 无　　□ 有,原因: □ 患者　□ 疾病　□ 医疗 □ 护理　□ 保障　□ 管理	□ 无　　□ 有,原因: □ 患者　□ 疾病　□ 医疗 □ 护理　□ 保障　□ 管理	□ 无　　□ 有,原因: □ 患者　□ 疾病　□ 医疗 □ 护理　□ 保障　□ 管理

护士签名	白班	小夜班	大夜班	白班	小夜班	大夜班	白班	小夜班	大夜班

医师签名			

时间	住院第 10 天（术后第 6 天）	住院第 11－14 天（出院日）
主要诊疗工作 制度落实	□ 主管医师查房并完成查房记录	□ 通知出院处 □ 向患者及其家属详细反馈病理及其他相关检查结果 □ 结合病情和患者或其家属充分沟通,给出后续治疗建议 □ 制订随访计划,预约第 1 次门诊随访时间
病情评估	□ 观察有切口情况并做相应处理	□ 观察切口情况
病历书写	□ 主管医师查房记录	□ 出院小结 □ 出院记录
知情同意		
手术治疗		
其他		□ 向患者交代出院注意事项、复查日期
重点医嘱 长期医嘱 护理医嘱	□ 按神经外科术后护理常规 □ 二级护理	□ 按神经外科术后护理常规 □ 二级护理
处置医嘱		
膳食医嘱	□ 普食	
药物医嘱	□ 脱水治疗 □ 补液治疗 □ 预防癫痫治疗 □ 神经营养药	□ PEB 化疗方案
临时医嘱 检查检验		□ 头颅 MRI 或 CT
药物医嘱		
手术医嘱		
处置医嘱	□ 切口大换药、拆线	

主要护理工作	健康宣教	□ 告知护理风险 □ 观察患者一般状况	□ 出院宣教（康复训练方法，用药指导及注意事项，1 个月后复查头颅 MRI 及 CT 等）
	护理处置	□ 按二级护理要求完成基础护理项目 □ 监测生命体征 □ 观察静脉输液情况 □ 术后心理与生活护理	
	护理评估	□ 评估跌倒风险 □ 评估压疮风险	
	专科护理	□ 指导患者术后体位摆放及功能锻炼	
	饮食指导	□ 协助进餐	
	活动体位	□ 根据护理等级指导活动	
病情变异记录		□ 无　　□ 有,原因： □ 患者　□ 疾病　□ 医疗 □ 护理　□ 保障　□ 管理	□ 无　　□ 有,原因： □ 患者　□ 疾病　□ 医疗 □ 护理　□ 保障　□ 管理

护士签名	白班	小夜班	大夜班	白班	小夜班	大夜班
医师签名						

三叉神经痛行微血管减压术临床路径

一、三叉神经痛行微血管减压术临床路径标准住院流程

(一)适用对象

第一诊断为三叉神经痛(ICD-10:G50.001),拟行微血管减压术(ICD-9-CM-3:04.4206)的患者。

(二)诊断依据

根据《临床诊疗指南·神经外科学分册》(中华医学会编著,人民卫生出版社,2012 年),《临床技术操作规范·神经外科分册》(中华医学会编著,人民军医出版社),《王忠诚神经外科学(彩图版)》(第 2 版,王忠诚,主编.湖北科学技术出版社,2015 年),《神经外科学》(第 3 版,赵继宗,周定标,主编.人民卫生出版社,2014 年),《神经外科学手册》(第 7 版,Thieme,美国,2010 年)。

1. 临床表现

(1)疼痛局限于三叉神经感觉根分布区,多以单侧牙痛或颜面、下颌、鼻旁疼痛起病。

(2)在三叉神经的一支或多支的分布区出现刀割样、电击样或烧灼样剧烈疼痛,反复发作,突然出现,持续数秒或数分钟后骤停,可伴有同侧流涎、流泪、面肌反射性痉挛等。

(3)疼痛区常有扳机点,可因洗脸、刷牙、进餐、说话等机械性刺激诱发疼痛发作。

2. 辅助检查

(1)颅脑 3D-TOF-MRA 检查能了解三叉神经根有无血管相邻。

(2)颅脑 MRI 或 CT 检查排除肿瘤。

(三)治疗方案的选择及依据

根据《临床诊疗指南·神经外科学分册》(中华医学会编著,人民卫生出版社,2012 年),《临床技术操作规范·神经外科分册》(中华医学会编著,人民军医出版社),《王忠诚神经外科学(彩图版)》(第 2 版,王忠诚,主编.湖北科学技术出版社,2015 年),《神经外科学》(第 3 版,赵继宗,周定标,主编.人民卫生出版社,2014 年),《神经外科学手册》(第 7 版,Thieme,美国,2010 年)。

1. 三叉神经痛诊断明确。

2. 药物或神经阻滞治疗效果不佳。

3. 不能接受其他方法治疗的面部麻木。

4. 患者一般情况好,无严重高血压、糖尿病、冠心病、凝血功能障碍等严重器质性病变,能够耐受全身麻醉手术。

5. 排除脑肿瘤等疾病引起的继发性三叉神经痛。

(四)标准住院天数

10～12 天。

（五）进入路径标准

1. 第一诊断必须符合三叉神经痛（ICD-10：G50.001），拟行微血管减压术（ICD-9-CM-3：04.4206）。

2. 有适应证，无禁忌证。

3. 当患者合并其他疾病，如果在住院期间不需要特殊处理，也不影响第一诊断的临床路径实施时，可以进入路径。

（六）术前准备 2～4 天

1. 必需的检查项目　①血常规（含 CRP＋IL-6）；②尿常规；③粪常规；④凝血四项；⑤血清术前八项；⑥红细胞沉降率；⑦血型，生化系列；⑧头颅 CT 扫描；⑨心电图检查（多导）；⑩胸部 X 线片。

2. 根据患者病情可选择　①神经导航 MRI；②肺功能；③超声心动图。

3. 营养评估　根据《解放军总医院新入院患者营养风险筛查表（NRS）》为新入院患者进行营养评估，评分≥3 分患者给予处置，必要时申请营养科医师会诊。

4. 心理评估　根据新入院患者情况申请心理科医师会诊。

5. 疼痛评估　根据《视觉模拟评分法（VAS）》实施疼痛评估，评分＞7 分患者给予处置，必要时请疼痛科医师会诊。

6. 康复评估　根据《入院患者康复筛查和评估表》在患者入院后 24 小时内进行康复筛查和评估。任何一项结果为"是"，则申请康复科医师会诊。

7. 深静脉血栓栓塞症风险评估　根据专科《深静脉血栓栓塞症评估量表》在患者入院后 24 小时内进行风险筛查和评估，风险结果为"高危"的，则申请血管外科或介入导管室医师会诊。

（七）预防性抗生素选择与使用时机

1. 按照《抗菌药物临床应用指导原则（2015 年）》（国卫办医发［2015］43 号）执行。

2. 预防感染用药时间为术前 30 分钟。

（八）手术日为入院第 3－4 天

1. 麻醉方式　全身麻醉。

2. 手术方式　微血管减压术。

3. 术中用品　Teflon 棉或其他材料、人工硬脑膜及颅骨修补材料。

4. 输血　一般不需要输血。

（九）术后住院恢复 7 天

1. 术后回病房平卧 6 小时。

2. 术后 1 天切口换药，注意观察切口渗出情况。

3. 术后出现发热、头痛、颈项强直的患者，需要尽早行腰椎穿刺进行脑脊液检查。

4. 术后 7 天切口拆线。

（十）出院标准

1. 患者术后恢复好，无头痛、体温正常。

2. 切口愈合良好。

（十一）变异及原因分析

1. 部分患者受血性脑脊液刺激或对 Teflon 棉或其他材料有排异反应，术后会出现发热、头痛、颈项强直等情况，需要行腰椎穿刺，可能会导致住院时间延长与费用增加。

2. 少数患者显微血管减压术后原有疼痛不一定立刻消失,有可能持续一段时间后逐渐减轻或消失。

二、三叉神经痛行微血管减压术临床路径表单

适用对象	第一诊断为三叉神经痛(ICD-10:G50.001) 行微血管减压术(ICD-9-CM-3:04.4206)的患者		
患者基本信息	姓名:____ 性别:____ 年龄:__ 门诊号:____ 住院号:_____ 过敏史:_____ 住院日期:__年__月__日 出院日期:__年__月__日		住院天数:10～12 天

时间		住院第 1 天	住院第 2 天(术前日)	住院第 3 天(手术日)
主要诊疗工作	制度落实	□ 入院 2 小时内经治医师或值班医师完成接诊 □ 入院后 24 小时内主管医师完成检诊 □ 专科医师会诊(必要时)	□ 经治医师查房(早、晚各 1 次) □ 主诊医师查房 □ 完成术前准备 □ 组织术前讨论 □ 手术部位标识	□ 手术安全核查
	病情评估	□ 经治医师询问病史及体格检查 □ 完成疼痛功能评分 □ 营养评估 □ 心理评估 □ 疼痛评估 □ 康复评估 □ 深静脉血栓栓塞症风险评估		
	病历书写	□ 入院 8 小时内完成首次病程记录 □ 入院 24 小时内完成入院记录	□ 完成主诊医师查房记录 □ 完成术前讨论、术前小结	□ 术者或一助术后 24 小时内完成手术记录(术者签名) □ 术后即刻完成术后首次病程记录
	知情同意	□ 病情告知 □ 患者及其家属签署授权委托书 □ 患者或其家属在入院记录单上签名	□ 术者术前谈话,告知患者及其家属病情和围术期注意事项,签署手术知情同意书、授权委托书、自费用品协议书(必要时)、军人目录外耗材审批单(必要时)、输血同意书等	□ 告知患者及其家属手术过程概况及术后注意事项
	手术治疗		□ 预约手术	□ 实施手术(手术安全核查记录、手术清点记录)
	其他	□ 及时通知上级医师检诊 □ 经治医师检查整理病历资料	□ 检查住院押金使用情况	□ 术后病情交接 □ 观察手术切口及周围情况

重点医嘱	长期医嘱	护理医嘱	□ 按神经外科护理常规 □ 二级或三级护理		□ 按神经外科术后护理常规 □ 一级护理
		处置医嘱			□ 持续心电、血压、呼吸、血氧饱和度监测 □ 留置导尿管并记量 □ 留置切口引流管并记量 □ 持续低流量吸氧
		膳食医嘱	□ 普食 □ 糖尿病饮食 □ 低盐、低脂饮食 □ 低盐、低脂、糖尿病饮食	□ 禁食、禁水（22：00 后）	
		药物医嘱	□ 自带药（必要时）		□ 镇痛 □ 脱水 □ 镇吐、保胃 □ 抗生素 □ 止血
	临时医嘱	检查检验	□ 血常规（含 CRP＋IL-6） □ 尿常规 □ 粪常规 □ 凝血四项 □ 血清术前八项 □ 红细胞沉降率 □ 血型,生化系列 □ 头颅 CT 扫描 □ 心电图检查（多导） □ 神经导航 MRI（必要时） □ 肺功能（必要时） □ 超声心动图（必要时）		
		药物医嘱		□ 抗生素（视病情）	
		手术医嘱		□ 常规准备明日在全身麻醉下行微血管减压术临床路径表	
		处置医嘱	□ 静脉抽血	□ 备血 □ 备皮（＞30cm²）	□ 输血（视病情） □ 补液（视病情） □ 拔除导尿管（必要时）

主要护理工作	健康宣教	□ 入院宣教（住院环境、规章制度） □ 进行护理安全指导 □ 按护理等级进行护理、活动范围指导 □ 进行饮食指导 □ 进行关于疾病知识的宣教 □ 检查、检验项目的目的和意义	□ 术前宣教 □ 术前心理指导	□ 术后宣教 □ 术后心理疏导 □ 指导术后康复训练 □ 指导术后注意事项
	护理处置	□ 患者身份核对 □ 佩戴腕带 □ 建立入院病历，通知医师 □ 入院介绍：介绍责任护士，病区环境、设施、规章制度、基础护理服务项目 □ 询问病史，填写护理记录单首页 □ 观察病情 □ 测量基本生命体征 □ 抽血、留取标本 □ 心理与生活护理 □ 根据评估结果采取相应护理措施 □ 通知检查项目及检查注意事项	□ 术前患者准备（术前沐浴、更衣、备皮） □ 检查术前物品准备 □ 指导患者准备术后所需用品，贵重物品交由其家属保管 □ 指导患者进行肠道准备并检查准备效果 □ 告知患者入手术室前取下活动义齿 □ 测量基本生命体征 □ 备血、皮试	□ 晨起测量生命体征并记录 □ 确认无上呼吸道感染症状，确认无月经来潮 □ 与手术室护士交接病历、影像资料、术中带药等 □ 术前补液（必要时） □ 嘱患者入手术室前膀胱排空 □ 与手术室护士交接 □ 术后测量生命体征 □ 术后心电监护 □ 术后各种管道护理 □ 术后心理与生活护理
	风险评估	□ 一般评估：生命体征、神志、皮肤、药物过敏史等 □ 专科评估：生活自理能力、患侧面部感觉、听力、瞳孔、眼睑有无下垂、示齿时有无口角歪斜情况 □ 风险评估：评估有无跌倒、坠床、压疮风险 □ 心理评估 □ 营养评估 □ 疼痛评估 □ 康复评估	□ 评估患者心理状态 □ 疼痛评估	□ 评估意识情况 □ 评估切口疼痛情况 □ 评估术区皮肤颜色、温度变化、肢体感觉运动情况、语言、定向力、面部感觉等，并采取相应护理措施 □ 风险评估：评估有无跌倒、坠床、压疮、导管滑脱、液体外渗的风险
	专科护理	□ 观察疼痛情况 □ 指导功能锻炼 □ 指导患者戒烟（必要时）	□ 指导患者掌握床上翻身方法 □ 指导患者掌握床上排尿、排便（使用便器）方法	□ 与手术室护士共同评估皮肤、切口敷料、输液及引流情况 □ 指导患者掌握床上排尿、排便（使用便器）方法

（续　表）

饮食指导	☐ 根据医嘱通知配餐员准备膳食 ☐ 协助进餐	☐ 通知患者22:00后禁食、禁水	☐ 禁食、禁水，口干时协助湿润口唇 ☐ 排气后指导患者间断、少量饮用温开水
活动体位	☐ 根据护理等级指导活动	☐ 根据护理等级指导活动	☐ 根据手术及麻醉方式安置合适体位，术肢保持过伸位 ☐ 指导患者掌握床上翻身方法
洗浴要求	☐ 协助患者洗澡，更换病号服	☐ 协助患者晨、晚间护理	☐ 协助患者晨、晚间护理

病情变异记录	☐ 无　☐ 有，原因： ☐ 患者 ☐ 疾病 ☐ 医疗 ☐ 护理 ☐ 保障 ☐ 管理	☐ 无　☐ 有，原因： ☐ 患者 ☐ 疾病 ☐ 医疗 ☐ 护理 ☐ 保障 ☐ 管理	☐ 无　☐ 有，原因： ☐ 患者 ☐ 疾病 ☐ 医疗 ☐ 护理 ☐ 保障 ☐ 管理

护士签名	白班	小夜班	大夜班	白班	小夜班	大夜班	白班	小夜班	大夜班

医师签名			
时间	住院第4天（术后第1天）	住院第5天（术后第2天）	住院第6天（术后第3天）

主要诊疗工作	制度落实	☐ 手术医师查房 ☐ 专科医师会诊（必要时）	☐ 主诊医师查房	
	病情评估			
	病历书写	☐ 术后首日病程记录	☐ 术后次日病程记录	☐ 术后第3天病程记录
	知情同意			
	手术治疗			
	其他	☐ 根据引流量拔除引流管 ☐ 观察切口情况，是否存在渗出、红肿等情况 ☐ 观察体温、血压等 ☐ 复查血常规、CRP、IL-6、红细胞沉降率、生化	☐ 观察切口情况，是否存在渗出、红肿等情况 ☐ 复查头颅CT ☐ 根据患者情况，如贫血严重及时输血，低蛋白、低钾血症及时充蛋白、血钾	☐ 观察切口情况，是否存在渗出、红肿等情况 ☐ 复查血常规、CRP、IL-6、红细胞沉降率、生化（如贫血严重及时输血，低蛋白、低钾血症及时补蛋白、补钾） ☐ 指导患者下地，进行康复练习和步行练习

（续 表）

重点医嘱	长期医嘱	护理医嘱	□ 按神经外科术后护理常规 □ 一级或二级护理	□ 按神经外科术后护理常规 □ 二级护理	
		处置医嘱	□ 使用抗血栓弹力带 □ 观察术区皮肤感觉及血循环 □ 更换切口引流袋并记量		
		膳食医嘱	□ 饮食医嘱（普食/半流食/流食/糖尿病饮食/低盐、低脂饮食）		
	临时医嘱	药物医嘱	□ 抗生素 □ 术后止血 □ 镇痛 □ 保胃	□ 抗生素 □ 术后止血	□ 抗生素 □ 术后止血
		检查检验	□ 复查血常规、CRP、IL-6、红细胞沉降率、生化	□ 头颅 CT	□ 复查血常规、CRP、IL-6、红细胞沉降率、生化
		药物医嘱	□ 镇吐 □ 补钾（必要时） □ 补白蛋白（必要时） □ 输血（必要时）	□ 镇痛（必要时） □ 补钾（必要时） □ 补白蛋白（必要时） □ 输血（必要时）	□ 镇痛（必要时） □ 补钾（必要时） □ 补白蛋白（必要时） □ 输血（必要时）
		手术医嘱			
		处置医嘱	□ 大换药（必要时） □ 拔除切口引流管（必要时） □ 拔除导尿管（必要时）	□ 大换药（必要时） □ 功能锻炼	□ 大换药（必要时） □ 功能锻炼
主要护理工作		健康宣教	□ 告知护理风险 □ 进行压疮预防知识宣教	□ 压疮预防知识宣教 □ 跌倒预防知识宣教	□ 告知护理风险 □ 进行压疮预防知识宣教
		护理处置	□ 按一级护理要求完成基础护理项目 □ 监测生命体征 □ 留取标本 □ 观察切口疼痛情况、检测镇痛泵运转情况 □ 观察静脉输液情况 □ 观察留置尿管导尿情况 □ 妥善固定各类管道 □ 观察切口引流情况，并记录引流量及性状 □ 观察切口敷料，有渗出时报告医师处理 □ 术后心理与生活护理	□ 按护理等级完成基础护理项目 □ 监测生命体征 □ 观察切口疼痛情况、检测镇痛泵运转情况 □ 观察静脉输液情况 □ 妥善固定各类管道 □ 观察切口敷料，有渗出时报告医师处理，观察患者情况 □ 提供基础护理服务 □ 术后心理与生活护理	□ 按护理等级完成基础护理项目 □ 根据排便情况采取通便措施 □ 留取标本 □ 观察切口敷料，有渗出时报告医师处理 □ 观察静脉输液情况，停用镇痛泵 □ 术后心理与生活护理

护理评估	□ 评估患侧面部感觉、听力、瞳孔、眼睑有无下垂、示齿时有无口角歪斜情况,有异常时立即报告医师处理 □ 评估压疮风险	□ 评估患侧面部感觉、听力、瞳孔、眼睑有无下垂、示齿时有无口角歪斜情况,有异常时立即报告医师处理 □ 评估跌倒风险 □ 评估压疮风险	□ 评估患侧面部感觉、听力、瞳孔、眼睑有无下垂、示齿时有无口角歪斜情况,有异常时立即报告医师处理 □ 评估跌倒风险 □ 评估压疮风险	
专科护理	□ 指导患者术后体位摆放 □ 指导患者正确使用抗血栓压力带 □ 指导患者进行自主排尿训练 □ 指导患者进行床上翻身 □ 进行防压疮护理	□ 指导患者术后体位摆放 □ 指导患者正确使用抗血栓压力带 □ 指导患者进行自主排尿训练 □ 指导患者进行床上翻身 □ 防压疮护理	□ 指导患者正确使用抗血栓压力带 □ 指导患者下床活动 □ 防压疮护理 □ 防跌倒护理	
饮食指导	□ 根据医嘱通知配餐员准备膳食 □ 协助进餐	□ 协助进餐	□ 协助进餐	
活动体位	□ 指导患者进行床上翻身,取舒适卧位	□ 指导患者进行床上翻身	□ 指导患者进行床上翻身	

病情变异记录	□ 无　　□ 有,原因: □ 患者　□ 疾病　□ 医疗 □ 护理　□ 保障　□ 管理	□ 无　　□ 有,原因: □ 患者　□ 疾病　□ 医疗 □ 护理　□ 保障　□ 管理	□ 无　　□ 有,原因: □ 患者　□ 疾病　□ 医疗 □ 护理　□ 保障　□ 管理

护士签名	白班	小夜班	大夜班	白班	小夜班	大夜班	白班	小夜班	大夜班
医师签名									

时间	住院第 7 天（术后第 4 天）	住院第 8—12 天（出院日）
主要诊疗工作 · 制度落实	□ 上级医师查房（主管医师查房,每天 1 次） □ 专科医师会诊（必要时）	□ 上级医师查房（主管、主诊医师查房）进行手术及切口评估,确定有无手术并发症和切口愈合不良情况,明确是否出院
病情评估		
病历书写	□ 出院前 1 天由上级医师指示出院的病程记录	□ 出院当天病程记录（由上级医师指示出院） □ 出院后 24 小时内完成出院记录 □ 出院后 24 小时内完成病案首页 □ 完成出院介绍信 □ 开具诊断证明书
知情同意		□ 向患者交代出院后的注意事项（复诊的时间、地点,发生紧急情况时的处理等）
手术治疗		

重点医嘱		其他	□ 观察切口情况,是否存在渗出、红肿等情况 □ 根据患者情况处置,如贫血严重及时输血,低蛋白、低钾血症及时补蛋白、补钾 □ 继续功能康复练习和步行练习	□ 复查血常规、CRP、IL-6、红细胞沉降率、生化 □ 出院带药 □ 嘱患者拆线换药（根据出院时间决定） □ 门诊复查 □ 如有不适,随时复诊
	长期医嘱	护理医嘱		
		处置医嘱		
		膳食医嘱		
		药物医嘱	□ 抗生素 □ 术后止血（必要时）	
	临时医嘱	检查检验		□ 复查血常规、CRP、IL-6、红细胞沉降率、生化
		药物医嘱	□ 镇痛（必要时） □ 补钾（必要时） □ 补白蛋白（必要时） □ 输血（必要时）	
		手术医嘱		
		处置医嘱	□ 大换药（必要时） □ 功能锻炼	□ 大换药 □ 出院
主要护理工作		健康宣教	□ 告知患者必须在他人的协助下方可下床活动	□ 告知患者必须在他人的协助下方可下床活动 □ 向患者讲解继续口服营养神经药物的意义 □ 向患者讲解微血管减压术的注意事项 □ 出院指导
		护理处置	□ 按护理等级完成基础护理项目 □ 根据排便情况采取通便措施 □ 观察切口敷料,有渗出时报告医师处理 □ 术后心理与生活护理	□ 按护理等级完成基础护理项目 □ 观察切口敷料,有渗出时报告医师处理 □ 观察患者情况 □ 协助患者办理出院手续 □ 指导并监督患者活动 □ 整理床单位
		风险评估	□ 评估患侧面部感觉、听力、瞳孔、眼睑有无下垂、示齿时有无口角歪斜情况,有异常时立即报告医师处理 □ 评估跌倒风险 □ 评估压疮风险	
		专科护理	□ 指导患者正确使用抗血栓压力带 □ 指导患者下床活动 □ 防压疮护理 □ 防跌倒护理	□ 指导患者下床活动 □ 告知患者出院后注意事项并附书面出院指导 1 份

(续　表)

	饮食指导						
	活动体位						
病情变异记录		□ 无　　□ 有,原因： □ 患者　□ 疾病　□ 医疗 □ 护理　□ 保障　□ 管理			□ 无　　□ 有,原因： □ 患者　□ 疾病　□ 医疗 □ 护理　□ 保障　□ 管理		
护士签名		白班	小夜班	大夜班	白班	小夜班	大夜班
医师签名							

癫痫行"颞叶前部、海马切除术""癫痫灶切除术""胼胝体切开术"临床路径

一、癫痫行颞叶前部、海马切除术或癫痫灶切除术或胼胝体切开术临床路径标准住院流程

(一)适用对象

第一诊断为癫痫(ICD-10:G40),拟行"颞叶前部、海马切除术""癫痫灶切除术""胼胝体切开术"(ICD-9-CM-3:01.5919 伴 02.9301 伴 00.9401)的患者。

(二)诊断依据

根据《临床诊疗指南·神经外科学分册》(中华医学会编著,人民卫生出版社,2012 年),《临床技术操作规范·神经外科分册》(中华医学会编著,人民军医出版社),《王忠诚神经外科学(彩图版)》(第 2 版,王忠诚,主编.湖北科学技术出版社,2015 年),《神经外科学》(第 3 版,赵继宗,周定标,主编.人民卫生出版社,2014 年),《神经外科学手册》(第 7 版,Thieme,美国,2010 年)。

1. 临床表现　①反复发作,可自行缓解。②急性起病,经救治多可恢复,若日久频发,则可并发健忘、痴呆等症。③发病前常有先兆症状,发病可有诱因。④脑电图表现异常。

(1)原发性癫痫:指在临床上找不到病因的癫痫病,有一定遗传性。一般遗传率 3%～5%,原发性癫痫患者的亲属中,血缘关系越近发病率越高,反之越低。原发性癫痫的初发年龄不定,多在幼儿期和少年期起病,以典型大发作或典型小发作为临床表现。

(2)继发性癫痫:指由其他疾病导致的癫痫发作,也就是说,继发于其他疾病,癫痫仅是其病的一个症状,故又称为"症状性癫痫"。如产伤、新生儿窒息、脑发育不良、脑血管畸形、脑积水、脑外伤、脑膜炎、脑脓肿、脑囊虫、脑肿瘤、脑血管意外等,均可导致癫痫发作。

目前,本病的诊断依据主要靠临床表现,典型的发作对确定诊断有决定性意义,所以详细、完整、准确、清晰的病史、体格检查及神经系统检查、脑电图检查及有关实验室检查便是最重要的诊断依据。

(3)诊断时应弄清以下几个问题:①发作性症状是否为癫痫。②如果是癫痫,是什么类型的发作,是否为特殊的癫痫综合征。③如果是癫痫,是否存在致痫病灶,是否有诱发因素,诱因是什么。

因大多数患者发作时有一定的意识障碍,患者本人对发作过程不能表达,又因为医师很少目击患者的发作过程,所以详细的病史主要靠患者家属或目击者陈述出来,密切配合医师做正确的诊断,以便及时得到有效的治疗,防止病情加重。其实有相当一部分患者希望从某些仪器上得到诊断依据,但有 5%～20% 的癫痫发作患者脑电图正常,主要还是看临床症状,以免延

误治疗时机,使病情加重才开始治疗,这是极其错误的认识,应引起足够的重视。

①病史:确切的病史是获得诊断的关键,因而是非常重要的。多数情况下,医师看不到患者发作时的情况,因此,医师一定要取得患者家属的配合,尽量将病史提供得详尽、客观、准确。不要模棱两可,不要凭空猜测,不要夸大病情,更不要故意隐瞒病情。

病史包括现病史、个人史、过去史和家族史等内容。

现病史:要仔细描述发作时的情况,如有无先兆;发作时意识、面色、呼吸、语言、发作形式及眼睛、面部、四肢及各部位的表现等;发作持续时间、严重程度、有无尿、便失禁等;有无发作后嗜睡、软瘫及头痛等;发作时辰、周期长短,发作与睡眠周期、月经周期、季节等的关系及有无诱发因素等,这对判断惊厥类型、癫痫确诊及制订长远治疗计划都大有帮助。另外,也要叙述发作间期、恢复期的情况,脑电图和其他检查、治疗及用药情况。例如,用过何种抗癫痫药物,其剂量、用药时间、血药浓度、更换情况、毒性和不良反应及治疗效果等。小儿癫痫的病史往往由患儿家长提供,如患儿发作时他们不在场,最好能请目击者描述发作时的情况,如果患儿已有多次发作,可以请家长详细描述其观察最为仔细的一次,不必泛泛谈及每次的经过。在询问小儿癫痫病史时,除了要了解发作的时间、频度、有无先兆、诱因、发作后状态等内容外,特别要注意发作的形式及发作时的意识状态,这是鉴别全身发作还是部分发作的重要依据。部分发作一般都没有意识丧失,复杂部分发作虽然意识无丧失,但有意识障碍。若部分发作泛化为全身发作,则有意识丧失。强直-阵挛发作、肌阵挛、强直、阵挛、失张力及失神发作均属全身发作,这类发作均有意识丧失,往往在发作时摔倒(失神发作不摔倒)。

个人史:应了解患者的主要经历,包括居住地、职业、工种和工作能力。如已结婚,其配偶和子女的健康情况。手足习惯(左利或右利)、烟酒嗜好,以及有无接触疫水史和地方病史。此外,有时还需了解患者的性格特点和生活方式、人际关系、环境适应、心理反应等情况。儿童癫痫的个人史,应包括母亲妊娠期间有无感染、先兆性流产及其他不适。对患儿出生时及发育早期所有较大事件都要叙述,如是否足月顺产、有无窒息、产伤、颅内出血、重度黄疸、颅内感染、脑炎、脑膜炎;有无严重头外伤,有无高热惊厥,有无中毒等。惊厥前有没有遭受特殊的危害(包括身体和情绪),是否伴有发热、有无耳部感染、有无中枢神经感染及其他潜在原因,以及患儿智力情况等。这些对病因诊断和治疗都是很重要的线索。

过去史:对患者各系统的疾病都需查询,包括外伤、感染、过敏、中毒、心血管障碍等。

家族史:询问家族史也十分必要。患儿父系、母系亲属中有无癫痫患者都要如实并详细报告,这对诊治和判断预后都有好处。

②癫痫的病理生理:异常为神经元膜电位的不稳定性,形成除极偏移现象、表现为异常放电。脑电图是研究脑生物电活动的专门技术,即在头皮上通过电极将已存在于脑细胞的生物电活动引发出来经放大后记录在纸上,形成一定图形的曲线。它反映了脑在任何既定时刻的功能状态。正常情况下,这些生物电活动非常细小,用一般的仪器很难记录到。目前的 EEG机记录到的波形是放大了 100 万倍后的结果。EEG 可用波型、波幅、频率及位相来表示。当脑出现病理性或功能性改变时,EEG 就会发生相应变化。因为在癫痫发作时必定有异常放电,而在癫痫发作间期也可记录到异常放电。

据统计,80%左右的癫痫患者都有脑电图异常,而只有 5%～20%的癫痫患者发作间歇期脑电图可表示正常。若能重复检查,使用适当的诱发试验和特殊电极,其阳性率可达 90%～95%。故 EEG 检查对癫痫的诊断、定位定性、判断类型及疗效观察,都具有十分重要的意义。

凡在脑电图上出现棘波、尖波、棘慢波、尖慢波及多棘慢波,统称痫样波,也称痫性放电或痫样波发放,亦可称发作波。

2. 辅助检查　头皮视频脑电图,脑磁图,颅脑 MRI 或 CT 检查,PET,皮质视频脑电图,术中 MRI。

(三)选择治疗方案的依据

根据《临床诊疗指南·神经外科学分册》(中华医学会编著,人民卫生出版社,2012 年),《临床技术操作规范·神经外科分册》(中华医学会编著,人民军医出版社),《王忠诚神经外科学(彩图版)》(第 2 版,王忠诚,主编．湖北科学技术出版社,2015 年),《神经外科学》(第 3 版,赵继宗,周定标,主编．人民卫生出版社,2014 年),《神经外科学手册》(第 7 版,Thieme,美国,2010 年)。

1. 难治性癫痫,长期系统抗癫痫药物治疗无效;癫痫病程在 4 年以上;癫痫发作严重频繁,每个月至少发作 4 次以上者;因癫痫而使患者不能正常生活、工作或学习。

2. 致痫灶不在脑的主要功能区,且手术易于到达,经药物治疗效果不够满意,而术后估计不致造成严重残废的部分性癫痫。

3. 抗癫痫药物治疗效果不佳。抗癫痫药物治疗引起肝功能、肾功能异常或智力下降者。

4. 脑部有器质性病变的症状性癫痫,病变可经手术切除者。

5. 患者一般情况好,无严重高血压、糖尿病、冠心病、凝血功能障碍等严重器质性病变,能够耐受全身麻醉手术。

(四)标准住院天数

18~20 天。

(五)进入路径标准

1. 第一诊断必须符合癫痫(ICD-10:G40),拟行颞叶前部、海马切除术或癫痫灶切除术或胼胝体切开术(ICD-9-CM-3:01.5919 伴 02.9301 伴 00.9401)。

2. 有适应证,无禁忌证。

3. 当患者合并其他疾病时,如果在住院期间不需要特殊处理,也不影响第一诊断的临床路径实施时,可以进入路径。

(六)术前准备 2~4 天

1. 必需的检查项目　①血常规(含 CRP+IL-6);②尿常规;③粪常规;④凝血四项;⑤血清术前八项;⑥红细胞沉降率;⑦血型,生化;⑧头颅 CT 扫描;⑨心电图检查(多导)。

2. 根据患者病情可选择　①神经导航 MRI;②肺功能;③超声心动图。

3. 营养评估　根据《解放军总医院新入院患者营养风险筛查表(NRS)》为新入院患者进行营养评估,评分≥3 分患者给予处置,必要时申请营养科医师会诊。

4. 心理评估　根据新入院患者情况申请心理科医师会诊。

5. 疼痛评估　根据《视觉模拟评分法(VAS)》实施疼痛评估,评分>7 分患者给予处置,必要时请疼痛科医师会诊。

6. 康复评估　根据《入院患者康复筛查和评估表》在患者入院后 24 小时内进行康复筛查和评估。任何一项结果为"是",则申请康复科医师会诊。

7. 深静脉血栓栓塞症风险评估　根据专科《深静脉血栓栓塞症评估量表》在患者入院后 24 小时内进行风险筛查和评估,风险结果为"高危"的,则申请血管外科或介入导管室医师会诊。

(七)预防性抗生素选择与使用时机

1. 按照《抗菌药物临床应用指导原则(2015 年)》(国卫办医发[2015]43 号)执行。

2. 预防感染用药时间为术前 30 分钟。

(八)第一次手术日为入院第 3—4 天

1. 麻醉方式　全身麻醉。

2. 手术方式　颅内电极植入术。

3. 术中用品　Leksell 立体定向头架、脑皮质电极、深部电极。

4. 输血　一般不需要输血。

(九)术后皮质脑电图监测 3～5 天

1. 术后回病房平卧 6 小时,复查头部 CT 和三维重建,明确电极位置。停抗癫痫药物。

2. 术后行皮质脑电图监测,监测到痫样放电,明确癫痫灶后撤除皮质电极监测,继续口服抗癫痫药物。

3. 术后 1 天切口换药,注意观察切口局部情况。

4. 明确癫痫灶后,安排癫痫手术治疗。

(十)第二次手术后住院恢复 7 天

1. 术后回病房平卧 6 小时。

2. 术后 1 天切口换药,注意观察切口局部情况。

3. 术后切口红肿、渗液、愈合不良的患者,需要尽早行换药、抗感染治疗。术后出现发热、头痛、颈项强直等情况,需要行腰椎穿刺、对症治疗。

4. 术后 7 天切口拆线。

(十一)出院标准

1. 患者术后恢复好,无头痛、发热。

2. 切口愈合良好。

(十二)变异及原因分析

1. 部分患者存在其他系统疾病,需术前详细检查、会诊。

2. 部分患者切口愈合不良,术后出现发热、头痛、颈项强直等情况,需要行腰椎穿刺,可能会导致住院时间延长与费用增加。

3. 少数患者出现癫痫持续状态,脑水肿或肢体功能障碍,需较长时间恢复。

二、癫痫行颞叶前部、海马切除术或癫痫灶切除术或胼胝体切开术临床路径表单

适用对象	第一诊断为癫痫(ICD-10:G40) 行颞叶前部、海马切除术或癫痫灶切除术或胼胝体切开术(ICD-9-CM-3:01.5919 伴 02.9301 伴 00.9401)的患者	
患者基本信息	姓名:____　性别:____　年龄:__　门诊号:____ 住院号:_____　过敏史:_____ 住院日期:__年__月__日　出院日期:__年__月__日	住院天数:18～20 天

（续　表）

时间			住院第 1 天	住院第 2 天（术前日）	住院第 3 天（手术日）
主要诊疗工作		制度落实	□ 入院 2 小时内经治医师或值班医师完成接诊 □ 入院后 24 小时内主管医师完成检诊 □ 专科医师会诊（必要时）	□ 经治医师查房（早、晚各 1 次） □ 主诊医师查房 □ 完成术前准备 □ 组织术前讨论 □ 手术部位标识	□ 手术安全核查
		病情评估	□ 经治医师询问病史及体格检查 □ 完成癫痫功能评分 □ 营养评估 □ 心理评估 □ 疼痛评估 □ 康复评估 □ 深静脉血栓栓塞症风险评估		
		病历书写	□ 入院 8 小时内完成首次病程记录 □ 入院 24 小时内完成入院记录	□ 完成主诊医师查房记录 □ 完成术前讨论、术前小结	□ 术者或一助术后 24 小时内完成手术记录（术者签名） □ 术后即刻完成术后首次病程记录
		知情同意	□ 病情告知 □ 患者及其家属签署授权委托书 □ 患者或其家属在入院记录单上签名	□ 术者术前谈话，告知患者及其家属病情和围术期注意事项，签署手术知情同意书、授权委托书、自费用品协议书（必要时）、军人目录外耗材审批单（必要时）、输血同意书等	□ 告知患者及其家属手术过程概况和术后注意事项
		手术治疗		□ 预约手术	□ 实施手术（手术安全核查记录、手术清点记录）
		其他	□ 及时通知上级医师检诊 □ 经治医师检查整理病历资料	□ 检查住院押金使用情况	□ 术后病情交接 □ 观察手术切口及周围情况
重点医嘱	长期医嘱	护理医嘱	□ 按神经外科护理常规 □ 二级或三级护理		□ 按神经外科术后护理常规 □ 一级护理
		处置医嘱			□ 持续心电、血压、呼吸、血氧饱和度监测 □ 留置导尿管并记尿量 □ 留置切口引流管并记量 □ 持续低流量吸氧

	膳食医嘱	□ 普食 □ 糖尿病饮食 □ 低盐、低脂饮食 □ 低盐、低脂、糖尿病饮食	□ 禁食、禁水（22:00后）	
	药物医嘱	□ 自带药（必要时）		□ 镇痛 □ 脱水 □ 镇吐、保胃 □ 抗生素 □ 止血
临时医嘱	检查检验	□ 血常规（含 CRP＋IL-6） □ 尿常规 □ 粪常规 □ 凝血四项 □ 血清术前八项 □ 红细胞沉降率 □ 血型，生化系列 □ 头颅 CT 扫描 □ 心电图检查（多导） □ 神经导航 MRI（必要时） □ 肺功能（必要时） □ 超声心动图（必要时）		
	药物医嘱		□ 抗生素（视病情）	
	手术医嘱		□ 常规准备明日在全身麻醉下行颞叶前部、海马切除术或癫痫灶切除术或胼胝体切开术	
	处置医嘱	□ 静脉抽血	□ 备血 □ 备皮（＞30cm²）	□ 输血（视病情） □ 补液（视病情） □ 拔除导尿管（必要时）
主要护理工作	健康宣教	□ 入院宣教（住院环境、规章制度） □ 进行护理安全指导 □ 按护理等级进行护理、活动范围指导 □ 进行饮食指导 □ 进行关于疾病知识的宣教 □ 检查、检验项目的目的和意义	□ 术前宣教	□ 术后宣教 □ 术后心理疏导 □ 指导术后康复训练 □ 指导术后注意事项

	护理处置	□ 患者身份核对 □ 佩戴腕带 □ 建立入院病历，通知医师 □ 入院介绍：介绍责任护士，病区环境、设施、规章制度、基础护理服务项目 □ 询问病史，填写护理记录单首页 □ 观察病情 □ 测量基本生命体征 □ 抽血、留取标本 □ 心理与生活护理 □ 根据评估结果采取相应护理措施 □ 通知检查项目及检查注意事项	□ 术前患者准备（术前沐浴、更衣、备皮） □ 检查术前物品准备 □ 指导患者准备术后所需用品，贵重物品交由其家属保管 □ 指导患者进行肠道准备并检查准备效果 □ 告知患者入手术室前取下活动义齿 □ 测量基本生命体征 □ 备血、皮试	□ 晨起测量生命体征并记录 □ 确认无上呼吸道感染症状，确认无月经来潮 □ 与手术室护士交接病历、影像资料、术中带药等 □ 术前补液（必要时） □ 嘱患者入手术室前膀胱排空 □ 与手术室护士交接 □ 术后测量生命体征 □ 术后心电监护 □ 各类管道护理 □ 术后心理与生活护理
	风险评估	□ 一般评估：生命体征、神志、皮肤、药物过敏史等 □ 专科评估：生活自理能力、精神状态评估 □ 风险评估：评估有无跌倒、坠床、压疮风险 □ 心理评估 □ 营养评估 □ 疼痛评估 □ 康复评估	□ 评估患者心理状态	□ 评估意识情况 □ 评估切口疼痛情况 □ 评估术区皮肤颜色、温度变化、肢体感觉运动情况、语言、定向力等，并采取相应护理措施 □ 风险评估：评估有无跌倒、坠床、压疮、导管滑脱、液体外渗的风险
	专科护理	□ 观察情况 □ 指导功能锻炼 □ 指导患者戒烟（必要时）	□ 指导患者掌握床上翻身方法 □ 指导患者掌握床上排尿、排便（使用便器）方法	□ 与手术室护士共同评估皮肤、切口敷料、输液及引流情况 □ 指导患者掌握床上排尿、排便（使用便器）方法
	饮食指导	□ 根据医嘱通知配餐员准备膳食 □ 协助进餐	□ 通知患者 22：00 后禁食、禁水	□ 禁食、禁水，口干时协助湿润口唇 □ 排气后指导患者间断、少量饮用温开水
	活动体位	□ 根据护理等级指导活动	□ 根据护理等级指导活动	□ 根据手术及麻醉方式安置合适体位，术肢保持过伸位 □ 指导患者掌握床上翻身方法
	洗浴要求	□ 协助患者洗澡，更换病号服	□ 协助患者晨、晚间护理	

（续　表）

		住院第4天（术后第1天）	住院第5天（术后第2天）	住院第6天（术后第3天）
病情变异记录		□ 无　　□ 有,原因: □ 患者　□ 疾病　□ 医疗 □ 护理　□ 保障　□ 管理	□ 无　　□ 有,原因: □ 患者　□ 疾病　□ 医疗 □ 护理　□ 保障　□ 管理	□ 无　　□ 有,原因: □ 患者　□ 疾病　□ 医疗 □ 护理　□ 保障　□ 管理

护士签名		白班	小夜班	大夜班	白班	小夜班	大夜班	白班	小夜班	大夜班

医师签名				
时间		住院第4天（术后第1天）	住院第5天（术后第2天）	住院第6天（术后第3天）

	制度落实	□ 手术医师查房 □ 专科医师会诊（必要时）		□ 主诊医师查房
主要诊疗工作	病情评估			
	病历书写	□ 术后首日病程记录	□ 术后次日病程记录	□ 术后第3天病程记录
	知情同意			
	手术治疗			
	其他	□ 根据引流量拔除引流管 □ 观察切口情况,是否存在渗出、红肿等情况 □ 观察体温、血压等 □ 复查血常规、CRP、IL-6、红细胞沉降率、生化	□ 观察切口情况,是否存在渗出、红肿等情况 □ 复查头颅CT □ 根据患者情况处置,如贫血严重及时输血,低蛋白、低钾血症及时补充蛋白、血钾	□ 观察切口情况,是否存在渗出、红肿等情况 □ 复查血常规、CRP、IL-6、红细胞沉降率、生化（如贫血严重及时输血,低蛋白、低钾血症及时补充蛋白、补钾） □ 指导患者下地,进行康复练习和步行练习

		护理医嘱	□ 按神经外科术后护理常规 □ 一级或二级护理	□ 按神经外科术后护理常规 □ 二级护理	
重点医嘱	长期医嘱	处置医嘱	□ 使用抗血栓弹力带 □ 观察术区皮肤感觉及血循环 □ 更换切口引流袋并记量		
		膳食医嘱	□ 饮食医嘱（普食/半流食/流食/糖尿病饮食/低盐、低脂饮食）		
		药物医嘱	□ 抗生素 □ 术后止血 □ 镇痛 □ 保胃	□ 抗生素 □ 术后止血	□ 抗生素 □ 术后止血

（续　表）

临时医嘱	检查检验	□ 复查血常规、CRP、IL-6、红细胞沉降率、生化	□ 头颅 CT	□ 复查血常规、CRP、IL-6、红细胞沉降率、生化
	药物医嘱	□ 镇吐 □ 补钾（必要时） □ 补白蛋白（必要时） □ 输血（必要时）	□ 镇痛（必要时） □ 补钾（必要时） □ 补白蛋白（必要时） □ 输血（必要时）	□ 镇痛（必要时） □ 补钾（必要时） □ 补白蛋白（必要时） □ 输血（必要时）
	手术医嘱			
	处置医嘱	□ 大换药（必要时） □ 拔除切口引流管（必要时） □ 拔除导尿管（必要时）	□ 大换药（必要时） □ 功能锻炼	□ 大换药（必要时） □ 功能锻炼
主要护理工作	健康宣教	□ 告知护理风险 □ 进行压疮预防知识宣教 □ 坠床预防知识宣教 □ 等级护理知识宣教 □ 饮食指导 □ 导管滑脱预防知识宣教 □ 静脉外渗预防知识宣教	□ 等级护理知识宣教 □ 饮食指导 □ 跌倒预防知识宣教 □ 导管滑脱预防知识宣教 □ 静脉外渗预防知识宣教	□ 跌倒预防知识宣教
	护理处置	□ 按一级护理要求完成基础护理项目 □ 监测生命体征 □ 留取标本 □ 观察切口疼痛情况观察静脉输液情况 □ 观察留置尿管导尿情况 □ 妥善固定各类管道 □ 术后心理与生活护理	□ 按护理等级完成基础护理项目 □ 监测生命体征 □ 观察切口疼痛情况观察静脉输液情况 □ 妥善固定各类管道 □ 观察切口敷料，有渗出时报告医师处理，观察患者情况 □ 遵医嘱拔除尿管 □ 提供基础护理服务 □ 术后心理与生活护理	□ 按护理等级完成基础护理项目 □ 根据排便情况采取通便措施 □ 留取标本 □ 观察切口敷料，有渗出时报告医师处理 □ 观察静脉输液情况 □ 术后心理与生活护理
	护理评估	□ 评估压疮风险 □ 评估导管滑脱风险 □ 评估静脉外渗风险	□ 评估跌倒风险 □ 评估压疮风险 □ 评估导管滑脱风险 □ 评估静脉外渗风险	□ 评估跌倒风险 □ 评估压疮风险 □ 评估导管滑脱风险 □ 评估静脉外渗风险
	专科护理	□ 观察患者意识、瞳孔及生命体征 □ 观察切口引流情况，并记录引流量及性状 □ 观察切口敷料，有渗出时报告医师处理 □ 指导患者术后体位摆放 □ 指导患者正确使用抗血栓压力带	□ 观察患者意识、瞳孔及生命体征 □ 注重患者主诉 □ 观察切口引流情况，并记录引流量及性状 □ 观察切口敷料，有渗出时报告医师处理	□ 指导患者下床活动 □ 防跌倒护理 □ 观察切口引流情况，并记录引流量及性状 □ 观察切口敷料，有渗出时报告医师处理

		□ 指导患者进行自主排尿训练 □ 指导患者进行床上翻身 □ 进行防压疮护理		
	饮食指导	□ 根据医嘱通知配餐员准备膳食 □ 协助进餐	□ 协助进餐	□ 协助进餐
	活动体位			
病情变异记录		□ 无　　□ 有,原因: □ 患者　□ 疾病　□ 医疗 □ 护理　□ 保障　□ 管理	□ 无　　□ 有,原因: □ 患者　□ 疾病　□ 医疗 □ 护理　□ 保障　□ 管理	□ 无　　□ 有,原因: □ 患者　□ 疾病　□ 医疗 □ 护理　□ 保障　□ 管理
护士签名		白班　　小夜班　　大夜班	白班　　小夜班　　大夜班	白班　　小夜班　　大夜班
医师签名				

时间		住院第 7 天(术后第 4 天)	住院第 8—20 天(出院日)
主要诊疗工作	制度落实	□ 上级医师查房(主管医师查房,每天 1 次) □ 专科医师会诊(必要时)	□ 上级医师查房(主管、主诊医师查房)进行手术及切口评估,确定有无手术并发症和切口愈合不良情况,明确是否出院
	病情评估		
	病历书写	□ 出院前 1 天由上级医师指示出院的病程记录	□ 出院当天病程记录(由上级医师指示出院) □ 出院后 24 小时内完成出院记录 □ 出院后 24 小时内完成病案首页 □ 完成出院介绍信 □ 开具诊断证明书
	知情同意		□ 向患者交代出院后的注意事项(复诊的时间、地点,发生紧急情况时的处理等)
	手术治疗		
	其他	□ 观察切口情况,是否存在渗出、红肿等情况 □ 根据患者情况处置,如贫血严重及时输血,低蛋白、低钾血症及时补充蛋白、补钾 □ 继续功能康复练习和步行练习	□ 复查血常规、CRP、IL-6、红细胞沉降率、生化 □ 出院带药 □ 嘱患者拆线换药(根据出院时间决定) □ 门诊复查 □ 如有不适,随时复诊

(续　表)

重点医嘱	长期医嘱	护理医嘱		
		处置医嘱		
		膳食医嘱		
		药物医嘱	□ 抗生素 □ 术后止血(必要时)	
	临时医嘱	检查检验		□ 复查血常规、CRP、IL-6、红细胞沉降率、生化
		药物医嘱	□ 镇痛(必要时) □ 补钾(必要时) □ 补白蛋白(必要时) □ 输血(必要时)	
		手术医嘱		
		处置医嘱	□ 大换药(必要时) □ 功能锻炼	□ 大换药 □ 出院
主要护理工作	健康宣教		□ 仔细讲解患者办理出院手续的程序及注意事项	□ 向患者讲解继续口服抗癫痫药物的意义 □ 向患者讲解颞叶前部、海马切除术或癫痫灶切除术或胼胝体切开术的注意事项
	护理处置		□ 按护理等级要求完成基础护理项目 □ 观察静脉输液情况 □ 妥善固定静脉管道	□ 告知患者康复训练方法 □ 饮食及用药指导 □ 告知患者复查时间 □ 告知患者洗浴注意事项
	风险评估		□ 评估意识情况 □ 风险评估:评估有无跌倒、坠床、导管滑脱、液体外渗的风险	□ 评估切口疼痛情况
	专科护理		□ 观察切口有无渗血渗液,及时报告医师 □ 注重患者主诉	□ 观察患者情况 □ 协助医师给予患者拆线、换药 □ 协助患者办理出院手续 □ 整理床单位 □ 告知患者出院后注意事项并附书面出院指导1份
	饮食指导		□ 协助进餐	
	活动体位			
病情变异记录			□ 无　　□ 有,原因: □ 患者　□ 疾病　□ 医疗 □ 护理　□ 保障　□ 管理	□ 无　　□ 有,原因: □ 患者　□ 疾病　□ 医疗 □ 护理　□ 保障　□ 管理

护士签名	白班	小夜班	大夜班	白班	小夜班	大夜班

医师签名						

帕金森病行单(双)侧丘脑 VIM-DBS 植入术、单(双)侧丘脑底核-DBS 植入术临床路径

一、帕金森病行单(双)侧丘脑 VIM-DBS 植入术、单(双)侧丘脑底核-DBS 植入术临床路径标准住院流程

(一)适用对象

第一诊断为帕金森病(ICD-10:G20 02),拟行单(双)侧丘脑 VIM-DBS 植入术、单(双)侧丘脑底核-DBS 植入术(ICD-9-CM-3:02.9303 伴 00.9401)的患者。

(二)诊断依据

根据《临床诊疗指南·神经外科学分册》(中华医学会编著,人民卫生出版社,2012 年),《临床技术操作规范·神经外科分册》(中华医学会编著,人民军医出版社),《王忠诚神经外科学(彩图版)》(第 2 版,王忠诚,主编. 湖北科学技术出版社,2015 年),《神经外科学》(第 3 版,赵继宗,周定标,主编. 人民卫生出版社,2014 年),《神经外科学手册》(第 7 版,Thieme,美国,2010 年)。

1. 临床表现

(1)可确诊为原发性帕金森病的要点:①静止性震颤表现于双上肢或四肢(对称或不对称),震颤的幅度中等以上,持续存在可有间断。②肌僵直表现于颈、躯干、肢体(对称或不对称),手的轮替运动缓慢笨拙,小步。③运动徐缓(运动减少)表现为动作缓慢,精细动作障碍(写字越写越小或不能写,系衣扣、系鞋带困难),日常生活能力障碍,穿衣、洗漱时间长或难以完成。④姿势异常和姿势反射障碍,头、躯干前倾,两手位置上移;当突然向后拉患者双肩时,患者后退站立不稳,甚至跌倒。以上四项明显即可确诊为原发性帕金森病。此外,尚有面部表情呆板、张口、流涎、语言不清等。脑脊液中多巴胺及代谢产物含量降低。正电子断层扫描示纹状体区放射性核素浓聚减少。

(2)初步诊断为帕金森病的要点:①轻度但肯定的静止性震颤,幅度中等,至少一侧上肢明显。②肌僵直,至少一侧肢体肌张力增高,双手轮替运动减慢。③运动迟缓。日常生活能力降低。④姿势异常和姿势反射障碍,向后拉患者双肩时倒退 2～3 步但能自动恢复。以上四项主要症状中至少有两项症状或体征比较明显,可确诊为原发性帕金森病。用抗帕金森病药物治疗效果好。

(3)有可能诊断为帕金森病的要点:有静止性震颤、肌僵直、运动徐缓三项症状中的任何一项者要考虑帕金森病的可能。

(4)否定为原发性帕金森病的要点:①脑 CT、MRI 等检查有脑血管疾病、脑肿瘤、炎症等影像学改变者。②有明确滥用抗精神病药物治疗、中毒者。③脑脊液内有明显的常规、生化学

异常者。④有锥体束征、小脑损害症状、眼球活动障碍等神经系统局灶体征者。⑤以明显的痴呆为主,锥体外系症状不突出或不典型者。⑥用抗帕金森病药物治疗无效或疗效不佳者。

2. 辅助检查　颅脑 MRI 或 CT 检查排除颅内病变。

(三)选择治疗方案的依据

根据《临床诊疗指南·神经外科学分册》(中华医学会编著,人民卫生出版社,2012 年),《临床技术操作规范·神经外科分册》(中华医学会编著,人民军医出版社),《王忠诚神经外科学(彩图版)》(第 2 版,王忠诚,主编.湖北科学技术出版社,2015 年),《神经外科学》(第 3 版,赵继宗,周定标,主编.人民卫生出版社,2014 年),《神经外科学手册》(第 7 版,Thieme,美国,2010 年)。

1. 帕金森病诊断明确。

2. 抗帕金森病药物治疗效果不佳或出现戒断或开关症状。

3. 不能耐受抗帕金森病药物治疗者。

4. 患者一般情况良好,无严重高血压、糖尿病、冠心病、凝血功能障碍等严重器质性病变,能够耐受全身麻醉手术。

5. 患者的帕金森病症状和体征不是由于脑外伤、脑肿瘤、病毒感染、脑血管病或其他已知的神经系统疾病,以及已知的药物和(或)化学毒物所引起。

(四)标准住院天数

10～12 天。

(五)进入路径标准

1. 第一诊断必须符合帕金森病(ICD-10:G20　02),拟行单(双)侧丘脑 VIM-DBS 植入术、单(双)侧丘脑底核-DBS 植入术(ICD-9-CM-3:02.9303 伴 00.9401)。

2. 有适应证,无禁忌证。

3. 当患者合并其他疾病时,如果在住院期间不需要特殊处理,也不影响第一诊断的临床路径实施时,可以进入路径。

(六)术前准备 2～4 天

1. 必需的检查项目　①血常规(含 CRP+IL-6);②尿常规;③粪常规;④凝血四项;⑤血清术前八项;⑥红细胞沉降率;⑦血型;⑧头颅 CT 扫描;⑨心电图检查(多导)。

2. 根据患者病情可选择　①神经导航 MRI;②肺功能;③超声心动图。

3. 营养评估　根据《解放军总医院新入院患者营养风险筛查表(NRS)》为新入院患者进行营养评估,评分≥3 分患者给予处置,必要时申请营养科医师会诊。

4. 心理评估　根据新入院患者情况申请心理科医师会诊。

5. 疼痛评估　根据《视觉模拟评分法(VAS)》实施疼痛评估,评分＞7 分患者给予处置,必要时请疼痛科医师会诊。

6. 康复评估　根据《入院患者康复筛查和评估表》在患者入院后 24 小时内进行康复筛查和评估。任何一项结果为"是",则申请康复科医师会诊。

7. 深静脉血栓栓塞症风险评估　根据专科《深静脉血栓栓塞症评估量表》在患者入院后 24 小时内进行风险筛查和评估,风险结果为"高危"的,则申请血管外科或介入导管室医师会诊。

(七)预防性抗生素选择与使用时机

1. 按照《抗菌药物临床应用指导原则(2015 年)》《国卫办医发[2015]43 号)执行。

2. 预防感染用药时间为术前 30 分钟。

(八)手术日为入院第 3—4 天

1. 麻醉方式　全身麻醉。

2. 手术方式　单(双)侧丘脑 VIM-DBS 植入术、单(双)侧丘脑底核-DBS 植入术。

3. 术中用品　Leksell 立体定向头架、MEDTRONIC-DBS 植入系统、术中 MRI 引导。

4. 输血　一般不需要输血。

(九)术后住院恢复 7 天

1. 术后回病房平卧 6 小时。

2. 术后 1 天切口换药,注意观察切口局部情况。

3. 术后切口红肿、渗液、愈合不良的患者,需要尽早行换药、抗感染治疗。术后出现发热、头痛、颈项强直等情况,需要行腰椎穿刺、对症治疗。

4. 术后 7 天切口拆线。

(十)出院标准

1. 患者术后恢复好,无头痛、发热。

2. 切口愈合良好。

(十一)变异及原因分析

1. 部分患者符合其他系统疾病,需要术前详细检查、会诊。

2. 部分患者切口愈合不良或对植入材料有排异反应,术后会出现发热、头痛、颈项强直等情况,需要行腰椎穿刺,可能会导致住院时间延长与费用增加。

3. 少数患者肢体僵硬、震颤、运动迟缓不一定立刻消失,有可能恢复一段时间后症状减轻或消失。

二、帕金森病行单(双)侧丘脑 VIM-DBS 植入术、单(双)侧丘脑底核-DBS 植入术临床路径表单

适用对象	第一诊断为帕金森病(ICD-10:G20　02) 行单(双)侧丘脑底核-DBS 植入术(ICD-9-CM-3:02.9303 伴 00.9401)的患者	
患者基本信息	姓名:____　性别:____　年龄:__　门诊号:____ 住院号:_____　过敏史:_____ 住院日期:__年__月__日　出院日期:__年__月__日	住院天数:10～12 天
时间	住院第 1 天	住院第 2 天(术前日)	住院第 3 天(手术日)
主要诊疗工作　制度落实	□ 入院 2 小时内经治医师或值班医师完成接诊 □ 入院后 24 小时内主管医师完成检诊 □ 专科医师会诊(必要时)	□ 经治医师查房(早、晚各 1 次) □ 主诊医师查房 □ 完成术前准备 □ 组织术前讨论 □ 手术部位标识	□ 手术安全核查
主要诊疗工作　病情评估	□ 经治医师询问病史及体格检查 □ 完成帕金森病运动及精神状态评分 □ 营养评估		

		□ 心理评估 □ 疼痛评估 □ 康复评估 □ 深静脉血栓栓塞症风险评估		
	病历书写	□ 入院 8 小时内完成首次病程记录 □ 入院 24 小时内完成入院记录	□ 完成主诊医师查房记录 □ 完成术前讨论、术前小结	□ 术者或一助术后 24 小时内完成手术记录（术者签名） □ 术后即刻完成术后首次病程记录
	知情同意	□ 病情告知 □ 患者及其家属签署授权委托书 □ 患者或其家属在入院记录单上签名	□ 术者术前谈话，告知患者及其家属病情和围术期注意事项，签署手术知情同意书、授权委托书、自费用品协议书（必要时）、军人目录外耗材审批单（必要时）、输血同意书等	□ 告知患者及其家属手术过程概况和术后注意事项
	手术治疗		□ 预约手术	□ 实施手术（手术安全核查记录、手术清点记录）
	其他	□ 及时通知上级医师检诊 □ 经治医师检查整理病历资料	□ 检查住院押金使用情况	□ 术后病情交接 □ 观察手术切口及周围情况
重点医嘱	长期医嘱 — 护理医嘱	□ 按神经外科护理常规 □ 二级或三级护理		□ 按神经外科术后护理常规 □ 一级护理
	长期医嘱 — 处置医嘱			□ 持续心电、血压、呼吸、血氧饱和度监测 □ 留置导尿管并记量 □ 留置切口引流管并记量 □ 持续低流量吸氧
	长期医嘱 — 膳食医嘱	□ 普食 □ 糖尿病饮食 □ 低盐、低脂饮食 □ 低盐、低脂、糖尿病饮食	□ 禁食、禁水（22：00 后）	
	长期医嘱 — 药物医嘱	□ 自带药（必要时）		□ 镇痛 □ 脱水 □ 镇吐、保胃 □ 抗生素 □ 止血

（续　表）

临时医嘱	检查检验	□ 血常规（含 CRP＋IL-6） □ 尿常规 □ 粪常规 □ 凝血四项 □ 血清术前八项 □ 红细胞沉降率 □ 血型 □ 头颅 CT 扫描 □ 心电图检查（多导） □ 神经导航 MRI（必要时） □ 肺功能（必要时） □ 超声心动图（必要时）		
	药物医嘱		□ 抗生素（视病情）	
	手术医嘱		□ 常规准备明日在全身麻醉下行单（双）侧丘脑底核-DBS 植入术	
	处置医嘱	□ 静脉抽血	□ 备血 □ 备皮（＞30cm²）	□ 输血（视病情） □ 补液（视病情） □ 拔除导尿管（必要时）
主要护理工作	健康宣教	□ 入院宣教（住院环境、规章制度） □ 进行护理安全指导 □ 按护理等级进行护理、活动范围指导 □ 进行饮食指导 □ 进行关于疾病知识的宣教 □ 检查、检验项目的目的和意义	□ 术前宣教	□ 术后宣教 □ 术后心理疏导 □ 指导术后康复训练 □ 指导术后注意事项
	护理处置	□ 患者身份核对 □ 佩戴腕带 □ 建立入院病历，通知医师 □ 入院介绍：介绍责任护士，病区环境、设施、规章制度、基础护理服务项目 □ 询问病史，填写护理记录单首页 □ 观察病情 □ 测量基本生命体征 □ 抽血、留取标本 □ 心理与生活护理 □ 根据评估结果采取相应护理措施	□ 术前患者准备（术前沐浴、更衣、备皮） □ 检查术前物品准备 □ 指导患者准备术后所需用品，贵重物品交由其家属保管 □ 指导患者进行肠道准备并检查准备效果 □ 告知患者入手术室前取下活动义齿 □ 测量基本生命体征 □ 备血、皮试	□ 晨起测量生命体征并记录 □ 确认无上呼吸道感染症状，确认无月经来潮 □ 与手术室护士交接病历、影像资料、术中带药等 □ 术前补液（必要时） □ 嘱患者入手术室前膀胱排空 □ 与手术室护士交接 □ 术后测量生命体征 □ 术后心电监护 □ 各类管道护理 □ 术后心理与生活护理

（续　表）

		住院第 4 天（术后第 1 天）相关栏		
		□ 通知检查项目及检查注意事项		
风险评估		□ 一般评估：生命体征、神志、皮肤、药物过敏史等 □ 专科评估：生活自理能力、精神状态评估 □ 风险评估：评估有无跌倒、坠床、压疮风险 □ 心理评估 □ 营养评估 □ 疼痛评估 □ 康复评估	□ 评估患者心理状态	□ 评估意识情况 □ 评估切口疼痛情况 □ 评估术区皮肤颜色、温度变化、肢体感觉运动情况、语言、定向力等，并采取相应护理措施 □ 风险评估：评估有无跌倒、坠床、压疮、导管滑脱、液体外渗的风险
专科护理		□ 观察肢体震颤、行走、翻身等情况 □ 指导功能锻炼 □ 指导助行器及双拐的使用方法 □ 指导患者戒烟（必要时）	□ 指导患者掌握床上翻身方法 □ 指导患者掌握床上排尿、排便（使用便器）方法	□ 与手术室护士共同评估皮肤、切口敷料、输液及引流情况 □ 指导患者掌握床上排尿、排便（使用便器）方法
饮食指导		□ 根据医嘱通知配餐员准备膳食 □ 协助进餐	□ 通知患者 22:00 后禁食、禁水	□ 禁食、禁水，口干时协助湿润口唇 □ 排气后指导患者间断、少量饮用温开水
活动体位		□ 根据护理等级指导活动		□ 根据手术及麻醉方式安置合适体位，术肢保持过伸位 □ 指导患者掌握床上翻身方法
洗浴要求		□ 协助患者洗澡，更换病号服	□ 协助患者晨、晚间护理	
病情变异记录		□ 无　□ 有，原因： □ 患者　□ 疾病　□ 医疗 □ 护理　□ 保障　□ 管理	□ 无　□ 有，原因： □ 患者　□ 疾病　□ 医疗 □ 护理　□ 保障　□ 管理	□ 无　□ 有，原因： □ 患者　□ 疾病　□ 医疗 □ 护理　□ 保障　□ 管理
护士签名		白班　小夜班　大夜班	白班　小夜班　大夜班	白班　小夜班　大夜班
医师签名				
时间		住院第 4 天（术后第 1 天）	住院第 5 天（术后第 2 天）	住院第 6 天（术后第 3 天）
主要诊疗工作	制度落实	□ 手术医师查房 □ 专科医师会诊（必要时）		□ 主诊医师查房
	病情评估			
	病历书写	□ 术后首日病程记录	□ 术后次日病程记录	□ 术后第 3 天病程记录
	知情同意			

	手术治疗			
	其他	□ 观察切口情况，是否存在渗出、红肿等情况 □ 观察体温、血压等 □ 复查血常规、CRP、IL-6、红细胞沉降率、生化	□ 观察切口情况，是否存在渗出、红肿等情况 □ 复查头颅CT □ 根据患者情况处置，如贫血严重及时输血，低蛋白、低钾血症及时补充蛋白、血钾	□ 观察切口情况，是否存在渗出、红肿等情况 □ 复查血常规、CRP、IL-6、红细胞沉降率、生化（如贫血严重及时输血，低蛋白、低钾血症及时补充蛋白、补钾） □ 指导患者下床，进行康复练习和步行练习
重点医嘱	长期医嘱 护理医嘱	□ 按神经外科术后护理常规 □ 一级或二级护理	□ 按神经外科术后护理常规 □ 二级护理	
	处置医嘱	□ 使用抗血栓弹力带 □ 观察术区皮肤感觉及血循环		
	膳食医嘱	□ 饮食医嘱（普食/半流食/流食/糖尿病饮食/低盐、低脂饮食）		
	药物医嘱	□ 抗生素 □ 术后止血 □ 镇痛 □ 保胃	□ 抗生素 □ 术后止血	□ 抗生素 □ 术后止血
	临时医嘱 检查检验	□ 复查血常规、CRP、IL-6、红细胞沉降率、生化	□ 头颅CT	□ 复查血常规、CRP、IL-6、红细胞沉降率、生化
	药物医嘱	□ 镇吐 □ 补钾（必要时） □ 补白蛋白（必要时） □ 输血（必要时）	□ 镇痛（必要时） □ 补钾（必要时） □ 补白蛋白（必要时） □ 输血（必要时）	□ 镇痛（必要时） □ 补钾（必要时） □ 补白蛋白（必要时） □ 输血（必要时）
	手术医嘱			
	处置医嘱	□ 大换药（必要时） □ 拔除切口引流管（必要时） □ 拔除导尿管（必要时）	□ 大换药（必要时） □ 功能锻炼	□ 大换药（必要时） □ 功能锻炼
主要护理工作	健康宣教	□ 告知护理风险 □ 进行压疮预防知识宣教	□ 压疮预防知识宣教 □ 跌倒预防知识宣教	
	护理处置	□ 按一级护理要求完成基础护理项目 □ 监测生命体征 □ 留取标本 □ 观察切口疼痛情况 □ 观察静脉输液情况 □ 观察留置尿管引流情况	□ 按护理等级完成基础护理项目 □ 监测生命体征 □ 观察切口疼痛情况 □ 观察静脉输液情况 □ 妥善固定各类管道 □ 观察切口敷料，有渗出	□ 按护理等级完成基础护理项目 □ 根据排便情况采取通便措施 □ 留取标本 □ 观察切口敷料，有渗出时报告医师处理

（续　表）

		□ 妥善固定各类管道 □ 观察切口引流情况，并记录引流量及性状 □ 观察切口敷料，有渗出时报告医师处理 □ 术后心理与生活护理	时报告医师处理，观察患者情况 □ 提供基础护理服务 □ 术后心理与生活护理	□ 观察静脉输液情况 □ 术后心理与生活护理
	护理评估	□ 评估肢体震颤、行走、翻身等情况，有异常时立即报告医师处理 □ 评估压疮风险	□ 评估肢体震颤、行走、翻身等情况，有异常时立即报告医师处理 □ 评估跌倒风险 □ 评估压疮风险	□ 评估肢体震颤、行走、翻身等情况，有异常时立即报告医师处理 □ 评估跌倒风险 □ 评估压疮风险
	专科护理	□ 指导患者术后体位摆放 □ 指导患者正确使用抗血栓压力带 □ 指导患者进行自主排尿训练 □ 指导患者进行床上翻身 □ 进行防压疮护理	□ 指导患者术后体位摆放 □ 指导患者正确使用抗血栓压力带 □ 指导患者进行自主排尿训练 □ 指导患者进行床上翻身 □ 防压疮护理	□ 指导患者正确使用抗血栓压力带 □ 指导患者下床活动 □ 防压疮护理 □ 防跌倒护理
	饮食指导	□ 根据医嘱通知配餐员准备膳食 □ 协助进餐	□ 协助进餐	□ 协助进餐
	活动体位			
病情变异记录		□ 无　　□ 有，原因： □ 患者　□ 疾病　□ 医疗 □ 护理　□ 保障　□ 管理	□ 无　　□ 有，原因： □ 患者　□ 疾病　□ 医疗 □ 护理　□ 保障　□ 管理	□ 无　　□ 有，原因： □ 患者　□ 疾病　□ 医疗 □ 护理　□ 保障　□ 管理
护士签名		白班　｜小夜班｜大夜班	白班　｜小夜班｜大夜班	白班　｜小夜班｜大夜班
医师签名				

时间		住院第 7 天（术后第 4 天）	住院第 8—12 天（出院日）
主要诊疗工作	制度落实	□ 上级医师查房（主管医师查房，每天 1 次） □ 专科医师会诊（必要时）	□ 上级医师查房（主管、主诊医师查房）进行手术及切口评估，确定有无手术并发症和切口愈合不良情况，明确是否出院
	病情评估		
	病历书写	□ 出院前 1 天由上级医师指示出院的病程记录	□ 出院当天病程记录（由上级医师指示出院） □ 出院后 24 小时内完成出院记录 □ 出院后 24 小时内完成病案首页 □ 完成出院介绍信 □ 开具诊断证明书

	知情同意			□ 向患者交代出院后的注意事项（复诊的时间、地点，发生紧急情况时的处理等）
	手术治疗			
	其他		□ 观察切口情况，是否存在渗出、红肿等情况 □ 根据患者情况处置，如贫血严重及时输血，低蛋白、低钾血症及时补充蛋白、补钾 □ 继续功能康复练习和步行练习	□ 复查血常规、CRP、IL-6、红细胞沉降率、生化 □ 出院带药 □ 嘱患者拆线换药（根据出院时间决定） □ 门诊复查 □ 如有不适，随时复诊
重点医嘱	长期医嘱	护理医嘱		
		处置医嘱		
		膳食医嘱		
		药物医嘱	□ 抗生素 □ 术后止血（必要时）	
	临时医嘱	检查检验		□ 复查血常规、CRP、IL-6、红细胞沉降率、生化
		药物医嘱	□ 镇痛（必要时） □ 补钾（必要时） □ 补白蛋白（必要时） □ 输血（必要时）	
		手术医嘱		
		处置医嘱	□ 大换药（必要时） □ 功能锻炼	□ 大换药 □ 出院
主要护理工作	健康宣教			□ 告知患者必须在他人的协助下方可下床活动 □ 向患者讲解继续口服抗帕金森病药物的意义 □ 向患者讲解脑深部电极植入术的注意事项
	护理处置		□ 按护理等级完成基础护理项目 □ 根据排便情况采取通便措施 □ 观察切口敷料，有渗出时报告医师处理 □ 术后心理与生活护理	□ 按护理等级完成基础护理项目 □ 观察切口敷料，有渗出时报告医师处理 □ 观察患者情况 □ 协助患者办理出院手续 □ 指导并监督患者活动 □ 整理床单位
	风险评估		□ 评估肢体震颤、行走、翻身等情况，有异常时立即报告医师处理 □ 评估跌倒风险 □ 评估压疮风险	□ 评估肢体震颤、行走、翻身等情况，有异常时立即报告医师处理 □ 评估跌倒风险 □ 评估压疮风险

（续　表）

专科护理	□ 指导患者正确使用抗血栓压力带 □ 指导患者下床活动 □ 防压疮护理 □ 防跌倒护理		□ 指导患者下床活动 □ 告知患者出院后注意事项并附书面出院指导 1 份	
饮食指导				
活动体位				
病情变异记录	□ 无　　　□ 有,原因: □ 患者　□ 疾病　□ 医疗 □ 护理　□ 保障　□ 管理		□ 无　　　□ 有,原因: □ 患者　□ 疾病　□ 医疗 □ 护理　□ 保障　□ 管理	

护士签名	白班	小夜班	大夜班	白班	小夜班	大夜班
医师签名						

脑瘫行选择性脊神经后根切断术临床路径

一、脑瘫行选择性脊神经后根切断术临床路径标准住院流程

(一)适用对象

第一诊断为脑瘫(ICD-10:G80),拟行选择性脊神经后根切断术(ICD-9-CM-3:04.0314)的患者。

(二)诊断依据

根据《临床诊疗指南·神经外科学分册》(中华医学会编著,人民卫生出版社,2012 年),《临床技术操作规范·神经外科分册》(中华医学会编著,人民军医出版社),《王忠诚神经外科学(彩图版)》(第 2 版,王忠诚,主编.湖北科学技术出版社,2015 年),《神经外科学》(第 3 版,赵继宗,周定标,主编.人民卫生出版社,2014 年),《神经外科学手册》(第 7 版,Thieme,美国,2010 年)。

1. 早期症状　脑瘫的早期症状一般是指患儿在 0～6 月龄或 0～9 月龄间表现出临床症状。

(1)易激惹,持续哭闹或过分安静、哭声微弱、哺乳吞咽困难、易吐、体重增加不良。

(2)肌张力低下,自然运动减少。

(3)身体发硬,姿势异常,动作不协调。

(4)反应迟钝、不认人、不会哭。

(5)大运动发育落后,如不会翻身,不会爬,双手握拳,不会抓物。

(6)经常有痉挛发作。

2. 诊断要点　根据《临床诊疗指南·神经外科学分册》(中华医学会编著,人民卫生出版社,2012 年),《临床技术操作规范·神经外科分册》(中华医学会编著,人民军医出版社),《王忠诚神经外科学(彩图版)》(第 2 版,王忠诚,主编.湖北科学技术出版社,2015 年),《神经外科学》(第 3 版,赵继宗,周定标,主编.人民卫生出版社,2014 年),《神经外科学手册》(第 7 版,Thieme,美国,2010 年)。

(1)出生前至出生后 1 个月内有致脑损伤的高危因素。

(2)婴儿期出现脑损伤的早期症状。

(3)有脑损伤神经学因素,例如中枢性运动障碍及姿势和反射异常。

(4)常伴有智力低下,言语障碍、惊厥、感知觉障碍及其他异常。

(5)需要除外进行性疾病所致的中枢性瘫痪及正常儿的一过性运动发育滞后、肌病等。

3. 分型与表现

(1)痉挛性脑瘫:约占脑瘫患儿的 75%,常与其他型症状混合出现,可以表现为痉挛性偏瘫、双瘫、四肢瘫及痉挛性截瘫。弛缓性双瘫(即软瘫或肌张力低下型瘫)系痉挛性瘫痪的一个

特殊过程,最后都将转为痉挛性瘫或手足徐动症。按多数专家意见并入此型。

(2)手足徐动型脑瘫:由于锥体外系受损而出现无目的、不自主的动作,睡眠时症状消失。多累及全身、头部能力差、面部表情怪,有的出现反复的舌尖伸缩,躯干、上肢不由自主的刻板动作,少数还有节律性不随意的交互活动,震颤。喂养困难,语言障碍,说话含糊不清,占脑瘫患儿的 20% 左右。

(3)肌张力低下型:小时候表现异常安静,抬头无力,显示发育迟缓,自主动作少,仰卧似蛙,俯卧头不能主动偏向一侧,肌张力普遍低下,关节活动过度,喂养困难,语言迟缓,有时吐字不清,占脑瘫患儿的 20% 左右。

(4)共济失调型:可单独或与其他型同时出现,主要病变在小脑,表现为步态不稳,稳定、协调、平衡能力差,指鼻试验错误,肌张力低下。

(5)混合型:同一患儿可出现上述 2 个或 3 个型的症状,手足徐动与痉挛症状并存,部分部位或某些症状下,肌张力又明显降低。

4. 辅助检查　颅脑 MRI 或 CT 检查排除颅内或脊髓病变。

(三)选择治疗方案的依据

根据《临床诊疗指南·神经外科学分册》(中华医学会编著,人民卫生出版社),《临床技术操作规范·神经外科分册》(中华医学会编著,人民军医出版社),《神经外科学》(人民卫生出版社)。

1. 单纯性痉挛性脑瘫,肌张力在 3 级以上。

2. 无固定软组织挛缩或挛缩轻者。

3. 躯干有一定的运动功能。

4. 智力正常或接近正常,能配合术后康复训练。

5. 严重痉挛、强直、影响日常生活和康复训练。

6. 年龄 3—7 岁患儿。

(四)标准住院天数

10~14 天。

(五)进入路径标准

1. 第一诊断必须符合脑瘫(ICD-10:G80),拟行选择性脊神经后根切断术(ICD-9-CM-3:04.0314)。

2. 有适应证,无禁忌证。

3. 当患者合并其他疾病,如果在住院期间不需要特殊处理,也不影响第一诊断的临床路径实施时,可以进入路径。

(六)术前准备 2~4 天

1. 必需的检查项目　血常规(含 CRP+IL-6)、尿常规、粪常规、凝血四项、血清术前八项、红细胞沉降率、血型、胸部正位 X 线片、心电图检查(多导)。

2. 根据患者病情科选择　心、肺功能检查。

3. 营养评估　根据《解放军总医院新入院患者营养风险筛查表(NRS)》为新入院患者进行营养评估,评分≥3 患者给予处置,必要时申请营养科医师会诊。

4. 心理评估　根据新入院患者情况申请心理科医师会诊。

5. 疼痛评估　根据《视觉模拟评分法(VAS)》实施疼痛评估,评分＞7 分患者给予处置,必要时请疼痛科医师会诊。

6. 康复评估　根据《入院患者康复筛查和评估表》在患者入院后 24 小时内进行康复筛查和评估。任何一项结果为"是",则申请康复科医师会诊。

7. 深静脉血栓栓塞症风险评估　根据专科《深静脉血栓栓塞症评估量表》在患者入院后 24 小时内进行风险筛查和评估,风险结果为"高危"的,则申请血管外科或介入导管室医师会诊。

(七)预防性抗生素选择与使用时机

1. 按照《抗菌药物临床应用指导原则(2015 年)》(卫医发[2015]43 号)选择用药。

2. 预防感染用药时间为术前 30 分钟。

(八)手术日为入院第 3－4 天

1. 麻醉方式　全身麻醉。

2. 手术方式　选择性脊神经后根切断术。

3. 术中用品　显微器械,电生理监测仪,神经刺激器。

4. 输血　一般不需要输血。

(九)术后住院恢复 9～10 天

1. 术后回病房平卧 6 小时。

2. 术后 1 天切口换药,注意观察切口局部情况。

3. 术后切口红肿、渗液、愈合不良的患者,需要尽早行换药、抗感染治疗。术后出现发热、头痛、颈项强直等情况,需要行腰椎穿刺、对症治疗。

4. 术后 9～10 天切口拆线。

(十)出院标准

1. 患者术后恢复好,无头痛、发热。

2. 切口愈合良好。

(十一)变异及原因分析

1. 部分患者符合其他系统疾病,需术前详细检查、会诊。

2. 部分患者切口愈合不良。术后会出现发热、头痛、颈项强直等情况,需要行腰椎穿刺,可能会导致住院时间延长与费用增加。

二、脑瘫行选择性脊神经后根切断术临床路径表单

适用对象	第一诊断为脑瘫(ICD-10:G80) 拟行选择性脊神经后根切断术(ICD-9-CM-3:04.0314)的患者		
患者基本信息	姓名:＿＿＿　性别:＿＿＿　年龄:＿＿　门诊号:＿＿＿ 住院号:＿＿＿＿＿＿　过敏史:＿＿＿＿＿ 住院日期:＿年＿月＿日　出院日期:＿年＿月＿日		住院天数:10～14 天
时间	住院第 1 天	住院第 2 天(术前日)	住院第 3 天(手术日)
主要诊疗工作　制度落实	□ 入院 2 小时内经治医师或值班医师完成接诊 □ 入院后 24 小时内主管医师完成检诊 □ 专科医师会诊(必要时)	□ 经治医师查房(早、晚各 1 次) □ 主诊医师查房 □ 完成术前准备 □ 组织术前讨论 □ 手术部位标识	□ 手术安全核查

	病情评估	☐ 经治医师询问病史及体格检查 ☐ 完成痉挛评分 ☐ 营养评估 ☐ 心理评估 ☐ 疼痛评估 ☐ 康复评估 ☐ 深静脉血栓栓塞症风险评估		
	病历书写	☐ 入院 8 小时内完成首次病程记录 ☐ 入院 24 小时内完成入院记录	☐ 完成主诊医师查房记录 ☐ 完成术前讨论、术前小结	☐ 术者或一助术后 24 小时内完成手术记录（术者签名） ☐ 术后即刻完成术后首次病程记录
	知情同意	☐ 病情告知 ☐ 患者及其家属签署授权委托书 ☐ 患者或其家属在入院记录单上签名	☐ 术者术前谈话，告知患者及其家属病情和围术期注意事项，签署手术知情同意书、授权委托书、自费用品协议书（必要时）、军人目录外耗材审批单（必要时）、输血同意书等	☐ 告知患者及其家属手术过程概况和术后注意事项
	手术治疗		☐ 预约手术	☐ 实施手术（手术安全核查记录、手术清点记录）
	其他	☐ 及时通知上级医师检诊 ☐ 经治医师检查整理病历资料	☐ 检查住院押金使用情况	☐ 术后病情交接 ☐ 观察手术切口及周围情况
重点医嘱	长期医嘱 护理医嘱	☐ 按神经外科护理常规 ☐ 二级或三级护理		☐ 按神经外科术后护理常规 ☐ 一级护理
	处置医嘱			☐ 持续心电、血压、呼吸、血氧饱和度监测 ☐ 留置导尿管并记量 ☐ 留置切口引流管并记流量 ☐ 持续低流量吸氧
	膳食医嘱	☐ 普食 ☐ 糖尿病饮食 ☐ 低盐、低脂饮食 ☐ 低盐、低脂、糖尿病饮食	☐ 禁食、禁水（22:00 后）	
	药物医嘱	☐ 自带药（必要时）		☐ 镇痛 ☐ 脱水 ☐ 镇吐、保胃 ☐ 抗生素 ☐ 止血

（续　表）

临时医嘱	检查检验	□ 血常规（含 CRP＋IL-6） □ 尿常规 □ 粪常规 □ 凝血四项 □ 血清术前八项 □ 红细胞沉降率 □ 血型 □ 胸部正位 X 线片 □ 心电图检查（多导） □ 肺功能（必要时） □ 超声心动图（必要时）		
	药物医嘱		□ 抗生素（视病情）	
	手术医嘱		□ 常规准备明日在全身麻醉下行选择性脊神经后根切断术	
	处置医嘱	□ 静脉抽血	□ 备血 □ 备皮（＞30cm²）	□ 输血（视病情） □ 补液（视病情） □ 拔除导尿管（必要时）
主要护理工作	健康宣教	□ 入院宣教（住院环境、规章制度） □ 进行护理安全指导 □ 按护理等级进行护理、活动范围指导 □ 进行饮食指导 □ 进行关于疾病知识的宣教 □ 检查、检验项目的目的和意义	□ 术前宣教	□ 术后宣教 □ 术后心理疏导 □ 指导术后康复训练 □ 指导术后注意事项
	护理处置	□ 患者身份核对 □ 佩戴腕带 □ 建立入院病历，通知医师 □ 入院介绍：介绍责任护士，病区环境、设施、规章制度、基础护理服务项目 □ 询问病史，填写护理记录单首页 □ 观察病情 □ 测量基本生命体征 □ 心理与生活护理 □ 根据评估结果采取相应护理措施	□ 抽血、留取标本 □ 术前患者准备（术前沐浴、更衣、备皮） □ 检查术前物品准备 □ 指导患者准备术后所需用品，贵重物品交由其家属保管 □ 指导患者进行肠道准备并检查准备效果 □ 告知患者入手术室前取下活动义齿 □ 测量基本生命体征 □ 备血、皮试	□ 晨起测量生命体征并记录 □ 确认无上呼吸道感染症状，确认无月经来潮 □ 与手术室护士交接病历、影像资料、术中带药等 □ 术前补液（必要时） □ 嘱患者入手术室前膀胱排空 □ 与手术室护士交接 □ 术后测量生命体征 □ 术后心电监护

	☐ 通知检查项目及检查注意事项			☐ 各类管道护理 ☐ 记录出入量 ☐ 术后心理与生活护理 ☐ 遵医嘱用药 ☐ 根据评估结果采取相应护理措施 ☐ 完成护理记录
护理评估	☐ 一般评估：生命体征、神志、皮肤、药物过敏史等 ☐ 专科评估：生活自理能力、四肢肌力、肌张力评估、智力水平评估 ☐ 风险评估：评估有无跌倒、坠床、压疮风险 ☐ 心理评估 ☐ 营养评估 ☐ 疼痛评估 ☐ 康复评估	☐ 评估患者心理状态		☐ 评估意识情况 ☐ 评估切口疼痛情况 ☐ 评估术区皮肤颜色、温度变化、肢体感觉运动情况、语言、定向力等，并采取相应护理措施 ☐ 观察切口敷料有无渗出并报告医师 ☐ 风险评估：评估有无跌倒、坠床、压疮、导管滑脱、液体外渗的风险
专科护理	☐ 观察患肢情况 ☐ 指导功能锻炼	☐ 指导患者掌握床上翻身方法 ☐ 指导患者掌握床上排尿、排便（使用便器）方法		☐ 与手术室护士共同评估皮肤、切口敷料、输液及引流情况 ☐ 指导患者掌握床上排尿、排便（使用便器）方法
饮食指导	☐ 根据医嘱通知配餐员准备膳食 ☐ 协助进餐	☐ 通知患者 22：00 后禁食、禁水		☐ 禁食、禁水，口干时协助湿润口唇 ☐ 麻醉清醒 6 小时后指导患者间断、少量饮用温开水
活动体位	☐ 根据护理等级指导活动			☐ 根据手术及麻醉方式安置合适体位，术肢保持过伸位 ☐ 指导患者掌握床上翻身方法
洗浴要求	☐ 协助患者洗澡，更换病号服	☐ 协助患者整理术前卫生		
病情变异记录	☐ 无　　☐ 有,原因： ☐ 患者　☐ 疾病　☐ 医疗 ☐ 护理　☐ 保障　☐ 管理	☐ 无　　☐ 有,原因： ☐ 患者　☐ 疾病　☐ 医疗 ☐ 护理　☐ 保障　☐ 管理		☐ 无　　☐ 有,原因： ☐ 患者　☐ 疾病　☐ 医疗 ☐ 护理　☐ 保障　☐ 管理
护士签名	白班　｜　小夜班　｜　大夜班	白班　｜　小夜班　｜　大夜班		白班　｜　小夜班　｜　大夜班
医师签名				

(续　表)

时间		住院第 4 天（术后第 1 天）	住院第 5 天（术后第 2 天）	住院第 6 天（术后第 3 天）
主要诊疗工作	制度落实	□ 手术医师查房 □ 专科医师会诊（必要时）		□ 主诊医师查房
	病情评估			
	病历书写	□ 术后首日病程记录	□ 术后次日病程记录	□ 术后第 3 天病程记录
	知情同意			
	手术治疗			
	其他	□ 根据引流量拔除引流管 □ 观察切口情况，是否存在渗出、红肿等情况 □ 观察体温、血压等 □ 复查血常规、CRP、IL-6、红细胞沉降率、生化	□ 观察切口情况，是否存在渗出、红肿等情况 □ 复查脊柱 X 线片 □ 根据患者情况处置，如贫血严重及时输血，低蛋白、低钾血症及时补充蛋白、血钾	□ 观察切口情况，是否存在渗出、红肿等情况 □ 复查血常规、CRP、IL-6、红细胞沉降率、生化（如贫血严重及时输血，低蛋白、低钾血症及时补充蛋白、补钾） □ 指导患者下床，进行康复练习和步行练习
重点医嘱	长期医嘱 护理医嘱	□ 按神经外科术后护理常规 □ 一级或二级护理	□ 按神经外科术后护理常规 □ 二级护理	
	长期医嘱 处置医嘱	□ 使用抗血栓弹力带 □ 观察术区皮肤感觉及血液循环 □ 更换切口引流袋并记流量		
	长期医嘱 膳食医嘱	□ 饮食医嘱（普食/半流食/流食/糖尿病饮食/低盐、低脂饮食）		
	长期医嘱 药物医嘱	□ 抗生素 □ 术后止血 □ 镇痛 □ 保胃	□ 抗生素 □ 术后止血	□ 抗生素 □ 术后止血
	临时医嘱 检查检验	□ 复查血常规、CRP、IL-6、红细胞沉降率、生化	□ 脊柱 X 线片	□ 复查血常规、CRP、IL-6、红细胞沉降率、生化
	临时医嘱 药物医嘱	□ 镇吐 □ 补钾（必要时） □ 补白蛋白（必要时） □ 输血（必要时）	□ 镇痛（必要时） □ 补钾（必要时） □ 补白蛋白（必要时） □ 输血（必要时）	□ 镇痛（必要时） □ 补钾（必要时） □ 补白蛋白（必要时） □ 输血（必要时）
	临时医嘱 手术医嘱			
	临时医嘱 处置医嘱	□ 大换药（必要时） □ 拔除切口引流管（必要时） □ 拔除导尿管（必要时）	□ 大换药（必要时） □ 功能锻炼	□ 大换药（必要时） □ 功能锻炼

（续　表）

主要护理工作	健康宣教	□ 告知护理风险 □ 进行压疮预防知识宣教	□ 压疮预防知识宣教 □ 跌倒预防知识宣教	
	护理处置	□ 按一级护理要求完成基础护理项目 □ 监测生命体征 □ 留取标本 □ 观察切口疼痛情况、检测镇痛泵运转情况 □ 观察静脉输液情况 □ 观察留置尿管导尿情况 □ 妥善固定各类管道 □ 观察切口引流情况，并记录引流量及性状 □ 观察切口敷料，有渗出时报告医师处理 □ 完成护理记录 □ 术后心理与生活护理	□ 按护理等级完成基础护理项目 □ 监测生命体征 □ 观察切口疼痛情况、检测镇痛泵运转情况 □ 观察静脉输液情况 □ 妥善固定各类管道 □ 观察切口敷料，有渗出时报告医师处理，观察患者情况 □ 提供基础护理服务 □ 完成护理记录 □ 术后心理与生活护理	□ 按护理等级完成基础护理项目 □ 根据排便情况采取通便措施 □ 留取标本 □ 观察切口敷料，有渗出时报告医师处理 □ 观察静脉输液情况，停用镇痛泵 □ 术后心理与生活护理
	护理评估	□ 评估肢体感觉、运动、肌力、肌张力情况，有异常时立即报告医师处理 □ 评估压疮风险	□ 评估肢体感觉、运动、肌力、肌张力情况，有异常时立即报告医师处理 □ 评估跌倒风险 □ 评估压疮风险	□ 评估感觉、运动、肌力、肌张力情况，有异常时立即报告医师处理 □ 评估跌倒风险 □ 评估压疮风险
	专科护理	□ 指导患者术后体位摆放 □ 指导患者正确使用抗血栓压力带 □ 指导患者进行自主排尿训练 □ 指导患者进行床上翻身 □ 进行防压疮护理	□ 指导患者术后体位摆放 □ 指导患者正确使用抗血栓压力带 □ 指导患者进行自主排尿训练 □ 指导患者进行床上翻身 □ 防压疮护理	□ 指导患者正确使用抗血栓压力带 □ 指导患者下床活动 □ 防压疮护理 □ 防跌倒护理
	饮食指导	□ 根据医嘱通知配餐员准备膳食 □ 协助进餐	□ 协助进餐	□ 协助进餐
	活动体位	□ 根据护理等级指导活动	□ 根据护理等级指导活动	□ 根据护理等级指导活动
病情变异记录		□ 无　　□ 有，原因： □ 患者　□ 疾病　□ 医疗 □ 护理　□ 保障　□ 管理	□ 无　　□ 有，原因： □ 患者　□ 疾病　□ 医疗 □ 护理　□ 保障　□ 管理	□ 无　　□ 有，原因： □ 患者　□ 疾病　□ 医疗 □ 护理　□ 保障　□ 管理
护士签名		白班　小夜班　大夜班	白班　小夜班　大夜班	白班　小夜班　大夜班
医师签名				

时间		住院第 7 天（术后第 4 天）	住院第 8－14 天（出院日）
主要诊疗工作	制度落实	□ 上级医师查房（主管医师查房，每天 1 次） □ 专科医师会诊（必要时）	□ 上级医师查房（主管、主诊医师查房）进行手术及切口评估，确定有无手术并发症和切口愈合不良情况，明确是否出院
	病情评估		
	病历书写	□ 出院前 1 天由上级医师指示出院的病程记录	□ 出院当天病程记录（由上级医师指示出院） □ 出院后 24 小时内完成出院记录 □ 出院后 24 小时内完成病案首页 □ 完成出院介绍信 □ 开具诊断证明书
	知情同意		□ 向患者交代出院后的注意事项（复诊的时间、地点，发生紧急情况时的处理等）
	手术治疗		
	其他	□ 观察切口情况，是否存在渗出、红肿等情况 □ 根据患者情况处置，如贫血严重及时输血，低蛋白、低钾血症及时补充蛋白、补钾 □ 继续功能康复练习和步行练习	□ 复查血常规、CRP、IL-6、红细胞沉降率、生化 □ 出院带药 □ 嘱患者拆线换药（根据出院时间决定） □ 门诊复查 □ 如有不适，随时复诊
重点医嘱	长期医嘱 — 护理医嘱		
	长期医嘱 — 处置医嘱		
	长期医嘱 — 膳食医嘱		
	长期医嘱 — 药物医嘱	□ 抗生素 □ 术后止血（必要时）	
	临时医嘱 — 检查检验		□ 复查血常规、CRP、IL-6、红细胞沉降率、生化
	临时医嘱 — 药物医嘱	□ 镇痛（必要时） □ 补钾（必要时） □ 补白蛋白（必要时） □ 输血（必要时）	
	临时医嘱 — 手术医嘱		
	临时医嘱 — 处置医嘱	□ 大换药（必要时） □ 功能锻炼	□ 大换药 □ 出院

主要护理工作	健康宣教		□ 告知患者必须在他人的协助下方可下床活动 □ 向患者讲解出院后下肢力量锻炼的意义 □ 向患者讲解选择性后根切断术的注意事项
	护理处置	□ 按护理等级完成基础护理项目 □ 根据排便情况采取通便措施 □ 观察切口敷料,有渗出时报告医师处理 □ 术后心理与生活护理	□ 按护理等级完成基础护理项目 □ 观察切口敷料,有渗出时报告医师处理 □ 观察患者情况 □ 协助患者办理出院手续 □ 核对患者医疗费用 □ 指导并监督患者活动 □ 整理床单位
	风险评估	□ 评估感觉、运动、肌力、肌张力情况,有异常时立即报告医师处理 □ 评估跌倒风险 □ 评估压疮风险	□ 评估感觉、运动、肌力、肌张力情况,有异常时立即报告医师处理 □ 评估跌倒风险 □ 评估压疮风险
	专科护理	□ 指导患者正确使用抗血栓压力带 □ 指导患者下床活动 □ 防压疮护理 □ 防跌倒护理	□ 指导患者下床活动 □ 告知患者出院后注意事项并附书面出院指导 1 份 □ 手术后心理与生活护理
	饮食指导	□ 协助进餐	
	活动体位	□ 根据护理等级指导活动	
病情变异记录		□ 无　　□ 有,原因: □ 患者　□ 疾病　□ 医疗 □ 护理　□ 保障　□ 管理	□ 无　　□ 有,原因: □ 患者　□ 疾病　□ 医疗 □ 护理　□ 保障　□ 管理
护士签名		白班　小夜班　大夜班	白班　小夜班　大夜班
医师签名			

颅内(表)皮样囊肿开颅切除术临床路径

一、颅内(表)皮样囊肿开颅切除术临床路径标准住院流程

(一)适用对象

第一诊断为颅内(表)皮样囊肿(ICD-10:G93.803),拟行开颅颅内(表)皮样囊肿切除术(ICD-9-CM-3:01.5914)的患者。

(二)诊断依据

根据《临床诊疗指南·神经外科学分册》(中华医学会编著,人民卫生出版社,2012年),《临床技术操作规范·神经外科分册》(中华医学会编著,人民军医出版社),《王忠诚神经外科学(彩图版)》(第2版,王忠诚,主编.湖北科学技术出版社,2015年),《神经外科学》(第3版,赵继宗,周定标,主编.人民卫生出版社,2014年),《神经外科学手册》(第7版,Thieme,美国,2010年)。

1. 病史 症状发展缓慢,病程可长达数十年。临床症状与肿瘤部位有关,小脑桥角区肿瘤多以听力下降或三叉神经痛为首发症状;颅中窝肿瘤主要表现为三叉神经或颞叶刺激症状;大脑半球肿瘤常有癫痫发作、轻偏瘫;小脑半球肿瘤常有共济失调;鞍区肿瘤表现为缓慢进展性视力减退。

2. 体检 不同部位具有不同定位体征:①小脑桥角区,听力减退、三叉神经支配区域感觉麻木或感觉过敏。②鞍区,视力下降或视野缺损。③小脑或颅后窝,小脑性共济失调。④其他,累及大脑半球功能区的肿瘤可出现相应神经功能减退。

3. 辅助检查 头颅CT呈均匀低密度,等同于脑脊液信号。磁共振为均匀长T_1长T_2信号,平扫等同于脑脊液信号,增强后包膜部分强化,DWI像呈特征性高信号为本病影像学特点。

(三)治疗方案的选择及依据

根据《临床诊疗指南·神经外科学分册》(中华医学会编著,人民卫生出版社,2012年),《临床技术操作规范·神经外科分册》(中华医学会编著,人民军医出版社),《王忠诚神经外科学(彩图版)》(第2版,王忠诚,主编.湖北科学技术出版社,2015年),《神经外科学》(第3版,赵继宗,周定标,主编.人民卫生出版社,2014年),《神经外科学手册》(第7版,Thieme,美国,2010年)。

1. 肿瘤引起的相应症状或定位体征。

2. 无开颅手术禁忌证。

3. 签署知情同意书。

(四)标准住院天数

12～14天。

(五)进入路径标准

1. 第一诊断符合颅内(表)皮样囊肿(ICD-10:G93.803),拟行开颅颅内(表)皮样囊肿切除术(ICD-9-CM-3:01.5914)。

2. 当患者同时并发其他疾病诊断时,但在住院期间不需要特殊处理,也不影响第一诊断的临床路径流程实施时,可以进入路径。

(六)术前准备3天

1. 术前评估　术前3天内完成病情评估、必要的检查,做出术前小结、术前讨论。

(1)必需的检查项目:①血常规、尿常规、粪常规、血型、凝血功能检查、普通生化、血清术前八项。②胸部X线片、心电图。③头颅MRI,特别是DWI序列检查。

(2)根据患者病情可选择:①相应部位神经功能检查,如纯音测听和听性脑干潜伏期检查等。②超声心动图、血气分析或肺功能(年龄>70岁或既往有心、肺病病史者)。③有相关疾病者必要时请相关科室医师会诊。

(3)营养评估:由护士根据《解放军总医院新入院患者营养风险筛查表》为新入院患者进行营养评估,评分>3分患者告知医师,必要时申请营养科医师会诊。

(4)心理评估:由心理科医师根据病情需要实施评估。

(5)疼痛评估:由医师对于病情危重患者或术前24小时、麻醉前的患者根据《视觉模拟评分法(VAS)》实施疼痛评估,评估结果及应用的特殊镇痛药物应当告知患者或其病情委托人,疼痛评估的结果应当记录在住院病历表格中。评分>7分、常规镇痛处理效果欠佳、顽固性疼痛的患者应当及时请疼痛科医师会诊。

(6)康复评估:由护士根据《入院患者康复筛查和评估表》在患者入院后24小时内进行康复筛查和评估。任何一项结果为"是",告知医师,申请康复科医师会诊。

(7)深静脉血栓栓塞症风险评估:根据专科《深静脉血栓栓塞症评估量表》在患者入院后24小时内进行风险筛查和评估,风险结果为"高危"的,则申请血管外科或介入导管室医师会诊。

2. 术前准备

(1)术前谈话:术者应在术前1天与患者及其家属谈话,告知手术方案、相关风险、术后转归、手术费用,以及患者和其家属权益,并履行书面知情同意手续。告知高值耗材的使用及费用。

(2)术前神经功能评估和影像学进一步检查。

(3)通知手术室准备手术间、手术药品、手术物品及特殊耗材。

(4)护士做心理护理,交代注意事项:防压疮、防跌倒、指导患者戒烟等,并进行术前宣教。

(5)手术部位标识:术者、一助或经治医师在手术当日应对手术部位做体表标识,急诊手术由接诊医师或会诊外科医师标记,标记过程应有责任护士、患者及其亲属共同参与,并记入手术安排表。

(6)术前1天麻醉医师访视:制订全身麻醉计划、完成评估并记入《麻醉术前访视记录》,告知患者及其家属麻醉适应证、麻醉目的、风险、可能出现的情况及其处理原则、替代方案等,签署《麻醉知情同意书》并归入病历。

(七)药品选择及使用时机

1. 按照《抗菌药物临床应用指导原则(2015年)》(卫医发[2015]43号)选择用药。

(1)抗生素:预防性抗生素选择第二代头孢、第三代头孢中的头孢曲松钠。

(2)使用时机:手术当日、术后预防性使用5天。

2. 术前 30 分钟预防性使用抗生素。

(八)手术日为入院第 4 天

1. 手术安全核对 患者入手术间后由手术医师、麻醉医师、巡回护士和患者本人共同核对患者身份、手术部位与标识、手术方式。手术医师、麻醉医师、巡回护士三方按《手术安全核对表》逐项核对,共同签名。

2. 麻醉方式 气管插管全身麻醉。

3. 手术方式 开颅(表)皮样囊肿切除术。

4. 术中辅助技术 电生理监测、术中磁共振或神经内镜。

5. 输血 视术中出血情况而定。

6. 其他 经治医师或手术医师应即刻完成术后首次病程记录,观察术后患者病情变化。

(九)术后住院恢复 7~9 天

1. 必需的复查项目:血常规、凝血、血生化(蛋白、肝功能、肾功能、电解质)。

2. 头颅 CT 或磁共振扫描复查。

3. 必要时查相对应的神经功能检查。

4. 术后处理

(1)抗生素:预防性抗生素选择青霉素类、第二代头孢或第三代头孢。

(2)神经功能障碍处理:激素、脱水药、神经营养药物及康复和功能锻炼。

(3)术后发热:术后 2 天内拔除硬膜外引流管,术后 3 天开始发热,给予解热同时,行脑脊液检验明确颅内有无感染或腰大池持续引流治疗。

(4)术后神经功能复查:术前对应相应部位脑神经给予复查。

5. 术者在术后 24 小时内完成手术记录,特殊情况可由一助完成,术者签名确认并归入病历。

6. 上级医师在术后 3 天内至少查房 1 次,根据术中和术后情况修订术后治疗计划。

7. 麻醉医师术后 3 天内访视患者,如有特殊情况应详细记录,及时与手术医师或重症监护室医师沟通并迅速处理。

8. 术后护理

(1)按照护理等级进行日常护理,监测患者生命体征,注意引流管引流情况、切口敷料有无渗出。

(2)观察意识水平、瞳孔变化和有无癫痫发作。

(3)指导患者术后体位摆放及功能锻炼:神经系统稳定后鼓励早期下床活动,神经功能康复和功能锻炼。

(4)指导患者正确使用抗血栓压力带,掌握床上排便、排尿(使用便器)方法,进行自主排尿训练、使用助行器下床训练,防跌倒、防压疮护理等。

(十)出院标准

1. 体温正常,常规检验指标无明显异常。

2. 切口愈合良好:引流管拔除,切口无感染征象(或可在门诊处理的切口情况)、无皮瓣坏死。

3. 无颅内感染和再出血,威胁生命的神经功能障碍。

4. 不需要住院处理的并发症和(或)合并症。

（十一）变异及原因分析

手术相关并发症如下。

1. 术后继发术区血肿，血肿量小可非手术或置管引流治疗，血肿量大需要开颅清除血肿手术，导致住院时间延长与费用增加。

2. 术后神经功能障碍可使得住院时间延长与费用增加。术前充分评估，避开重要功能结构，术后积极神经功能康复和锻炼。

3. 术后刺激性脑脊液或颅内感染引起发热导致住院时间延长与费用增加。注意术中无菌原则和预防应用抗生素。

4. 切口愈合不良导致住院时间延长与费用增加。逐层关颅和术后动态观察切口愈合情况。

二、颅内（表）皮样囊肿开颅切除术临床路径表单

适用对象	第一诊断为颅内（表）皮样囊肿（ICD-10:G93.803） 拟行开颅颅内（表）皮样囊肿切除术（ICD-9-CM-3:01.5914）的患者	
患者基本信息	姓名：____ 性别：____ 年龄：__ 门诊号：____ 住院号：_____ 过敏史：_____ 住院日期：__年__月__日 出院日期：__年__月__日	住院天数：12～14 天
时间	住院第 1 天（术前 3 天）	住院第 2 天（术前 2 天）	住院第 3 天（术前 1 天）

主要诊疗工作		住院第 1 天（术前 3 天）	住院第 2 天（术前 2 天）	住院第 3 天（术前 1 天）
主要诊疗工作	制度落实	□ 入院 2 小时内经治医师或值班医师完成接诊 □ 入院后 24 小时内主管医师完成检诊 □ 专科医师会诊（必要时）	□ 经治医师查房（早、晚各 1 次） □ 主诊医师查房 □ 完成术前准备	□ 落实查房制度
	病情评估	□ 经治医师询问病史及体格检查 □ 营养评估 □ 心理评估 □ 疼痛评估 □ 康复评估 □ 深静脉血栓栓塞症风险评估	□ 相应神经功能评估 □ 专科医师会诊（必要时）	□ 专科医师会诊（必要时）
	病历书写	□ 入院 8 小时内完成首次病程记录 □ 入院 24 小时内完成入院记录	□ 完成主诊医师查房记录	□ 完成术前讨论、术前小结
	知情同意	□ 病情告知 □ 患者及其家属签署授权委托书 □ 患者或其家属在入院记录单上签名		□ 术者术前谈话，告知患者及其家属病情和围术期注意事项，签署手术知情同意书、授权委托书、自费用品协议书（必要时）、军人目录外耗材审批单（必要时）、输血同意书等

	手术治疗				□ 预约手术
	其他		□ 及时通知上级医师检诊 □ 经治医师检查、整理病历资料		□ 检查住院押金使用情况
重点医嘱	长期医嘱	护理医嘱	□ 按神经外科护理常规 □ 二级护理		□ 按骨科术后护理常规 □ 一级护理
		处置医嘱			□ 持续心电、血压、呼吸、血氧饱和度监测 □ 留置导尿管并记流量 □ 留置切口引流管并记流量 □ 持续低流量吸氧
		膳食医嘱	□ 普食 □ 糖尿病饮食 □ 低盐、低脂饮食 □ 低盐、低脂、糖尿病饮食		□ 禁食、禁水（22:00 后）
		药物医嘱	□ 自带药（必要时）	□ 调整内环境和电解质 □ 抗癫痫药物（必要时）	
	临时医嘱	检查检验	□ 血常规（含 CRP＋IL-6） □ 尿常规 □ 粪常规 □ 凝血四项 □ 血清术前八项 □ 血型 □ 胸部正位 X 线片 □ 心电图检查（多导） □ 肺功能（必要时） □ 超声心动图（必要时）		
		药物医嘱			□ 抗生素（视病情）
		手术医嘱			□ 预约手术 □ 常规准备明日在全身麻醉下行开颅（表）皮样囊肿切除术
		处置医嘱	□ 静脉抽血		□ 备血 □ 备皮（＞30cm²）
主要护理工作		健康宣教	□ 入院宣教（住院环境、规章制度） □ 进行护理安全指导 □ 按护理等级进行护理、活动范围指导 □ 进行饮食指导 □ 检查、检验项目的目的和意义	□ 进行关于疾病知识的宣教 □ 药物相关知识宣教	□ 术前宣教:指导患者咳嗽训练、床上排尿和排便（使用便器）方法 □ 告知患者进入手术室前取下活动义齿

(续　表)

护理处置	□ 患者身份核对 □ 佩戴腕带 □ 建立入院病历,通知医师 □ 入院介绍:介绍责任护士,病区环境、设施、规章制度、基础护理服务项目 □ 询问病史,填写护理记录单首页 □ 观察病情 □ 测量基本生命体征 □ 心理与生活护理 □ 根据评估结果采取相应护理措施 □ 通知检查项目及注意事项	□ 按护理等级完成基础护理项目 □ 抽血、留取标本 □ 监测生命体征 □ 观察药物疗效 □ 妥善固定各类管道 □ 心理与生活护理 □ 宣教各种检查检验目的、注意事项	□ 备皮 □ 皮试 □ 备血 □ 准备术中带药 □ 呋喃西林溶液漱口 □ 开塞露灌肠 □ 通知禁食、禁水 □ 心理与生活护理 □ 观察病情 □ 测量基本生命体征 □ 根据评估结果采取相应护理措施 □ 沐浴更衣
风险评估	□ 一般评估:生命体征、神志、皮肤、药物过敏史等 □ 专科评估:意识、肢体活动情况及生活自理能力情况 □ 风险评估:评估有无跌倒、坠床、压疮风险 □ 癫痫史 □ 心理评估 □ 营养评估 □ 疼痛评估 □ 康复评估	□ 护理风险评估	□ 护理风险评估
专科护理	□ 观察瞳孔变化 □ 观察意识情况 □ 指导康复功能锻炼 □ 指导患者戒烟等 □ 预防癫痫的发生	□ 观察意识、瞳孔变化 □ 指导患者掌握床上翻身方法 □ 指导患者掌握床上排尿、排便(使用便器)方法	□ 观察意识、瞳孔变化 □ 指导患者掌握床上翻身方法 □ 指导患者掌握床上排尿、排便(使用便器)方法
饮食指导	□ 根据医嘱通知配餐员准备膳食 □ 协助进餐	□ 根据医嘱通知配餐员准备膳食 □ 协助进餐	□ 通知患者 22:00 后禁食、禁水
活动体位	□ 根据护理等级指导活动	□ 根据护理等级指导活动	□ 根据护理等级指导活动
洗浴要求	□ 协助患者洗澡,更换病号服	□ 协助患者晨、晚间护理	□ 协助患者晨、晚间护理

病情变异记录	□ 无　　□ 有,原因: □ 患者　□ 疾病　□ 医疗 □ 护理　□ 保障　□ 管理	□ 无　　□ 有,原因: □ 患者　□ 疾病　□ 医疗 □ 护理　□ 保障　□ 管理	□ 无　　□ 有,原因: □ 患者　□ 疾病　□ 医疗 □ 护理　□ 保障　□ 管理

护士签名	白班	小夜班	大夜班	白班	小夜班	大夜班	白班	小夜班	大夜班

（续　表）

			住院第 4 天（手术当天）	住院第 5 天（术后第 1 天）	住院第 6 天（术后第 2 天）
医师签名					
时间			住院第 4 天（手术当天）	住院第 5 天（术后第 1 天）	住院第 6 天（术后第 2 天）
主要诊疗工作		制度落实	□ 手术安全核查	□ 手术医师查房 □ 主管医师术后 24 小时内检诊	□ 三级检诊制度 □ 查房制度
		病情评估	□ 术后神经功能评估 □ 术后意识水平评估	□ 术后神经功能评估	□ 观察一般情况 □ 术后神经系统评估
		病历书写	□ 术者或一助术后 24 小时内完成手术记录（术者签名） □ 术后即刻完成术后首次病程记录	□ 术后首日病程记录	□ 术后次日病程记录
		知情同意	□ 告知患者及其家属手术情况和术后注意事项	□ 告知术后病情 □ 有创检查或治疗同意书	
		手术治疗	□ 实施手术（手术安全核查记录、手术清点记录）		
		其他	□ 术后病情交接 □ 观察患者意识和瞳孔等 □ 评估神经功能情况 □ 病理送检	□ 观察生命体征 □ 询问主诉 □ 神经系统查体 □ 切口换药 □ 复查血常规、凝血和普通生化 □ 观察切口情况	□ 观察一般情况 □ 意识水平 □ 相关神经功能
重点医嘱	长期医嘱	护理医嘱	□ 按神经外科术后护理常规 □ 特级护理 □ 一级护理		□ 一级护理（可如厕） □ 二级护理
		处置医嘱	□ 持续低流量吸氧 □ 多功能监护仪 □ 留置导尿 □ 吸氧 □ 观察瞳孔和意识变化 □ 呼吸机辅助呼吸		□ 腰椎穿刺（必要时） □ 腰椎穿刺置管引流（必要时）
		膳食医嘱	□ 禁食、禁水	□ 流食 □ 半流食	□ 半流食 □ 普食
		药物医嘱	□ 止血 □ 降颅压 □ 抑酸 □ 抗癫痫 □ 抗感染 □ 神经营养 □ 补液支持		□ 对症处理

临时医嘱	检查检验	□ 血常规 □ 普通生化 □ 凝血功能	□ 头颅 CT（必要时）	□ 头颅 CT（必要时）
	药物医嘱	□ 镇吐 □ 补钾（必要时） □ 补白蛋白（必要时） □ 输血（必要时）	□ 镇痛（必要时） □ 补钾（必要时） □ 补白蛋白（必要时） □ 输血（必要时） □ 对症药物	□ 对症处理
	手术医嘱			
	处置医嘱	□ 大换药（必要时）	□ 大换药（必要时） □ 拔除硬膜外引流管（必要时） □ 拔除导尿管（必要时）	□ 大换药（必要时）
主要护理工作	健康宣教	□ 告知护理风险 □ 进行压疮预防知识宣教 □ 告知肢体瘫相关知识 □ 注意饮水时呛咳、防止误吸	□ 压疮预防知识宣教 □ 告知护理风险 □ 注意饮水时呛咳反应 □ 术后心理疏导 □ 指导术后注意 □ 指导患者功能锻炼 □ 指导患者床上变换体位	□ 术后心理疏导 □ 指导患者功能锻炼 □ 指导患者床上变换体位
	护理处置	□ 测量生命体征并记录 □ 观察记录患者神志、瞳孔、生命体征 □ 评估患肢感觉、运动情况，有异常时立即报告医师处理 □ 确认无上呼吸道感染症状，确认无月经来潮 □ 与手术室护士交接病历、影像资料、术中带药等 □ 术前补液（必要时） □ 嘱患者入手术室前膀胱排空 □ 与手术室护士交接 □ 术后测量生命体征 □ 术后心电监护 □ 各类管道护理 □ 术后观察切口渗出情况	□ 按护理等级完成基础护理项目 □ 监测生命体征 □ 观察药物疗效 □ 指导术后康复训练 □ 妥善固定各类管道 □ 观察切口敷料，有渗出时报告医师处理，观察患者情况 □ 术后心理与生活护理	□ 按护理等级完成基础护理项目 □ 根据排便情况采取通便措施 □ 观察切口敷料，有渗出时报告医师处理 □ 观察药物疗效 □ 术后心理与生活护理 □ 协助患者下床活动

（续　表）

护理评估	□ 通过格拉斯哥评分表评估意识情况 □ 一般护理评估：感觉、睁眼反应，语言及肢体感觉运动情况，有异常时立即报告医师处理 □ 风险评估：评估有无跌倒、坠床、压疮、导管滑脱、液体外渗的风险、疼痛评估	□ 评估患者意识、肢体活动情况，有异常立即报告医师处理 □ 评估跌倒风险 □ 评估压疮风险 □ 疼痛评估	□ 评估患者意识及肢体活动情况，有异常时立即报告医师处理 □ 评估跌倒风险 □ 评估压疮风险 □ 疼痛评估	
专科护理	□ 与手术室护士共同评估皮肤、切口敷料、输液及引流情况 □ 指导患者进行四肢功能锻炼 □ 指导患者掌握床上排尿、排便（使用便器）方法 □ 观察切口情况 □ 引流管的护理	□ 指导患者术后体位摆放及功能锻炼 □ 指导患者正确使用抗血栓压力带 □ 指导患者进行自主排尿训练 □ 指导患者进行肢体功能锻炼 □ 指导患者进行床上翻身 □ 指导患者卧床期间患肢保持过伸位 □ 观察切口情况 □ 引流管的护理	□ 指导患者正确使用抗血栓压力带 □ 指导患者进行肢体功能锻炼	
饮食指导	□ 术后麻醉清醒拔除气管插管后6小时之内禁食、禁水，口干时协助湿润口唇 □ 拔除气管插管6小时以后指导患者间断、少量饮用温开水，逐渐过渡到流食、半流食	□ 协助进餐	□ 协助进餐	
活动体位	□ 根据护理等级指导活动	□ 根据护理等级指导活动	□ 根据护理等级指导活动	
洗浴要求	□ 晨、晚间护理	□ 晨、晚间护理	□ 晨、晚间护理	
病情变异记录	□ 无　　□ 有，原因： □ 患者　□ 疾病　□ 医疗 □ 护理　□ 保障　□ 管理	□ 无　　□ 有，原因： □ 患者　□ 疾病　□ 医疗 □ 护理　□ 保障　□ 管理	□ 无　　□ 有，原因： □ 患者　□ 疾病　□ 医疗 □ 护理　□ 保障　□ 管理	
护士签名	白班　小夜班　大夜班	白班　小夜班　大夜班	白班　小夜班　大夜班	
医师签名				

时间			住院第 7 天（术后 3 天）	住院第 8 天（术后 4 天）	住院第 9 天（术后 5 天）
主要诊疗工作	制度落实		□ 三级检诊制度 □ 查房制度	□ 三级检诊制度 □ 查房制度	□ 三级检诊制度 □ 查房制度
	病情评估		□ 观察一般情况 □ 术后神经系统评估 □ 切口愈合情况	□ 观察一般情况 □ 术后神经系统评估	□ 观察一般情况 □ 术后神经系统评估
	病历书写		□ 术后第 3 天病程记录	□ 术后病程记录	□ 术后病程记录
	知情同意		□ 有创检查或治疗同意书		
	手术治疗				
	其他				
重点医嘱	长期医嘱	护理医嘱	□ 二级护理		
		处置医嘱			
		膳食医嘱	□ 普食		
		药物医嘱			
	临时医嘱	检查检验			
		药物医嘱	□ 对症处理		
		手术医嘱			
		处置医嘱	□ 腰椎穿刺（必要时） □ 腰椎穿刺置管引流（必要时）	□ 大换药（必要时）	□ 大换药（必要时）
主要护理工作	健康宣教		□ 告知护理风险 □ 药物相关知识宣教 □ 功能锻炼：语言、吞咽等	□ 告知护理风险 □ 药物相关知识宣教 □ 功能锻炼：语言、吞咽等	□ 告知护理风险 □ 药物相关知识宣教 □ 功能锻炼：语言、吞咽等
	护理处置		□ 按护理等级要求完成基础护理项目 □ 监测生命体征 □ 观察药物疗效 □ 肢体功能训练 □ 管道护理 □ 膀胱功能训练、拔除尿管 □ 术后心理与生活护理 □ 协助患者下床活动	□ 按护理等级要求完成基础护理项目 □ 监测生命体征 □ 观察药物疗效 □ 肢体功能训练 □ 管道护理 □ 术后心理与生活护理 □ 协助患者下床活动	□ 按护理等级要求完成基础护理项目 □ 监测生命体征 □ 观察药物疗效 □ 肢体功能训练 □ 术后心理与生活护理 □ 协助患者下床活动

（续　表）

	护理评估	□ 一般护理评估:感觉、睁眼反应,语言及肢体感觉运动情况,有异常时立即报告医师处理 □ 风险评估:评估有无跌倒、坠床、压疮、导管滑脱、液体外渗的风险、疼痛评估	□ 一般护理评估:感觉、睁眼反应,语言及肢体感觉运动情况,有异常时立即报告医师处理 □ 风险评估:评估有无跌倒、坠床、压疮、导管滑脱、液体外渗的风险、疼痛评估	□ 一般护理评估:感觉、睁眼反应,语言及肢体感觉运动情况,有异常时立即报告医师处理 □ 风险评估:评估有无跌倒、坠床、压疮、导管滑脱、液体外渗的风险、疼痛评估
	专科护理	□ 指导患者术后体位摆放及功能锻炼 □ 指导患者正确使用抗血栓压力带 □ 指导患者进行肢体功能锻炼	□ 指导患者术后体位摆放及功能锻炼 □ 指导患者正确使用抗血栓压力带 □ 指导患者进行肢体功能锻炼	□ 指导患者术后体位摆放及功能锻炼 □ 指导患者正确使用抗血栓压力带 □ 指导患者进行肢体功能锻炼
	饮食指导	□ 根据医嘱通知配餐员准备膳食 □ 协助进餐	□ 协助进餐	□ 协助进餐
	活动体位	□ 根据护理等级指导活动	□ 根据护理等级指导活动	□ 根据护理等级指导活动
	洗浴要求	□ 晨、晚间护理	□ 晨、晚间护理	□ 晨、晚间护理
病情变异记录		□ 无　　□ 有,原因: □ 患者　□ 疾病　□ 医疗 □ 护理　□ 保障　□ 管理	□ 无　　□ 有,原因: □ 患者　□ 疾病　□ 医疗 □ 护理　□ 保障　□ 管理	□ 无　　□ 有,原因: □ 患者　□ 疾病　□ 医疗 □ 护理　□ 保障　□ 管理

护士签名	白班	小夜班	大夜班	白班	小夜班	大夜班	白班	小夜班	大夜班

医师签名			

时间	住院第 10 天(术后 6 天)	住院第 11 天(术后 7 天)	住院第 12 天(出院日)
主要诊疗工作　制度落实	□ 三级检诊制度 □ 查房制度	□ 三级检诊制度 □ 查房制度 □ 出院前 1 天由上级医师指示出院的病程记录	□ 三级检诊制度 □ 查房制度
病情评估	□ 观察一般情况 □ 术后神经系统评估 □ 切口愈合情况	□ 是否达到出院标准 □ 切口愈合情况评估	□ 观察一般情况 □ 切口愈合情况评估
病历书写	□ 术后病程记录	□ 完成出院前上级医师查房记录	□ 出院当天病程记录 □ 出院后 24 小时内完成出院记录 □ 出院后 24 小时内完成病案首页 □ 完成出院介绍信 □ 开具诊断证明书

知情同意	□ 有创检查或治疗同意书		□ 告知患者出院后注意事项 □ 告知下一步诊疗建议	
手术治疗				
其他		□ 查看病理报告	□ 通知出院 □ 开具出院介绍信 □ 开具诊断证明书 □ 出院带药 □ 预约门诊复诊时间	

重点医嘱	长期医嘱	护理医嘱	□ 二级护理			
		处置医嘱				
		膳食医嘱	□ 普食			
		药物医嘱				
	临时医嘱	检查检验		□ 头颅CT或磁共振复查		
		药物医嘱	□ 对症处理			
		手术医嘱				
		处置医嘱	□ 腰椎穿刺(必要时) □ 腰椎穿刺置管引流(必要时)	□ 大换药(必要时)	□ 大换药(必要时) □ 拆除缝线 □ 出院	

主要护理工作	健康宣教	□ 告知护理风险 □ 功能锻炼:吞咽、语言、四肢	□ 告知护理风险 □ 功能锻炼:吞咽、语言、四肢	□ 出院宣教(康复训练方法,用药指导及注意事项,复查时间及项目),给予出院指导单
	护理处置	□ 按护理等级要求完成基础护理项目 □ 监测生命体征 □ 观察药物疗效 □ 术后心理与生活护理 □ 护理风险相关措施	□ 按护理等级要求完成基础护理项目 □ 监测生命体征 □ 观察药物疗效 □ 术后心理与生活护理 □ 护理风险相关措施	
	护理评估	□ 护理风险评估 □ 疼痛评估	□ 护理风险评估 □ 疼痛评估	
	专科护理	□ 指导患者术后体位摆放及功能锻炼	□ 指导患者术后体位摆放及功能锻炼	
	饮食指导	□ 协助进餐	□ 协助进餐	
	活动体位	□ 根据护理等级指导活动	□ 根据护理等级指导活动	
	洗浴要求	□ 晨、晚间护理	□ 晨、晚间护理	
病情变异记录		□ 无　　□ 有,原因: □ 患者　□ 疾病　□ 医疗 □ 护理　□ 保障　□ 管理	□ 无　　□ 有,原因: □ 患者　□ 疾病　□ 医疗 □ 护理　□ 保障　□ 管理	□ 无　　□ 有,原因: □ 患者　□ 疾病　□ 医疗 □ 护理　□ 保障　□ 管理

	白班	小夜班	大夜班	白班	小夜班	大夜班	白班	小夜班	大夜班
护士签名									
医师签名									

小脑桥角区病变乙状窦后入路肿瘤切除术临床路径

一、小脑桥角区病变乙状窦后入路肿瘤切除术
临床路径标准住院流程

(一)适用对象

第一诊断为小脑桥角区病变(ICD-10:D33.305/D32.032/C71.705),拟行乙状窦后入路小脑桥角区病变切除术(ICD-9-CM-3:01.5925)的患者。

(二)诊断依据

根据《临床诊疗指南·神经外科学分册》(中华医学会编著,人民卫生出版社,2012年),《临床技术操作规范·神经外科分册》(中华医学会编著,人民军医出版社),《王忠诚神经外科学(彩图版)》(第2版,王忠诚,主编.湖北科学技术出版社,2015年),《神经外科学》(第3版,赵继宗,周定标,主编.人民卫生出版社,2014年),《神经外科学手册》(第7版,Thieme,美国,2010年)。

1. 临床表现　前庭及耳蜗神经症状,表现为眩晕、耳鸣、听力减退、听力丧失;邻近脑神经受损症状,表现为患侧面部麻木、疼痛、感觉迟钝、面瘫、声嘶、饮水呛咳、吞咽困难;脑干及小脑受累症状,表现为肢体共济失调、肢体力弱、动作不协调;肿瘤体积增大引起的慢性颅压增高表现,主要为头痛、恶心、呕吐等;梗阻性脑积水症状等。

2. 辅助检查　听力检查及听诱发电位显示患侧听力减退,头颅CT及MR显示小脑桥角区局限性病灶,增强扫描后肿瘤可强化或有囊变,患侧内听道口或有扩大、骨质吸收或破坏。

(三)治疗方案的选择及依据

根据《临床诊疗指南·神经外科学分册》(中华医学会编著,人民卫生出版社,2012年),《临床技术操作规范·神经外科分册》(中华医学会编著,人民军医出版社),《王忠诚神经外科学(彩图版)》(第2版,王忠诚,主编.湖北科学技术出版社,2015年),《神经外科学》(第3版,赵继宗,周定标,主编.人民卫生出版社,2014年),《神经外科学手册》(第7版,Thieme,美国,2010年)。

1. 病变引起的相应症状或定位体征。

2. 无开颅手术禁忌证。

3. 签署知情同意书。

(四)标准住院天数

12~14天。

(五)进入路径标准

1. 第一诊断符合小脑桥角区病变(ICD-10:D33.305/D32.032/C71.705),拟行乙状窦后

入路小脑桥角区病变切除术(ICD-9-CM-3:01.5925)。

2. 当患者同时并发其他疾病诊断时,但在住院期间不需要特殊处理,也不影响第一诊断的临床路径流程实施时,可以进入路径。

(六)术前准备3天

1. 术前评估 术前3天内完成病情评估、必要的检查,做出术前小结、术前讨论。

(1)必需的检查项目:①血常规、尿常规、粪常规、血型、凝血功能检查、普通生化、血清术前八项。②胸部X线片、心电图。③颞骨CT。④纯音测听和听性脑干潜伏期检查等。

(2)根据患者病情可选择:①喉内镜检查。②超声心动图、血气分析或肺功能(年龄>70岁或既往有心、肺病史者)。③有相关疾病者必要时请相关科室会诊。

(3)营养评估:由护士根据《解放军总医院新入院患者营养风险筛查表》为新入院患者进行营养评估,评分>3分者告知医师,必要时申请营养科医师会诊。

(4)心理评估:由心理科医师根据病情需要实施评估。

(5)疼痛评估:由医师对于病情危重患者或术前24小时、麻醉前的患者根据《视觉模拟评分法(VAS)》实施疼痛评估,评估结果及应用的特殊镇痛药物应当告知患者或其病情委托人,疼痛评估的结果应当记录在住院病历表格中。评分>7分、常规镇痛处理效果欠佳、顽固性疼痛的患者应当及时请疼痛科医师会诊。

(6)康复评估:由护士根据《入院患者康复筛查和评估表》在患者入院后24小时内进行康复筛查和评估。任何一项结果为"是",告知医师,申请康复科医师会诊。

(7)深静脉血栓栓塞症风险评估:根据专科《深静脉血栓栓塞症评估量表》在患者入院后24小时内进行风险筛查和评估,风险结果为"高危"的,则申请血管外科或介入导管室医师会诊。

2. 术前准备

(1)术前谈话:术者应在术前1天与患者及其家属谈话,告知手术方案、相关风险、术后转归、手术费用,以及患者和其家属权益,并履行书面知情同意手续。告知高值耗材的使用及费用。

(2)术前神经功能评估和影像学进一步检查。

(3)通知手术室准备手术间、手术药品、手术物品及特殊耗材。

(4)护士做心理护理,交代注意事项:防压疮、防跌倒、指导患者戒烟等,并进行术前宣教。

(5)手术部位标识:术者、一助或经治医师在手术当日应对手术部位做体表标识,急诊手术由接诊医师或会诊外科医师标记,标记过程应有责任护士、患者及亲属共同参与,并记入手术安排表。

(6)术前一日麻醉医师访视:制订全身麻醉计划、完成评估并记入《麻醉术前访视记录》,告知患者及其家属麻醉适应证、麻醉目的、风险、可能出现的情况及其处理原则、替代方案等,签署《麻醉知情同意书》并归入病历。

(七)药品选择及使用时机

1. 按照《抗菌药物临床应用指导原则(2015年)》(卫医发〔2015〕43号)选择用药。抗生素:预防性抗生素选择第二代头孢、第三代头孢中的头孢曲松钠。

2. 使用时机:手术当日、术后预防性使用5天。

3. 术前30分钟预防性使用抗生素。

(八)手术日为入院第4天

1. 手术安全核对 患者入手术间后由手术医师、麻醉医师、巡回护士和患者本人共同核

对患者身份、手术部位与标识、手术方式。手术医师、麻醉医师、巡回护士三方按《手术安全核对表》逐项核对,共同签名。

2. 麻醉方式　气管插管全身麻醉。

3. 手术方式　乙状窦后入路小脑桥角区病变切除术。

4. 术中辅助技术　电生理监测和神经导航。

5. 手术置入物　人工硬膜;医用生物胶;胶原蛋白海绵;颅骨固定器材(锁或颅骨钛板钛钉)。

6. 输血　视术中出血情况而定。

7. 其他　经治医师或手术医师应即刻完成术后首次病程记录,观察术后患者病情变化。

(九)术后住院恢复7~9天

1. 必需的复查项目:血常规、凝血、血生化(蛋白、肝功能、肾功能、电解质)。

2. 头颅CT或磁共振扫描复查。

3. 纯音测听、听性脑干诱发电位和喉镜检查。

4. 术后处理

(1)抗生素:预防性抗生素选择青霉素类、第二代或第三代头孢。

(2)神经功能障碍处理:激素、脱水剂、神经营养药物及康复和功能锻炼。

(3)术后发热:术后2天内拔除硬膜外引流管,术后3天开始发热,给予解热同时,行脑脊液化验明确颅内有无感染或腰大池持续引流治疗。

(4)术后神经功能复查:纯音测听和听性脑干潜伏期。

5. 术者在术后24小时内完成手术记录,特殊情况可由一助完成,术者签名确认并归入病历。

6. 上级医师在术后3天内至少查房1次,根据术中和术后情况修订术后治疗计划。

7. 麻醉医师术后3天内访视患者,如有特殊情况应详细记录,及时与手术医师或重症监护室医师沟通并迅速处理。

8. 术后护理

(1)按照护理等级进行日常护理,监测患者生命体征,切口敷料有无渗出。

(2)观察意识水平、瞳孔变化、面神经和后组脑神经功能。

(3)指导患者术后体位摆放及功能锻炼:神经系统稳定后鼓励早期下床活动,神经功能康复和功能锻炼。

(4)指导患者正确使用抗血栓压力带,掌握床上排便、排尿(使用便器)方法,进行自主排尿训练、使用助行器下床训练,防跌倒、防压疮护理等。

(十)出院标准

1. 体温正常,常规检验指标无明显异常。

2. 切口愈合良好。

3. 无颅内感染和再出血,威胁生命的神经功能障碍。

4. 不需要住院处理的并发症和(或)合并症。

(十一)变异及原因分析

1. 内科合并症　部分患者常存在多种内科合并症,如脑血管病或心血管病、糖尿病、甲状腺功能亢进症、癫痫、血栓及肺部或泌尿系感染等,手术可能导致这些疾病加重而需要治疗,从而延长治疗时间和增加住院费用。

2.手术相关并发症

（1）术后继发术区血肿，血肿量小可非手术或置管引流治疗，血肿量大需要开颅清除血肿手术，导致住院时间延长与费用增加。

（2）术后神经功能障碍可使得住院时间延长与费用增加。术前充分评估，避开重要功能结构，术后积极神经功能康复和锻炼。

（3）术后刺激性脑脊液或颅内感染引起发热导致住院时间延长与费用增加。注意术中无菌原则和预防应用抗生素。

（4）切口愈合不良导致住院时间延长与费用增加。逐层关颅和术后动态观察切口愈合情况。

二、小脑桥角区病变乙状窦后入路肿瘤切除术临床路径表单

适用对象	第一诊断为小脑桥角区病变（ICD-10：D33.305/D32.032/C71.705）拟行乙状窦后入路小脑桥角区病变切除术（ICD-9-CM-3：01.5925）的患者	
患者基本信息	姓名：____ 性别：____ 年龄：__ 门诊号：____ 住院号：_____ 过敏史：_____ 住院日期：__年__月__日 出院日期：__年__月__日	住院天数：12～14 天

时间		住院第 1 天（术前 3 天）	住院第 2 天（术前 2 天）	住院第 3 天（术前 1 天）
主要诊疗工作	制度落实	□ 入院 2 小时内经治医师或值班医师完成接诊 □ 入院后 24 小时内主管医师完成检诊 □ 专科医师会诊（必要时）	□ 经治医师查房（早、晚各 1 次） □ 主诊医师查房 □ 完成术前准备	□ 落实查房制度
	病情评估	□ 经治医师询问病史及体格检查 □ 营养评估 □ 心理评估 □ 疼痛评估 □ 康复评估 □ 深静脉血栓栓塞症风险评估	□ 相应神经功能评估如纯音测听、言语识别率和听性脑干潜伏期 □ 专科医师会诊（必要时）	□ 专科医师会诊（必要时）
	病历书写	□ 入院 8 小时内完成首次病程记录 □ 入院 24 小时内完成入院记录	□ 完成主诊医师查房记录	□ 完成术前讨论、术前小结
	知情同意	□ 病情告知 □ 患者及其家属签署授权委托书 □ 患者或其家属在入院记录单上签名		□ 术者术前谈话，告知患者及其家属病情和围术期注意事项，签署手术知情同意书、授权委托书、自费用品协议书（必要时）、军人目录外耗材审批单（必要时）、输血同意书等

	手术治疗			□ 预约手术
	其他	□ 及时通知上级医师检诊 □ 经治医师检查、整理病历资料		□ 检查住院押金使用情况
重点医嘱	长期医嘱 护理医嘱	□ 按神经外科护理常规 □ 二级护理		□ 按神经外科术后护理常规 □ 一级护理
	长期医嘱 处置医嘱			□ 持续心电、血压、呼吸、血氧饱和度监测 □ 留置导尿管并记尿量 □ 持续低流量吸氧
	长期医嘱 膳食医嘱	□ 普食 □ 糖尿病饮食 □ 低盐、低脂饮食 □ 低盐、低脂、糖尿病饮食		□ 禁食、禁水（22:00 后）
	长期医嘱 药物医嘱	□ 自带药（必要时）	□ 调整内环境和电解质	
	临时医嘱 检查检验	□ 血常规（含 CRP＋IL-6） □ 尿常规 □ 粪常规 □ 凝血四项 □ 血清术前八项 □ 血型 □ 胸部正位 X 线片 □ 心电图检查（多导） □ 肺功能（必要时） □ 超声心动图（必要时）	□ 相应神经功能评估，如纯音测听、言语识别率和听性脑干潜伏期 □ 颞骨 CT	
	临时医嘱 药物医嘱			□ 抗生素（视病情）
	临时医嘱 手术医嘱			□ 预约手术 □ 常规准备明日在全身麻醉下行乙状窦后入路小脑桥角区病变切除术
	临时医嘱 处置医嘱	□ 静脉抽血		□ 备血 □ 备皮（>30cm²）
主要护理工作	健康宣教	□ 入院宣教（住院环境、规章制度） □ 进行护理安全指导 □ 按护理等级进行护理、活动范围指导 □ 进行饮食指导 □ 检查、检验项目的目的和意义	□ 进行关于疾病知识的宣教 □ 药物相关知识宣教	□ 术前宣教：指导患者咳嗽训练、床上排尿和排便（使用便器）方法 □ 告知患者取下活动义齿

（续　表）

护理处置	☐ 患者身份核对 ☐ 佩戴腕带 ☐ 建立入院病历，通知医师 ☐ 入院介绍：介绍责任护士，病区环境、设施、规章制度、基础护理服务项目 ☐ 询问病史，填写护理记录单首页 ☐ 观察病情 ☐ 测量基本生命体征 ☐ 心理与生活护理 ☐ 根据评估结果采取相应护理措施 ☐ 通知检查项目及注意事项	☐ 按护理等级完成基础护理项目 ☐ 抽血、留取标本 ☐ 监测生命体征 ☐ 观察药物疗效 ☐ 妥善固定各类管道 ☐ 心理与生活护理 ☐ 宣教各种检查检验目的、注意事项	☐ 备皮 ☐ 皮试 ☐ 备血 ☐ 准备术中带药 ☐ 呋喃西林溶液漱口 ☐ 开塞露灌肠 ☐ 通知禁食、禁水 ☐ 心理与生活护理 ☐ 观察病情 ☐ 测量基本生命体征 ☐ 根据评估结果采取相应护理措施 ☐ 沐浴更衣	
风险评估	☐ 一般评估：生命体征、神志、皮肤、药物过敏史等 ☐ 专科评估：意识、肢体活动情况及生活自理能力情况 ☐ 风险评估：评估有无跌倒、坠床、压疮风险 ☐ 癫痫史 ☐ 心理评估 ☐ 营养评估 ☐ 疼痛评估 ☐ 康复评估	☐ 护理风险评估	☐ 护理风险评估	
专科护理	☐ 观察瞳孔变化 ☐ 观察意识情况 ☐ 指导康复功能锻炼 ☐ 指导患者戒烟等 ☐ 预防癫痫的发生	☐ 观察意识、瞳孔变化 ☐ 指导患者掌握床上翻身方法 ☐ 指导患者掌握床上排尿、排便（使用便器）方法	☐ 观察意识、瞳孔变化 ☐ 指导患者掌握床上翻身方法 ☐ 指导患者掌握床上排尿、排便（使用便器）方法	
饮食指导	☐ 根据医嘱通知配餐员准备膳食 ☐ 协助进餐	☐ 根据医嘱通知配餐员准备膳食 ☐ 协助进餐	☐ 通知患者22:00后禁食、禁水	
活动体位	☐ 根据护理等级指导活动	☐ 根据护理等级指导活动	☐ 根据护理等级指导活动	
洗浴要求	☐ 协助患者洗澡，更换病号服	☐ 协助患者晨、晚间护理	☐ 协助患者晨、晚间护理	
病情变异记录	☐ 无　☐ 有，原因： ☐ 患者　☐ 疾病　☐ 医疗 ☐ 护理　☐ 保障　☐ 管理	☐ 无　☐ 有，原因： ☐ 患者　☐ 疾病　☐ 医疗 ☐ 护理　☐ 保障　☐ 管理	☐ 无　☐ 有，原因： ☐ 患者　☐ 疾病　☐ 医疗 ☐ 护理　☐ 保障　☐ 管理	
护士签名	白班｜小夜班｜大夜班	白班｜小夜班｜大夜班	白班｜小夜班｜大夜班	

		住院第 4 天（手术当天）	住院第 5 天（术后第 1 天）	住院第 6 天（术后第 2 天）
医师签名				
时间		住院第 4 天（手术当天）	住院第 5 天（术后第 1 天）	住院第 6 天（术后第 2 天）
主要诊疗工作	制度落实	□ 手术安全核查	□ 手术医师查房 □ 主管医师术后 24 小时内检诊	□ 三级检诊制度 □ 查房制度
	病情评估	□ 术后神经功能评估 □ 术后意识水平评估	□ 术后神经功能评估	□ 观察一般情况 □ 术后神经系统评估
	病历书写	□ 术者或一助术后 24 小时内完成手术记录（术者签名） □ 术后即刻完成术后首次病程记录	□ 术后首日病程记录	□ 术后次日病程记录
	知情同意	□ 告知患者及其家属手术情况和术后注意事项	□ 告知术后病情 □ 有创检查或治疗同意书	
	手术治疗	□ 实施手术（手术安全核查记录、手术清点记录）		
	其他	□ 术后病情交接 □ 观察患者意识和瞳孔等 □ 评估神经功能情况 □ 病理送检	□ 观察生命体征 □ 询问主诉 □ 神经系统查体 □ 切口换药 □ 复查血常规、凝血和普通生化 □ 观察切口情况	□ 观察一般情况 □ 意识水平 □ 相关神经功能
重点医嘱	长期医嘱　护理医嘱	□ 按神经外科术后护理常规 □ 特级护理 □ 一级护理		□ 一级护理（可如厕） □ 二级护理
	处置医嘱	□ 持续低流量吸氧 □ 多功能监护仪 □ 留置导尿 □ 吸氧 □ 观察瞳孔和意识变化 □ 呼吸机辅助呼吸	□ 留置胃管（必要时） □ 保留气管插管（必要时）	□ 腰椎穿刺（必要时） □ 腰椎穿刺置管引流（必要时）
	膳食医嘱	□ 禁食、禁水	□ 流食 □ 半流食	□ 半流食 □ 普食
	药物医嘱	□ 止血 □ 降颅压 □ 抑酸 □ 抗癫痫 □ 抗感染 □ 神经营养 □ 补液支持		□ 对症处理

临时医嘱	检查检验	□ 血常规 □ 普通生化 □ 凝血功能	□ 头颅 CT（必要时）	□ 头颅 CT（必要时）	
	药物医嘱	□ 镇吐 □ 补钾（必要时） □ 补白蛋白（必要时） □ 输血（必要时）	□ 镇痛（必要时） □ 补钾（必要时） □ 补白蛋白（必要时） □ 输血（必要时） □ 角膜保护眼膏	□ 对症处理	
	手术医嘱				
	处置医嘱	□ 大换药（必要时）	□ 大换药（必要时） □ 拔除导尿管（必要时）	□ 大换药（必要时）	
主要护理工作	健康宣教	□ 告知护理风险 □ 进行压疮预防知识宣教 □ 告知肢体瘫相关知识 □ 注意饮水时呛咳、防止误吸	□ 压疮预防知识宣教 □ 告知护理风险 □ 注意饮水时呛咳反应 □ 术后心理疏导 □ 指导术后注意 □ 指导患者功能锻炼 □ 指导患者床上变换体位	□ 术后心理疏导 □ 指导患者功能锻炼 □ 指导患者床上变换体位	
	护理处置	□ 测量生命体征并记录 □ 观察记录患者神志、瞳孔、生命体征 □ 评估患肢感觉、运动情况，异常时立即报告医师处理 □ 确认无上呼吸道感染症状，确认无月经来潮 □ 与手术室护士交接病历、影像资料、术中带药等 □ 术前补液（必要时） □ 嘱患者入手术室前膀胱排空 □ 与手术室护士交接 □ 术后测量生命体征 □ 术后心电监护 □ 各类管道护理 □ 术后观察切口渗出情况	□ 按护理等级完成基础护理项目 □ 监测生命体征 □ 观察药物疗效 □ 指导术后康复训练 □ 妥善固定各类管道 □ 观察切口敷料，有渗出时报告医师处理，观察患者情况 □ 术后心理与生活护理	□ 按护理等级完成基础护理项目 □ 根据排便情况采取通便措施 □ 观察切口敷料，有渗出时报告医师处理 □ 观察药物疗效 □ 术后心理与生活护理	

护理评估	□ 通过格拉斯哥评分表评估意识情况 □ 一般护理评估:感觉、睁眼反应,语言及肢体感觉运动情况,有异常时立即报告医师处理 □ 风险评估:评估有无跌倒、坠床、压疮、导管滑脱、液体外渗的风险、疼痛评估	□ 评估患者意识、肢体活动情况,有异常立即报告医师处理 □ 评估跌倒风险 □ 评估压疮风险 □ 疼痛评估	□ 评估患者意识及肢体活动情况,有异常时立即报告医师处理 □ 评估跌倒风险 □ 评估压疮风险 □ 疼痛评估	
专科护理	□ 与手术室护士共同评估皮肤、切口敷料、输液及引流情况 □ 指导患者进行四肢功能锻炼 □ 指导患者掌握床上排尿、排便(使用便器)方法 □ 观察切口情况 □ 引流管的护理 □ 观察有无面瘫 □ 吞咽功能	□ 指导患者术后体位摆放及功能锻炼 □ 指导患者正确使用抗血栓压力带 □ 指导患者进行自主排尿训练 □ 指导患者进行肢体功能锻炼 □ 指导患者进行床上翻身 □ 指导患者卧床期间患肢保持过伸位 □ 观察切口情况 □ 引流管的护理	□ 指导患者正确使用抗血栓压力带 □ 指导患者进行肢体功能锻炼	
饮食指导	□ 术后麻醉清醒拔除气管插管后 6 小时之内禁食、禁水,口干时协助湿润口唇 □ 拔除气管插管 6 小时以后指导患者间断、少量饮用温开水、逐渐过渡到流食、半流食	□ 协助进餐	□ 协助进餐	
活动体位	□ 根据护理等级指导活动	□ 根据护理等级指导活动	□ 根据护理等级指导活动	
病情变异记录	□ 无　　□ 有,原因: □ 患者　□ 疾病　□ 医疗 □ 护理　□ 保障　□ 管理	□ 无　　□ 有,原因: □ 患者　□ 疾病　□ 医疗 □ 护理　□ 保障　□ 管理	□ 无　　□ 有,原因: □ 患者　□ 疾病　□ 医疗 □ 护理　□ 保障　□ 管理	

护士签名	白班	小夜班	大夜班	白班	小夜班	大夜班	白班	小夜班	大夜班
医师签名									

（续　表）

时间			住院第 7 天（术后第 3 天）	住院第 8 天（术后第 4 天）	住院第 9 天（术后第 5 天）
主要诊疗工作	制度落实		□ 三级检诊制度 □ 查房制度	□ 三级检诊制度 □ 查房制度	□ 三级检诊制度 □ 查房制度
	病情评估		□ 观察一般情况 □ 术后神经系统评估 □ 切口愈合情况	□ 观察一般情况 □ 术后神经系统评估	□ 观察一般情况 □ 术后神经系统评估
	病历书写		□ 术后第 3 天病程记录	□ 术后病程记录	□ 术后病程记录
	知情同意		□ 有创检查或治疗同意书		
	手术治疗				
	其他				
重点医嘱	长期医嘱	护理医嘱	□ 二级护理		
		处置医嘱			
		膳食医嘱	□ 普食		
		药物医嘱			
	临时医嘱	检查检验			
		药物医嘱	□ 对症处理		
		手术医嘱			
		处置医嘱	□ 腰椎穿刺（必要时） □ 腰椎穿刺置管引流（必要时）	□ 大换药（必要时）	□ 大换药（必要时）
主要护理工作	健康宣教		□ 告知护理风险 □ 药物相关知识宣教	□ 告知护理风险 □ 药物相关知识宣教 □ 活动范围	□ 告知护理风险 □ 药物相关知识宣教
	护理处置		□ 按护理等级要求完成基础护理项目 □ 监测生命体征 □ 观察药物疗效 □ 肢体功能训练 □ 管道护理 □ 膀胱功能训练、拔除尿管 □ 术后心理与生活护理	□ 按护理等级要求完成基础护理项目 □ 监测生命体征 □ 观察药物疗效 □ 肢体功能训练 □ 管道护理 □ 术后心理与生活护理	□ 按护理等级要求完成基础护理项目 □ 监测生命体征 □ 观察药物疗效 □ 肢体功能训练 □ 术后心理与生活护理
	护理评估		□ 一般护理评估:感觉、睁眼反应,语言及肢体感觉运动情况,有异常时立即报告医师处理 □ 风险评估:评估有无跌倒、坠床、压疮、导管滑脱、液体外渗的风险、疼痛评估	□ 一般护理评估:感觉、睁眼反应,语言及肢体感觉运动情况,有异常时立即报告医师处理 □ 风险评估:评估有无跌倒、坠床、压疮、导管滑脱、液体外渗的风险、疼痛评估	□ 一般护理评估:感觉、睁眼反应,语言及肢体感觉运动情况,有异常时立即报告医师处理 □ 风险评估:评估有无跌倒、坠床、压疮、导管滑脱、液体外渗的风险、疼痛评估

	专科护理	☐ 指导患者术后体位摆放及功能锻炼 ☐ 指导患者正确使用抗血栓压力带 ☐ 指导患者进行肢体功能锻炼	☐ 指导患者术后体位摆放及功能锻炼 ☐ 指导患者正确使用抗血栓压力带 ☐ 指导患者进行肢体功能锻炼	☐ 指导患者术后体位摆放及功能锻炼 ☐ 指导患者正确使用抗血栓压力带 ☐ 指导患者进行肢体功能锻炼
	饮食指导	☐ 根据医嘱通知配餐员准备膳食 ☐ 协助进餐	☐ 协助进餐	☐ 协助进餐
	活动体位	☐ 根据护理等级指导活动	☐ 根据护理等级指导活动	☐ 根据护理等级指导活动
	洗浴要求	☐ 告知护理风险 ☐ 药物相关知识宣教	☐ 告知护理风险 ☐ 药物相关知识宣教 ☐ 活动范围	☐ 告知护理风险 ☐ 药物相关知识宣教

病情变异记录	☐ 无　　☐ 有,原因: ☐ 患者　☐ 疾病　☐ 医疗 ☐ 护理　☐ 保障　☐ 管理	☐ 无　　☐ 有,原因: ☐ 患者　☐ 疾病　☐ 医疗 ☐ 护理　☐ 保障　☐ 管理	☐ 无　　☐ 有,原因: ☐ 患者　☐ 疾病　☐ 医疗 ☐ 护理　☐ 保障　☐ 管理

护士签名	白班	小夜班	大夜班	白班	小夜班	大夜班	白班	小夜班	大夜班

医师签名			

时间	住院第 10 天（术后第 6 天）	住院第 11 天（术后第 7 天）	住院第 12—14 天（出院日）
主要诊疗工作 制度落实	☐ 三级检诊制度 ☐ 查房制度	☐ 三级检诊制度 ☐ 查房制度 ☐ 出院前 1 天由上级医师指示出院的病程记录	☐ 三级检诊制度 ☐ 查房制度
病情评估	☐ 观察一般情况 ☐ 术后神经系统评估 ☐ 切口愈合情况	☐ 是否达到出院标准 ☐ 切口愈合情况评估	☐ 观察一般情况 ☐ 切口愈合情况评估
病历书写	☐ 术后病程记录	☐ 完成出院前上级医师查房记录	☐ 出院当天病程记录 ☐ 出院后 24 小时内完成出院记录 ☐ 出院后 24 小时内完成病案首页 ☐ 完成出院介绍信 ☐ 开具诊断证明书
知情同意	☐ 有创检查或治疗同意书		☐ 告知患者出院后注意事项 ☐ 告知下一步诊疗建议
手术治疗			

				□ 查看病理报告	□ 通知出院 □ 开具出院介绍信 □ 开具诊断证明书 □ 出院带药 □ 预约门诊复诊时间
重点医嘱	长期医嘱	护理医嘱	□ 二级护理		
		处置医嘱			
		膳食医嘱	□ 普食		
		药物医嘱			
	临时医嘱	检查检验		□ 头颅 CT 或磁共振复查	
		药物医嘱	□ 对症处理		
		手术医嘱			
		处置医嘱	□ 腰椎穿刺（必要时） □ 腰椎穿刺置管引流（必要时）	□ 大换药（必要时）	□ 大换药（必要时） □ 拆除缝线 □ 出院
主要护理工作	健康宣教				
	护理处置				
	护理评估				
	专科护理				
	饮食指导				
	活动体位				
	洗浴要求				
病情变异记录		□ 无　　□ 有,原因: □ 患者　□ 疾病　□ 医疗 □ 护理　□ 保障　□ 管理		□ 无　　□ 有,原因: □ 患者　□ 疾病　□ 医疗 □ 护理　□ 保障　□ 管理	□ 无　　□ 有,原因: □ 患者　□ 疾病　□ 医疗 □ 护理　□ 保障　□ 管理
护士签名		白班 / 小夜班 / 大夜班		白班 / 小夜班 / 大夜班	白班 / 小夜班 / 大夜班
医师签名					

小脑扁桃体下疝畸形行后路减压术临床路径

一、小脑扁桃体下疝畸形行后路减压术临床路径标准住院流程

(一)适用对象

第一诊断为小脑扁桃体下疝畸形(ICD-10:Q01.801),拟行小脑扁桃体下疝畸形后路减压术(ICD-9-CM-3:01.2415 伴 01.5921 伴 02.1202 伴 00.9401)的患者。

(二)诊断依据

根据《临床诊疗指南·神经外科学分册》(中华医学会编著,人民卫生出版社,2012 年),《临床技术操作规范·神经外科分册》(中华医学会编著,人民军医出版社),《王忠诚神经外科学(彩图版)》(第 2 版,王忠诚,主编.湖北科学技术出版社,2015 年),《神经外科学》(第 3 版,赵继宗,周定标,主编.人民卫生出版社,2014 年),《神经外科学手册》(第 7 版,Thieme,美国,2010 年)。

1. 病史:头痛,步态不稳,后组脑神经症状。

2. 节段性、分离性感觉障碍。

3. 辅助检查:头部、颈椎 CT 及 MRI,必要时加做胸椎 MRI。

(三)选择治疗方案的依据

根据《临床诊疗指南·神经外科学分册》(中华医学会编著,人民卫生出版社,2012 年),《临床技术操作规范·神经外科分册》(中华医学会编著,人民军医出版社),《王忠诚神经外科学(彩图版)》(第 2 版,王忠诚,主编.湖北科学技术出版社,2015 年),《神经外科学》(第 3 版,赵继宗,周定标,主编.人民卫生出版社,2014 年),《神经外科学手册》(第 7 版,Thieme,美国,2010 年)。

1. 纳入标准

(1)单纯小脑扁桃体下疝畸形,可合并脊髓空洞症。

(2)无明确手术禁忌证。

(3)征得患者及其家属的同意。

2. 排除标准

(1)寰枢脱位,颅底陷入,扁平颅底等颅底骨性畸形。

(2)严重脊髓空洞,长节段脊髓空洞,脊髓萎缩,脊柱侧弯畸形。

(3)合并高血压、心脏病、糖尿病等慢性疾病。

(4)合并其他影响手术的全身系统疾病。

(四)标准住院天数

10～14 天。

(五)进入路径标准

1. 第一诊断必须符合小脑扁桃体下疝畸形(ICD-10:Q01.801),拟行小脑扁桃体下疝畸形

后路减压术(ICD-9-CM-3:01.2415 伴 01.5921 伴 02.1202 伴 00.9401)。

2. 当患者同时患有其他疾病诊断时,但在住院期间不需要特殊处理,也不影响第一诊断的临床路径流程实施时,可以进入路径。

(六)术前准备(术前评估)1～3 天

1. 必需的检查项目 血常规、尿常规;血型;凝血功能;肝功能、肾功能、血电解质、血糖;感染性疾病筛查(乙肝、丙肝、艾滋病、梅毒);胸部 X 线片,心电图;头颅 CT、MRI 扫描。

2. 根据患者病情 必要时查心、肺功能和精神智力评估。

3. 营养评估 根据《解放军总医院新入院患者营养风险筛查表(NRS)》为新入院患者进行营养评估,评分≥3 分患者给予处置,必要时申请营养科医师会诊。

4. 心理评估 根据新入院患者情况申请心理科医师会诊。

5. 疼痛评估 根据《视觉模拟评分法(VAS)》实施疼痛评估,评分＞7 分患者给予处置,必要时请疼痛科医师会诊。

6. 康复评估 根据《入院患者康复筛查和评估表》在患者入院后 24 小时内进行康复筛查和评估。任何一项结果为"是",则申请康复科医师会诊。

7. 深静脉血栓栓塞症风险评估 根据专科《深静脉血栓栓塞症评估量表》在患者入院后 24 小时内进行风险筛查和评估,风险结果为"高危"的,则申请血管外科或介入导管室医师会诊。

(七)预防性抗生素选择与使用时机

应按照《抗菌药物临床应用指导原则(2015 年)》(卫医发[2015]43 号)和卫生部办公厅《关于抗菌药物临床应用管理有关问题的通知》(卫办医政发)执行。

1. 预防性抗生素应用:可不用或用第二代头孢菌素。

2. 预防性用药时间为术前 30 分钟。

3. 手术超过 3 小时加用 1 次。

4. 术后第 2 天停止使用抗生素。

(八)手术日为入院第 4 天

1. 手术安全核对 患者入手术间后由手术医师、麻醉医师、巡回护士和患者本人共同核对患者身份、手术部位与标识、手术方式。手术医师、麻醉医师、巡回护士三方按《手术安全核对表》逐项核对,共同签名。

2. 麻醉方式 全身麻醉。

3. 手术方式 小脑扁桃体下疝畸形行后路减压术。

4. 手术内置入物 人工硬膜。

5. 术中用药 麻醉常规用药等。

6. 输血 视术中情况而定。

(九)术后住院恢复 7～9 天

1. 必需的复查项目:血常规、肝功能、肾功能、血电解质。

2. 术后处理

(1)抗生素:预防性抗生素选择第二代头孢、第三代头孢或万古霉素(青霉素、头孢过敏者;有感染诱因者)。

(2)术后常规营养支持药物,神经营养药。

(3)术后第 2 天常规给予腰大池置管引流。

（4）轴位翻身，避免切口长期压迫。

3. 术者在术后 24 小时内完成手术记录，特殊情况可由一助完成，术者签名确认并归入病历。

4. 上级医师在术后 3 天内至少查房 1 次，根据术中和术后情况修订术后治疗计划。

5. 麻醉医师术后 3 天内访视患者，如有特殊情况应详细记录，及时与手术医师或重症监护室医师沟通并迅速处理。

6. 术后护理

（1）按照护理等级进行日常护理，监测患者生命体征，观察切口敷料有无渗出。

（2）观察患者感觉运动状况。

（3）指导患者术后体位摆放及功能锻炼。

（十）出院标准

1. 一般状态良好，体温正常，常规检验指标无明显异常。

2. 切口愈合良好：切口无感染征象（或可在门诊处理的切口情况）、无皮肤坏死。

3. 不需要住院处理的并发症和（或）合并症。

（十一）术后注意事项和随诊要求

1. 术后注意避免剧烈运动，避免受伤。

2. 随诊要求：3 个月后复查，复查时行颈椎 MRI 检查。

（十二）变异及原因分析

1. 术中或术后继发手术部位或其他部位硬脑膜外血肿、硬脑膜下血肿、脑内血肿等并发症，严重者需要二次手术，导致住院时间延长、费用增加。

2. 围术期并发症：脑脊液漏、术区出血、切口感染，颅内感染，后组脑神经麻痹，脑梗死等造成住院日延长和费用增加。

3. 内科合并症：部分患者常常存在很多内科合并症，如脑血管或心血管病、糖尿病、血栓等，手术可能导致这些疾病加重而需要治疗，从而延长治疗时间和增加住院费用。

二、小脑扁桃体下疝畸形行后路减压术临床路径表单

适用对象	第一诊断小脑扁桃体下疝畸形（ICD-10：Q01.801） 拟行后路减压术（ICD-9-CM-3：01.2415 伴 01.5921 伴 02.1202 伴 00.9401）的患者		
患者基本信息	姓名：____ 性别：____ 年龄：__ 门诊号：____ 住院号：_____ 过敏史：_____ 住院日期：__年__月__日 出院日期：__年__月__日		住院天数：10～14 天
时间	住院第 1 天	住院第 2—3 天（术前日）	住院第 4 天（手术日）
主要诊疗工作	制度落实 □ 入院 2 小时内经治医师或值班医师完成接诊 □ 入院后 24 小时内主管医师完成检诊 □ 专科医师会诊（必要时）	□ 经治医师查房（早、晚各 1 次） □ 主诊医师查房 □ 完成术前准备 □ 组织术前讨论 □ 手术部位标识	□ 手术安全核查

	病情评估	□ 经治医师询问病史及体格检查 □ 完成神经功能评分 □ 营养评估 □ 心理评估 □ 疼痛评估 □ 康复评估 □ 深静脉血栓栓塞症风险评估			
	病历书写	□ 入院 8 小时内完成首次病程记录 □ 入院 24 小时内完成入院记录	□ 完成主诊医师查房记录 □ 完成术前讨论、术前小结	□ 术者或一助术后 24 小时内完成手术记录(术者签名) □ 术后即刻完成术后首次病程记录	
	知情同意	□ 病情告知 □ 患者及其家属签署授权委托书 □ 患者或其家属在入院记录单上签名	□ 术者术前谈话,告知患者及其家属病情和围术期注意事项,签署手术知情同意书、授权委托书、自费用品协议书(必要时)、军人目录外耗材审批单(必要时)、输血同意书等	□ 告知患者及其家属手术过程概况和术后注意事项	
	手术治疗		□ 预约手术	□ 实施手术(手术安全核查记录、手术清点记录)	
	其他	□ 及时通知上级医师检诊 □ 经治医师检查整理病历资料	□ 检查住院押金使用情况	□ 术后病情交接 □ 观察手术切口及周围情况	
重点医嘱	长期医嘱	护理医嘱	□ 按神经外科护理常规 □ 二级护理		□ 按神经外科术后护理常规 □ 一级护理
		处置医嘱			□ 持续心电、血压、呼吸、血氧饱和度监测 □ 留置导尿管并记尿量 □ 留置切口引流管并记流量 □ 持续低流量吸氧
		膳食医嘱	□ 普食 □ 糖尿病饮食 □ 低盐、低脂饮食 □ 低盐、低脂、糖尿病饮食	□ 禁食、禁水(22:00 后)	
		药物医嘱	□ 自带药(必要时)		□ 扩容 □ 控制血压 □ 镇吐、保胃 □ 抗生素

临时医嘱	检查检验	□ 血常规(含 CRP＋IL-6) □ 尿常规 □ 粪常规 □ 凝血四项 □ 血清术前八项 □ 红细胞沉降率 □ 血型 □ 胸部正位 X 线片 □ 心电图检查(多导) □ 颅颈交界区 MRI □ 肺功能(必要时) □ 超声心动图(必要时)		
	药物医嘱		□ 抗生素(视病情)	
	手术医嘱		□ 常规准备明日在全身麻醉下行小脑扁桃体下疝后路减压术	
	处置医嘱	□ 静脉抽血	□ 备血 □ 备皮(剃头)	□ 输血(视病情) □ 补液(视病情) □ 拔除导尿管(必要时)
主要护理工作	健康宣教	□ 入院宣教(住院环境、规章制度) □ 进行护理安全指导 □ 按护理等级进行护理、活动范围指导 □ 进行饮食指导 □ 进行关于疾病知识的宣教 □ 检查、检验项目的目的和意义	□ 术前宣教	□ 术后宣教 □ 术后心理疏导 □ 指导术后康复训练 □ 指导术后注意事项
	护理处置	□ 患者身份核对 □ 佩戴腕带 □ 建立入院病历,通知医师 □ 入院介绍:介绍责任护士,病区环境、设施、规章制度、基础护理服务项目 □ 询问病史,填写护理记录单首页 □ 观察病情 □ 测量基本生命体征 □ 通知检查项目及检查注意事项 □ 心理与生活护理	□ 抽血、留取标本 □ 术前患者准备(术前沐浴、更衣、备皮) □ 检查术前物品准备 □ 指导患者准备术后所需用品,贵重物品交由其家属保管 □ 指导患者进行肠道准备并检查准备效果 □ 告知患者入手术室前取下活动义齿 □ 测量基本生命体征 □ 备血、皮试	□ 晨起测量生命体征并记录 □ 确认无上呼吸道感染症状,确认无月经来潮 □ 与手术室护士交接病历、影像资料、术中带药等 □ 术前补液(必要时) □ 嘱患者入手术室前膀胱排空 □ 与手术室护士交接 □ 术后测量生命体征 □ 术后心电监护

	□ 根据评估结果采取相应护理措施 □ 通知检查项目及检查注意事项		□ 各类管道护理 □ 记录出入量 □ 术后心理与生活护理 □ 遵医嘱用药 □ 根据评估结果采取相应护理措施 □ 完成护理记录
护理评估	□ 一般评估：生命体征、神志、皮肤、药物过敏史等 □ 专科评估：生活自理能力、躯干肢体感觉、肌力 □ 风险评估：评估有无跌倒、坠床、压疮风险 □ 心理评估 □ 营养评估 □ 疼痛评估 □ 康复评估	□ 评估患者心理状态	□ 评估意识情况 □ 评估切口疼痛情况 □ 评估术侧足背动脉搏动、肢体皮肤颜色、温度变化、肢体感觉运动情况，并采取相应护理措施 □ 观察切口敷料有无渗出并报告医师 □ 风险评估：评估有无跌倒、坠床、压疮、导管滑脱、液体外渗的风险
专科护理	□ 观察肢体情况 □ 指导功能锻炼 □ 指导助行器及双拐的使用方法 □ 指导患者戒烟等	□ 指导患者掌握床上轴位翻身方法 □ 指导患者掌握床上排尿、排便（使用便器）方法	□ 与手术室护士共同评估皮肤、切口敷料、输液及引流情况 □ 指导患者进行四肢功能锻炼 □ 指导患者掌握床上排尿、排便（使用便器）方法
饮食指导	□ 根据医嘱通知配餐员准备膳食 □ 协助进餐	□ 通知患者 22：00 后禁食、禁水	□ 禁食、禁水，口干时协助湿润口唇 □ 麻醉清醒 6 小时后指导患者间断、少量饮用温开水
活动体位	□ 根据护理等级指导活动		□ 根据手术及麻醉方式安置合适体位，术肢保持过伸位 □ 指导患者掌握床上轴位翻身方法
洗浴要求	□ 协助患者洗澡，更换病号服	□ 协助患者整理术前卫生	
病情变异记录	□ 无　　□ 有，原因： □ 患者　□ 疾病　□ 医疗 □ 护理　□ 保障　□ 管理	□ 无　　□ 有，原因： □ 患者　□ 疾病　□ 医疗 □ 护理　□ 保障　□ 管理	□ 无　　□ 有，原因： □ 患者　□ 疾病　□ 医疗 □ 护理　□ 保障　□ 管理

		白班	小夜班	大夜班	白班	小夜班	大夜班	白班	小夜班	大夜班
护士签名										
医师签名										
时间		住院第5天(术后第1天)			住院第6天(术后第2天)			住院第7天(术后第3天)		
主要诊疗工作	制度落实	□ 手术医师查房 □ 专科医师会诊(必要时)						□ 主诊医师查房		
	病情评估									
	病历书写	□ 术后首日病程记录			□ 术后次日病程记录			□ 术后第3天病程记录		
	知情同意									
	手术治疗									
	其他	□ 根据引流量拔除引流管 □ 观察切口是否存在渗出、红肿等情况 □ 观察体温、血压等 □ 复查血常规、CRP、IL-6、红细胞沉降率、生化			□ 观察切口是否存在渗出、红肿等情况 □ 根据患者情况处置,如贫血严重及时输血,低蛋白、低钾血症及时补充蛋白、补钾 □ 开始主、被动功能康复练习			□ 观察切口是否存在渗出、红肿等情况 □ 复查血常规、CRP、IL-6、红细胞沉降率、生化(如贫血严重及时输血,低蛋白、低钾血症及时补充蛋白、补钾) □ 指导患者下床,进行主、被动功能康复练习和步行练习		
重点医嘱	长期医嘱 护理医嘱	□ 按神经外科术后护理常规 □ 一级或二级护理			□ 按神经外科术后护理常规 □ 二级护理					
	长期医嘱 处置医嘱	□ 抬高上半身 □ 使用抗血栓弹力带 □ 观察患肢感觉及运动 □ 更换切口引流袋并记流量								
	长期医嘱 膳食医嘱	□ 饮食医嘱(普食/半流食/流食/糖尿病饮食/低盐、低脂饮食)								
	临时医嘱 药物医嘱	□ 抗生素 □ 术后抗凝 □ 镇痛 □ 保胃			□ 抗生素 □ 术后抗凝			□ 抗生素 □ 术后抗凝		
	临时医嘱 检查检验	□ 复查血常规、CRP、IL-6、红细胞沉降率、生化			复查颅颈交界区 MRI			□ 复查血常规、CRP、IL-6、红细胞沉降率、生化		
	临时医嘱 药物医嘱	□ 镇吐 □ 补钾(必要时) □ 补白蛋白(必要时) □ 输血(必要时)			□ 镇痛(必要时) □ 补钾(必要时) □ 补白蛋白(必要时) □ 输血(必要时)			□ 镇痛(必要时) □ 补钾(必要时) □ 补白蛋白(必要时) □ 输血(必要时)		

	手术医嘱			
	处置医嘱	□ 大换药（必要时） □ 拔除切口引流管（必要时） □ 拔除导尿管（必要时）	□ 大换药（必要时） □ 功能锻炼	□ 大换药（必要时） □ 功能锻炼
主要护理工作	健康宣教	□ 告知护理风险 □ 进行压疮预防知识宣教	□ 压疮预防知识宣教 □ 跌倒预防知识宣教	
	护理处置	□ 按一级护理要求完成基础护理项目 □ 监测生命体征 □ 留取标本 □ 观察切口疼痛情况、检测镇痛泵运转情况 □ 观察静脉输液情况 □ 观察留置尿管导尿情况 □ 妥善固定各类管道 □ 观察切口引流情况，并记录引流量及性状 □ 观察切口敷料，有渗出时报告医师处理 □ 完成护理记录 □ 术后心理与生活护理	□ 按护理等级完成基础护理项目 □ 监测生命体征 □ 观察切口疼痛情况、检测镇痛泵运转情况 □ 观察静脉输液情况 □ 妥善固定各类管道 □ 观察切口敷料，有渗出时报告医师处理，观察患者情况 □ 提供基础护理服务 □ 完成护理记录 □ 术后心理与生活护理	□ 按护理等级完成基础护理项目 □ 根据排便情况采取通便措施 □ 留取标本 □ 观察切口敷料，有渗出时报告医师处理 □ 观察静脉输液情况，停用镇痛泵 □ 完成护理记录 □ 术后心理与生活护理
	护理评估	□ 评估肢体感觉、运动情况，有异常时立即报告医师处理 □ 评估压疮风险	□ 评估肢体感觉、运动情况，有异常时立即报告医师处理 □ 评估跌倒风险 □ 评估压疮风险	□ 评估患肢感觉、运动情况，有异常时立即报告医师处理 □ 评估跌倒风险 □ 评估压疮风险
	专科护理	□ 指导患者术后体位摆放及功能锻炼 □ 指导患者正确使用抗血栓压力带 □ 指导患者进行自主排尿训练 □ 指导患者进行四肢及关节运动 □ 指导患者进行床上轴位翻身 □ 进行防压疮护理	□ 指导患者术后体位摆放及功能锻炼 □ 指导患者正确使用抗血栓压力带 □ 指导患者进行自主排尿训练 □ 指导患者进行四肢静止收缩及关节运动 □ 指导患者进行床上翻身 □ 防压疮护理	□ 指导患者正确使用抗血栓压力带 □ 指导患者进行四肢收缩及关节运动 □ 指导患者进行膝关节屈、伸运动 □ 指导患者下床活动 □ 防压疮护理 □ 防跌倒护理
	饮食指导	□ 根据医嘱通知配餐员准备膳食 □ 协助进餐	□ 协助进餐	□ 协助进餐
	活动体位	□ 根据护理等级指导活动	□ 根据护理等级指导活动	□ 根据护理等级指导活动

（续　表）

病情变异记录	□ 无　　□ 有,原因: □ 患者　□ 疾病　□ 医疗 □ 护理　□ 保障　□ 管理			□ 无　　□ 有,原因: □ 患者　□ 疾病　□ 医疗 □ 护理　□ 保障　□ 管理			□ 无　　□ 有,原因: □ 患者　□ 疾病　□ 医疗 □ 护理　□ 保障　□ 管理		
护士签名	白班	小夜班	大夜班	白班	小夜班	大夜班	白班	小夜班	大夜班
医师签名									

时间		住院第 8－13 天(术后日)	住院第 14 天(出院日)
主要诊疗工作	制度落实	□ 上级医师查房(主管医师查房,每天 1 次) □ 专科医师会诊(必要时)	□ 上级医师查房(主管、主诊医师查房)进行手术及切口评估,确定有无手术并发症和切口愈合不良情况,明确是否出院
	病情评估		
	病历书写	□ 出院前 1 天由上级医师指示出院的病程记录	□ 出院当天病程记录(由上级医师指示出院) □ 出院后 24 小时内完成出院记录 □ 出院后 24 小时内完成病案首页 □ 完成出院介绍信 □ 开具诊断证明书
	知情同意		□ 向患者交代出院后的注意事项(复诊的时间、地点,发生紧急情况时的处理等)
	手术治疗		
	其他	□ 观察切口是否存在渗出、红肿等情况 □ 根据患者情况处置,如贫血严重及时输血,低蛋白、低钾血症及时补充蛋白、补钾 □ 继续主、被动功能康复练习和步行练习	□ 复查血常规、CRP、IL-6、红细胞沉降率、生化 □ 出院带药 □ 嘱患者拆线换药(根据出院时间决定) □ 门诊复查 □ 如有不适,随时复诊
重点医嘱	长期医嘱　护理医嘱		
	处置医嘱		
	膳食医嘱		
	药物医嘱	□ 抗生素 □ 术后改善脑循环	
	临时医嘱　检查检验		□ 复查血常规、CRP、IL-6、红细胞沉降率、生化
	药物医嘱	□ 镇痛(必要时) □ 补钾(必要时) □ 补白蛋白(必要时) □ 输血(必要时)	
	手术医嘱		

	处置医嘱	□ 大换药（必要时） □ 功能锻炼	□ 大换药 □ 出院
主要护理工作	健康宣教		□ 告知患者必须在他人的协助下方可下床活动 □ 向患者讲颅颈交界畸形后路手术后的注意事项
	护理处置	□ 按护理等级完成基础护理项目 □ 根据排便情况采取通便措施 □ 观察切口敷料,有渗出时报告医师处理 □ 完成护理记录 □ 术后心理与生活护理	□ 按护理等级完成基础护理项目 □ 观察切口敷料,有渗出时报告医师处理 □ 观察患者情况 □ 协助患者办理出院手续 □ 指导并监督患者活动 □ 核对患者医疗费用 □ 指导并监督患者活动 □ 整理床单位
	护理评估	□ 评估肢体感觉、运动情况,有异常时立即报告医师处理 □ 评估跌倒风险 □ 评估压疮风险	□ 评估肢体感觉、运动情况,有异常时立即报告医师处理 □ 评估跌倒风险 □ 评估压疮风险
	专科护理	□ 指导患者正确使用抗血栓压力带 □ 指导患者进行膝关节屈、伸运动 □ 指导患者下床活动 □ 防压疮护理 □ 防跌倒护理	□ 指导患者下床活动 □ 告知患者出院后注意事项并附书面出院指导1份 □ 术后心理与生活护理
	饮食指导	□ 协助进餐	
	活动体位	□ 根据护理等级指导活动	
病情变异记录		□ 无　　　□ 有,原因: □ 患者　　□ 疾病　　□ 医疗 □ 护理　　□ 保障　　□ 管理	□ 无　　　□ 有,原因: □ 患者　　□ 疾病　　□ 医疗 □ 护理　　□ 保障　　□ 管理
护士签名		白班　　　小夜班　　　大夜班	白班　　　小夜班　　　大夜班
医师签名			

齿状突型颅底陷入行经口齿状突切除术临床路径

一、齿状突型颅底陷入行经口齿状突切除术临床路径标准住院流程

(一)适用对象

第一诊断为齿状突型颅底陷入(ICD-10:Q75.808),拟行经口齿状突切除术(ICD-9-CM-3:77.8925 伴 00.3502)的患者。

(二)诊断依据

根据《临床诊疗指南·神经外科学分册》(中华医学会编著,人民卫生出版社,2012 年),《临床技术操作规范·神经外科分册》(中华医学会编著,人民军医出版社),《王忠诚神经外科学(彩图版)》(第 2 版,王忠诚,主编. 湖北科学技术出版社,2015 年),《神经外科学》(第 3 版,赵继宗,周定标,主编. 人民卫生出版社,2014 年),《神经外科学手册》(第 7 版,Thieme,美国,2010 年)。

1. 临床表现　延髓、上颈髓受压,神经根受牵拉,后循环缺血症状。合并其畸形者伴有发际低、斜颈、蹼状颈等。肢体力弱,感觉障碍,脑神经受累,锥体束征等。

2. 辅助检查　颈椎 MRI、颈椎三维 CT 提示病变。

(三)选择治疗方案的依据

根据《临床诊疗指南·神经外科学分册》(中华医学会编著,人民卫生出版社,2012 年),《临床技术操作规范·神经外科分册》(中华医学会编著,人民军医出版社),《王忠诚神经外科学(彩图版)》(第 2 版,王忠诚,主编. 湖北科学技术出版社,2015 年),《神经外科学》(第 3 版,赵继宗,周定标,主编. 人民卫生出版社,2014 年),《神经外科学手册》(第 7 版,Thieme,美国,2010 年)。

1. 手术:经口咽入路齿状突切除术。

2. 二期后路固定、植骨融合术(酌情)。

(四)标准住院天数

9~11 天。

(五)进入路径标准

1. 第一诊断符合齿状突型颅底陷入(ICD-10:Q75.808),拟行经口齿状突切除术(ICD-9-CM-3:77.8925 伴 00.3502)。

2. 当患者同时并发其他疾病诊断时,但在住院期间不需要特殊处理,也不影响第一诊断的临床路径流程实施时,可以进入路径。

(六)术前准备 1～3 天

1. 术前评估　术前 24 小时内完成病情评估、必要的检查,做出术前小结、术前讨论。

(1)必需的检查项目:血常规(含 CRP＋IL-6)、尿常规、粪常规、血型、凝血四项、普通生化、血清术前八项、红细胞沉降率、胸部 X 线正位片、心电图检查(多导)、脊柱正位 X 线片、脊柱侧位 X 线片(单/双)。

(2)根据患者病情可选择:脊髓 MRI。

(3)营养评估:根据《解放军总医院新入院患者营养风险筛查表(NRS)》为新入院患者进行营养评估,评分≥3 分患者给予处置,必要时申请营养科医师会诊。

(4)心理评估:根据新入院患者情况申请心理科医师会诊。

(5)疼痛评估:根据《视觉模拟评分法(VAS)》实施疼痛评估,评分＞7 分患者给予处置,必要时请疼痛科医师会诊。

(6)康复评估:根据《入院患者康复筛查和评估表》在患者入院后 24 小时内进行康复筛查和评估。任何一项结果为"是",则申请康复科医师会诊。

(7)深静脉血栓栓塞症风险评估:根据专科《深静脉血栓栓塞症评估量表》在患者入院后 24 小时内进行风险筛查和评估,风险结果为"高危"的,申请血管外科或介入导管室医师会诊。

2. 术前准备

(1)术前谈话:术者应在术前 1 天与患者及其家属谈话,告知手术方案、相关风险、用血计划、术后转归、置入材料、手术费用和患者及其家属权益,并履行书面知情同意手续。告知高值耗材的使用及费用。

(2)通知手术室准备手术间、手术药品、手术物品及特殊耗材。

(3)护士做心理护理,交代注意事项:防压疮、防跌倒、指导患者戒烟等,并进行术前宣教。

(4)手术部位标识:术者、一助或经治医师在术前 1 天应对手术部位做体表标识,急诊手术由接诊医师或会诊外科医师标记,标记过程应有责任护士、患者及其家属共同参与,并记入手术安排表。

(5)术前 1 天麻醉医师访视:制订麻醉计划、完成评估、确定麻醉方式,并记入《麻醉术前访视记录》,告知患者及其家属麻醉适应证、麻醉目的、风险、可能出现的情况及其处理原则、替代方案等,签署《麻醉知情同意书》并归入病历。

(七)预防性抗生素选择与使用时机

1. 按照《抗菌药物临床应用指导原则(2015 年)》(卫医发〔2015〕43 号)选择用药。

2. 预防性用抗生素,时间为术前 30 分钟。术后预防性使用 5～11 天。

(八)手术日为入院第 2—4 天

1. 手术安全核对　患者入手术间后由手术医师、麻醉医师、巡回护士和患者本人共同核对患者身份、手术部位与标识、手术方式。手术医师、麻醉医师、巡回护士三方按《手术安全核对表》逐项核对,共同签名。

2. 麻醉方式　全身麻醉。

3. 术中用药　抗生素、麻醉常规用药等。

4. 手术方式　经口咽入路齿状突切除术。

5. 置入物　无。如出现硬膜破损,使用 EC 耳脑胶、流体明胶等硬膜封堵材料。

6. 手术器械　根据病变情况选择手术器械。

7. 术后患者返回病房　给予一级护理,被动活动肢体。

8. 输血　视手术出血情况决定。

9. 其他　经治医师或手术医师应即刻完成术后首次病程记录,观察术后患者病情变化。

(九)术后住院恢复5～11天

1. 必需的复查项目　血常规、普通生化、CRP、红细胞沉降率、X线检查、CT、MRI。

2. 术后用药　止血、抗生素、镇痛、营养神经药物等,通便、镇咳等对症治疗。

3. 术后换药　口腔清洁护理。必要时行腰椎穿刺置管术。行腰大池引流。

4. 术后护理　观察患者患肢感觉运动状况、口腔伤口对合情况,有无渗出、溃疡。患肢疼痛情况并在有异常时立即通知医师处理,指导患者术后体位摆放及功能锻炼,如抬高患肢、股四头肌静止收缩及踝关节运动、膝关节屈伸运动,指导患者正确使用抗血栓压力带、使用助行器下床训练,防跌倒护理等。

(十)出院标准

1. 患者一般状态良好,饮食恢复。

2. 体温正常,各项检验无明显异常,切口愈合良好。

3. 术后临床症状改善。

(十一)变异及原因分析

1. 术后继发手术部位椎管内血肿、感染、脑脊液漏等并发症,严重者需要二次手术或腰大池置管引流,导致住院时间延长、费用增加。

2. 术后临床症状改善不明显、加重,甚至截瘫等或出现其他脏器或系统并发症,导致住院时间延长。

二、齿状突型颅底陷入行经口齿状突切除术临床路径表单

适用对象	第一诊断为齿状突型颅底陷入(ICD-10:Q75.808) 拟行经口齿状突切除术(ICD-9-CM-3:77.8925伴00.3502)的患者	
患者基本信息	姓名:＿＿＿　性别:＿＿＿　年龄:＿＿　门诊号:＿＿＿ 住院号:＿＿＿＿　过敏史:＿＿＿＿ 住院日期:＿＿年＿＿月＿＿日　出院日期:＿＿年＿＿月＿＿日	标准住院天数:9～11天
时间	术前阶段 (住院第1-3天)	手术当日 (住院第2-4天)	术后至出院 (住院第5-11天)
主要诊疗工作　制度落实	□ 入院2小时内经治医师或值班医师完成接诊 □ 入院24小时内主管医师完成检诊 □ 专科医师会诊(必要时) □ 完成术前准备 □ 组织术前讨论 □ 手术部位标识	□ 三级医师查房 □ 手术安全核查	□ 手术医师查房

（续　表）

	病情评估	☐ 经治医师询问病史与体格检查 ☐ 完成神经功能评分 ☐ 营养评估 ☐ 心理评估 ☐ 疼痛评估 ☐ 康复评估 ☐ 深静脉血栓栓塞症风险评估			☐ 上级医师进行治疗效果、预后和出院评估 ☐ 出院宣教
	病历书写	☐ 入院8小时内完成首次病程记录 ☐ 入院24小时内完成入院记录 ☐ 完成主管医师查房记录 ☐ 完成术前讨论、术前小结		☐ 术者或一助术后24小时内完成手术记录（术者签名） ☐ 术后即刻完成术后首次病程记录	☐ 出院当天病程记录（由上级医师指示出院） ☐ 出院后24小时内完成出院记录 ☐ 出院后24小时内完成病案首页
	知情同意	☐ 患者或其家属在入院记录单上签名 ☐ 术前谈话，告知患者及其家属病情和围术期注意事项并签署手术知情同意书、授权委托书（患者本人不能签名时）、自费用品协议书（必要时）、军人目录外耗材审批单（必要时）		☐ 告知患者及其家属手术情况和术后注意事项	☐ 告知患者及其家属出院后注意事项（指导出院后功能锻炼，复诊的时间、地点，发生紧急情况时的处理等）
	手术治疗	☐ 预约手术		☐ 实施手术（手术安全核查记录、手术清点记录）	
	其他	☐ 及时通知上级医师检诊 ☐ 经治医师检查整理病历资料		☐ 术后病情交接 ☐ 检查有切口渗液 ☐ 观察手术切口及周围情况	☐ 通知出院 ☐ 开具出院介绍信 ☐ 开具诊断证明书 ☐ 出院带药 ☐ 预约门诊复诊时间
重点医嘱	长期医嘱	护理医嘱	☐ 按神经外科护理常规 ☐ 二级护理	☐ 按神经术后护理常规 ☐ 二级护理	
		处置医嘱	☐ 静脉抽血	☐ 抬高患肢 ☐ 使用抗血栓弹力带 ☐ 观察患肢感觉及血液循环	
		膳食医嘱	☐ 普食 ☐ 糖尿病饮食 ☐ 低盐、低脂饮食 ☐ 低盐、低脂、糖尿病饮食		
		药物医嘱	☐ 自带药（必要时）	☐ 镇痛药	

临时医嘱	检查检验	□ 血常规(含 CRP＋IL-6) □ 尿常规 □ 粪常规 □ 血型 □ 凝血四项 □ 普通生化 □ 血清术前八项 □ 红细胞沉降率 □ 胸部正位 X 线片 □ 心电图检查(多导) □ 脊柱正、侧位 X 线片(单/双) □ MRI(必要时)		
	药物医嘱		□ 0.9％ 氯化钠溶液 9000ml(术中冲洗手术野用) □ 盐酸肾上腺素注射液 3mg	
	手术医嘱		□ 常规明日在全身麻醉下行经口齿状突切除术	
	处置医嘱	□ 静脉抽血	□ 备皮(＞30cm²) □ 大换药(必要时) □ 腰椎穿刺置管引流(必要时)	□ 大换药 □ 出院
主要护理工作	健康宣教	□ 入院宣教(住院环境、规章制度) □ 进行护理安全指导 □ 按护理等级进行护理、活动范围指导 □ 进行饮食指导 □ 进行关于疾病知识的宣教 □ 检查、检验项目的目的和意义 □ 术前宣教	□ 术后心理疏导 □ 指导术后康复训练 □ 指导术后注意事项	□ 出院宣教(康复训练方法、用药指导、换药时间及注意事项、复查时间等) □ 告知患者佩戴颈托的方法及重要性
	护理处置	□ 患者身份核对 □ 佩戴腕带 □ 建立入院病历,通知医师 □ 入院介绍:介绍责任护士,病区环境、设施、规章制度、基础护理服务项目 □ 询问病史,填写护理记录单首页 □ 观察病情 □ 测量基本生命体征	□ 晨起测量生命体征并记录 □ 确认无上呼吸道感染症状,确认无月经来潮 □ 与手术室护士交接病历、影像资料、术中带药等 □ 术前补液(必要时) □ 嘱患者入手术室前膀胱排空	□ 按护理等级完成基础护理项目 □ 观察患者情况 □ 核对患者医疗费用 □ 协助患者办理出院手续 □ 指导并监督患者康复训练 □ 整理床单位

	□ 抽血、留取标本 □ 心理与生活护理 □ 根据评估结果采取相应护理措施 □ 通知检查项目及注意事项 □ 术前患者准备（术前沐浴、更衣、备皮） □ 检查术前物品准备 □ 指导患者准备术后所需用品,贵重物品交由其家属保管 □ 指导患者进行肠道准备并检查准备效果 □ 告知患者入手术室前取下活动义齿 □ 测量基本生命体征 □ 备血、皮试	□ 术后测量生命体征 □ 术后心电监护 □ 各类管道护理 □ 记录出入量 □ 术后心理与生活护理 □ 遵医嘱用药 □ 根据评估结果采取相应护理措施 □ 完成护理记录 □ 指导并监督患者治疗与康复训练 □ 遵医嘱用药 □ 根据评估结果采取相应护理措施 □ 完成护理记录	
护理评估	□ 一般评估:生命体征、神志、皮肤、药物过敏史等 □ 专科评估:生活自理能力、患肢屈曲、伸直功能,足背动脉搏动、肤温、指（趾）端末梢感觉情况 □ 风险评估:评估有无跌倒、坠床、压疮风险 □ 心理评估 □ 营养评估 □ 疼痛评估 □ 康复评估 □ 评估患者心理状态	□ 评估意识情况 □ 评估切口疼痛情况 □ 评估术区皮肤颜色、温度变化、肢体感觉运动情况,并采取相应护理措施 □ 观察切口敷料有无渗出并报告医师 □ 风险评估:评估有无跌倒、坠床、压疮、导管滑脱、液体外渗的风险	□ 评估感觉、运动、肌力、肌张力情况,有异常时立即报告医师处理 □ 评估跌倒风险 □ 评估压疮风险
专科护理	□ 观察患肢情况 □ 指导功能锻炼 □ 指导轴位翻身的注意事项 □ 指导患者戒烟等 □ 指导患者掌握床上排尿、排便（使用便器）方法	□ 与手术室护士共同评估皮肤、切口敷料、输液及引流情况 □ 术后心理与生活护理 □ 协助床上轴位翻身 □ 指导功能锻炼	□ 术后心理与生活护理 □ 指导功能锻炼 □ 指导患者下床活动 □ 告知患者出院后注意事项并附书面出院指导1份
饮食指导	□ 根据医嘱通知配餐员准备膳食 □ 协助进餐 □ 术前1天通知患者22:00后禁食、禁水	□ 根据医嘱进行饮食指导,嘱患者禁食、禁水	
活动体位	□ 根据护理等级指导活动	□ 根据护理等级指导活动	

洗浴要求	□ 协助患者洗澡,更换病号服 □ 协助患者整理术前卫生			□ 协助患者晨、晚间护理					
病情变异记录	□ 无　　□ 有,原因: □ 患者　□ 疾病　□ 医疗 □ 护理　□ 保障　□ 管理			□ 无　　□ 有,原因: □ 患者　□ 疾病　□ 医疗 □ 护理　□ 保障　□ 管理			□ 无　　□ 有,原因: □ 患者　□ 疾病　□ 医疗 □ 护理　□ 保障　□ 管理		
护士签名	白班	小夜班	大夜班	白班	小夜班	大夜班	白班	小夜班	大夜班
医师签名									

颅颈交界畸形行后路手术临床路径

一、颅颈交界畸形行后路手术临床路径标准住院流程

(一)适用对象

第一诊断为颅颈交界区畸形,寰枢椎脱位或寰枢椎不稳(ICD-10:Q76.418),拟行颅颈交界畸形行后路手术(ICD-9-CM-3:81.0108/01.2415)的患者。

(二)诊断依据

根据《临床诊疗指南·神经外科学分册》(中华医学会编著,人民卫生出版社,2012年),《临床技术操作规范·神经外科分册》(中华医学会编著,人民军医出版社),《王忠诚神经外科学(彩图版)》(第2版,王忠诚,主编.湖北科学技术出版社,2015年),《神经外科学》(第3版,赵继宗,周定标,主编.人民卫生出版社,2014年),《神经外科学手册》(第7版,Thieme,美国,2010年)。

1. **临床表现** 延髓、上颈髓受压,神经根受牵拉,后循环缺血症状。合并其畸形者伴有发际低、斜颈、蹼状颈等。肢体力弱、感觉障碍、脑神经受累、锥体束征等。

2. **辅助检查** 头颅MRI,颈椎三维重建、CT提示病变。

(三)治疗方案的选择

根据《临床诊疗指南·神经外科学分册》(中华医学会编著,人民卫生出版社,2012年),《临床技术操作规范·神经外科分册》(中华医学会编著,人民军医出版社),《王忠诚神经外科学(彩图版)》(第2版,王忠诚,主编.湖北科学技术出版社,2015年),《神经外科学》(第3版,赵继宗,周定标,主编.人民卫生出版社,2014年),《神经外科学手册》(第7版,Thieme,美国,2010年)。

1. 手术:后路颈1侧块-颈2椎弓根螺钉固定术或枕颈钉棒固定术或单纯枕后减压术。

2. 同期取髂骨植骨融合术。

(四)标准住院天数

13～14天。

(五)进入路径标准

1. 第一诊断符合颅颈交界区畸形,寰枢椎脱位或寰枢椎不稳(ICD-10:Q76.418),拟行后路枕颈固定术或枕后减压术(ICD-9-CM-3:81.0108/01.2415)。

2. 当患者同时并发其他疾病诊断时,但在住院期间不需要特殊处理,也不影响第一诊断的临床路径流程实施时,可以进入路径。

(六)术前准备(术前评估)1～2天

1. **必需的检查项目** 血常规、血型,尿常规;凝血功能;肝功能、肾功能、血电解质、血糖、

血气分析;感染性疾病筛查(乙肝、丙肝、艾滋病、梅毒等);颈椎 MRI 平扫(冠、矢、轴位);病变区域颅底骨质薄层 CT 扫描(冠、矢、轴位)加三维重建;颈椎正、侧、过伸、过屈位 X 线片。

2. 根据患者病情　必要时行心、肺功能检查。

3. 营养评估　根据《解放军总医院新入院患者营养风险筛查表(NRS)》为新入院患者进行营养评估,评分≥3 分患者给予处置,必要时申请营养科医师会诊。

4. 心理评估　根据新入院患者情况申请心理科医师会诊。

5. 疼痛评估　根据《视觉模拟评分法(VAS)》实施疼痛评估,评分＞7 分患者给予处置,必要时请疼痛科医师会诊。

6. 康复评估　根据《入院患者康复筛查和评估表》在患者入院后 24 小时内进行康复筛查和评估。任何一项结果为"是",则申请康复科医师会诊。

7. 深静脉血栓栓塞症风险评估　根据专科《深静脉血栓栓塞症评估量表》在患者入院后 24 小时内进行风险筛查和评估,风险结果为"高危"的,则申请血管外科或介入导管室医师会诊。

(七)预防性抗生素选择与使用时机

1. 按照《抗菌药物临床应用指导原则(2015 年)》(国卫办医发〔2015〕43 号)执行。

2. 术前 30 分钟预防性使用抗生素。

3. 手术超过 3 小时加用 1 次。

4. 术后 2 天停止使用抗生素。

(八)手术日为入院第 3 天

1. 麻醉方式　全身麻醉。

2. 手术方式　后路颈 1 钉或 2 钉棒固定或枕颈固定＋植骨融合术。

3. 术中用药　抗生素、麻醉常规用药。

4. 输血　视术中情况决定。

5. 其他　带气管插管回病房。

(九)术后住院恢复 4～14 天

1. 必需的复查项目:颈椎 CT,颈椎 MRI,其他根据患者具体情况安排。

2. 术后处理

(1)根据呼吸恢复情况,拔出气管插管。如果恢复差,可气管切开。

(2)术后拔气管插管前可鼻饲饮食,拔管后根据吞咽情况恢复饮食。

(3)颈部制动,轴位翻身,避免切口受压。积极下肢运动防止血栓。

(4)视情况可给予脱水、神经营养药物。

3. 术者在术后 24 小时内完成手术记录,特殊情况可由一助完成,术者签名确认并归入病历。

4. 上级医师在术后 3 天内至少查房 1 次,根据术中和术后情况修订术后治疗计划。

5. 麻醉医师术后 3 天内访视患者,如有特殊情况应详细记录,及时与手术医师或重症监护室医师沟通并迅速处理。

6. 术后护理

(1)按照护理等级进行日常护理,监测患者生命体征,观察切口敷料有无渗出。

(2)观察患者感觉运动状况。

(3)指导患者术后体位摆放及功能锻炼。

（十）出院标准

1. 切口愈合良好。
2. 无切口感染。
3. 没有需要住院处理的并发症和（或）合并症。

（十一）术后注意事项和随诊要求

1. 术后注意颈部制动，颈托固定 1 个月，避免剧烈活动。
2. 随诊要求：3 个月后复查，复查时行颈椎 CT 加三维重建，颈椎 MRI 检查。

（十二）变异及原因分析

1. 术中出现脑脊液漏，需要行腰大池引流，加强抗感染治疗。
2. 术中必要时使用术中 CT 导航。
3. 术后患者病情加重，影响呼吸、循环。
4. 术后切口裂开。
5. 术后复查发现固定器械位置不佳，需再次手术。

二、颅颈交界畸形行后路手术临床路径表单

适用对象	第一诊断为颅颈交界区畸形，寰枢椎脱位或寰枢椎不稳（ICD-10：Q76.418）拟行后路枕颈固定术或枕后减压术（ICD-9-CM-3：81.0108/01.2415）的患者		
患者基本信息	姓名：____ 性别：____ 年龄：__ 门诊号：____ 住院号：_____ 过敏史：_____ 住院日期：__年__月__日 出院日期：__年__月__日		住院天数：13～14 天
时间	住院第 1 天	住院第 2 天（术前日）	住院第 3 天（手术日）
主要诊疗工作 制度落实	□ 入院 2 小时内经治医师或值班医师完成接诊 □ 入院后 24 小时内主管医师完成检诊 □ 专科医师会诊（必要时）	□ 经治医师查房（早、晚各 1 次） □ 主诊医师查房 □ 完成术前准备 □ 组织术前讨论 □ 手术部位标识	□ 手术安全核查
病情评估	□ 经治医师询问病史及体格检查 □ 完成神经功能评分 □ 营养评估 □ 心理评估 □ 疼痛评估 □ 康复评估 □ 深静脉血栓栓塞症风险评估		
病历书写	□ 入院 8 小时内完成首次病程记录 □ 入院 24 小时内完成入院记录	□ 完成主诊医师查房记录 □ 完成术前讨论、术前小结	□ 术者或一助术后 24 小时内完成手术记录（术者签名） □ 术后即刻完成术后首次病程记录

			□ 病情告知 □ 患者及其家属签署授权委托书 □ 患者或其家属在入院记录单上签名	□ 术者术前谈话，告知患者及其家属病情和围术期注意事项，签署手术知情同意书、授权委托书、自费用品协议书（必要时）、军人目录外耗材审批单（必要时）、输血同意书等	□ 告知患者及其家属手术过程概况和术后注意事项
	知情同意				
	手术治疗			□ 预约手术	□ 实施手术（手术安全核查记录、手术清点记录）
	其他		□ 及时通知上级医师检诊 □ 经治医师检查整理病历资料	□ 检查住院押金使用情况	□ 术后病情交接 □ 观察手术切口及周围情况
重点医嘱	长期医嘱	护理医嘱	□ 按神经外科护理常规 □ 二级护理		□ 按神经外科术后护理常规 □ 一级护理
		处置医嘱			□ 持续心电、血压、呼吸、血氧饱和度监测 □ 留置导尿管并记尿量 □ 留置切口引流管并记流量 □ 持续低流量吸氧
		膳食医嘱	□ 普食 □ 糖尿病饮食 □ 低盐、低脂饮食 □ 低盐、低脂、糖尿病饮食	□ 禁食、禁水（22:00 后）	
		药物医嘱	□ 自带药（必要时）		□ 扩容 □ 控制血压 □ 镇吐、保胃 □ 抗生素
	临时医嘱	检查检验	□ 血常规（含 CRP＋IL-6） □ 尿常规 □ 粪常规 □ 凝血四项 □ 血清术前八项 □ 红细胞沉降率 □ 血型 □ 胸部正位 X 线片 □ 心电图检查（多导） □ 颅颈交界区 MRI,CT □ 肺功能（必要时） □ 超声心动图（必要时）		
		药物医嘱		□ 抗生素（视病情）	

	手术医嘱		□ 常规准备明日在全身麻醉下行颅颈交界畸形后路手术	
	处置医嘱	□ 静脉抽血	□ 备血 □ 备皮（剃头）	□ 输血（视病情） □ 补液（视病情） □ 拔除导尿管（必要时）
主要护理工作	健康宣教	□ 入院宣教（住院环境、规章制度） □ 进行护理安全指导 □ 按护理等级进行护理、活动范围指导 □ 进行饮食指导 □ 进行关于疾病知识的宣教 □ 检查、检验项目的目的和意义	□ 术前宣教	□ 术后宣教 □ 术后心理疏导 □ 指导术后康复训练 □ 指导术后注意事项
	护理处置	□ 患者身份核对 □ 佩戴腕带 □ 建立入院病历，通知医师 □ 入院介绍：介绍责任护士，病区环境、设施、规章制度、基础护理服务项目 □ 询问病史，填写护理记录单首页 □ 观察病情 □ 测量基本生命体征 □ 通知检查项目及检查注意事项 □ 心理与生活护理 □ 根据评估结果采取相应护理措施 □ 通知检查项目及检查注意事项	□ 抽血、留取标本 □ 术前患者准备（术前沐浴、更衣、备皮） □ 检查术前物品准备 □ 指导患者准备术后所需用品，贵重物品交由其家属保管 □ 指导患者进行肠道准备并检查准备效果 □ 告知患者入手术室前取下活动义齿 □ 测量基本生命体征 □ 备血、皮试	□ 晨起测量生命体征并记录 □ 确认无上呼吸道感染症状，确认无月经来潮 □ 与手术室护士交接病历、影像资料、术中带药等 □ 术前补液（必要时） □ 嘱患者入手术室前膀胱排空 □ 与手术室护士交接 □ 术后测量生命体征 □ 术后心电监护 □ 各类管道护理 □ 记录出入量 □ 术后心理与生活护理 □ 遵医嘱用药 □ 根据评估结果采取相应护理措施 □ 完成护理记录

护理评估	□ 一般评估：生命体征、神志、皮肤、药物过敏史等 □ 专科评估：生活自理能力、躯干肢体感觉、肌力 □ 风险评估：评估有无跌倒、坠床、压疮风险 □ 心理评估 □ 营养评估 □ 疼痛评估 □ 康复评估	□ 评估患者心理状态	□ 评估意识情况 □ 评估切口疼痛情况 □ 评估术侧足背动脉搏动、肢体皮肤颜色、温度变化、肢体感觉运动情况，并采取相应护理措施 □ 观察切口敷料有无渗出并报告医师 □ 风险评估：评估有无跌倒、坠床、压疮、导管滑脱、液体外渗的风险
专科护理	□ 观察肢体情况 □ 指导功能锻炼 □ 指导助行器及双拐的使用方法 □ 指导患者戒烟等	□ 指导患者掌握床上轴位翻身方法 □ 指导患者掌握床上排尿、排便（使用便器）方法	□ 与手术室护士共同评估皮肤、切口敷料、输液及引流情况 □ 指导患者进行四肢功能锻炼 □ 指导患者掌握床上排尿、排便（使用便器）方法
饮食指导	□ 根据医嘱通知配餐员准备膳食 □ 协助进餐	□ 通知患者 22：00 后禁食、禁水	□ 禁食、禁水，口干时协助湿润口唇 □ 麻醉清醒 6 小时后指导患者间断、少量饮用温开水
活动体位	□ 根据护理等级指导活动		□ 根据手术及麻醉方式安置合适体位，术肢保持过伸位 □ 指导患者掌握床上轴位翻身方法
洗浴要求	□ 协助患者洗澡，更换病号服	□ 协助患者整理术前卫生	
病情变异记录	□ 无　　□ 有，原因： □ 患者　□ 疾病　□ 医疗 □ 护理　□ 保障　□ 管理	□ 无　　□ 有，原因： □ 患者　□ 疾病　□ 医疗 □ 护理　□ 保障　□ 管理	□ 无　　□ 有，原因： □ 患者　□ 疾病　□ 医疗 □ 护理　□ 保障　□ 管理
护士签名	白班　小夜班　大夜班	白班　小夜班　大夜班	白班　小夜班　大夜班
医师签名			

（续　表）

时间			住院第 4 天（术后第 1 天）	住院第 5 天（术后第 2 天）	住院第 6 天（术后第 3 天）
主要诊疗工作	制度落实		□ 手术医师查房 □ 专科医师会诊（必要时）		□ 主诊医师查房
	病情评估				
	病历书写		□ 术后首日病程记录	□ 术后次日病程记录	□ 术后第 3 天病程记录
	知情同意				
	手术治疗				
	其他		□ 根据引流量拔除引流管 □ 观察切口情况，是否存在渗出、红肿等情况 □ 观察体温、血压等 □ 复查血常规、CRP、IL-6、红细胞沉降率、生化	□ 观察切口情况，是否存在渗出、红肿等情况 □ 根据患者情况处置，如贫血严重及时输血，低蛋白、低钾血症及时补充蛋白、补钾 □ 开始主、被动功能康复练习	□ 观察切口情况，是否存在渗出、红肿等情况 □ 复查血常规、CRP、IL-6、红细胞沉降率、生化（如贫血严重及时输血，低蛋白、低钾血症及时补充蛋白、补钾） □ 指导患者下床，进行主、被动功能康复练习和步行练习
重点医嘱	长期医嘱	护理医嘱	□ 按神经外科术后护理常规 □ 一级或二级护理	□ 按神经外科术后护理常规 □ 二级护理	
		处置医嘱	□ 抬高上半身 □ 使用抗血栓弹力带 □ 观察患肢感觉及运动 □ 更换切口引流袋并记流量		
		膳食医嘱	□ 饮食医嘱（普食/半流食/流食/糖尿病饮食/低盐、低脂饮食）		
	临时医嘱	药物医嘱	□ 抗生素 □ 术后抗凝 □ 镇痛 □ 保胃	□ 抗生素 □ 术后抗凝	□ 抗生素 □ 术后抗凝
		检查检验	□ 复查血常规、CRP、IL-6、红细胞沉降率、生化	□ 复查颅颈交界区 MRI	□ 复查血常规、CRP、IL-6、红细胞沉降率、生化
		药物医嘱	□ 镇吐 □ 补钾（必要时） □ 补白蛋白（必要时） □ 输血（必要时）	□ 镇痛（必要时） □ 补钾（必要时） □ 补白蛋白（必要时） □ 输血（必要时）	□ 镇痛（必要时） □ 补钾（必要时） □ 补白蛋白（必要时） □ 输血（必要时）
		手术医嘱			
		处置医嘱	□ 大换药（必要时） □ 拔除切口引流管（必要时） □ 拔除导尿管（必要时）	□ 大换药（必要时） □ 功能锻炼	□ 大换药（必要时） □ 功能锻炼

（续　表）

主要护理工作	健康宣教	□ 告知护理风险 □ 进行压疮预防知识宣教	□ 压疮预防知识宣教 □ 跌倒预防知识宣教	
	护理处置	□ 按一级护理要求完成基础护理项目 □ 监测生命体征 □ 留取标本 □ 观察切口疼痛情况、检测镇痛泵运转情况 □ 观察静脉输液情况 □ 观察留置尿管导尿情况 □ 妥善固定各类管道 □ 观察切口引流情况，并记录引流量及性状 □ 观察切口敷料，有渗出时报告医师处理 □ 完成护理记录 □ 术后心理与生活护理	□ 按护理等级完成基础护理项目 □ 监测生命体征 □ 观察切口疼痛情况、检测镇痛泵运转情况 □ 观察静脉输液情况 □ 妥善固定各类管道 □ 观察切口敷料，有渗出时报告医师处理，观察患者情况 □ 提供基础护理服务 □ 完成护理记录 □ 术后心理与生活护理	□ 按护理等级完成基础护理项目 □ 根据排便情况采取通便措施 □ 留取标本 □ 观察切口敷料，有渗出时报告医师处理 □ 观察静脉输液情况，停用镇痛泵 □ 完成护理记录 □ 术后心理与生活护理
	护理评估	□ 评估肢体感觉、运动情况，有异常时立即报告医师处理 □ 评估压疮风险	□ 评估肢体感觉、运动情况，有异常时立即报告医师处理 □ 评估跌倒风险 □ 评估压疮风险	□ 评估患肢感觉、运动情况，有异常时立即报告医师处理 □ 评估跌倒风险 □ 评估压疮风险
	专科护理	□ 指导患者术后体位摆放及功能锻炼 □ 指导患者正确使用抗血栓压力带 □ 指导患者进行自主排尿训练 □ 指导患者进行四肢及关节运动 □ 指导患者进行床上轴位翻身 □ 进行防压疮护理	□ 指导患者术后体位摆放及功能锻炼 □ 指导患者正确使用抗血栓压力带 □ 指导患者进行自主排尿训练 □ 指导患者进行四肢静止收缩及关节运动 □ 指导患者进行床上翻身 □ 防压疮护理	□ 指导患者正确使用抗血栓压力带 □ 指导患者进行四肢收缩及关节运动 □ 指导患者进行膝关节屈、伸运动 □ 指导患者下床活动 □ 防压疮护理 □ 防跌倒护理
	饮食指导	□ 根据医嘱通知配餐员准备膳食 □ 协助进餐	□ 协助进餐	□ 协助进餐
	活动体位	□ 根据护理等级指导活动	□ 根据护理等级指导活动	□ 根据护理等级指导活动
病情变异记录		□ 无　　□ 有,原因： □ 患者　□ 疾病　□ 医疗 □ 护理　□ 保障　□ 管理	□ 无　　□ 有,原因： □ 患者　□ 疾病　□ 医疗 □ 护理　□ 保障　□ 管理	□ 无　　□ 有,原因： □ 患者　□ 疾病　□ 医疗 □ 护理　□ 保障　□ 管理
护士签名		白班 | 小夜班 | 大夜班	白班 | 小夜班 | 大夜班	白班 | 小夜班 | 大夜班

医师签名				
时间			住院第 7－12 天（术后日）	住院第 13－14 天（出院日）
主要诊疗工作		制度落实	□ 上级医师查房（主管医师查房，每天 1 次） □ 专科医师会诊（必要时）	□ 上级医师查房（主管、主诊医师查房）进行手术及切口评估，确定有无手术并发症和切口愈合不良情况，明确是否出院
		病情评估		
		病历书写	□ 出院前 1 天由上级医师指示出院的病程记录	□ 出院当天病程记录（由上级医师指示出院） □ 出院后 24 小时内完成出院记录 □ 出院后 24 小时内完成病案首页 □ 完成出院介绍信 □ 开具诊断证明书
		知情同意		□ 向患者交代出院后的注意事项（复诊的时间、地点，发生紧急情况时的处理等）
		手术治疗		
		其他	□ 观察切口情况，是否存在渗出、红肿等情况 □ 根据患者情况处置，如贫血严重及时输血，低蛋白、低钾血症及时补充蛋白、补钾 □ 继续主、被动功能康复练习和步行练习	□ 复查血常规、CRP、IL-6、红细胞沉降率、生化 □ 出院带药 □ 嘱患者拆线换药（根据出院时间决定） □ 门诊复查 □ 如有不适，随时复诊
重点医嘱	长期医嘱	护理医嘱		
		处置医嘱		
		膳食医嘱		
		药物医嘱	□ 抗生素 □ 术后改善脑循环	
	临时医嘱	检查检验		□ 复查血常规、CRP、IL-6、红细胞沉降率、生化
		药物医嘱	□ 镇痛（必要时） □ 补钾（必要时） □ 补白蛋白（必要时） □ 输血（必要时）	
		手术医嘱		
		处置医嘱	□ 大换药（必要时） □ 功能锻炼	□ 大换药 □ 出院

主要护理工作	健康宣教		□ 告知患者必须在他人的协助下方可下床活动 □ 向患者讲颅颈交界畸形后路手术后的注意事项
	护理处置	□ 按护理等级完成基础护理项目 □ 根据排便情况采取通便措施 □ 观察切口敷料,有渗出时报告医师处理 □ 完成护理记录 □ 术后心理与生活护理	□ 按护理等级完成基础护理项目 □ 观察切口敷料,有渗出时报告医师处理 □ 观察患者情况 □ 协助患者办理出院手续 □ 指导并监督患者活动 □ 核对患者医疗费用 □ 指导并监督患者活动 □ 整理床单位
	护理评估	□ 评估肢体感觉、运动情况,有异常时立即报告医师处理 □ 评估跌倒风险 □ 评估压疮风险	□ 评估肢体感觉、运动情况,有异常时立即报告医师处理 □ 评估跌倒风险 □ 评估压疮风险
	专科护理	□ 指导患者正确使用抗血栓压力带 □ 指导患者进行膝关节屈、伸运动 □ 指导患者下床活动 □ 防压疮护理 □ 防跌倒护理	□ 指导患者下床活动 □ 告知患者出院后注意事项并附书面出院指导 1 份 □ 术后心理与生活护理
	饮食指导	□ 协助进餐	
	活动体位	□ 根据护理等级指导活动	
病情变异记录		□ 无　　□ 有,原因: □ 患者　□ 疾病　□ 医疗 □ 护理　□ 保障　□ 管理	□ 无　　□ 有,原因: □ 患者　□ 疾病　□ 医疗 □ 护理　□ 保障　□ 管理
护士签名		白班　｜　小夜班　｜　大夜班	白班　｜　小夜班　｜　大夜班
医师签名			

颈椎间盘突出行前路椎体切除人工材料置入术临床路径

一、颈椎间盘突出行前路椎体切除人工材料置入术临床路径标准住院流程

(一)适用对象

第一诊断为颈椎间盘突出(ICD-10:M50.221),拟行前路椎体切除人工材料置入术(ICD-9-CM-3:81.02)的患者。

(二)诊断依据

根据《临床诊疗指南·神经外科学分册》(中华医学会编著,人民卫生出版社,2012年),《临床技术操作规范·神经外科分册》(中华医学会编著,人民军医出版社),《王忠诚神经外科学(彩图版)》(第2版,王忠诚,主编.湖北科学技术出版社,2015年),《神经外科学》(第3版,赵继宗,周定标,主编.人民卫生出版社,2014年),《神经外科学手册》(第7版,Thieme,美国,2010年)。

1. **临床表现** 几乎所有患者均有伴随颈部活动时的疼痛,多数患者后仰时疼痛加重(表1)。

表1 颈椎间盘突出的临床表现

项 目	颈椎间盘			
	颈4至颈5	颈5至颈6	颈6至颈7	颈7至胸1
发病比例	2%	19%	69%	10%
压迫神经根	颈5	颈6	颈7	颈8
腱反射减退	三角肌、胸大肌	二头肌、brachioradialis	三头肌	手指痉挛
肌无力	三角肌	屈前臂无力	伸前臂无力(腕下垂)	并指无力
感觉异常	肩部	上臂、拇指、前臂桡侧	示指、中指、所有指尖	环指、小指

2. **辅助检查**

(1)颈椎X线检查:显示椎体骨质增生、椎间隙狭窄,后纵韧带骨化等情况。

(2)颈椎CT检查:通过重建从矢、冠、轴三维显示椎管前后径,椎体、椎板、关节骨质增生情况,后纵韧带、黄韧带等钙化情况。

(3)颈椎MRI检查:显示椎间盘突出节段及脊髓受压情况。

(三)选择治疗方案的依据

根据《临床诊疗指南·神经外科学分册》(中华医学会编著,人民卫生出版社,2012年),《临床

技术操作规范·神经外科分册》(中华医学会编著,人民军医出版社),《王忠诚神经外科学(彩图版)》(第 2 版,王忠诚,主编.湖北科学技术出版社,2015 年),《神经外科学》(第 3 版,赵继宗,周定标,主编.人民卫生出版社,2014 年),《神经外科学手册》(第 7 版,Thieme,美国,2010 年)。

1. 明确诊断为颈椎间盘突出(小于三个椎体节段),出现脊髓或神经根损害症状,经过非手术治疗病情继续进展者需手术治疗,手术首选颈椎人工间盘置换术或前路椎体次全切除植骨融合固定术。

2. 对于手术风险较大者(高龄、妊娠期、合并较严重内科疾病),需向患者或其家属详细交代病情。

3. 对于严密观察非手术治疗的患者,必须使用颈托保护颈椎,避免外伤。

(四)标准住院天数

7～10 天。

(五)进入路径标准

1. 第一诊断必须符合颈椎间盘突出(ICD-10:M50.221),拟行前路椎体切除人工材料置入术(ICD-9-CM-3:81.02)。

2. 当患者合并其他疾病,但住院期间不需特殊处理,也不影响第一诊断的临床路径实施时,可以进入路径。

(六)术前准备 1～3 天

1. 术前评估 术前 24 小时内完成病情评估、必要的检查,做出术前小结、术前讨论。

(1)必需的检查项目:血常规(含 CRP＋IL-6)、尿常规、粪常规、血型、凝血四项、普通生化、血清术前八项、红细胞沉降率、胸部正位 X 线片、心电图检查(多导)、脊柱正、侧位 X 线片(单/双)。

(2)根据患者病情可选择:MRI。

(3)营养评估:根据《解放军总医院新入院患者营养风险筛查表(NRS)》为新入院患者进行营养评估,评分≥3 分患者给予处置,必要时申请营养科医师会诊。

(4)心理评估:根据新入院患者情况申请心理科医师会诊。

(5)疼痛评估:根据《视觉模拟评分法(VAS)》实施疼痛评估,评分＞7 分患者给予处置,必要时请疼痛科医师会诊。

(6)康复评估:根据《入院患者康复筛查和评估表》在患者入院后 24 小时内进行康复筛查和评估。任何一项结果为"是",则申请康复科医师会诊。

(7)深静脉血栓栓塞症风险评估:根据专科《深静脉血栓栓塞症评估量表》在患者入院后 24 小时内进行风险筛查和评估,风险结果为"高危"的,则申请血管外科或介入导管室医师会诊。

2. 术前准备

(1)术前谈话:术者应在术前 1 天与患者及其家属谈话,告知手术方案、相关风险、用血计划、术后转归、置入材料、手术费用和患者及亲属权益,并履行书面知情同意手续。告知高值耗材的使用及费用。

(2)术前抗血小板药物负荷应用。

(3)通知手术室准备手术间、手术药品、手术物品及特殊耗材。

(4)护士做心理护理,交代注意事项:防压疮、防跌倒、指导患者戒烟等,并进行术前宣教。

(5)手术部位标识:术者、一助或经治医师在术前 1 天应对手术部位做体表标识,急诊手术由接诊医师或会诊外科医师标记,标记过程应有责任护士、患者及其家属共同参与,并记入手术安排表。

(6)术前1天麻醉医师访视:制订麻醉计划、完成评估、确定麻醉方式,并记入《麻醉术前访视记录》,告知患者及其家属麻醉适应证、麻醉目的、风险、可能出现的情况及其处理原则、替代方案等,签署《麻醉知情同意书》并归入病历。

(七)预防性抗生素选择与使用时机

1. 按照《抗菌药物临床应用指导原则(2015年)》(卫医发[2015]43号)选择用药。

2. 预防性用抗生素,时间为术前30分钟。术后预防性使用2天。

(八)手术日为入院第2—4天

1. 手术安全核对 患者入手术间后由手术医师、麻醉医师、巡回护士和患者本人共同核对患者身份、手术部位与标识、手术方式。手术医师、麻醉医师、巡回护士三方按《手术安全核对表》逐项核对,共同签名。

2. 麻醉方式 全身麻醉。

3. 术中用药 抗生素、麻醉常规用药等。

4. 手术方式 颈椎人工间盘置换术或前路椎体切除植骨融合固定术。

5. 置入物 人工颈椎间盘,钛笼系列固定系统。

6. 手术器械 根据病变情况选择手术器械。

7. 术后患者返回病房 给予一级护理,被动活动肢体。

8. 输血 视手术出血情况决定。

9. 其他 经治医师或手术医师应即刻完成术后首次病程记录,观察术后患者病情变化。

(九)术后住院恢复5~7天

1. 必需的复查项目 血常规、普通生化、CRP、红细胞沉降率、X线检查、CT、MRI。

2. 术后用药 止血、抗生素、镇痛、营养神经药物等,通便、镇咳等对症治疗。

3. 术后换药 术后第1天及出院当日给予清洁换药;其他时间根据手术切口渗出情况给予清洁换药。必要时行腰椎穿刺置管术。行腰大池引流。

4. 术后护理 观察患者患肢感觉运动状况、切口敷料有无渗出、患肢疼痛情况并在异常时立即通知医师处理,指导患者术后体位摆放及功能锻炼,如抬高患肢、股四头肌静止收缩及距小腿关节运动、膝关节屈伸运动,指导患者正确使用抗血栓压力带、使用助行器下床训练,防跌倒护理等。

(十)出院标准

1. 患者一般状态良好,饮食恢复。

2. 体温正常,各项检验无明显异常,切口愈合良好。

3. 术后临床症状改善。

(十一)变异及原因分析

1. 术后继发硬脊膜外血肿、喉返神经损伤等并发症,严重者需要清除血肿和气管切开手术,导致住院时间延长与费用增加。

2. 术后切口感染、渗液和神经功能障碍等,导致住院时间延长与费用增加。

3. 食管损伤。

二、颈椎间盘突出行前路椎体切除人工材料置入术临床路径表单

适用对象	第一诊断为颈椎间盘突出(ICD-10:M50.221) 拟行前路椎体切除人工材料置入术(ICD-9-CM-3:81.02)的患者		
患者基本信息	姓名:____ 性别:____ 年龄:__ 门诊号:____ 住院号:_____ 过敏史:_____ 住院日期:__年__月__日 出院日期:__年__月__日		标准住院天数:7～10 天
时间	术前阶段 (住院第1-3天)	手术当日 (住院第2-4天)	术后至出院当日 (住院第5-7天)
主要诊疗工作 / 制度落实	□ 入院2小时内经治医师或值班医师完成接诊 □ 入院24小时内主管医师完成检诊 □ 专科医师会诊(必要时) □ 完成术前准备 □ 组织术前讨论 □ 手术部位标识	□ 三级医师查房 □ 手术安全核查	□ 手术医师查房
主要诊疗工作 / 病情评估	□ 经治医师询问病史与体格检查 □ 完成神经功能评分 □ 营养评估 □ 心理评估 □ 疼痛评估 □ 康复评估 □ 深静脉血栓栓塞症风险评估		□ 上级医师进行治疗效果、预后和出院评估 □ 出院宣教
主要诊疗工作 / 病历书写	□ 入院8小时内完成首次病程记录 □ 入院24小时内完成入院记录 □ 完成主管医师查房记录 □ 完成术前讨论、术前小结	□ 术者或一助术后24小时内完成手术记录(术者签名) □ 术后即刻完成术后首次病程记录	□ 出院当天病程记录(由上级医师指示出院) □ 出院后24小时内完成出院记录 □ 出院后24小时内完成病案首页
主要诊疗工作 / 知情同意	□ 患者或其家属在入院记录单上签名 □ 术前谈话,告知患者及其家属病情和围术期注意事项并签署手术知情同意书、授权委托书(患者本人不能签名时)、自费用品协议书(必要时)、军人目录外耗材审批单(必要时)	□ 告知患者及其家属手术情况和术后注意事项	□ 告知患者及其家属出院后注意事项(指导出院后功能锻炼,复诊的时间、地点,发生紧急情况时处理等)
主要诊疗工作 / 手术治疗	□ 预约手术	□ 实施手术(手术安全核查记录、手术清点记录)	

（续　表）

	其他		☐ 及时通知上级医师检诊 ☐ 经治医师检查整理病历资料	☐ 术后病情交接 ☐ 检查有切口渗液 ☐ 观察手术切口及周围情况	☐ 通知出院 ☐ 开具出院介绍信 ☐ 开具诊断证明书 ☐ 出院带药 ☐ 预约门诊复诊时间
重点医嘱	长期医嘱	护理医嘱	☐ 按神经外科护理常规 ☐ 二级护理	☐ 按神经术后护理常规 ☐ 二级护理	
		处置医嘱	☐ 静脉抽血	☐ 抬高患肢 ☐ 使用抗血栓弹力带 ☐ 观察患肢感觉及血液循环	
		膳食医嘱	☐ 普食 ☐ 糖尿病饮食 ☐ 低盐、低脂饮食 ☐ 低盐、低脂、糖尿病饮食		
		药物医嘱	☐ 自带药（必要时）	☐ 镇痛药	
	临时医嘱	检查检验	☐ 血常规（含 CRP＋IL-6） ☐ 尿常规 ☐ 粪常规 ☐ 血型 ☐ 凝血四项 ☐ 普通生化 ☐ 血清术前八项 ☐ 红细胞沉降率 ☐ 胸部正位 X 线片 ☐ 心电图检查（多导） ☐ 脊柱正、侧位 X 线片（单/双） ☐ MRI（必要时）		
		药物医嘱		☐ 0.9% 氯化钠溶液 9000ml（术中冲洗手术野用） ☐ 盐酸肾上腺素注射液 3mg	
		手术医嘱		☐ 常规明日在全身麻醉下行前路椎体切除＋人工材料置入术	
		处置医嘱	☐ 静脉抽血	☐ 备皮（＞30cm²） ☐ 大换药（必要时） ☐ 腰椎穿刺置管引流（必要时）	☐ 大换药 ☐ 出院

主要护理工作	健康宣教	□ 入院宣教(住院环境、规章制度) □ 进行护理安全指导 □ 按护理等级进行护理、活动范围指导 □ 进行饮食指导 □ 进行关于疾病知识的宣教 □ 检查、检验项目的目的和意义 □ 术前宣教	□ 术后心理疏导 □ 指导术后康复训练 □ 指导术后注意事项	□ 出院宣教(康复训练方法、用药指导、换药时间及注意事项、复查时间等)
	护理处置	□ 患者身份核对 □ 佩戴腕带 □ 建立入院病历,通知医师 □ 入院介绍:介绍责任护士、病区环境、设施、规章制度、基础护理服务项目 □ 询问病史,填写护理记录单首页 □ 观察病情 □ 测量基本生命体征 □ 抽血、留取标本 □ 心理与生活护理 □ 根据评估结果采取相应护理措施 □ 通知检查项目及注意事项 □ 术前患者准备(术前沐浴、更衣、备皮) □ 检查术前物品准备 □ 指导患者准备术后所需用品,贵重物品交由其家属保管 □ 指导患者进行肠道准备并检查准备效果 □ 告知患者入手术室前取下活动义齿 □ 备血、皮试	□ 晨起测量生命体征并记录 □ 确认无上呼吸道感染症状,确认无月经来潮 □ 与手术室护士交接病历、影像资料、术中带药等 □ 术前补液(必要时) □ 嘱患者入手术室前膀胱排空 □ 术后测量生命体征 □ 术后心电监护 □ 各类管道护理 □ 记录出入量 □ 术后心理与生活护理 □ 遵医嘱用药 □ 根据评估结果采取相应护理措施 □ 完成护理记录 □ 指导并监督患者治疗与康复训练 □ 遵医嘱用药 □ 根据评估结果采取相应护理措施 □ 完成护理记录	□ 按护理等级完成基础护理项目 □ 观察患者情况 □ 核对患者医疗费用 □ 协助患者办理出院手续 □ 指导并监督患者康复训练 □ 整理床单位
	护理评估	□ 一般评估:生命体征、神志、皮肤、药物过敏史等 □ 专科评估:生活自理能力、患肢屈曲、伸直功能,足背动脉搏动、肤温、指(趾)端末梢感觉情况	□ 评估意识情况 □ 评估切口疼痛情况 □ 评估术区皮肤颜色、温度变化、肢体感觉运动情况,并采取相应护理措施	□ 评估感觉、运动、肌力、肌张力情况,有异常时立即报告医师处理 □ 评估跌倒风险 □ 评估压疮风险

(续　表)

		□ 风险评估:评估有无跌倒、坠床、压疮风险 □ 心理评估 □ 营养评估 □ 疼痛评估 □ 康复评估 □ 评估患者心理状态	□ 观察切口敷料有无渗出并报告医师 □ 风险评估:评估有无跌倒、坠床、压疮、导管滑脱、液体外渗的风险	
	专科护理	□ 观察患肢情况 □ 指导功能锻炼 □ 指导轴位翻身的注意事项 □ 指导患者戒烟等 □ 指导患者掌握床上排尿、排便(使用便器)方法	□ 与手术室护士共同评估皮肤、切口敷料、输液及引流情况 □ 术后心理与生活护理 □ 协助床上轴位翻身 □ 指导功能锻炼	□ 术后心理与生活护理 □ 指导功能锻炼 □ 指导患者下床活动 □ 告知患者出院后注意事项并附书面出院指导1份
	饮食指导	□ 根据医嘱通知配餐员准备膳食 □ 协助进餐 □ 术前1天通知患者22:00后禁食、禁水	□ 根据医嘱通知配餐员准备膳食 □ 协助进餐	
	活动体位	□ 根据护理等级指导活动	□ 根据护理等级指导活动	
	洗浴要求	□ 协助患者洗澡,更换病号服 □ 协助患者整理术前卫生	□ 协助患者晨、晚间护理	
病情变异记录		□ 无　　□ 有,原因: □ 患者　□ 疾病　□ 医疗 □ 护理　□ 保障　□ 管理	□ 无　　□ 有,原因: □ 患者　□ 疾病　□ 医疗 □ 护理　□ 保障　□ 管理	□ 无　　□ 有,原因: □ 患者　□ 疾病　□ 医疗 □ 护理　□ 保障　□ 管理
护士签名		白班　小夜班　大夜班 	白班　小夜班　大夜班 	白班　小夜班　大夜班
医师签名				

颈椎管狭窄行后路椎管扩大成形术临床路径

一、颈椎管狭窄行后路椎管扩大成形术临床路径标准住院流程

(一)适用对象

第一诊断为颈椎管狭窄(狭窄节段大于三个节段)(ICD-10:M48.021),拟行后路颈椎椎管扩大成形术(ICD-9-CM-3:03.0921)的患者。

(二)诊断依据

根据《临床诊疗指南·神经外科学分册》(中华医学会编著,人民卫生出版社,2012 年)、《临床技术操作规范·神经外科分册》(中华医学会编著,人民军医出版社)、《王忠诚神经外科学(彩图版)》(第 2 版,王忠诚,主编.湖北科学技术出版社,2015 年)、《神经外科学》(第 3 版,赵继宗,周定标,主编.人民卫生出版社,2014 年)、《神经外科学手册》(第 7 版,Thieme,美国,2010 年)。

1. 临床表现

(1)病程较长,多呈缓慢进展,中间可有稳定期,自发性缓解者少见。可出现典型脊髓损害表现:横断综合征(终末期)、运动综合征、脊髓中央综合征(上肢较下肢重)、半切综合征等。临床症状可与椎管狭窄程度不一致。

(2)运动损害:脊髓或神经根受压所致。可出现手部肌肉萎缩,手指僵直,握拳缓慢笨拙。写字或系纽扣笨拙。下肢主要以近端无力(如髂腰肌无力)为主,同时下肢肌张力增高。

(3)感觉损害:较少,通常为不按神经根分布。可有手套样感觉缺失,感觉损害分布区位于脊髓受压节段下几个节段。下肢主要为振动觉丧失,偶有针刺觉减退(几乎都位于距小腿关节以下)。脊髓小脑束损害患者跑步障碍,脊髓后方受压者可由深感觉及两点辨别觉减退。

(4)反射:狭窄节段以下腱反射活跃,可有阵挛和上下肢病理征。

(5)括约肌损害:尿道括约肌症状常见,肛门括约肌少见。

2. 辅助检查

(1)颈椎 X 线检查:显示椎管前后径、骨质增生、后纵韧带骨化等情况。

(2)颈椎 CT 检查:通过重建从矢、冠、轴三维显示椎管前后径,椎体、椎板、关节骨质增生情况,后纵韧带、黄韧带等钙化情况。

(3)颈椎 MRI 检查:显示脊髓受压情况。

(三)选择治疗方案的依据

根据《临床诊疗指南·神经外科学分册》(中华医学会编著,人民卫生出版社,2012 年)、《临床技术操作规范·神经外科分册》(中华医学会编著,人民军医出版社)、《王忠诚神经外科学(彩图版)》(第 2 版,王忠诚,主编.湖北科学技术出版社,2015 年)、《神经外科学》(第 3 版,

赵继宗,周定标,主编.人民卫生出版社,2014年),《神经外科学手册》(第7版,Thieme,美国,2010年)。

1. 明确诊断为颈椎椎管狭窄(大于3个椎体节段),排除3个以下单纯颈椎间盘突出所致的颈椎病(可行前路减压术),出现脊髓或神经根损害症状或病情进展者需手术治疗,手术首选颈椎椎管扩大成形术。

2. 对于手术风险较大者(高龄、妊娠期、合并较严重内科疾病),需要向患者或其家属详细交代病情。

3. 对于严密观察非手术治疗的患者,必须使用颈托保护颈椎,避免外伤。

(四)标准住院天数

14~18天。

(五)进入路径标准

1. 第一诊断为颈椎管狭窄(狭窄节段大于三个节段)(ICD-10:M48.021),拟行后路颈椎椎管扩大成形术(ICD-9-CM-3:03.0921)。

2. 当患者合并其他疾病,但住院期间不需特殊处理,也不影响第一诊断的临床路径实施时,可以进入路径。

(六)术前准备1～3天

1. 术前评估 术前24小时内完成病情评估、必要的检查,做出术前小结、术前讨论。

(1)必需的检查项目:血常规(含CRP+IL-6)、尿常规、粪常规、血型、凝血四项、普通生化、血清术前八项、红细胞沉降率、胸部正位X线片、心电图检查(多导)、脊柱正、侧位X线片(单/双)。

(2)根据患者病情可选择:MRI。

(3)营养评估:根据《解放军总医院新入院患者营养风险筛查表(NRS)》为新入院患者进行营养评估,评分≥3分患者给予处置,必要时申请营养科医师会诊。

(4)心理评估:根据新入院患者情况申请心理科医师会诊。

(5)疼痛评估:根据《视觉模拟评分法(VAS)》实施疼痛评估,评分>7分患者给予处置,必要时请疼痛科医师会诊。

(6)康复评估:根据《入院患者康复筛查和评估表》在患者入院后24小时内进行康复筛查和评估。任何一项结果为"是",则申请康复科医师会诊。

(7)深静脉血栓栓塞症风险评估:根据专科《深静脉血栓栓塞症评估量表》在患者入院后24小时内进行风险筛查和评估,风险结果为"高危"的,申请血管外科或介入导管室医师会诊。

2. 术前准备

(1)术前谈话:术者应在术前1天与患者及其家属谈话,告知手术方案、相关风险、用血计划、术后转归、置入材料、手术费用和患者及其家属权益,并履行书面知情同意手续。告知高值耗材的使用及费用。

(2)术前抗血小板药物负荷应用。

(3)通知手术室准备手术间、手术药品、手术物品及特殊耗材。

(4)护士做心理护理,交代注意事项:防压疮、防跌倒、指导患者戒烟等,并进行术前宣教。

(5)手术部位标识:术者、一助或经治医师在术前1天应对手术部位做体表标识,急诊手术由接诊医师或会诊外科医师标记,标记过程应有责任护士、患者及其家属共同参与,并记入手术安排表。

（6）术前 1 天麻醉医师访视：制订麻醉计划、完成评估、确定麻醉方式，并记入《麻醉术前访视记录》，告知患者及其家属麻醉适应证、麻醉目的、风险、可能出现的情况及其处理原则、替代方案等，签署《麻醉知情同意书》并归入病历。

（七）预防性抗生素选择与使用时机

1. 按照《抗菌药物临床应用指导原则（2015 年）》（卫医发［2015］43 号）选择用药。

2. 预防性用抗生素，时间为术前 30 分钟。术后预防性使用 2 天。

（八）手术日为入院第 2—4 天

1. 手术安全核对　患者入手术间后由手术医师、麻醉医师、巡回护士和患者本人共同核对患者身份、手术部位与标识、手术方式。手术医师、麻醉医师、巡回护士三方按《手术安全核对表》逐项核对，共同签名。

2. 麻醉方式　全身麻醉。

3. 术中用药　抗生素、麻醉常规用药等。

4. 手术方式　后路颈椎管扩大成形术。

5. 置入物　椎板固定材料（四孔钛连接片，自攻钛钉）。

6. 手术器械　根据病变情况选择手术器械。

7. 术后患者返回病房　给予一级护理，被动活动肢体。

8. 输血　视手术出血情况决定。

9. 其他　经治医师或手术医师应即刻完成术后首次病程记录，观察术后患者病情变化。

（九）术后住院恢复 5～14 天

1. 必需的复查检查项目　血常规、普通生化、CRP、红细胞沉降率、X 线检查、CT、MRI。

2. 术后用药　止血、抗生素、镇痛、营养神经药物等，通便、镇咳等对症治疗。

3. 术后换药　术后第 1 天及出院当日给予清洁换药；其他时间根据手术切口渗出情况给予清洁换药。必要时行腰椎穿刺置管术。行腰大池引流。

4. 术后护理　观察患者患肢感觉运动状况、切口敷料有无渗出、患肢疼痛情况并在异常时立即通知医师处理，指导患者术后体位摆放及功能锻炼，如抬高患肢、股四头肌静止收缩及距小腿关节运动、膝关节屈伸运动，指导患者正确使用抗血栓压力带、使用助行器下床训练，防跌倒护理等。

（十）出院标准

1. 患者一般状态良好，饮食恢复。

2. 体温正常，各项检验无明显异常，切口愈合良好。

3. 术后临床症状改善。

（十一）变异及原因分析

1. 术后继发硬脊膜外血肿、喉返神经损伤等并发症，严重者需要清除血肿和气管切开手术，导致住院时间延长与费用增加。

2. 术后切口感染、渗液和神经功能障碍等，导致住院时间延长与费用增加。

3. 食管损伤。

二、颈椎管狭窄行后路椎管扩大成形术临床路径表单

适用对象	第一诊断为颈椎管狭窄(狭窄节段大于三个节段)(ICD-10:M48.021) 拟行后路颈椎椎管扩大成形术(ICD-9-CM-3:03.0921)的患者	
患者基本信息	姓名:___ 性别:___ 年龄:__ 门诊号:___ 住院号:_____ 过敏史:_____ 住院日期:__年__月__日 出院日期:__年__月__日	标准住院天数:14～18 天

时间		术前阶段 (住院第 1-3 天)	手术当日 (住院第 2-4 天)	术后至出院当日 (住院第 5-18 天)
主要诊疗工作	制度落实	□ 入院 2 小时内经治医师或值班医师完成接诊 □ 入院 24 小时内主管医师完成检诊 □ 专科医师会诊(必要时) □ 完成术前准备 □ 组织术前讨论 □ 手术部位标识	□ 三级医师查房 □ 手术安全核查	□ 手术医师查房
	病情评估	□ 经治医师询问病史与体格检查 □ 完成神经功能评分 □ 营养评估 □ 心理评估 □ 疼痛评估 □ 康复评估 □ 深静脉血栓栓塞症风险评估		□ 上级医师进行治疗效果、预后和出院评估 □ 出院宣教
	病历书写	□ 入院 8 小时内完成首次病程记录 □ 入院 24 小时内完成入院记录 □ 完成主管医师查房记录 □ 完成术前讨论、术前小结	□ 术者或一助术后 24 小时内完成手术记录(术者签名) □ 术后即刻完成术后首次病程记录	□ 出院当天病程记录(由上级医师指示出院) □ 出院后 24 小时内完成出院记录 □ 出院后 24 小时内完成病案首页
	知情同意	□ 患者或其家属在入院记录单上签名 □ 术前谈话,告知患者及其家属病情和围术期注意事项并签署手术知情同意书、授权委托书(患者本人不能签名时)、自费用品协议书(必要时)、军人目录外耗材审批单(必要时)	□ 告知患者及其家属手术情况和术后注意事项	□ 告知患者及其家属出院后注意事项(指导出院后功能锻炼,复诊的时间、地点,发生紧急情况时的处理等)
	手术治疗	□ 预约手术	□ 实施手术(手术安全核查记录、手术清点记录)	

	其他		□ 及时通知上级医师检诊 □ 经治医师检查整理病历资料	□ 术后病情交接 □ 检查有切口渗液 □ 观察手术切口及周围情况	□ 通知出院 □ 开具出院介绍信 □ 开具诊断证明书 □ 出院带药 □ 预约门诊复诊时间
重点医嘱	长期医嘱	护理医嘱	□ 按神经外科护理常规 □ 二级护理	□ 按神经术后护理常规 □ 二级护理	
		处置医嘱	□ 静脉抽血	□ 抬高患肢 □ 使用抗血栓弹力带 □ 观察患肢感觉及血液循环	
		膳食医嘱	□ 普食 □ 糖尿病饮食 □ 低盐、低脂饮食 □ 低盐、低脂、糖尿病饮食		
		药物医嘱	□ 自带药（必要时）	□ 镇痛药	
	临时医嘱	检查检验	□ 血常规（含 CRP＋IL-6） □ 尿常规 □ 粪常规 □ 血型 □ 凝血四项 □ 普通生化 □ 血清术前八项 □ 红细胞沉降率 □ 胸部正位 X 线片 □ 心电图检查（多导） □ 脊柱正、侧位 X 线片（单/双） □ MRI（必要时）		
		药物医嘱		□ 0.9％ 氯化钠溶液9000ml（术中冲洗手术野用） □ 盐酸肾上腺素注射液3mg	
		手术医嘱		□ 常规明日在全身麻醉下行后路颈椎管扩大成形术	
		处置医嘱	□ 静脉抽血	□ 备皮（＞30cm²） □ 大换药（必要时） □ 腰椎穿刺置管引流（必要时）	□ 大换药 □ 出院

（续　表）

主要护理工作	健康宣教	□ 入院宣教（住院环境、规章制度） □ 进行护理安全指导 □ 按护理等级进行护理、活动范围指导 □ 进行饮食指导 □ 进行关于疾病知识的宣教 □ 检查、检验项目的目的和意义 □ 术前宣教	□ 术后心理疏导 □ 指导术后康复训练 □ 指导术后注意事项	□ 出院宣教（康复训练方法、用药指导、换药时间及注意事项、复查时间等） □ 告知患者佩戴颈托的方法及重要性
	护理处置	□ 患者身份核对 □ 佩戴腕带 □ 建立入院病历，通知医师 □ 入院介绍：介绍责任护士、病区环境、设施、规章制度、基础护理服务项目 □ 询问病史，填写护理记录单首页 □ 观察病情 □ 测量基本生命体征 □ 抽血、留取标本 □ 心理与生活护理 □ 根据评估结果采取相应护理措施 □ 通知检查项目及注意事项 □ 术前患者准备（术前沐浴、更衣、备皮） □ 检查术前物品准备 □ 指导患者准备术后所需用品，贵重物品交由其家属保管 □ 指导患者进行肠道准备并检查准备效果 □ 告知患者入手术室前取下活动义齿 □ 测量基本生命体征 □ 备血、皮试	□ 晨起测量生命体征并记录 □ 确认无上呼吸道感染症状，确认无月经来潮 □ 与手术室护士交接病历、影像资料、术中带药等 □ 术前补液（必要时） □ 嘱患者入手术室前膀胱排空 □ 术后测量生命体征 □ 术后心电监护 □ 各类管道护理 □ 记录出入量 □ 术后心理与生活护理 □ 遵医嘱用药 □ 根据评估结果采取相应护理措施 □ 完成护理记录 □ 指导并监督患者治疗与康复训练 □ 遵医嘱用药 □ 根据评估结果采取相应护理措施 □ 完成护理记录	□ 按护理等级完成基础护理项目 □ 观察患者情况 □ 核对患者医疗费用 □ 协助患者办理出院手续 □ 指导并监督患者康复训练 □ 整理床单位
	护理评估	□ 一般评估：生命体征、神志、皮肤、药物过敏史等 □ 专科评估：生活自理能力、患肢屈曲、伸直功能，足背动脉搏动、肤温、指（趾）端末梢感觉情况	□ 评估意识情况 □ 评估切口疼痛情况 □ 评估术区皮肤颜色、温度变化、肢体感觉运动情况，并采取相应护理措施	□ 评估感觉、运动、肌力、肌张力情况，有异常时立即报告医师处理 □ 评估跌倒风险 □ 评估压疮风险

		□ 风险评估:评估有无跌倒、坠床、压疮风险 □ 心理评估 □ 营养评估 □ 疼痛评估 □ 康复评估 □ 评估患者心理状态	□ 观察切口敷料有无渗出并报告医师 □ 风险评估:评估有无跌倒、坠床、压疮、导管滑脱、液体外渗的风险	
	专科护理	□ 观察患肢情况 □ 指导功能锻炼 □ 指导轴位翻身的注意事项 □ 指导患者戒烟等 □ 指导患者掌握床上排尿、排便(使用便器)方法	□ 与手术室护士共同评估皮肤、切口敷料、输液及引流情况 □ 术后心理与生活护理 □ 协助床上轴位翻身 □ 指导功能锻炼	□ 术后心理与生活护理 □ 指导功能锻炼 □ 指导患者下床活动 □ 告知患者出院后注意事项并附书面出院指导1份
	饮食指导	□ 根据医嘱通知配餐员准备膳食 □ 协助进餐 □ 术前1天通知患者22:00后禁食、禁水	□ 根据医嘱通知配餐员准备膳食 □ 协助进餐	
	活动体位	□ 根据护理等级指导活动	□ 根据护理等级指导活动	
	洗浴要求	□ 协助患者洗澡,更换病号服 □ 协助患者整顿术前卫生	□ 协助患者晨、晚间护理	
病情变异记录		□ 无　　□ 有,原因: □ 患者　□ 疾病　□ 医疗 □ 护理　□ 保障　□ 管理	□ 无　　□ 有,原因: □ 患者　□ 疾病　□ 医疗 □ 护理　□ 保障　□ 管理	□ 无　　□ 有,原因: □ 患者　□ 疾病　□ 医疗 □ 护理　□ 保障　□ 管理
护士签名		白班　小夜班　大夜班	白班　小夜班　大夜班	白班　小夜班　大夜班
医师签名				

椎管内髓外肿瘤行后路肿瘤切除术临床路径

一、椎管内髓外肿瘤行后路肿瘤切除术临床路径标准住院流程

(一)适用对象

第一诊断为椎管内髓外肿瘤(ICD-10:D33.901/D42.102/C72.902/D33.903/D43.902),拟行后路肿瘤切除术(ICD-9-CM-3:03.4 06)的患者。

(二)诊断依据

根据《临床诊疗指南·神经外科学分册》(中华医学会编著,人民卫生出版社,2012年),《临床技术操作规范·神经外科分册》(中华医学会编著,人民军医出版社),《王忠诚神经外科学(彩图版)》(第2版,王忠诚,主编.湖北科学技术出版社,2015年),《神经外科学》(第3版,赵继宗,周定标,主编.人民卫生出版社,2014年),《神经外科学手册》(第7版,Thieme,美国,2010年)。

1. 临床表现　肿瘤体积增大,压迫脊髓及神经根引起相应感觉、运动及括约肌障碍等表现,主要为病变相应脊髓节段或病变脊髓节段以下浅、深感觉减退或消失、局部肌肉萎缩、肢体无力或瘫痪、排尿和排便费力或失禁、神经根疼痛或感觉异常等。

2. 辅助检查　脊髓MRI显示椎管内髓外硬膜外和(或)髓外硬膜下占位性病变,边界一般较清楚,均一或不均一强化,邻近骨质可受累。

(三)选择治疗方案的依据

根据《临床诊疗指南·神经外科学分册》(中华医学会编著,人民卫生出版社,2012年),《临床技术操作规范·神经外科分册》(中华医学会编著,人民军医出版社),《王忠诚神经外科学(彩图版)》(第2版,王忠诚,主编.湖北科学技术出版社,2015年),《神经外科学》(第3版,赵继宗,周定标,主编.人民卫生出版社,2014年),《神经外科学手册》(第7版,Thieme,美国,2010年)。

1. 拟诊断为椎管内髓外肿瘤者,临床表现有相应感觉、运动及括约肌障碍等表现,影像学有明确的椎管内占位征象者须手术治疗,手术方法是后正中入路椎管内髓外肿瘤切除术。

2. 对于手术风险较大者(高龄、妊娠期、合并较严重的内科疾病者),要向患者或其家属仔细交代病情,如不同意手术,应履行签名手续,并给予严密观察。

3. 对于严密观察非手术治疗者,一旦出现短期内肢体感觉运动进行性障碍甚至截瘫,必要时给予急诊手术。

(四)标准住院天数

14～18天。

（五）进入路径标准

1. 第一诊断必须符合椎管内髓外肿瘤（ICD-10：D33.901/D42.102/C72.902/D33.903/D43.902），拟行后路肿瘤切除术（ICD-9-CM-3：03.4 06）。

2. 当患者合并其他疾病，但住院期间不需特殊处理，也不影响第一诊断的临床路径实施时，可以进入路径。

（六）术前准备 1～3 天

1. 术前评估　术前 24 小时内完成病情评估、必要的检查，做出术前小结、术前讨论。

（1）必需的检查项目：血常规（含 CRP＋IL-6）、尿常规、粪常规、血型、凝血四项、普通生化、血清术前八项、红细胞沉降率、胸部正位 X 线片、心电图检查（多导）、脊柱正、侧位 X 线片（单/双）。

（2）根据患者病情可选择：脊髓 MRI、脊柱 CT 扫描、脊柱 X 线片（术前定位）、查心肺功能并评估、有相关疾病者必要时请相关科室会诊。

（3）营养评估：根据《解放军总医院新入院患者营养风险筛查表（NRS）》为新入院患者进行营养评估，评分≥3 分患者给予处置，必要时申请营养科医师会诊。

（4）心理评估：根据新入院患者情况申请心理科医师会诊。

（5）疼痛评估：根据《视觉模拟评分法（VAS）》实施疼痛评估，评分＞7 分患者给予处置，必要时请疼痛科医师会诊。

（6）康复评估：根据《入院患者康复筛查和评估表》在患者入院后 24 小时内进行康复筛查和评估。任何一项结果为"是"，则申请康复科医师会诊。

（7）深静脉血栓栓塞症风险评估：根据专科《深静脉血栓栓塞症评估量表》在患者入院后 24 小时内进行风险筛查和评估，风险结果为"高危"的，则申请血管外科或介入导管室医师会诊。

2. 术前准备

（1）术前谈话：术者应在术前 1 天与患者及其家属谈话，告知手术方案、相关风险、用血计划、术后转归、置入材料、手术费用和患者及其家属权益，并履行书面知情同意手续。告知高值耗材的使用及费用。

（2）术前抗血小板药物负荷应用。

（3）通知手术室准备手术间、手术药品、手术物品及特殊耗材。

（4）护士做心理护理，交代注意事项：防压疮、防跌倒、指导患者戒烟等，并进行术前宣教。

（5）手术部位标识：术者、一助或经治医师在术前 1 天应对手术部位做体表标识，急诊手术由接诊医师或会诊外科医师标记，标记过程应有责任护士、患者及其家属共同参与，并记入手术安排表。

（6）术前 1 天麻醉医师访视：制订麻醉计划、完成评估、确定麻醉方式，并记入《麻醉术前访视记录》，告知患者及其家属麻醉适应证、麻醉目的、风险、可能出现的情况及其处理原则、替代方案等，签署《麻醉知情同意书》并归入病历。

（七）预防性抗生素选择与使用时机

1. 按照《抗菌药物临床应用指导原则（2015 年）》（卫医发〔2015〕43 号）选择用药。

2. 预防性用抗生素，时间为术前 30 分钟。术后预防性使用 2 天。

（八）手术日为入院第 2—4 天

1. 手术安全核对　患者入手术间后由手术医师、麻醉医师、巡回护士和患者本人共同核

对患者身份、手术部位与标识、手术方式。手术医师、麻醉医师、巡回护士三方按《手术安全核对表》逐项核对,共同签名。

2. 麻醉方式　全身麻醉。

3. 术中用药　抗生素、麻醉常规用药等。

4. 手术方式　后正中入路椎板切开,椎管内肿瘤切,椎管重建。旁正中入路,经椎间孔入路椎管内外沟通肿瘤切除。

5. 置入物　钛板、钛钉等固定材料,人工硬膜、生物膜等修补材料,EC 耳脑胶、流体明胶等硬膜封堵材料。

6. 手术器械　根据病变情况选择手术器械。

7. 术后患者返回病房　给予一级护理,被动活动肢体。

8. 输血　视手术出血情况决定。

9. 其他　经治医师或手术医师应即刻完成术后首次病程记录,观察术后患者病情变化。

(九)术后住院恢复 10～14 天

1. 必需的复查项目　血常规、普通生化、CRP、红细胞沉降率、X 线检查、CT、MRI。

2. 术后用药　止血、抗生素、镇痛、营养神经药物等,通便、镇咳等对症治疗。

3. 术后换药　术后第 1 天及出院当日给予清洁换药;其他时间根据手术切口渗出情况给予清洁换药。必要时行腰椎穿刺置管术。行腰大池引流。

4. 术后护理　观察患者患肢感觉运动状况、切口敷料有无渗出、患肢疼痛情况并在异常时立即通知医师处理,指导患者术后体位摆放及功能锻炼,如抬高患肢、股四头肌静止收缩及距小腿关节运动、膝关节屈伸运动,指导患者正确使用抗血栓压力带、使用助行器下床训练,防跌倒护理等。

(十)出院标准

1. 患者一般状态良好,饮食恢复。

2. 体温正常,各项检验无明显异常,切口愈合良好。

3. 术后临床症状改善。

(十一)变异及原因分析

1. 术后继发手术部位椎管内血肿、感染、脑脊液漏等并发症,严重者需要二次手术或腰大池置管引流,导致住院时间延长、费用增加。

2. 术后临床症状改善不明显、加重,甚至截瘫等或出现其他脏器或系统并发症,导致住院时间延长。

二、椎管内髓外肿瘤行后路肿瘤切除术临床路径表单

适用对象	第一诊断为椎管内髓外肿瘤（ICD-10：D33.901/D42.102/C72.902/D33.903/ D43.902) 拟行后路肿瘤切除术(ICD-9-CM-3：03.4 06)的患者	
患者基本信息	姓名:____ 性别:____ 年龄:__ 门诊号:____ 住院号:_____ 过敏史:_____ 住院日期:__年__月__日　出院日期:__年__月__日	标准住院天数:14～18 天

时间		术前阶段 (住院第 1－3 天)	手术当日 (住院第 2－4 天)	术后至出院当日 (住院第 5－18 天)
主要诊疗工作	制度落实	□ 入院 2 小时内经治医师或值班医师完成接诊 □ 入院 24 小时内主管医师完成检诊 □ 专科医师会诊(必要时) □ 完成术前准备 □ 组织术前讨论 □ 手术部位标识	□ 三级医师查房 □ 手术安全核查	□ 手术医师查房
	病情评估	□ 经治医师询问病史与体格检查 □ 完成神经功能评分 □ 营养评估 □ 心理评估 □ 疼痛评估 □ 康复评估 □ 深静脉血栓栓塞症风险评估		□ 上级医师进行治疗效果、预后和出院评估 □ 出院宣教
	病历书写	□ 入院 8 小时内完成首次病程记录 □ 入院 24 小时内完成入院记录 □ 完成主管医师查房记录 □ 完成术前讨论、术前小结	□ 术者或一助术后 24 小时内完成手术记录(术者签名) □ 术后即刻完成术后首次病程记录	□ 出院当天病程记录(由上级医师指示出院) □ 出院后 24 小时内完成出院记录 □ 出院后 24 小时内完成病案首页
	知情同意	□ 患者或其家属在入院记录单上签名 □ 术前谈话,告知患者及其家属病情和围术期注意事项并签署手术知情同意书、授权委托书(患者本人不能签名时)、自费用品协议书(必要时)、军人目录外耗材审批单(必要时)	□ 告知患者及其家属手术情况和术后注意事项	□ 告知患者及其家属出院后注意事项(指导出院后功能锻炼,复诊的时间、地点,发生紧急情况时的处理等)
	手术治疗	□ 预约手术	□ 实施手术(手术安全核查记录、手术清点记录)	
	其他	□ 及时通知上级医师检诊 □ 经治医师检查整理病历资料	□ 术后病情交接 □ 检查有切口渗液 □ 观察手术切口及周围情况	□ 通知出院 □ 开具出院介绍信 □ 开具诊断证明书 □ 出院带药 □ 预约门诊复诊时间

重点医嘱	长期医嘱	护理医嘱	□ 按神经外科护理常规 □ 二级护理	□ 按神经术后护理常规 □ 二级护理	
		处置医嘱	□ 静脉抽血	□ 抬高患肢 □ 使用抗血栓弹力带 □ 观察患肢感觉及血液循环	
		膳食医嘱	□ 普食 □ 糖尿病饮食 □ 低盐、低脂饮食 □ 低盐、低脂、糖尿病饮食		
		药物医嘱	□ 自带药（必要时）	□ 镇痛药	
	临时医嘱	检查检验	□ 血常规（含 CRP＋IL-6） □ 尿常规 □ 粪常规 □ 血型 □ 凝血四项 □ 普通生化 □ 血清术前八项 □ 红细胞沉降率 □ 胸部正位 X 线片 □ 心电图检查（多导） □ 脊柱正、侧位 X 线片（单/双） □ MRI（必要时）		
		药物医嘱		□ 0.9％ 氯化钠溶液9000ml（术中冲洗手术野用） □ 盐酸肾上腺素注射液3mg	
		手术医嘱		□ 常规明日在全身麻醉下行后路椎管内髓外肿瘤切除术	
		处置医嘱	□ 静脉抽血	□ 备皮（＞30cm²） □ 大换药（必要时） □ 腰椎穿刺置管引流（必要时）	□ 大换药 □ 出院

（续　表）

主要护理工作	健康宣教	□ 入院宣教（住院环境、规章制度） □ 进行护理安全指导 □ 按护理等级进行护理、活动范围指导 □ 进行饮食指导 □ 进行关于疾病知识的宣教 □ 检查、检验项目的目的和意义 □ 术前宣教	□ 术后心理疏导 □ 指导术后康复训练 □ 指导术后注意事项	□ 出院宣教（康复训练方法、用药指导、换药时间及注意事项、复查时间等） □ 告知患者佩戴颈托的方法及重要性
	护理处置	□ 患者身份核对 □ 佩戴腕带 □ 建立入院病历，通知医师 □ 入院介绍：介绍责任护士，病区环境、设施、规章制度、基础护理服务项目 □ 询问病史，填写护理记录单首页 □ 观察病情 □ 测量基本生命体征 □ 抽血、留取标本 □ 心理与生活护理 □ 根据评估结果采取相应护理措施 □ 通知检查项目及注意事项 □ 术前患者准备（术前沐浴、更衣、备皮） □ 检查术前物品准备 □ 指导患者准备术后所需用品，贵重物品交由其家属保管 □ 指导患者进行肠道准备并检查准备效果 □ 告知患者入手术室前取下活动义齿 □ 测量基本生命体征 □ 备血、皮试	□ 晨起测量生命体征并记录 □ 确认无上呼吸道感染症状，确认无月经来潮 □ 与手术室护士交接病历、影像资料、术中带药等 □ 术前补液（必要时） □ 嘱患者入手术室前膀胱排空 □ 术后测量生命体征 □ 术后心电监护 □ 各类管道护理 □ 记录出入量 □ 术后心理与生活护理 □ 遵医嘱用药 □ 根据评估结果采取相应护理措施 □ 完成护理记录 □ 指导并监督患者治疗与康复训练 □ 遵医嘱用药 □ 根据评估结果采取相应护理措施 □ 完成护理记录	□ 按护理等级完成基础护理项目 □ 观察患者情况 □ 核对患者医疗费用 □ 协助患者办理出院手续 □ 指导并监督患者康复训练 □ 整理床单位
	护理评估	□ 一般评估：生命体征、神志、皮肤、药物过敏史等 □ 专科评估：生活自理能力、患肢屈曲、伸直功能、足背动脉搏动、肤温、指（趾）端末梢感觉情况	□ 评估意识情况 □ 评估切口疼痛情况 □ 评估术区皮肤颜色、温度变化、肢体感觉运动情况，并采取相应护理措施	□ 评估感觉、运动、肌力、肌张力情况，有异常时立即报告医师处理 □ 评估跌倒风险 □ 评估压疮风险

（续　表）

		□ 风险评估:评估有无跌倒、坠床、压疮风险 □ 心理评估 □ 营养评估 □ 疼痛评估 □ 康复评估 □ 评估患者心理状态	□ 观察切口敷料有无渗出并报告医师 □ 风险评估:评估有无跌倒、坠床、压疮、导管滑脱、液体外渗的风险	
	专科护理	□ 观察患肢情况 □ 指导功能锻炼 □ 指导轴位翻身的注意事项 □ 指导患者戒烟等 □ 指导患者掌握床上排尿、排便(使用便器)方法	□ 与手术室护士共同评估皮肤、切口敷料、输液及引流情况 □ 术后心理与生活护理 □ 协助床上轴位翻身 □ 指导功能锻炼	□ 术后心理与生活护理 □ 指导功能锻炼 □ 指导患者下床活动 □ 告知患者出院后注意事项并附书面出院指导1份
	饮食指导	□ 根据医嘱通知配餐员准备膳食 □ 协助进餐 □ 术前1天通知患者22:00后禁食、禁水	□ 根据医嘱通知配餐员准备膳食 □ 协助进餐	
	活动体位	□ 根据护理等级指导活动	□ 根据护理等级指导活动	
	洗浴要求	□ 协助患者洗澡,更换病号服 □ 协助患者整顿术前卫生	□ 协助患者晨、晚间护理	
病情变异记录		□ 无　　□ 有,原因: □ 患者　□ 疾病　□ 医疗 □ 护理　□ 保障　□ 管理	□ 无　　□ 有,原因: □ 患者　□ 疾病　□ 医疗 □ 护理　□ 保障　□ 管理	□ 无　　□ 有,原因: □ 患者　□ 疾病　□ 医疗 □ 护理　□ 保障　□ 管理
护士签名		白班　　小夜班　　大夜班	白班　　小夜班　　大夜班	白班　　小夜班　　大夜班
医师签名				

颈 4 以下椎管内髓内肿瘤行后正中入路髓内
肿瘤切除术临床路径

一、颈 4 以下椎管内髓内肿瘤行后正中入路髓内肿瘤切除术
临床路径标准住院流程

(一)适用对象

第一诊断为颈 4 以下的椎管内脊髓恶性肿瘤(ICD-10:C72.001),拟行后正中入路椎管内髓内肿瘤切除术(ICD-9-CM-3:03.4 01 伴 00.9401)的患者。

(二)诊断依据

根据《临床诊疗指南·神经外科学分册》(中华医学会编著,人民卫生出版社,2012 年)、《临床技术操作规范·神经外科分册》(中华医学会编著,人民军医出版社)、《王忠诚神经外科学(彩图版)》(第 2 版,王忠诚,主编. 湖北科学技术出版社,2015 年)、《神经外科学》(第 3 版,赵继宗,周定标,主编. 人民卫生出版社,2014 年)、《神经外科学手册》(第 7 版,Thieme,美国,2010 年)。

1. 临床表现　肿瘤体积增大压迫脊髓引起相应感觉、运动及括约肌障碍等表现,主要为病变相应脊髓节段或病变脊髓节段以下浅、深感觉减退或消失、肢体无力或瘫痪、排尿和排便费力或失禁、疼痛或感觉异常等。

2. 辅助检查　脊髓 MRI 显示椎管内髓内占位性病变,相应节段脊髓增粗、水肿,可有脊髓空洞形成。肿瘤与正常脊髓边界一般不清楚,均一或不均一强化,邻近骨质受累少见。

(三)选择治疗方案的依据

根据《临床诊疗指南·神经外科学分册》(中华医学会编著,人民卫生出版社,2012 年)、《临床技术操作规范·神经外科分册》(中华医学会编著,人民军医出版社)、《王忠诚神经外科学(彩图版)》(第 2 版,王忠诚,主编. 湖北科学技术出版社,2015 年)、《神经外科学》(第 3 版,赵继宗,周定标,主编. 人民卫生出版社,2014 年)、《神经外科学手册》(第 7 版,Thieme,美国,2010 年)。

1. 拟诊断为颈 4 以下椎管内髓内肿瘤者,临床表现有相应感觉、运动及括约肌障碍等表现,影像学有明确的椎管内髓内占位征象者需要手术治疗,手术方法是后正中入路椎管内髓内肿瘤切除术。

2. 对于手术风险较大者(高龄、妊娠期、合并较严重的内科疾病者),要向患者或其家属仔细交代病情,如不同意手术,应履行签名手续,并给予严密观察。

3. 对于严密观察非手术治疗者,一旦出现短期内肢体感觉运动进行性障碍甚至截瘫,应给予急诊手术。

(四)标准住院天数

14～18 天。

(五)进入路径标准

1. 第一诊断必须符合颈 4 以下的椎管内脊髓恶性肿瘤(ICD-10:C72.001),拟行后正中入路椎管内髓内肿瘤切除术(ICD-9-CM-3:03.4 01 伴 00.9401)。

2. 当患者合并其他疾病,但住院期间不需特殊处理,也不影响第一诊断的临床路径实施时,可以进入路径。

(六)术前准备 1～3 天

1. 术前评估 术前 24 小时内完成病情评估、必要的检查,做出术前小结、术前讨论。

(1)必需的检查项目:血常规(含 CRP＋IL-6)、尿常规、粪常规、血型、凝血四项、普通生化、血清术前八项、红细胞沉降率、胸部正位 X 线片、心电图检查(多导)、脊柱正、侧位 X 线片(单/双)。

(2)根据患者病情可选择:脊髓 MRI;脊柱 CT 扫描;脊柱 X 线片(术前定位)查心、肺功能并评估;有相关疾病者必要时请相关科室会诊。

(3)营养评估:根据《解放军总医院新入院患者营养风险筛查表(NRS)》为新入院患者进行营养评估,评分≥3 分患者给予处置,必要时申请营养科医师会诊。

(4)心理评估:根据新入院患者情况申请心理科医师会诊。

(5)疼痛评估:根据《视觉模拟评分法(VAS)》实施疼痛评估,评分＞7 分患者给予处置,必要时请疼痛科医师会诊。

(6)康复评估:根据《入院患者康复筛查和评估表》在患者入院后 24 小时内进行康复筛查和评估。任何一项结果为"是",则申请康复科医师会诊。

(7)深静脉血栓栓塞症风险评估:根据专科《深静脉血栓栓塞症评估量表》在患者入院后 24 小时内进行风险筛查和评估,风险结果为"高危"的,则申请血管外科或介入导管室医师会诊。

2. 术前准备

(1)术前谈话:术者应在术前 1 天与患者及其家属谈话,告知手术方案、相关风险、用血计划、术后转归、置入材料、手术费用和患者及其家属权益,并履行书面知情同意手续。告知高值耗材的使用及费用。

(2)术前抗血小板药物负荷应用。

(3)通知手术室准备手术间、手术药品、手术物品及特殊耗材。

(4)护士做心理护理,交代注意事项:防压疮、防跌倒、指导患者戒烟等,并进行术前宣教。

(5)手术部位标识:术者、一助或经治医师在术前 1 天应对手术部位做体表标识,急诊手术由接诊医师或会诊外科医师标记,标记过程应有责任护士、患者及其家属共同参与,并记入手术安排表。

(6)术前 1 天麻醉医师访视:制订麻醉计划、完成评估、确定麻醉方式,并记入《麻醉术前访视记录》,告知患者及其家属麻醉适应证、麻醉目的、风险、可能出现的情况及其处理原则、替代方案等,签署《麻醉知情同意书》并归入病历。

(七)预防性抗生素选择与使用时机

1. 按照《抗菌药物临床应用指导原则(2015 年)》(卫医发[2015]43 号)选择用药。

2. 预防性用抗生素,时间为术前 30 分钟。术后预防性使用 2 天。

（八）手术日为入院第 2—4 天

1. 手术安全核对　患者入手术间后由手术医师、麻醉医师、巡回护士和患者本人共同核对患者身份、手术部位与标识、手术方式。手术医师、麻醉医师、巡回护士三方按《手术安全核对表》逐项核对，共同签名。

2. 麻醉方式　全身麻醉。

3. 术中用药　激素、抗生素、麻醉常规用药等。

4. 手术方式　后正中入路椎板切开，硬膜切开，脊髓切开，髓内肿瘤切除术，缝合硬脊膜，椎管重建。

5. 置入物　钛板、钛钉等固定材料，人工硬膜、生物膜等修补材料，EC 耳脑胶、流体明胶等硬膜封堵材料。

6. 手术器械　根据病变情况选择手术器械。

7. 术后患者返回病房　给予一级护理，被动活动肢体。

8. 输血　视手术出血情况决定。

9. 其他　经治医师或手术医师应即刻完成术后首次病程记录，观察术后患者病情变化。

（九）术后住院恢复 10～14 天

1. 必需的复查项目　血常规、普通生化、CRP、红细胞沉降率、X 线检查、CT、MRI。

2. 术后用药　止血、抗生素、镇痛、营养神经药物等，通便、镇咳等对症治疗。

3. 术后换药　术后第 1 天及出院当日给予清洁换药；其他时间根据手术切口渗出情况给予清洁换药。必要时行腰椎穿刺置管术，行腰大池引流。

4. 术后护理　观察患者患肢感觉运动状况、切口敷料有无渗出、患肢疼痛情况并在异常时立即通知医师处理，指导患者术后体位摆放及功能锻炼，如抬高患肢、股四头肌静止收缩及距小腿关节运动、膝关节屈伸运动，指导患者正确使用抗血栓压力带、使用助行器下床训练、防跌倒护理等。

（十）出院标准

1. 患者一般状态良好，饮食恢复。

2. 体温正常，各项检验无明显异常，切口愈合良好。

3. 术后临床症状改善。

（十一）变异及原因分析

1. 术后继发手术部位椎管内血肿、感染、脑脊液漏等并发症，严重者需要二次手术或腰大池置管引流，导致住院时间延长、费用增加。

2. 术后临床症状改善不明显、加重甚至截瘫等或出现其他脏器或系统并发症，导致住院时间延长。

二、颈 4 以下椎管内髓内肿瘤行后正中入路髓内肿瘤切除术临床路径表单

适用对象	第一诊断为颈 4 以下的椎管内脊髓恶性肿瘤（ICD-10：C72.001） 拟行后正中入路椎管内髓内肿瘤切除术（ICD-9-CM-3：03.4 01 伴 00.9401）的患者

（续　表）

患者基本信息	姓名：____　性别：____　年龄：__　门诊号：____ 住院号：_____　过敏史：_____ 住院日期：__年__月__日　出院日期：__年__月__日	标准住院天数：14～18 天

时间		术前阶段 （住院第 1－3 天）	手术当日 （住院第 2－4 天）	术后至出院当日 （住院第 5－18 天）
主要诊疗工作	制度落实	□ 入院 2 小时内经治医师或值班医师完成接诊 □ 入院 24 小时内主管医师完成检诊 □ 专科医师会诊（必要时） □ 完成术前准备 □ 组织术前讨论 □ 手术部位标识	□ 三级医师查房 □ 手术安全核查	□ 手术医师查房
	病情评估	□ 经治医师询问病史与体格检查 □ 完成神经功能评分 □ 营养评估 □ 心理评估 □ 疼痛评估 □ 康复评估 □ 深静脉血栓栓塞症风险评估		□ 上级医师进行治疗效果、预后和出院评估 □ 出院宣教
	病历书写	□ 入院 8 小时内完成首次病程记录 □ 入院 24 小时内完成入院记录 □ 完成主管医师查房记录 □ 完成术前讨论、术前小结	□ 术者或一助术后 24 小时内完成手术记录（术者签名） □ 术后即刻完成术后首次病程记录	□ 出院当天病程记录（由上级医师指示出院） □ 出院后 24 小时内完成出院记录 □ 出院后 24 小时内完成病案首页
	知情同意	□ 患者或其家属在入院记录单上签名 □ 术前谈话，告知患者及其家属病情和围术期注意事项并签署手术知情同意书、授权委托书（患者本人不能签名时）、自费用品协议书（必要时）、军人目录外耗材审批单（必要时）	□ 告知患者及其家属手术情况和术后注意事项	□ 告知患者及其家属出院后注意事项（指导出院后功能锻炼，复诊的时间、地点，发生紧急情况时的处理等）
	手术治疗	□ 预约手术	□ 实施手术（手术安全核查记录、手术清点记录）	

（续　表）

	其他	□ 及时通知上级医师检诊 □ 经治医师检查整理病历资料	□ 术后病情交接 □ 检查有切口渗液 □ 观察手术切口及周围情况	□ 通知出院 □ 开具出院介绍信 □ 开具诊断证明书 □ 出院带药 □ 预约门诊复诊时间
长期医嘱	护理医嘱	□ 按神经外科护理常规 □ 二级护理	□ 按神经术后护理常规 □ 二级护理	
	处置医嘱	□ 静脉抽血	□ 抬高患肢 □ 使用抗血栓弹力带 □ 观察患肢感觉及血液循环	
	膳食医嘱	□ 普食 □ 糖尿病饮食 □ 低盐、低脂饮食 □ 低盐、低脂、糖尿病饮食		
	药物医嘱	□ 自带药（必要时）	□ 镇痛药	
重点医嘱	检查检验	□ 血常规（含 CRP＋IL-6） □ 尿常规 □ 粪常规 □ 血型 □ 凝血四项 □ 普通生化 □ 血清术前八项 □ 红细胞沉降率 □ 胸部正位 X 线片 □ 心电图检查（多导） □ 脊柱正、侧位 X 线片（单/双） □ MRI（必要时）		
	临时医嘱 药物医嘱		□ 0.9% 氯化钠溶液 9000ml（术中冲洗手术野用） □ 盐酸肾上腺素注射液 3mg	
	手术医嘱		□ 常规明日在全身麻醉下行后正中入路髓内肿瘤切除术	
	处置医嘱	□ 静脉抽血	□ 备皮（＞30cm²） □ 大换药（必要时） □ 腰椎穿刺置管引流（必要时）	□ 大换药 □ 出院

（续　表）

主要护理工作	健康宣教	□ 入院宣教（住院环境、规章制度） □ 进行护理安全指导 □ 按护理等级进行护理、活动范围指导 □ 进行饮食指导 □ 进行关于疾病知识的宣教 □ 检查、检验项目的目的和意义	□ 术前宣教 □ 术后心理疏导 □ 指导术后康复训练 □ 指导术后注意事项	□ 出院宣教（康复训练方法、用药指导、换药时间及注意事项、复查时间等）
	护理处置	□ 患者身份核对 □ 佩戴腕带 □ 建立入院病历，通知医师 □ 入院介绍：介绍责任护士，病区环境、设施、规章制度、基础护理服务项目 □ 询问病史，填写护理记录单首页 □ 观察病情 □ 测量基本生命体征 □ 抽血、留取标本 □ 心理与生活护理 □ 根据评估结果采取相应护理措施 □ 通知检查项目及注意事项 □ 术前患者准备（术前沐浴、更衣、备皮） □ 检查术前物品准备 □ 指导患者准备术后所需用品，贵重物品交由其家属保管 □ 指导患者进行肠道准备并检查准备效果 □ 告知患者入手术室前取下活动义齿 □ 备血、皮试	□ 晨起测量生命体征并记录 □ 确认无上呼吸道感染症状，确认无月经来潮 □ 与手术室护士交接病历、影像资料、术中带药等 □ 术前补液（必要时） □ 嘱患者入手术室前膀胱排空 □ 术后测量生命体征 □ 术后心电监护 □ 各类管道护理 □ 记录出、入量 □ 术后心理与生活护理 □ 遵医嘱用药 □ 根据评估结果采取相应护理措施 □ 完成护理记录 □ 指导并监督患者治疗与康复训练	□ 按护理等级完成基础护理项目 □ 观察患者情况 □ 核对患者医疗费用 □ 协助患者办理出院手续 □ 指导并监督患者康复训练 □ 整理床单位
	护理评估	□ 一般评估：生命体征、神志、皮肤、药物过敏史等 □ 专科评估：生活自理能力、患肢屈曲、伸直功能，足背动脉搏动、肤温、指（趾）端末梢感觉情况	□ 评估意识情况 □ 评估切口疼痛情况 □ 评估术区皮肤颜色、温度变化、肢体感觉运动情况，并采取相应护理措施	□ 评估感觉、运动、肌力、肌张力情况，有异常时立即报告医师处理 □ 评估跌倒风险 □ 评估压疮风险

（续　表）

		□ 风险评估:评估有无跌倒、坠床、压疮风险 □ 心理评估 □ 营养评估 □ 疼痛评估 □ 康复评估 □ 评估患者心理状态	□ 观察切口敷料有无渗出并报告医师 □ 风险评估:评估有无跌倒、坠床、压疮、导管滑脱、液体外渗的风险	
	专科护理	□ 观察患肢情况 □ 指导功能锻炼 □ 指导俯卧位的注意事项 □ 指导患者戒烟等 □ 指导患者掌握床上排尿、排便(使用便器)方法	□ 术后心理与生活护理 □ 指导功能锻炼 □ 术后心理与生活护理 □ 协助床上翻身	□ 术后心理与生活护理 □ 指导功能锻炼 □ 指导患者下床活动 □ 告知患者出院后注意事项并附书面出院指导 1份
	饮食指导	□ 根据医嘱通知配餐员准备膳食 □ 协助进餐 □ 术前 1 天通知患者 22:00后禁食、禁水	□ 术前 1 天通知患者22:00后禁食、禁水 □ 协助进餐	
	活动体位	□ 根据护理等级指导活动	□ 根据护理等级指导活动	
	洗浴要求	□ 协助患者洗澡,更换病号服 □ 协助患者整顿术前卫生	□ 协助患者晨、晚间护理	
病情变异记录		□ 无　　□ 有,原因: □ 患者　□ 疾病　□ 医疗 □ 护理　□ 保障　□ 管理	□ 无　　□ 有,原因: □ 患者　□ 疾病　□ 医疗 □ 护理　□ 保障　□ 管理	□ 无　　□ 有,原因: □ 患者　□ 疾病　□ 医疗 □ 护理　□ 保障　□ 管理
护士签名		白班　小夜班　大夜班	白班　小夜班　大夜班	白班　小夜班　大夜班
医师签名				

脊髓拴系综合征行后正中入路脊髓拴系松解终丝切断术临床路径

一、脊髓拴系综合征行后正中入路脊髓拴系松解终丝切断术临床路径标准住院流程

（一）适用对象

第一诊断为脊髓拴系综合征（ICD-10：Q06.803），拟行后正中入路脊髓拴系松解终丝切断术（ICD-9-CM-3：03.6 04 伴 00.9401）的患者。

（二）诊断依据

根据《临床诊疗指南·神经外科学分册》（中华医学会编著，人民卫生出版社，2012 年），《临床技术操作规范·神经外科分册》（中华医学会编著，人民军医出版社），《王忠诚神经外科学（彩图版）》（第 2 版，王忠诚，主编．湖北科学技术出版社，2015 年），《神经外科学》（第 3 版，赵继宗，周定标，主编．人民卫生出版社，2014 年），《神经外科学手册》（第 7 版，Thieme，美国，2010 年）。

1. 临床表现

（1）病情通常进展缓慢，多呈进行性加重。

（2）腰骶部皮肤异常：腰骶部皮肤出现小的凹陷、皮肤窦道，局部多毛或皮毛窦，腰部中线部位血管瘤，不对称臀裂等。

（3）疼痛：为成年人 TCS 最常见的症状。特点是后背痛，并向单侧或双侧下肢放射，无皮肤节段分布的特点。范围可包括直肠肛门部、臀中部、会阴区、腰背部和下肢。下肢疼痛常分布广泛，超过单一神经根支配区，也有单侧根性分布。

（4）感觉障碍：主要是鞍区皮肤麻木或感觉减退。患者少有明显的感觉障碍平面。此外，由于神经营养状况不佳，有些患者常合并难以愈合的足部或会阴部溃疡。

（5）运动功能障碍，常表现为单侧或下肢无力和步行困难。运动功能最常受累部位是踝部，而近端肌群一般不受累。

（6）膀胱和直肠功能障碍：膀胱功能障碍，包括遗尿、尿频、尿急、尿失禁和尿潴留，常有频繁尿路感染。严重的可以合并肾功能损害。直肠功能障碍多表现为便秘，少数可有便失禁。

（7）肌肉骨骼畸形：足畸形是最常见的肌肉骨骼畸形，如双足不对称、高弓内翻足、鹰爪趾等。此外，脊柱侧弯和脊柱前凸畸形也较为常见。

2. 辅助检查

（1）腰骶部 MRI：诊断脊髓拴系综合征的首选方法，可了解脊髓圆锥的位置和形态及增粗的终丝；发现椎管内（外）脂肪瘤、脊髓空洞症、脊髓纵裂及其他合并的畸形。

（2）腰骶部 CT：对复杂脊髓拴系综合征，尤其是合并复杂的骨性畸形者，可应用 CT 检查明确骨骼畸形情况。

（3）X 线片：了解有无脊柱裂、脊柱侧弯及椎体分节不全等畸形。

（4）膀胱功能检测：尿流动力学检查可客观反映神经性膀胱尿道功能障碍的类型、性状、病变程度。

（三）治疗方案的选择及依据

根据《临床诊疗指南·神经外科学分册》（中华医学会编著，人民卫生出版社，2012 年），《临床技术操作规范·神经外科分册》（中华医学会编著，人民军医出版社），《王忠诚神经外科学（彩图版）》（第 2 版，王忠诚，主编．湖北科学技术出版社，2015 年），《神经外科学》（第 3 版，赵继宗，周定标，主编．人民卫生出版社，2014 年），《神经外科学手册》（第 7 版，Thieme，美国，2010 年）。

1. 明确诊断为单纯型脊髓拴系综合征，出现神经系统症状或病情进展者须手术治疗，手术后正中入路终丝切断术。

2. 对于手术风险较大者（高龄、妊娠期、合并较严重内科疾病），需向患者或其家属详细交代病情。

3. 除外合并有脊髓脊膜膨出、脂肪瘤、脊髓纵裂畸形等复杂类型的脊髓拴系综合征。

（四）标准住院天数

14～18 天。

（五）进入路径标准

1. 第一诊断必须符合脊髓拴系综合征（ICD-10：Q06.803），拟行后正中入路脊髓拴系松解终丝切断术（ICD-9-CM-3：03.6 04 伴 00.9401）。

2. 当患者同时患有其他疾病诊断时，但在住院期间不需要特殊处理，也不影响第一诊断的临床路径流程实施时，可以进入路径。

（六）术前准备（术前评估）1～3 天

1. 术前评估　术前 24 小时内完成病情评估、必要的检查，做出术前小结、术前讨论。

（1）必需的检查项目：血常规（含 CRP＋IL-6）、尿常规、粪常规、血型、凝血四项、普通生化、血清术前八项、红细胞沉降率、胸部正位 X 线片、心电图检查（多导）、脊柱正、侧位 X 线片（单/双）。

（2）根据患者病情可选择：脊髓 MRI；脊柱 CT 扫描；脊柱 X 线片（术前定位）查心、肺功能并评估；有相关疾病者必要时请相关科室会诊。

（3）营养评估：根据《解放军总医院新入院患者营养风险筛查表（NRS）》为新入院患者进行营养评估，评分≥3 分患者给予处置，必要时申请营养科医师会诊。

（4）心理评估：根据新入院患者情况申请心理科医师会诊。

（5）疼痛评估：根据《视觉模拟评分法（VAS）》实施疼痛评估，评分＞7 分患者给予处置，必要时请疼痛科医师会诊。

（6）康复评估：根据《入院患者康复筛查和评估表》在患者入院后 24 小时内进行康复筛查和评估。任何一项结果为"是"，则申请康复科医师会诊。

（7）深静脉血栓栓塞症风险评估：根据专科《深静脉血栓栓塞症评估量表》在患者入院后 24 小时内进行风险筛查和评估，风险结果为"高危"的，则申请血管外科或介入导管室医师会诊。

2. 术前准备

（1）术前谈话：术者应在术前 1 天与患者及其家属谈话，告知手术方案、相关风险、用血计划、术后转归、置入材料、手术费用和患者及其家属权益,并履行书面知情同意手续。告知高值耗材的使用及费用。

(2)术前抗血小板药物负荷应用。

(3)通知手术室准备手术间、手术药品、手术物品及特殊耗材。

(4)护士做心理护理,交代注意事项:防压疮、防跌倒、指导患者戒烟等,并进行术前宣教。

(5)手术部位标识:术者、一助或经治医师在术前1天应对手术部位做体表标识,急诊手术由接诊医师或会诊外科医师标记,标记过程应有责任护士、患者及其家属共同参与,并记入手术安排表。

(6)术前1天麻醉医师访视:制订麻醉计划、完成评估、确定麻醉方式,并记入《麻醉术前访视记录》,告知患者及其家属麻醉适应证、麻醉目的、风险、可能出现的情况及其处理原则、替代方案等,签署《麻醉知情同意书》并归入病历。

(七)预防性抗生素选择与使用时机

1.按照《抗菌药物临床应用指导原则(2015年)》(卫医发[2015]43号)选择用药。

2.预防性用抗生素,时间为术前30分钟。术后预防性使用2天。

(八)手术日为入院第2—4天

1.**手术安全核对** 患者入手术间后由手术医师、麻醉医师、巡回护士和患者本人共同核对患者身份、手术部位与标识、手术方式。手术医师、麻醉医师、巡回护士三方按《手术安全核对表》逐项核对,共同签名。

2.**麻醉方式** 全身麻醉。

3.**术中用药** 激素、抗生素、麻醉常规用药等。

4.**手术方式** 后正中入路椎板切开,硬膜切开,终丝切断,马尾神经松解,硬膜囊重建,椎管重建。

5.**置入物** 钛板、钛钉等固定材料,人工硬膜、生物膜等修补材料,EC耳脑胶、流体明胶等硬膜封堵材料。

6.**手术器械** 根据病变情况选择手术器械。

7.**术后患者返回病房** 给予一级护理,被动活动肢体。

8.**输血** 视手术出血情况决定。

9.**其他** 经治医师或手术医师应即刻完成术后首次病程记录,观察术后患者病情变化。

(九)术后住院恢复10～14天

1.**必需的复查项目** 血常规、普通生化、CRP、红细胞沉降率、X线检查、CT、MRI。

2.**术后用药** 止血、抗生素、镇痛、营养神经药物等,通便、镇咳等对症治疗。

3.**术后换药** 术后第1天及出院当日给予清洁换药;其他时间根据手术切口渗出情况给予清洁换药。

4.**术后护理** 观察患者患肢感觉运动状况、切口敷料有无渗出、患肢疼痛情况并在异常时立即通知医师处理,指导患者术后体位摆放及功能锻炼,如抬高患肢、股四头肌静止收缩及距小腿关节运动、膝关节屈伸运动,指导患者正确使用抗血栓压力带、使用助行器下床训练,防跌倒护理等。

(十)出院标准

1.患者一般状态良好,饮食恢复。

2. 体温正常,各项检验无明显异常,切口愈合良好。

3. 术后临床症状改善。

(十一)变异及原因分析

1. 术后继发手术部位椎管内血肿、感染、脑脊液漏等并发症,严重者需要二次手术,导致住院时间延长、费用增加。

2. 术后临床症状改善不明显、加重,甚至截瘫等或出现其他脏器或系统并发症,导致住院时间延长。

二、脊髓拴系综合征行后正中入路脊髓拴系松解终丝切断术临床路径表单

适用对象	第一诊断为脊髓拴系综合征(ICD-10:Q06.803) 行后正中入路脊髓拴系松解终丝切断术(ICD-9-CM-3:03.6 04 伴 00.9401)的患者	
患者基本信息	姓名:____ 性别:____ 年龄:__ 门诊号:____ 住院号:_____ 过敏史:____ 住院日期:__年__月__日 出院日期:__年__月__日	标准住院天数:14～18 天
时间	术前阶段 (住院第1—3 天)	手术当日 (住院第2—4 天)	术后至出院当日 (住院第5—18 天)
主要诊疗工作 · 制度落实	□ 入院 2 小时内经治医师或值班医师完成接诊 □ 入院 24 小时内主管医师完成检诊 □ 专科医师会诊(必要时) □ 完成术前准备 □ 组织术前讨论 □ 手术部位标识	□ 三级医师查房 □ 手术安全核查	□ 手术医师查房
主要诊疗工作 · 病情评估	□ 经治医师询问病史与体格检查 □ 完成神经功能评分 □ 营养评估 □ 心理评估 □ 疼痛评估 □ 康复评估 □ 深静脉血栓栓塞症风险评估		□ 上级医师进行治疗效果、预后和出院评估 □ 出院宣教
主要诊疗工作 · 病历书写	□ 入院 8 小时内完成首次病程记录 □ 入院 24 小时内完成入院记录 □ 完成主管医师查房记录 □ 完成术前讨论、术前小结	□ 术者或一助术后 24 小时内完成手术记录(术者签名) □ 术后即刻完成术后首次病程记录	□ 出院当天病程记录(由上级医师指示出院) □ 出院后 24 小时内完成出院记录 □ 出院后 24 小时内完成病案首页

（续　表）

			患者或其家属在入院记录单上签名 □ 术前谈话，告知患者及其家属病情和围术期注意事项并签署手术知情同意书、授权委托书（患者本人不能签名时）、自费用品协议书（必要时）、军人目录外耗材审批单（必要时）	□ 告知患者及其家属手术情况和术后注意事项	□ 告知患者及其家属出院后注意事项（指导出院后功能锻炼，复诊的时间、地点，发生紧急情况时的处理等）
	知情同意				
	手术治疗		□ 预约手术	□ 实施手术（手术安全核查记录、手术清点记录）	
	其他		□ 及时通知上级医师检诊 □ 经治医师检查整理病历资料	□ 术后病情交接 □ 检查有切口渗液 □ 观察手术切口及周围情况	□ 通知出院 □ 开具出院介绍信 □ 开具诊断证明书 □ 出院带药 □ 预约门诊复诊时间
重点医嘱	长期医嘱	护理医嘱	□ 按神经外科护理常规 □ 二级护理	□ 按神经术后护理常规 □ 二级护理	
		处置医嘱	□ 静脉抽血	□ 抬高患肢 □ 使用抗血栓弹力带 □ 观察患肢感觉及血液循环	
		膳食医嘱	□ 普食 □ 糖尿病饮食 □ 低盐、低脂饮食 □ 低盐、低脂、糖尿病饮食		
		药物医嘱	□ 自带药（必要时）	□ 镇痛药	
	临时医嘱	检查检验	□ 血常规（含 CRP＋IL-6） □ 尿常规 □ 粪常规 □ 血型 □ 凝血四项 □ 普通生化 □ 血清术前八项 □ 红细胞沉降率 □ 胸部正位 X 线片 □ 心电图检查（多导） □ 脊柱正、侧位 X 线片（单/双） □ MRI（必要时）		

	药物医嘱		☐ 0.9% 氯化钠溶液 9000ml（术中冲洗手术野用） ☐ 盐酸肾上腺素注射液 3mg	
	手术医嘱		☐ 常规明日在全身麻醉下行脊髓拴系松解终丝切断术	
	处置医嘱	☐ 静脉抽血	☐ 备皮（>30cm²） ☐ 大换药（必要时） ☐ 腰椎穿刺置管引流（必要时）	☐ 大换药 ☐ 出院
主要护理工作	健康宣教	☐ 入院宣教（住院环境、规章制度） ☐ 进行护理安全指导 ☐ 按护理等级进行护理、活动范围指导 ☐ 进行饮食指导 ☐ 进行关于疾病知识的宣教 ☐ 检查、检验项目的目的和意义	☐ 术前宣教 ☐ 术后心理疏导 ☐ 指导术后康复训练 ☐ 指导术后注意事项	☐ 出院宣教（康复训练方法、用药指导、换药时间及注意事项、复查时间等）
	护理处置	☐ 患者身份核对 ☐ 佩戴腕带 ☐ 建立入院病历，通知医师 ☐ 入院介绍：介绍责任护士、病区环境、设施、规章制度、基础护理服务项目 ☐ 询问病史，填写护理记录单首页 ☐ 观察病情 ☐ 测量基本生命体征 ☐ 抽血、留取标本 ☐ 心理与生活护理 ☐ 根据评估结果采取相应护理措施 ☐ 通知检查项目及注意事项 ☐ 术前患者准备（术前沐浴、更衣、备皮） ☐ 检查术前物品准备 ☐ 指导患者准备术后所需用品，贵重物品交由其家属保管	☐ 晨起测量生命体征并记录 ☐ 确认无上呼吸道感染症状，确认无月经来潮 ☐ 与手术室护士交接病历、影像资料、术中带药等 ☐ 术前补液（必要时） ☐ 嘱患者入手术室前膀胱排空 ☐ 术后测量生命体征 ☐ 术后心电监护 ☐ 各类管道护理 ☐ 记录出入量 ☐ 术后心理与生活护理 ☐ 遵医嘱用药 ☐ 根据评估结果采取相应护理措施 ☐ 完成护理记录 ☐ 指导并监督患者治疗与康复训练	☐ 按护理等级完成基础护理项目 ☐ 观察患者情况 ☐ 核对患者医疗费用 ☐ 协助患者办理出院手续 ☐ 指导并监督患者康复训练 ☐ 整理床单位

(续　表)

	□ 指导患者进行肠道准备并检查准备效果 □ 告知患者入手术室前取下活动义齿 □ 测量基本生命体征 □ 备血、皮试	□ 遵医嘱用药 □ 根据评估结果采取相应护理措施 □ 完成护理记录		
护理评估	□ 一般评估:生命体征、神志、皮肤、药物过敏史等 □ 专科评估:生活自理能力、患肢屈曲、伸直功能,足背动脉搏动、肤温、指(趾)端末梢感觉情况 □ 风险评估:评估有无跌倒、坠床、压疮风险 □ 心理评估 □ 营养评估 □ 疼痛评估 □ 康复评估 □ 评估患者心理状态	□ 评估意识情况 □ 评估切口疼痛情况 □ 评估术区皮肤颜色、温度变化、肢体感觉运动情况,并采取相应护理措施 □ 观察切口敷料有无渗出并报告医师 □ 风险评估:评估有无跌倒、坠床、压疮、导管滑脱、液体外渗的风险	□ 评估感觉、运动、肌力、肌张力情况,有异常时立即报告医师处理 □ 评估跌倒风险 □ 评估压疮风险	
专科护理	□ 观察患肢情况 □ 指导功能锻炼 □ 指导俯卧位的注意事项 □ 指导患者戒烟等 □ 指导患者掌握床上排尿、排便(使用便器)方法	□ 术后心理与生活护理 □ 指导功能锻炼 □ 术后心理与生活护理 □ 协助床上翻身	□ 术后心理与生活护理 □ 指导功能锻炼 □ 指导患者下床活动 □ 告知患者出院后注意事项并附书面出院指导1份	
饮食指导	□ 根据医嘱通知配餐员准备膳食 □ 协助进餐 □ 术前1天通知患者22:00后禁食、禁水	□ 术前1天通知患者22:00后禁食、禁水 □ 协助进餐		
活动体位	□ 根据护理等级指导活动	□ 根据护理等级指导活动		
洗浴要求	□ 协助患者洗澡,更换病号服 □ 协助患者整理术前卫生 □ 告知患者切口处保护方法	□ 协助患者晨、晚间护理		
病情变异记录	□ 无　　□ 有,原因: □ 患者　□ 疾病　□ 医疗 □ 护理　□ 保障　□ 管理	□ 无　　□ 有,原因: □ 患者　□ 疾病　□ 医疗 □ 护理　□ 保障　□ 管理	□ 无　　□ 有,原因: □ 患者　□ 疾病　□ 医疗 □ 护理　□ 保障　□ 管理	

护士签名	白班	小夜班	大夜班	白班	小夜班	大夜班	白班	小夜班	大夜班
医师签名									

椎管内脊髓表皮样囊肿行后正中入路脊髓表皮样囊肿切除术临床路径

一、椎管内脊髓表皮样囊肿行后正中入路脊髓表皮样囊肿切除术临床路径标准住院流程

(一)适用对象

第一诊断为椎管内脊髓表皮样囊肿(ICD-10:D33.401,M90840/0),拟行后正中入路脊髓表皮样囊肿切除术(ICD-9-CM-3:03.4 02 伴 00.9401)的患者。

(二)诊断依据

根据《临床诊疗指南·神经外科学分册》(中华医学会编著,人民卫生出版社,2012 年),《临床技术操作规范·神经外科分册》(中华医学会编著,人民军医出版社),《王忠诚神经外科学(彩图版)》(第 2 版,王忠诚,主编.湖北科学技术出版社,2015 年),《神经外科学》(第 3 版,赵继宗,周定标,主编.人民卫生出版社,2014 年),《神经外科学手册》(第 7 版,Thieme,美国,2010 年)。

1. 临床表现

(1)腰骶部皮肤异常:腰骶部皮肤出现小的凹陷、皮肤窦道,局部多毛或皮毛窦,腰部中线部位血管瘤,不对称臀裂等。

(2)感觉障碍:主要是一侧或双侧下肢及鞍区皮肤麻木或感觉减退。

(3)运动功能障碍,常表现为单侧或下肢无力和步行困难。

(4)膀胱和直肠功能障碍:膀胱功能障碍包括遗尿、尿频、尿急、尿失禁和尿潴留,常有频繁尿路感染。严重的可以合并肾功能损害。直肠功能障碍多表现为便秘,少数可有便失禁。

(5)其他:可有腰部或下肢疼痛,下肢及足骨骼畸形。

2. 辅助检查

(1)腰骶部 MRI:诊断椎管内脊髓表皮样囊肿的首选方法,可了解肿瘤的位置和大小,必要时行增强扫描。

(2)腰骶部 CT:可应用 CT 检查明确骨骼畸形情况。

(3)X 线片:了解有无脊柱裂,脊柱侧弯及椎体分节不全等畸形。

(三)治疗方案的选择及依据

根据《临床诊疗指南·神经外科学分册》(中华医学会编著,人民卫生出版社,2012 年),《临床技术操作规范·神经外科分册》(中华医学会编著,人民军医出版社),《王忠诚神经外科学(彩图版)》(第 2 版,王忠诚,主编.湖北科学技术出版社,2015 年),《神经外科学》(第 3 版,赵继宗,周定标,主编.人民卫生出版社,2014 年),《神经外科学手册》(第 7 版,Thieme,美国,

2010 年）。

1. 明确诊断为椎管内脊髓表皮样囊肿，出现神经系统症状或病情进展者须手术治疗，手术后正中入路囊肿切除术。

2. 对于手术风险较大者（高龄、妊娠期、合并较严重内科疾病），需向患者或其家属详细交代病情。

（四）标准住院天数

14～18 天。

（五）进入路径标准

1. 第一诊断必须符合椎管内脊髓表皮样囊肿（ICD-10:D33.401,M90840/0），拟行后正中入路脊髓表皮样囊肿切除术（ICD-9-CM-3:03.4 02 伴 00.9401）。

2. 当患者同时患有其他疾病诊断时，但在住院期间不需要特殊处理，也不影响第一诊断的临床路径流程实施时，可以进入路径。

（六）术前准备（术前评估）1～3 天

1. 术前评估　术前 24 小时内完成病情评估、必要的检查，做出术前小结、术前讨论。

（1）必需的检查项目：血常规（含 CRP＋IL-6）、尿常规、粪常规、血型、凝血四项、普通生化、血清术前八项、红细胞沉降率、胸部正位 X 线片、心电图检查（多导）、脊柱正、侧位 X 线片（单/双）。

（2）根据患者病情可选择：脊髓 MRI；脊柱 CT 扫描；脊柱 X 线片（术前定位）查心、肺功能并评估；有相关疾病者必要时请相关科室会诊。

（3）营养评估：根据《解放军总医院新入院患者营养风险筛查表（NRS）》为新入院患者进行营养评估，评分≥3 分患者给予处置，必要时申请营养科医师会诊。

（4）心理评估：根据新入院患者情况申请心理科医师会诊。

（5）疼痛评估：根据《视觉模拟评分法（VAS）》实施疼痛评估，评分＞7 分患者给予处置，必要时请疼痛科医师会诊。

（6）康复评估：根据《入院患者康复筛查和评估表》在患者入院后 24 小时内进行康复筛查和评估。任何一项结果为"是"，则申请康复科医师会诊。

（7）深静脉血栓栓塞症风险评估：根据专科《深静脉血栓栓塞症评估量表》在患者入院后 24 小时内进行风险筛查和评估，风险结果为"高危"的，申请血管外科或介入导管室医师会诊。

2. 术前准备

（1）术前谈话：术者应在术前 1 天与患者及其家属谈话，告知手术方案、相关风险、用血计划、术后转归、置入材料、手术费用和患者及其家属权益，并履行书面知情同意手续。告知高值耗材的使用及费用。

（2）通知手术室准备手术间、手术药品、手术物品及特殊耗材。

（3）护士做心理护理，交代注意事项：防压疮、防跌倒、指导患者戒烟等，并进行术前宣教。

（4）手术部位标识：术者、一助或经治医师在术前 1 天应对手术部位做体表标识，急诊手术由接诊医师或会诊外科医师标记，标记过程应有责任护士、患者及其家属共同参与，并记入手术安排表。

（5）术前 1 天麻醉医师访视：制订麻醉计划、完成评估、确定麻醉方式，并记入《麻醉术前访视记录》，告知患者及其家属麻醉适应证、麻醉目的、风险、可能出现的情况及其处理原则、替代方案等,签署《麻醉知情同意书》并归入病历。

(七)预防性抗生素选择与使用时机

1. 按照《抗菌药物临床应用指导原则(2015年)》(卫医发〔2015〕43号)选择用药。

2. 预防性用抗生素,时间为术前30分钟。术后预防性使用2天。

(八)手术日为入院第2—4天

1. 手术安全核对 患者入手术间后由手术医师、麻醉医师、巡回护士和患者本人共同核对患者身份、手术部位与标识、手术方式。手术医师、麻醉医师、巡回护士三方按《手术安全核对表》逐项核对,共同签名。

2. 麻醉方式 全身麻醉。

3. 术中用药 激素、抗生素、麻醉常规用药等。

4. 手术方式 后正中入路椎板切开,硬膜切开,脊髓切开,脊髓表皮样囊肿切除术,缝合硬脊膜,椎管重建。

5. 置入物 钛板、钛钉等固定材料,人工硬膜、生物膜等修补材料,EC耳脑胶、流体明胶等硬膜封堵材料。

6. 手术器械 根据病变情况选择手术器械。

7. 术后患者返回病房 给予一级护理,被动活动肢体。

8. 输血 视手术出血情况决定。

9. 其他 经治医师或手术医师应即刻完成术后首次病程记录,观察术后患者病情变化。

(九)术后住院恢复10~14天

1. 必需的复查检查项目 血常规、普通生化、CRP、红细胞沉降率、X线检查、CT、MRI。

2. 术后用药 止血、抗生素、镇痛、营养神经药物等,通便、镇咳等对症治疗。

3. 术后换药 术后第1天及出院当日给予清洁换药;其他时间根据手术切口渗出情况予以清洁换药。必要时行腰椎穿刺置管术,行腰大池引流,合并脊髓拴系患者穿刺需谨慎。

4. 术后护理 观察患者患肢感觉运动状况、切口敷料有无渗出、患肢疼痛情况并在异常时立即通知医师处理,指导患者术后体位摆放及功能锻炼,如抬高患肢、股四头肌静止收缩及距小腿关节运动、膝关节屈伸运动,指导患者正确使用抗血栓压力带、使用助行器下床训练,防跌倒护理等。

(十)出院标准

1. 患者一般状态良好,饮食恢复。

2. 体温正常,各项检验无明显异常,切口愈合良好。

3. 术后临床症状改善。

(十一)变异及原因分析

1. 术后继发手术部位椎管内血肿、感染、脑脊液漏等并发症,严重者需要二次手术或腰大池置管引流,导致住院时间延长、费用增加。

2. 术后临床症状改善不明显、加重,甚至截瘫等或出现其他脏器或系统并发症,导致住院时间延长。

二、椎管内脊髓表皮样囊肿行后正中入路脊髓表皮样囊肿切除术临床路径表单

适用对象	第一诊断为椎管内脊髓表皮样囊肿（ICD-10：D33.401，M90840/0） 拟行后正中入路脊髓表皮样囊肿切除术（ICD-9-CM-3：03.4 02 伴 00.9401）的患者	
患者基本信息	姓名：____ 性别：____ 年龄：__ 门诊号：____ 住院号：_____ 过敏史：_____ 住院日期：__年__月__日 出院日期：__年__月__日	标准住院天数：14～18 天

时间		术前阶段 （住院第 1－3 天）	手术当日 （住院第 2－4 天）	术后至出院当日 （住院第 5－18 天）
主要诊疗工作	制度落实	□ 入院 2 小时内经治医师或值班医师完成接诊 □ 入院 24 小时内主管医师完成检诊 □ 专科医师会诊（必要时） □ 完成术前准备 □ 组织术前讨论 □ 手术部位标识	□ 三级医师查房 □ 手术安全核查	□ 手术医师查房
	病情评估	□ 经治医师询问病史与体格检查 □ 完成神经功能评分 □ 营养评估 □ 心理评估 □ 疼痛评估 □ 康复评估 □ 深静脉血栓栓塞症风险评估		□ 上级医师进行治疗效果、预后和出院评估 □ 出院宣教
	病历书写	□ 入院 8 小时内完成首次病程记录 □ 入院 24 小时内完成入院记录 □ 完成主管医师查房记录 □ 完成术前讨论、术前小结	□ 术者或一助术后 24 小时内完成手术记录（术者签名） □ 术后即刻完成术后首次病程记录	□ 出院当天病程记录（由上级医师指示出院） □ 出院后 24 小时内完成出院记录 □ 出院后 24 小时内完成病案首页
	知情同意	□ 患者或其家属在入院记录单上签名 □ 术前谈话，告知患者及其家属病情和围术期注意事项并签署手术知情同意书、授权委托书（患者本人不能签名时）、自费用品协议书（必要时）、军人目录外耗材审批单（必要时）	□ 告知患者及其家属手术情况和术后注意事项	□ 告知患者及其家属出院后注意事项（指导出院后功能锻炼，复诊的时间、地点，发生紧急情况时的处理等）

（续　表）

手术治疗		□ 预约手术	□ 实施手术（手术安全核查记录、手术清点记录）	
其他		□ 及时通知上级医师检诊 □ 经治医师检查整理病历资料	□ 术后病情交接 □ 检查有切口渗液 □ 观察手术切口及周围情况	□ 通知出院 □ 开具出院介绍信 □ 开具诊断证明书 □ 出院带药 □ 预约门诊复诊时间
长期医嘱	护理医嘱	□ 按神经外科护理常规 □ 二级护理	□ 按神经术后护理常规 □ 二级护理	
	处置医嘱	□ 静脉抽血	□ 抬高患肢 □ 使用抗血栓弹力带 □ 观察患肢感觉及血液循环	
	膳食医嘱	□ 普食 □ 糖尿病饮食 □ 低盐、低脂饮食 □ 低盐、低脂、糖尿病饮食		
	药物医嘱	□ 自带药（必要时）	□ 镇痛药	
重点医嘱	检查检验	□ 血常规（含 CRP＋IL-6） □ 尿常规 □ 粪常规 □ 血型 □ 凝血四项 □ 普通生化 □ 血清术前八项 □ 红细胞沉降率 □ 胸部正位 X 线片 □ 心电图检查（多导） □ 脊柱正、侧位 X 线片（单/双） □ MRI（必要时）		
	临时医嘱 药物医嘱		□ 0.9％ 氯化钠溶液 9000ml（术中冲洗手术野用） □ 盐酸肾上腺素注射液 3mg	
	手术医嘱		□ 常规明日在全身麻醉下行脊髓表皮样囊肿切除＋椎管重建术	
	处置医嘱	□ 静脉抽血	□ 备皮（＞30cm²） □ 大换药（必要时） □ 腰椎穿刺置管引流（必要时）	□ 大换药 □ 出院

（续　表）

主要护理工作	健康宣教	□ 入院宣教（住院环境、规章制度） □ 进行护理安全指导 □ 按护理等级进行护理、活动范围指导 □ 进行饮食指导 □ 进行关于疾病知识的宣教 □ 检查、检验项目的目的和意义	□ 术前宣教 □ 术后心理疏导 □ 指导术后康复训练 □ 指导术后注意事项	□ 出院宣教（康复训练方法、用药指导、换药时间及注意事项、复查时间等）
	护理处置	□ 患者身份核对 □ 佩戴腕带 □ 建立入院病历，通知医师 □ 入院介绍：介绍责任护士、病区环境、设施、规章制度、基础护理服务项目 □ 询问病史，填写护理记录单首页 □ 观察病情 □ 测量基本生命体征 □ 抽血、留取标本 □ 心理与生活护理 □ 根据评估结果采取相应护理措施 □ 通知检查项目及注意事项 □ 术前患者准备（术前沐浴、更衣、备皮） □ 检查术前物品准备 □ 指导患者准备术后所需用品，贵重物品交由其家属保管 □ 指导患者进行肠道准备并检查准备效果 □ 告知患者入手术室前取下活动义齿 □ 备血、皮试	□ 晨起测量生命体征并记录 □ 确认无上呼吸道感染症状，确认无月经来潮 □ 与手术室护士交接病历、影像资料、术中带药等 □ 术前补液（必要时） □ 嘱患者入手术室前膀胱排空 □ 术后测量生命体征 □ 术后心电监护 □ 各类管道护理 □ 记录出入量 □ 术后心理与生活护理 □ 遵医嘱用药 □ 根据评估结果采取相应护理措施 □ 完成护理记录 □ 指导并监督患者治疗与康复训练	□ 按护理等级完成基础护理项目 □ 观察患者情况 □ 核对患者医疗费用 □ 协助患者办理出院手续 □ 指导并监督患者康复训练 □ 整理床单位
	护理评估	□ 一般评估：生命体征、神志、皮肤、药物过敏史等 □ 专科评估：生活自理能力、患肢屈曲伸直功能，足背动脉搏动、肤温、指（趾）端末梢感觉情况	□ 评估意识情况 □ 评估切口疼痛情况 □ 评估术区皮肤颜色、温度变化、肢体感觉运动情况，并采取相应护理措施	□ 评估感觉、运动、肌力、肌张力情况，有异常时立即报告医师处理 □ 评估跌倒风险 □ 评估压疮风险

		□ 风险评估:评估有无跌倒、坠床、压疮风险 □ 心理评估 □ 营养评估 □ 疼痛评估 □ 康复评估 □ 评估患者心理状态	□ 观察切口敷料有无渗出并报告医师 □ 风险评估:评估有无跌倒、坠床、压疮、导管滑脱、液体外渗的风险	
专科护理		□ 观察患肢情况 □ 指导功能锻炼 □ 指导俯卧位的注意事项 □ 指导患者戒烟等 □ 指导患者掌握床上排尿、排便(使用便器)方法	□ 术后心理与生活护理 □ 指导功能锻炼 □ 术后心理与生活护理 □ 协助床上翻身	□ 术后心理与生活护理 □ 指导功能锻炼 □ 指导患者下床活动 □ 告知患者出院后注意事项并附书面出院指导1份
饮食指导		□ 根据医嘱通知配餐员准备膳食 □ 协助进餐 □ 术前1天通知患者22:00后禁食、禁水	□ 术前1天通知患者22:00后禁食、禁水 □ 协助进餐	
活动体位		□ 根据护理等级指导活动	□ 根据护理等级指导活动	
洗浴要求		□ 协助患者洗澡,更换病号服 □ 协助患者整理术前卫生	□ 协助患者晨、晚间护理	
病情变异记录		□ 无　　□ 有,原因: □ 患者　□ 疾病　□ 医疗 □ 护理　□ 保障　□ 管理	□ 无　　□ 有,原因: □ 患者　□ 疾病　□ 医疗 □ 护理　□ 保障　□ 管理	□ 无　　□ 有,原因: □ 患者　□ 疾病　□ 医疗 □ 护理　□ 保障　□ 管理
护士签名	白班	小夜班	大夜班	白班	小夜班	大夜班	白班	小夜班	大夜班
医师签名									

椎管内脊髓脂肪瘤行后正中入路脊髓脂肪瘤切除术临床路径

一、椎管内脊髓脂肪瘤行后正中入路脊髓脂肪瘤切除术临床路径标准住院流程

(一)适用对象

第一诊断为椎管内脊髓脂肪瘤(ICD-10:D17.703,M88500/0),拟行后正中入路脊髓脂肪瘤切除术(ICD-9-CM-3:03.4 01 伴 00.9401)的患者。

(二)诊断依据

根据《临床诊疗指南·神经外科学分册》(中华医学会编著,人民卫生出版社,2012 年),《临床技术操作规范·神经外科分册》(中华医学会编著,人民军医出版社),《王忠诚神经外科学(彩图版)》(第 2 版,王忠诚,主编.湖北科学技术出版社,2015 年),《神经外科学》(第 3 版,赵继宗,周定标,主编.人民卫生出版社,2014 年),《神经外科学手册》(第 7 版,Thieme,美国,2010 年)。

1. 临床表现

(1)腰骶部皮肤异常:腰骶部皮肤出现小的凹陷、皮肤窦道,局部多毛或皮毛窦,腰部中线部位血管瘤,不对称臀裂等。

(2)感觉障碍:主要是一侧或双侧下肢及鞍区皮肤麻木或感觉减退。

(3)运动功能障碍,常表现为单侧或下肢无力和步行困难。

(4)膀胱和直肠功能障碍:膀胱功能障碍包括遗尿、尿频、尿急、尿失禁和尿潴留,常有频繁尿路感染。严重的可以合并肾功能损害。直肠功能障碍多表现为便秘,少数可有大便失禁。

(5)其他:可有腰部或下肢疼痛,下肢及足骨骼畸形。

2. 辅助检查

(1)腰骶部 MRI:诊断椎管内椎管内脊髓脂肪瘤的首选方法,可了解肿瘤的位置和大小,必要时行增强扫描。

(2)腰骶部 CT:可应用 CT 检查明确骨骼畸形情况。

(3)X 线片:了解有无脊柱裂,脊柱侧弯及椎体分节不全等畸形。

(三)治疗方案的选择及依据

根据《临床诊疗指南·神经外科学分册》(中华医学会编著,人民卫生出版社,2012 年),《临床技术操作规范·神经外科分册》(中华医学会编著,人民军医出版社),《王忠诚神经外科学(彩图版)》(第 2 版,王忠诚,主编.湖北科学技术出版社,2015 年),《神经外科学》(第 3 版,赵继宗,周定标,主编.人民卫生出版社,2014 年),《神经外科学手册》(第 7 版,Thieme,美国,

2010 年)。

1. 明确诊断为椎管内脊髓脂肪瘤,出现神经系统症状或病情进展者需手术治疗,手术后正中入路脊髓脂肪瘤切除术。

2. 对于手术风险较大者(高龄、妊娠期、合并较严重内科疾病),需要向患者或其家属详细交代病情。

(四)标准住院天数

14~18 天。

(五)进入路径标准

1. 第一诊断必须符合椎管内脊髓脂肪瘤(ICD-10:D17.703,M88500/0),拟行后正中入路脊髓脂肪瘤切除术(ICD-9-CM-3:03.4 01 伴 00.9401)。

2. 当患者同时患有其他疾病诊断时,但在住院期间不需要特殊处理,也不影响第一诊断的临床路径流程实施时,可以进入路径。

(六)术前准备(术前评估)1~3 天

1. 术前评估　术前 24 小时内完成病情评估、必要的检查,做出术前小结、术前讨论。

(1)必需的检查项目:血常规(含 CRP＋IL-6)、尿常规、粪常规、血型、凝血四项、普通生化、血清术前八项、红细胞沉降率、胸部正位 X 线片、心电图检查(多导)、脊柱正、侧位 X 线片(单/双)。

(2)根据患者病情可选择:脊髓 MRI,脊柱 CT 扫描,脊柱 X 线片(术前定位),查心、肺功能并评估;有相关疾病者必要时请相关科室会诊。

(3)营养评估:根据《解放军总医院新入院患者营养风险筛查表(NRS)》为新入院患者进行营养评估,评分≥3 分患者给予处置,必要时申请营养科医师会诊。

(4)心理评估:根据新入院患者情况申请心理科医师会诊。

(5)疼痛评估:根据《视觉模拟评分法(VAS)》实施疼痛评估,评分＞7 分患者给予处置,必要时请疼痛科医师会诊。

(6)康复评估:根据《入院患者康复筛查和评估表》在患者入院后 24 小时内进行康复筛查和评估。任何一项结果为"是",则申请康复科医师会诊。

(7)深静脉血栓栓塞症风险评估:根据专科《深静脉血栓栓塞症评估量表》在患者入院后 24 小时内进行风险筛查和评估,风险结果为"高危"的,则申请血管外科或介入导管室医师会诊。

2. 术前准备

(1)术前谈话:术者应在术前 1 天与患者及其家属谈话,告知手术方案、相关风险、用血计划、术后转归、置入材料、手术费用和患者及其家属权益,并履行书面知情同意手续。告知高值耗材的使用及费用。

(2)通知手术室准备手术间、手术药品、手术物品及特殊耗材。

(3)护士做心理护理,交代注意事项:防压疮、防跌倒、指导患者戒烟等,并进行术前宣教。

(4)手术部位标识:术者、一助或经治医师在术前 1 天应对手术部位做体表标识,急诊手术由接诊医师或会诊外科医师标记,标记过程应有责任护士、患者及其家属共同参与,并记入手术安排表。

(5)术前 1 天麻醉医师访视:制订麻醉计划、完成评估、确定麻醉方式,并记入《麻醉术前访视记录》,告知患者及其家属麻醉适应证、麻醉目的、风险、可能出现的情况及其处理原则、替代方案等,签署《麻醉知情同意书》并归入病历。

(七)预防性抗生素选择与使用时机

1.按照《抗菌药物临床应用指导原则(2015年)》(卫医发[2015]43号)选择用药。

2.预防性用抗生素,时间为术前30分钟。术后预防性使用2天。

(八)手术日为入院第2—4天

1.手术安全核对 患者入手术间后由手术医师、麻醉医师、巡回护士和患者本人共同核对患者身份、手术部位与标识、手术方式。手术医师、麻醉医师、巡回护士三方按《手术安全核对表》逐项核对,共同签名。

2.麻醉方式 全身麻醉。

3.术中用药 激素、抗生素、麻醉常规用药等。

4.手术方式 后正中入路椎板切开,硬膜切开,脊髓切开,脊髓脂肪瘤切除术,缝合硬脊膜,椎管重建。

5.置入物 钛板、钛钉等固定材料,人工硬膜、生物膜等修补材料,EC耳脑胶、流体明胶等硬膜封堵材料。

6.手术器械 根据病变情况选择手术器械。

7.术后患者返回病房 给予一级护理,被动活动肢体。

8.输血 视手术出血情况决定。

9.其他 经治医师或手术医师应即刻完成术后首次病程记录,观察术后患者病情变化。

(九)术后住院恢复10～14天

1.必需的复查项目 血常规、普通生化、CRP、红细胞沉降率、X线检查、CT、MRI。

2.术后用药 止血、抗生素、镇痛、营养神经药物等,通便、镇咳等对症治疗。

3.术后换药 术后第1天及出院当日给予清洁换药;其他时间根据手术切口渗出情况给予清洁换药。必要时行腰椎穿刺置管术,行腰大池引流。

4.术后护理 观察患者患肢感觉运动状况、切口敷料有无渗出、患肢疼痛情况并在异常时立即通知医师处理,指导患者术后体位摆放及功能锻炼,如抬高患肢、股四头肌静止收缩及距小腿关节运动、膝关节屈伸运动,指导患者正确使用抗血栓压力带、使用助行器下床训练,防跌倒护理等。

(十)出院标准

1.患者一般状态良好,饮食恢复。

2.体温正常,各项检验无明显异常,切口愈合良好。

3.术后临床症状改善。

(十一)变异及原因分析

1.术后继发手术部位椎管内血肿、感染、脑脊液漏等并发症,严重者需要二次手术或腰大池置管引流,导致住院时间延长、费用增加。

2.术后临床症状改善不明显、加重,甚至截瘫等,出现其他脏器或系统并发症,导致住院时间延长。

二、椎管内脊髓脂肪瘤行后正中入路脊髓脂肪瘤切除术
临床路径表单

适用对象	第一诊断为椎管内脊髓脂肪瘤(ICD-10:D17.703,M88500/0) 拟行后正中入路脊髓脂肪瘤切除术(ICD-9-CM-3:03.4 01 伴 00.9401)的患者		
患者基本信息	姓名:＿＿ 性别:＿＿ 年龄:＿ 门诊号:＿＿ 住院号:＿＿＿ 过敏史:＿＿＿ 住院日期:＿年＿月＿日 出院日期:＿年＿月＿日		标准住院天数:14～18 天
时间	术前阶段 (住院第 1－3 天)	手术当日 (住院第 2－4 天)	术后至出院当日 (住院第 5－18 天)
主要诊疗工作 制度落实	□ 入院 2 小时内经治医师或值班医师完成接诊 □ 入院 24 小时内主管医师完成检诊 □ 专科医师会诊(必要时) □ 完成术前准备 □ 组织术前讨论 □ 手术部位标识	□ 三级医师查房 □ 手术安全核查	□ 手术医师查房
病情评估	□ 经治医师询问病史与体格检查 □ 完成神经功能评分 □ 营养评估 □ 心理评估 □ 疼痛评估 □ 康复评估 □ 深静脉血栓栓塞症风险评估		□ 上级医师进行治疗效果、预后和出院评估 □ 出院宣教
病历书写	□ 入院 8 小时内完成首次病程记录 □ 入院 24 小时内完成入院记录 □ 完成主管医师查房记录 □ 完成术前讨论、术前小结	□ 术者或一助术后 24 小时内完成手术记录(术者签名) □ 术后即刻完成术后首次病程记录	□ 出院当天病程记录(由上级医师指示出院) □ 出院后 24 小时内完成出院记录 □ 出院后 24 小时内完成病案首页
知情同意	□ 患者或其家属在入院记录单上签名 □ 术前谈话,告知患者及其家属病情和围术期注意事项并签署手术知情同意书、授权委托书(患者本人不能签名时)、自费用品协议书(必要时)、军人目录外耗材审批单(必要时)	□ 告知患者及其家属手术情况和术后注意事项	□ 告知患者及其家属出院后注意事项(指导出院后功能锻炼,复诊的时间、地点,发生紧急情况时的处理等)

	手术治疗	□ 预约手术	□ 实施手术（手术安全核查记录、手术清点记录）	
	其他	□ 及时通知上级医师检诊 □ 经治医师检查整理病历资料	□ 术后病情交接 □ 检查有切口渗液 □ 观察手术切口及周围情况	□ 通知出院 □ 开具出院介绍信 □ 开具诊断证明书 □ 出院带药 □ 预约门诊复诊时间
重点医嘱	长期医嘱 护理医嘱	□ 按神经外科护理常规 □ 二级护理	□ 按神经术后护理常规 □ 二级护理	
	处置医嘱	□ 静脉抽血	□ 抬高患肢 □ 使用抗血栓弹力带 □ 观察患肢感觉及血液循环	
	膳食医嘱	□ 普食 □ 糖尿病饮食 □ 低盐、低脂饮食 □ 低盐、低脂、糖尿病饮食		
	药物医嘱	□ 自带药（必要时）	□ 镇痛药	
	临时医嘱 检查检验	□ 血常规（含 CRP＋IL-6） □ 尿常规 □ 粪常规 □ 血型 □ 凝血四项 □ 普通生化 □ 血清术前八项 □ 红细胞沉降率 □ 胸部正位 X 线片 □ 心电图检查（多导） □ 脊柱正、侧位 X 线片（单/双） □ MRI（必要时）		
	药物医嘱		□ 0.9％ 氯化钠溶液 9000ml（术中冲洗手术野用） □ 盐酸肾上腺素注射液 3mg	
	手术医嘱		□ 常规明日在全身麻醉下行脊髓脂肪瘤切除＋椎管重建术	
	处置医嘱	□ 静脉抽血	□ 备皮（＞30cm²） □ 大换药（必要时） □ 腰椎穿刺置管引流（必要时）	□ 大换药 □ 出院

（续　表）

主要护理工作	健康宣教	□ 入院宣教(住院环境、规章制度) □ 进行护理安全指导 □ 按护理等级进行护理、活动范围指导 □ 进行饮食指导 □ 进行关于疾病知识的宣教 □ 检查、检验项目的目的和意义	□ 术前宣教 □ 术后心理疏导 □ 指导术后康复训练 □ 指导术后注意事项	□ 出院宣教(康复训练方法、用药指导、换药时间及注意事项、复查时间等)
	护理处置	□ 患者身份核对 □ 佩戴腕带 □ 建立入院病历,通知医师 □ 入院介绍:介绍责任护士,病区环境、设施、规章制度、基础护理服务项目 □ 询问病史,填写护理记录单首页 □ 观察病情 □ 测量基本生命体征 □ 抽血、留取标本 □ 心理与生活护理 □ 根据评估结果采取相应护理措施 □ 通知检查项目及注意事项 □ 术前患者准备(术前沐浴、更衣、备皮) □ 检查术前物品准备 □ 指导患者准备术后所需用品,贵重物品交由其家属保管 □ 指导患者进行肠道准备并检查准备效果 □ 告知患者入手术室前取下活动义齿 □ 备血、皮试	□ 晨起测量生命体征并记录 □ 确认无上呼吸道感染症状,确认无月经来潮 □ 与手术室护士交接病历、影像资料、术中带药等 □ 术前补液(必要时) □ 嘱患者入手术室前膀胱排空 □ 术后测量生命体征 □ 术后心电监护 □ 各类管道护理 □ 记录出入量 □ 术后心理与生活护理 □ 遵医嘱用药 □ 根据评估结果采取相应护理措施 □ 完成护理记录 □ 指导并监督患者治疗与康复训练	□ 按护理等级完成基础护理项目 □ 观察患者情况 □ 核对患者医疗费用 □ 协助患者办理出院手续 □ 指导并监督患者康复训练 □ 整理床单位
	护理评估	□ 一般评估:生命体征、神志、皮肤、药物过敏史等 □ 专科评估:生活自理能力、患肢屈曲、伸直功能、足背动脉搏动、肤温、指(趾)端末梢感觉情况	□ 评估意识情况 □ 评估切口疼痛情况 □ 评估术区皮肤颜色、温度变化、肢体感觉运动情况,并采取相应护理措施	□ 评估感觉、运动、肌力、肌张力情况,有异常时立即报告医师处理 □ 评估跌倒风险 □ 评估压疮风险

（续　表）

		☐ 风险评估:评估有无跌倒、坠床、压疮风险 ☐ 心理评估 ☐ 营养评估 ☐ 疼痛评估 ☐ 康复评估 ☐ 评估患者心理状态	☐ 观察切口敷料有无渗出并报告医师 ☐ 风险评估:评估有无跌倒、坠床、压疮、导管滑脱、液体外渗的风险	
	专科护理	☐ 观察患肢情况 ☐ 指导功能锻炼 ☐ 指导俯卧位的注意事项 ☐ 指导患者戒烟等 ☐ 指导患者掌握床上排尿、排便(使用便器)方法	☐ 术后心理与生活护理 ☐ 指导功能锻炼 ☐ 术后心理与生活护理 ☐ 协助床上翻身	☐ 术后心理与生活护理 ☐ 指导功能锻炼 ☐ 指导患者下床活动 ☐ 告知患者出院后注意事项并附书面出院指导1份
	饮食指导	☐ 根据医嘱通知配餐员准备膳食 ☐ 协助进餐 ☐ 术前1天通知患者22:00后禁食、禁水	☐ 术前1天通知患者22:00后禁食、禁水 ☐ 协助进餐	
	活动体位	☐ 根据护理等级指导活动	☐ 根据护理等级指导活动	
	洗浴要求	☐ 协助患者洗澡,更换病号服 ☐ 协助患者整理术前卫生	☐ 协助患者晨、晚间护理	
病情变异记录		☐ 无　☐ 有,原因: ☐ 患者　☐ 疾病　☐ 医疗 ☐ 护理　☐ 保障　☐ 管理	☐ 无　☐ 有,原因: ☐ 患者　☐ 疾病　☐ 医疗 ☐ 护理　☐ 保障　☐ 管理	☐ 无　☐ 有,原因: ☐ 患者　☐ 疾病　☐ 医疗 ☐ 护理　☐ 保障　☐ 管理
护士签名		白班　小夜班　大夜班	白班　小夜班　大夜班	白班　小夜班　大夜班
医师签名				

椎管内脊髓畸胎瘤行后正中入路脊髓畸胎瘤
切除术临床路径

一、椎管内脊髓畸胎瘤行后正中入路脊髓畸胎瘤切除术临床路径标准住院流程

(一)适用对象

第一诊断为椎管内脊髓畸胎瘤(ICD-10:D33.401,M90800/0),拟行后正中入路脊髓畸胎瘤切除术(ICD-9-CM-3:03.4 01 伴 00.9401)的患者。

(二)诊断依据

根据《临床诊疗指南·神经外科学分册》(中华医学会编著,人民卫生出版社,2012 年),《临床技术操作规范·神经外科分册》(中华医学会编著,人民军医出版社),《王忠诚神经外科学(彩图版)》(第 2 版,王忠诚,主编.湖北科学技术出版社,2015 年),《神经外科学》(第 3 版,赵继宗,周定标,主编.人民卫生出版社,2014 年),《神经外科学手册》(第 7 版,Thieme,美国,2010 年)。

1. 临床表现

(1)腰骶部皮肤异常:腰骶部皮肤出现小的凹陷、皮肤窦道,局部多毛或皮毛窦,腰部中线部位血管瘤,不对称臀裂等。

(2)感觉障碍:主要是一侧或双侧下肢及鞍区皮肤麻木或感觉减退。

(3)运动功能障碍,常表现为单侧或下肢无力和步行困难。

(4)膀胱和直肠功能障碍:膀胱功能障碍包括遗尿、尿频、尿急、尿失禁和尿潴留,常有频繁尿路感染。严重的可以合并肾功能损害。直肠功能障碍多表现为便秘,少数可有便失禁。

(5)其他:可有腰部或下肢疼痛,下肢及足骨骼畸形。

2. 辅助检查

(1)腰骶部 MRI:诊断椎管内脊髓畸胎瘤的首选方法,可了解肿瘤的位置和大小,必要时行增强扫描。

(2)腰骶部 CT:可应用 CT 检查明确骨骼畸形情况。

(3)X 线片:了解有无脊柱裂,脊柱侧弯及椎体分节不全等畸形。

(三)治疗方案的选择及依据

根据《临床诊疗指南·神经外科学分册》(中华医学会编著,人民卫生出版社,2012 年),《临床技术操作规范·神经外科分册》(中华医学会编著,人民军医出版社),《王忠诚神经外科学(彩图版)》(第 2 版,王忠诚,主编.湖北科学技术出版社,2015 年),《神经外科学》(第 3 版,赵继宗,周定标,主编.人民卫生出版社,2014 年),《神经外科学手册》(第 7 版,Thieme,美国,

2010 年)。

1. 明确诊断为椎管内脊髓畸胎瘤,出现神经系统症状或病情进展者需手术治疗,手术后正中入路肿瘤切除术。

2. 对于手术风险较大者(高龄、妊娠期、合并较严重内科疾病),需向患者或其家属详细交代病情。

(四)标准住院天数

14～18 天。

(五)进入路径标准

1. 第一诊断必须符合椎管内脊髓畸胎瘤(ICD-10:D33.401,M90800/0),拟行后正中入路脊髓畸胎瘤切除术(ICD-9-CM-3:03.4 01 伴 00.9401)。

2. 当患者同时具有其他疾病诊断时,但在住院期间不需要特殊处理,也不影响第一诊断的临床路径流程实施时,可以进入路径。

(六)术前准备(术前评估)1～3 天

1. 术前评估　术前 24 小时内完成病情评估、必要的检查,做出术前小结、术前讨论。

(1)必需的检查项目:血常规(含 CRP＋IL-6)、尿常规、粪常规、血型、凝血四项、普通生化、血清术前八项、红细胞沉降率、胸部正位 X 线片、心电图检查(多导)、脊柱正、侧位 X 线片(单/双)。

(2)根据患者病情可选择:脊髓 MRI;脊柱 CT 扫描;脊柱 X 线片(术前定位)查心、肺功能并评估;有相关疾病者必要时请相关科室医师会诊。

(3)营养评估:根据《解放军总医院新入院患者营养风险筛查表(NRS)》为新入院患者进行营养评估,评分≥3 分患者给予处置,必要时申请营养科医师会诊。

(4)心理评估:根据新入院患者情况申请心理科医师会诊。

(5)疼痛评估:根据《视觉模拟评分法(VAS)》实施疼痛评估,评分＞7 分患者给予处置,必要时请疼痛科医师会诊。

(6)康复评估:根据《入院患者康复筛查和评估表》在患者入院后 24 小时内进行康复筛查和评估。任何一项结果为"是",则申请康复科医师会诊。

(7)深静脉血栓栓塞症风险评估:根据专科《深静脉血栓栓塞症评估量表》在患者入院后 24 小时内进行风险筛查和评估,风险结果为"高危"的,申请血管外科或介入导管室医师会诊。

2. 术前准备

(1)术前谈话:术者应在术前 1 天与患者及其家属谈话,告知手术方案、相关风险、用血计划、术后转归、置入材料、手术费用和患者及其家属权益,并履行书面知情同意手续。告知高值耗材的使用及费用。

(2)通知手术室准备手术间、手术药品、手术物品及特殊耗材。

(3)护士做心理护理,交代注意事项:防压疮、防跌倒、指导患者戒烟等,并进行术前宣教。

(4)手术部位标识:术者、一助或经治医师在术前 1 天应对手术部位做体表标识,急诊手术由接诊医师或会诊外科医师标记,标记过程应有责任护士、患者及其家属共同参与,并记入手术安排表。

(5)术前 1 天麻醉医师访视:制订麻醉计划、完成评估、确定麻醉方式,并记入《麻醉术前访视记录》,告知患者及其家属麻醉适应证、麻醉目的、风险、可能出现的情况及其处理原则、替代方案等,签署《麻醉知情同意书》并归入病历。

(七)预防性抗生素选择与使用时机

1. 按照《抗菌药物临床应用指导原则(2015 年)》(卫医发[2015]43 号)选择用药。

2. 预防性用抗生素,时间为术前 30 分钟。术后预防性使用 2 天。

(八)手术日为入院第 2—4 天

1. 手术安全核对　患者入手术间后由手术医师、麻醉医师、巡回护士和患者本人共同核对患者身份、手术部位与标识、手术方式。手术医师、麻醉医师、巡回护士三方按《手术安全核对表》逐项核对,共同签名。

2. 麻醉方式　全身麻醉。

3. 术中用药　激素、抗生素、麻醉常规用药等。

4. 手术方式　后正中入路椎板切开,硬膜切开,脊髓切开,脊髓畸胎瘤切除术,缝合硬脊膜,椎管重建。

5. 置入物　钛板、钛钉等固定材料,人工硬膜、生物膜等修补材料,EC 耳脑胶、流体明胶等硬膜封堵材料。

6. 手术器械　根据病变情况选择手术器械。

7. 术后患者返回病房　给予一级护理,被动活动肢体。

8. 输血　视手术出血情况决定。

9. 其他　经治医师或手术医师应即刻完成术后首次病程记录,观察术后患者病情变化。

(九)术后住院恢复 10～14 天

1. 必需的复查检查项目　血常规、普通生化、CRP、红细胞沉降率、X 线检查、CT、MRI。

2. 术后用药　止血、抗生素、镇痛、营养神经药物等,通便、镇咳等对症治疗。

3. 术后换药　术后第 1 天及出院当日给予清洁换药;其他时间根据手术切口渗出情况给予清洁换药。必要时行腰椎穿刺置管术,行腰大池引流,合并脊髓拴系患者置管需谨慎。

4. 术后护理　观察患者患肢感觉运动状况、切口敷料有无渗出、患肢疼痛情况并在异常时立即通知医师处理,指导患者术后体位摆放及功能锻炼,如抬高患肢、股四头肌静止收缩及距小腿关节运动、膝关节屈伸运动,指导患者正确使用抗血栓压力带、使用助行器下床训练,防跌倒护理等。

(十)出院标准

1. 患者一般状态良好,饮食恢复。

2. 体温正常,各项检验无明显异常,切口愈合良好。

3. 术后临床症状改善。

(十一)变异及原因分析

1. 术后继发手术部位椎管内血肿、感染、脑脊液漏等并发症,严重者需要二次手术或腰大池置管引流,导致住院时间延长、费用增加。

2. 术后临床症状改善不明显、加重,甚至截瘫等,出现其他脏器或系统并发症,导致住院时间延长。

二、椎管内脊髓畸胎瘤行后正中入路脊髓畸胎瘤切除术临床路径表单

适用对象	第一诊断为椎管内脊髓畸胎瘤（ICD-10:D33.401,M90800/0） 拟行后正中入路脊髓畸胎瘤切除术（ICD-9-CM-3:03.4 01 伴 00.9401）的患者	
患者基本信息	姓名:____ 性别:____ 年龄:__ 门诊号:____ 住院号:_____ 过敏史:_____ 住院日期:__年__月__日 出院日期:__年__月__日	标准住院天数:14～18 天

时间		术前阶段 （住院第 1－3 天）	手术当日 （住院第 2－4 天）	术后至出院当日 （住院第 5－18 天）
主要诊疗工作	制度落实	□ 入院 2 小时内经治医师或值班医师完成接诊 □ 入院 24 小时内主管医师完成检诊 □ 专科医师会诊（必要时） □ 完成术前准备 □ 组织术前讨论 □ 手术部位标识	□ 三级医师查房 □ 手术安全核查	□ 手术医师查房
	病情评估	□ 经治医师询问病史与体格检查 □ 完成神经功能评分 □ 营养评估 □ 心理评估 □ 疼痛评估 □ 康复评估 □ 深静脉血栓栓塞症风险评估		□ 上级医师进行治疗效果、预后和出院评估 □ 出院宣教
	病历书写	□ 入院 8 小时内完成首次病程记录 □ 入院 24 小时内完成入院记录 □ 完成主管医师查房记录 □ 完成术前讨论、术前小结	□ 术者或一助术后 24 小时内完成手术记录（术者签名） □ 术后即刻完成术后首次病程记录	□ 出院当天病程记录（由上级医师指示出院） □ 出院后 24 小时内完成出院记录 □ 出院后 24 小时内完成病案首页
	知情同意	□ 患者或其家属在入院记录单上签名 □ 术前谈话,告知患者及其家属病情和围术期注意事项并签署手术知情同意书、授权委托书（患者本人不能签名时）、自费用品协议书（必要时）、军人目录外耗材审批单（必要时）	□ 告知患者及其家属手术情况和术后注意事项	□ 告知患者及其家属出院后注意事项（指导出院后功能锻炼,复诊的时间、地点,发生紧急情况时的处理等）

（续　表）

手术治疗		□ 预约手术	□ 实施手术（手术安全核查记录、手术清点记录）	
其他		□ 及时通知上级医师检诊 □ 经治医师检查整理病历资料	□ 术后病情交接 □ 检查有切口渗液 □ 观察手术切口及周围情况	□ 通知出院 □ 开具出院介绍信 □ 开具诊断证明书 □ 出院带药 □ 预约门诊复诊时间
重点医嘱	长期医嘱	护理医嘱	□ 按神经外科护理常规 □ 二级护理	□ 按神经术后护理常规 □ 二级护理	
		处置医嘱	□ 静脉抽血	□ 抬高患肢 □ 使用抗血栓弹力带 □ 观察患肢感觉及血液循环	
		膳食医嘱	□ 普食 □ 糖尿病饮食 □ 低盐、低脂饮食 □ 低盐、低脂、糖尿病饮食		
		药物医嘱	□ 自带药（必要时）	□ 镇痛药	
	临时医嘱	检查检验	□ 血常规（含 CRP＋IL-6） □ 尿常规 □ 粪常规 □ 血型 □ 凝血四项 □ 普通生化 □ 血清术前八项 □ 红细胞沉降率 □ 胸部正位 X 线片 □ 心电图检查（多导） □ 脊柱正、侧位 X 线片（单/双） □ MRI（必要时）		
		药物医嘱		□ 0.9％ 氯化钠溶液 9000ml（术中冲洗手术野用） □ 盐酸肾上腺素注射液 3mg	
		手术医嘱		□ 常规明日在全身麻醉下行脊髓畸胎瘤切除＋椎管重建术	
		处置医嘱	□ 静脉抽血	□ 备皮（＞30cm²） □ 大换药（必要时） □ 腰椎穿刺置管引流（必要时）	□ 大换药 □ 出院

（续　表）

主要护理工作	健康宣教	□ 入院宣教（住院环境、规章制度） □ 进行护理安全指导 □ 按护理等级进行护理、活动范围指导 □ 进行饮食指导 □ 进行关于疾病知识的宣教 □ 检查、检验项目的目的和意义	□ 术前宣教 □ 术后心理疏导 □ 指导术后康复训练 □ 指导术后注意事项	□ 出院宣教（康复训练方法、用药指导、换药时间及注意事项、复查时间等）
	护理处置	□ 患者身份核对 □ 佩戴腕带 □ 建立入院病历，通知医师 □ 入院介绍：介绍责任护士，病区环境、设施、规章制度、基础护理服务项目 □ 询问病史，填写护理记录单首页 □ 观察病情 □ 测量基本生命体征 □ 抽血、留取标本 □ 心理与生活护理 □ 根据评估结果采取相应护理措施 □ 通知检查项目及注意事项 □ 术前患者准备（术前沐浴、更衣、备皮） □ 检查术前物品准备 □ 指导患者准备术后所需用品，贵重物品交由其家属保管 □ 指导患者进行肠道准备并检查准备效果 □ 告知患者入手术室前取下活动义齿 □ 备血、皮试	□ 晨起测量生命体征并记录 □ 确认无上呼吸道感染症状，确认无月经来潮 □ 与手术室护士交接病历、影像资料、术中带药等 □ 术前补液（必要时） □ 嘱患者入手术室前膀胱排空 □ 术后测量生命体征 □ 术后心电监护 □ 各类管道护理 □ 记录出入量 □ 术后心理与生活护理 □ 遵医嘱用药 □ 根据评估结果采取相应护理措施 □ 完成护理记录 □ 指导并监督患者治疗与康复训练	□ 按护理等级完成基础护理项目 □ 观察患者情况 □ 核对患者医疗费用 □ 协助患者办理出院手续 □ 指导并监督患者康复训练 □ 整理床单位
	护理评估	□ 一般评估：生命体征、神志、皮肤、药物过敏史等 □ 专科评估：生活自理能力、患肢屈曲、伸直功能、足背动脉搏动、肤温、指（趾）端末梢感觉情况	□ 评估意识情况 □ 评估切口疼痛情况 □ 评估术区皮肤颜色、温度变化、肢体感觉运动情况，并采取相应护理措施	□ 评估感觉、运动、肌力、肌张力情况，有异常时立即报告医师处理 □ 评估跌倒风险 □ 评估压疮风险

		□ 风险评估:评估有无跌倒、坠床、压疮风险 □ 心理评估 □ 营养评估 □ 疼痛评估 □ 康复评估 □ 评估患者心理状态	□ 观察切口敷料有无渗出并报告医师 □ 风险评估:评估有无跌倒、坠床、压疮、导管滑脱、液体外渗的风险	
	专科护理	□ 观察患肢情况 □ 指导功能锻炼 □ 指导俯卧位的注意事项 □ 指导患者戒烟等 □ 指导患者掌握床上排尿、排便(使用便器)方法	□ 术后心理与生活护理 □ 指导功能锻炼 □ 术后心理与生活护理 □ 协助床上翻身	□ 术后心理与生活护理 □ 指导功能锻炼 □ 指导患者下床活动 □ 告知患者出院后注意事项并附书面出院指导1份
	饮食指导	□ 根据医嘱通知配餐员准备膳食 □ 协助进餐 □ 术前1天通知患者22:00后禁食、禁水	□ 术前1天通知患者22:00后禁食、禁水 □ 协助进餐	
	活动体位	□ 根据护理等级指导活动	□ 根据护理等级指导活动	
	洗浴要求	□ 协助患者洗澡,更换病号服 □ 协助患者整理术前卫生	□ 协助患者晨、晚间护理	
病情变异记录		□ 无　　□ 有,原因: □ 患者　□ 疾病　□ 医疗 □ 护理　□ 保障　□ 管理	□ 无　　□ 有,原因: □ 患者　□ 疾病　□ 医疗 □ 护理　□ 保障　□ 管理	□ 无　　□ 有,原因: □ 患者　□ 疾病　□ 医疗 □ 护理　□ 保障　□ 管理
护士签名		白班｜小夜班｜大夜班	白班｜小夜班｜大夜班	白班｜小夜班｜大夜班
医师签名				

鞍区病变行导航神经内镜下经鼻蝶入路切除术临床路径

一、鞍区病变行导航神经内镜下经鼻蝶入路切除术临床路径标准住院流程

(一)适用对象

第一诊断为鞍区病变,包括垂体腺瘤、拉克囊肿(Rathke's cyst)、鞍区脓肿等(ICD-10:M82720/0/E23.609/E23.602),拟行导航下神经内镜下经鼻蝶入路鞍区病变切除术(ICD-9-CM-3:01.5901伴00.3202)的患者。

(二)诊断依据

根据《临床诊疗指南·神经外科学分册》(中华医学会编著,人民卫生出版社,2012年),《临床技术操作规范·神经外科分册》(中华医学会编著,人民军医出版社),《王忠诚神经外科学(彩图版)》(第2版,王忠诚,主编.湖北科学技术出版社,2015年),《神经外科学》(第3版,赵继宗,周定标,主编.人民卫生出版社,2014年),《神经外科学手册》(第7版,Thieme,美国,2010年)。

1. **病史** 视力视野损害、内分泌功能亢进或减退表现、多饮多尿、脑神经麻痹、头痛、发热(脓肿)、查体发现等。

2. **体格检查** ①垂体功能亢进临床表现:库欣综合征、闭经泌乳、巨人症、肢端肥大症;腺垂体或神经垂体功能损害表现:垂体低功、多饮多尿等。②视力视野损害。③海绵窦症状,如脑神经麻痹。④无特殊临床表现。

3. **辅助检查** ①视力视野检查有明显损害;②内分泌检查提示垂体内分泌功能异常;③影像学(CT或MRI)提示鞍区病变。

(三)治疗方案的选择及依据

根据《临床诊疗指南·神经外科学分册》(中华医学会编著,人民卫生出版社,2012年),《临床技术操作规范·神经外科分册》(中华医学会编著,人民军医出版社),《王忠诚神经外科学(彩图版)》(第2版,王忠诚,主编.湖北科学技术出版社,2015年),《神经外科学》(第3版,赵继宗,周定标,主编.人民卫生出版社,2014年),《神经外科学手册》(第7版,Thieme,美国,2010年)。

1. 鞍区病变,主体位于鞍内或蝶窦内,主体位于鞍上或海绵窦的病变除外。

2. 无全身性感染性疾病。

3. 无严重的合并症,ACTH腺瘤及GH腺瘤注意评估纠正继发性高血压及糖尿病,注意评估心脏功能。

4. 术前生命质量及活动水平评估。

5. 患者及其家属知情同意。

（四）标准住院天数

8 天。

（五）进入路径标准

1. 第一诊断必须符合鞍区病变，包括垂体腺瘤、拉克囊肿（Rathke's cyst）、鞍区脓肿等（ICD-10：M82720/0/E23.609/E23.602），拟行导航下神经内镜下经鼻蝶入路鞍区病变切除术（ICD-9-CM-3：01.5901 伴 00.3202）。

2. 当患有其他疾病时，但在住院期间不需要特殊处理，也不影响第一诊断的临床路径流程实施时，可以进入路径。

（六）术前准备 1～2 天

1. 术前评估 术前 24 小时内完成病情评估、必要的检查，做出术前小结、术前讨论。

（1）必需的检查项目：①血常规、尿常规、粪常规。②生化。③凝血功能。④感染性疾病筛查（乙肝、丙肝、艾滋病、梅毒等）。⑤血型。⑥垂体内分泌全套检查。⑦胸部正位 X 线片、心电图。⑧视力视野检查。⑨鞍区磁共振检查（MRI）。

（2）根据患者病情可选择：①鼻拭子（微生物检查）、血气分析、血小板聚集率、超声心动图、肺部 CT、肺功能。②术前配血。③有相关疾病者及时请相关科室医师会诊。

（3）营养评估：由护士根据《解放军总医院新入院患者营养风险筛查表（NRS）》为新入院患者进行营养评估，评分＞3 分者告知医师，必要时申请营养科医师会诊。

（4）心理评估：由心理科医师根据病情需要实施评估。

（5）疼痛评估：由医师对于病情危重患者或术前 24 小时、麻醉前的患者根据《视觉模拟评分法（VAS）》实施疼痛评估，评估结果及应用的特殊镇痛药物应当告知患者或其病情委托人，疼痛评估的结果应当记录在住院病历表格中。评分＞7 分、常规镇痛处理效果欠佳、顽固性疼痛的患者应当及时请疼痛科医师会诊。

（6）康复评估：由护士根据《入院患者康复筛查和评估表》在患者入院后 24 小时内进行康复筛查和评估。任何一项结果为"是"，告知医师，申请康复科医师会诊。

（7）深静脉血栓栓塞症风险评估：根据专科《深静脉血栓栓塞症评估量表》在患者入院后 24 小时内进行风险筛查和评估，风险结果为"高危"的，则申请血管外科或介入导管室医师会诊。

2. 术前准备

（1）术前谈话：术者应在术前 1 天与患者及其家属谈话，告知手术方案、相关风险、用血计划、术后转归、置入材料、手术费用和患者及其家属权益，并履行书面知情同意手续。告知高值耗材的使用及费用。

（2）术前完成导航计划。

（3）通知手术室准备手术间、手术药品、手术物品及特殊耗材。

（4）护士做心理护理，交代注意事项：防压疮、防跌倒、指导患者围术期禁烟等，预防各种高颅压因素等，并进行术后康复宣教。

（5）手术部位标识：术者、一助或经治医师在术前 1 天应对手术部位做体表标识，急诊手术由接诊医师或会诊外科医师标记，标记过程应有责任护士、患者及其家属共同参与，并记入手术安排表。

(6)术前1天麻醉医师访视:制订麻醉计划、完成评估、确定麻醉方式,并记入《麻醉术前访视记录》,告知患者及其家属麻醉适应证、麻醉目的、风险、可能出现的情况及其处理原则、替代方案等,签署《麻醉知情同意书》并归入病历。

(七)药品选择及使用时机

1. 抗生素 考虑该类手术为二类切口,预防性抗生素选择第二代头孢、第三代头孢(头孢曲松钠)或万古霉素(青霉素、头孢过敏者或有感染诱因者;有肾功能损害患者可选择利奈唑胺)。

2. 使用时机 手术当日、术后预防性使用2~3天。

(八)手术日为入院第3-4天

1. 手术安全核对 患者入手术间后由手术医师、麻醉医师、巡回护士和患者本人共同核对患者身份、手术部位与标识、手术方式。手术医师、麻醉医师、巡回护士三方按《手术安全核对表》逐项核对,共同签名。

2. 麻醉方式 经气管插管全身麻醉。

3. 手术方式 导航下神经内镜下经鼻蝶入路鞍区病变切除术。

4. 手术内置物 耳脑胶、生物蛋白胶、人工或生物硬膜。

5. 输血 视术中出血情况而定。

6. 其他 经治医师或手术医师应即刻完成术后首次病程记录,观察术后患者病情变化。

(九)术后住院恢复3~5天

1. 必需的复查项目:血常规、血生化(蛋白、肝功能、肾功能、电解质)、感染指征、尿常规。

2. 根据情况可选择CT及MRI复查(排除瘤腔出血等情况)。

3. 必要时查鼻拭子、痰培养、脑脊液常规、脑脊液生化、脑脊液微生物学、视力视野、双下肢深静脉彩超。

4. 术后处理

(1)抗生素:预防性抗生素选择第二代头孢、第三代头孢(头孢曲松钠)或万古霉素(有肾功能损害患者可选择利奈唑胺,青霉素、头孢过敏者或有感染诱因者)。

(2)其他药物:止血药物;根据患者具体情况使用激素替代治疗,控制血压、血糖及改善微循环药物等。

(3)术后采取预防深静脉血栓症处理,对于术后需要严格卧床患者嘱加强肢体活动,止血药物使用时限小于3天。

(4)术后康复:无特殊情况术后2天拔除鼻腔填塞物,如存在脑脊液漏情况术后严格卧床1个月,鼻腔填塞物延迟至术后2周左右拔除。

(5)术后腰椎穿刺及腰大池处理:术后出现体温高患者,因尽早行腰椎穿刺明确有无颅内感染,对于明确感染患者需酌情行腰大池置管,根据微生物学检查结果更换抗生素,鞘内使用抗生素。

5. 术者在术后24小时内完成手术记录,特殊情况可由一助完成,术者签名确认并归入病历。

6. 上级医师在术后3天内至少每天查房1次,根据术中和术后情况修订术后治疗计划。

7. 麻醉医师术后3天内访视患者,如有特殊情况应详细记录,及时与手术医师或重症监护室医师沟通并迅速处理。

8. 术后护理

（1）按照护理等级进行日常护理，监测患者生命体征，观察鼻腔有无特殊渗出。

（2）观察体温、视力视野变化、鼻腔渗出、出、入量等状况。

（3）指导患者术后根据具体医嘱执行严格卧床或是早期下床活动等。

（4）指导患者避免咳嗽、便秘、负重等升高颅压因素，正确掌握床上排便、排尿（使用便器）方法、进行自主排尿训练、防跌倒、防压疮护理等。

（十）出院标准

1. 体温正常，常规检验指标无明显异常，感染指征正常，出入量基本平衡。

2. 鼻腔无持续流清亮液体。

3. 视力视野较术前改善或无加重。

4. 不需要住院处理的并发症和（或）合并症。

（十一）变异及原因分析

1. **内科合并症**　年老患者、库欣病及生长激素腺瘤患者常合并内科基础疾病，如高血压、高血糖，心脏功能损害、呼吸功能损害等，围术期需要详细检查内科情况并请相关科室医师会诊，术前准备时间需延长；同时使用相关药物，将增加住院费用。

2. **围术期并发症**　根据病变大小，术中切除程度，术中鞍膈完整性及脑脊液漏情况、术中海绵窦病变切除情况，原有继发性基础疾病恶化等情况，有可能出现手术相关并发症，如残瘤卒中引起视力视野损害加重，脑脊液漏颅内感染，嗅觉减退，原有基础疾病恶化甚至加重，肢体偏瘫，死亡等。术后需要延长下床和恢复时间，可能造成住院天数延长和费用增加。

3. **导航计划选择**　是否使用导航计划及术中即时扫描 MRI 需根据具体单位情况制定，可导致住院费用存在差异。

二、鞍区病变行导航神经内镜下经鼻蝶入路切除术临床路径表单

适用对象	第一诊断为鞍区病变（ICD-10：M82720/0/E23.609/E23.602）拟行导航神经内镜下经鼻蝶入路病变切除术（ICD-9-CM-3：01.5901 伴 00.3202）的患者		
患者基本信息	姓名：＿＿　性别：＿＿　年龄：＿＿　门诊号：＿＿ 住院号：＿＿＿＿　过敏史：＿＿＿＿ 住院日期：＿年＿月＿日　出院日期：＿年＿月＿日		住院天数：8 天
时间		住院第 1 天	住院第 2 天（术前日）	住院第 3 天（手术日）

| 主要诊疗工作 | 制度落实 | □ 入院 2 小时内经治医师或值班医师完成接诊
□ 入院后 24 小时内主管医师完成检诊
□ 专科医师会诊（必要时） | □ 经治医师查房（早、晚各 1 次）
□ 主诊医师查房
□ 完成术前准备
□ 组织术前讨论
□ 手术部位标识 | □ 手术安全核查 |
| | 病情评估 | □ 经治医师询问病史及体格检查
□ 完成视力视野及内分泌检查
□ 营养评估 | | |

（续　表）

		☐ 心理评估 ☐ 疼痛评估 ☐ 康复评估 ☐ 深静脉血栓栓塞症风险评估		
	病历书写	☐ 入院 8 小时内完成首次病程记录 ☐ 入院 24 小时内完成入院记录	☐ 完成主诊医师查房记录 ☐ 完成术前讨论、术前小结	☐ 术者或一助术后 24 小时内完成手术记录（术者签名） ☐ 术后即刻完成术后首次病程记录
	知情同意	☐ 病情告知 ☐ 患者及其家属签署授权委托书 ☐ 患者或其家属在入院记录单上签名	☐ 术者术前谈话，告知患者及其家属病情和围术期注意事项，签署手术知情同意书、授权委托书、自费用品协议书（必要时）、军人目录外耗材审批单（必要时）、输血同意书等	☐ 告知患者及其家属手术过程概况和术后注意事项
	手术治疗		☐ 预约手术	☐ 实施手术（手术安全核查记录、手术清点记录）
	其他	☐ 及时通知上级医师检诊 ☐ 经治医师检查整理病历资料	☐ 检查住院押金使用情况	☐ 术后病情交接 ☐ 观察视力视野变化及鼻腔渗出情况
重点医嘱	长期医嘱 护理医嘱	☐ 按神经外科护理常规 ☐ 二级护理		☐ 按神经外科术后护理常规 ☐ 一级护理
	处置医嘱		☐ 修剪鼻毛，清理鼻腔 ☐ 润肠、通便	☐ 持续心电、血压、呼吸、血氧饱和度监测 ☐ 留置导尿管并记尿量 ☐ 记出入量 ☐ 持续低流量吸氧
	膳食医嘱	☐ 普食 ☐ 糖尿病饮食 ☐ 低盐、低脂饮食 ☐ 低盐、低脂、糖尿病饮食	☐ 禁食、禁水（22:00 后）	
	药物医嘱	☐ 自带药（必要时）	☐ 术前降血压药物服用 ☐ 术前激素替代药物服用	☐ 止血 ☐ 补液 ☐ 抑酸 ☐ 抗生素 ☐ 激素类药物 ☐ 降血压药物

临时医嘱	检查检验	□ 血常规（含 CRP） □ 尿常规 □ 粪常规 □ 凝血四项 □ 血清术前八项 □ 内分泌全套 □ 血型 □ 鼻拭子（必要时） □ 血小板聚集率（必要时） □ 血气分析（必要时） □ 胸部正位 X 线片 □ 心电图检查（多导） □ 鞍区 MRI □ 视力视野检查 □ 肺功能（必要时） □ 超声心动图（必要时）	□ 术前导航计划	□ 血常规 □ 血生化 □ 内分泌全套（必要时） □ 鼻腔渗出物微生物学检查（必要时）
	药物医嘱	□ 抗生素滴鼻液（必要时）	□ 抗生素（视病情） □ 润肠药物	□ 临时降血压药物 □ 临时降血糖药物（胰岛素泵）
	手术医嘱			□ 常规准备明日在全身麻醉下行导航神经内镜下经鼻蝶入路鞍区病变切除术
	处置医嘱	□ 静脉抽血	□ 备血 □ 修剪鼻毛、清理鼻腔 □ 清洁肠道	□ 输血（视病情） □ 补液（视病情） □ 拔除导尿管（必要时）
主要护理工作	健康宣教	□ 入院宣教（住院环境、规章制度） □ 进行护理安全指导 □ 按护理等级进行护理、活动范围指导 □ 进行饮食指导 □ 进行关于疾病知识的宣教 □ 检查、检验项目的目的和意义	□ 术前宣教	□ 术后宣教 □ 术后心理疏导 □ 指导术后康复训练 □ 指导术后注意事项
	护理处置	□ 患者身份核对 □ 佩戴腕带 □ 建立入院病历，通知医师 □ 入院介绍：介绍责任护士、病区环境、设施、规章制度、基础护理服务项目 □ 询问病史，填写护理记录单首页	□ 术前患者准备（术前沐浴、更衣、备皮） □ 检查术前物品准备 □ 指导患者准备术后所需用品，贵重物品交由其家属保管 □ 指导患者进行肠道准备并检查准备效果	□ 晨起测量生命体征并记录 □ 确认无上呼吸道感染症状，确认无月经来潮 □ 与手术室护士交接病历、影像资料、术中带药等 □ 术前补液（必要时）

	☐ 观察病情 ☐ 测量基本生命体征 ☐ 抽血、留取标本 ☐ 心理与生活护理 ☐ 根据评估结果采取相应护理措施 ☐ 通知检查项目及检查注意事项	☐ 告知患者入手术室前取下活动义齿 ☐ 测量基本生命体征 ☐ 备血、皮试	☐ 嘱患者入手术室前膀胱排空 ☐ 与手术室护士交接 ☐ 术后测量生命体征 ☐ 术后心电监护 ☐ 各类管道护理 ☐ 记出入量，观察尿液颜色、性状及量 ☐ 术后心理与生活护理	
风险评估	☐ 一般评估：生命体征、意识、皮肤、药物过敏史等 ☐ 专科评估：生活自理能力、患肢屈曲、伸直功能，足背动脉搏动、肤温、指（趾）端末梢感觉情况 ☐ 风险评估：评估有无跌倒、坠床、压疮风险 ☐ 心理评估 ☐ 营养评估 ☐ 疼痛评估 ☐ 康复评估	☐ 评估患者心理状态	☐ 评估意识情况 ☐ 评估切口疼痛情况 ☐ 评估有无尿崩 ☐ 风险评估：评估有无跌倒、坠床、压疮、导管滑脱、液体外渗的风险	
专科护理	☐ 观察患者视力情况 ☐ 嘱患者遵医嘱服用控制血压、血糖药物	☐ 指导患者掌握床上翻身方法 ☐ 指导患者掌握床上排尿、排便（使用便器）方法	☐ 与手术室护士共同评估皮肤、伤口敷料、输液情况 ☐ 指导患者进行床上肢体主动运动 ☐ 指导患者掌握床上排尿、排便（使用便器）方法	
饮食指导	☐ 根据医嘱通知配餐员准备膳食 ☐ 协助进餐	☐ 通知患者 22:00 后禁食、禁水	☐ 禁食、禁水，口干时协助湿润口唇 ☐ 排气后指导患者间断、少量饮用温开水	
活动体位	☐ 根据护理等级指导活动		☐ 根据手术及麻醉方式安置合适体位 ☐ 指导患者掌握床上翻身方法	
洗浴要求	☐ 协助患者洗澡，更换病号服	☐ 协助患者晨、晚间护理		
病情变异记录	☐ 无　　☐ 有，原因： ☐ 患者　☐ 疾病　☐ 医疗 ☐ 护理　☐ 保障　☐ 管理	☐ 无　　☐ 有，原因： ☐ 患者　☐ 疾病　☐ 医疗 ☐ 护理　☐ 保障　☐ 管理	☐ 无　　☐ 有，原因： ☐ 患者　☐ 疾病　☐ 医疗 ☐ 护理　☐ 保障　☐ 管理	

（续　表）

护士签名	白班	小夜班	大夜班	白班	小夜班	大夜班	白班	小夜班	大夜班
医师签名									
时间	住院第4天（术后第1天）			住院第5天（术后第2天）			住院第6天（术后第3天）		

主要诊疗工作	制度落实	□ 手术医师查房 □ 专科医师会诊（必要时）		□ 主诊医师查房
	病情评估			
	病历书写	□ 术后首日病程记录	□ 术后次日病程记录	□ 术后第3天病程记录
	知情同意			
	手术治疗			
	其他	□ 观察体温、视力视野变化 □ 观察鼻腔渗出物情况 □ 观察出入量情况 □ 复查血常规、血生化 □ 拔除尿管	□ 观察体温、视力视野变化 □ 观察鼻腔渗出物情况 □ 观察出入量情况 □ 复查血生化 □ 鼻腔渗出物微生物检查	□ 观察体温、视力视野变化 □ 观察鼻腔渗出物情况，术中无脑脊液漏患者可拔除鼻腔填塞物 □ 指导患者避免咳嗽、负重等提高颅压因素

重点医嘱	长期医嘱	护理医嘱	□ 按神经外科科术后护理常规 □ 一级或二级护理	□ 按神经外科科术后护理常规 □ 一级或二级护理	□ 按神经外科科术后护理常规 □ 一级或二级护理
		处置医嘱	□ 记出入量	□ 记出入量	□ 记出入量
		膳食医嘱	□ 饮食医嘱（普食/半流食/流食/糖尿病饮食/低盐、低脂饮食）	□ 饮食医嘱（普食/低盐、低脂饮食）	□ 饮食医嘱（普食/低盐、低脂饮食）
		药物医嘱	□ 抗生素 □ 止血 □ 激素替代 □ 视神经营养（必要时） □ 基础疾病药物	□ 抗生素 □ 止血 □ 激素替代 □ 视神经营养（必要时） □ 基础疾病药物	□ 抗生素 □ 激素替代 □ 视神经营养（必要时） □ 基础疾病药物
	临时医嘱	检查检验	□ 复查血常规、血生化、感染指征	□ 复查血生化、感染指征（内分泌检查可选择）	□ 复查血常规、血生化、感染指征
		药物医嘱	□ 补液（必要时） □ 控制尿量药物（去氨加压素片）镇咳药物	□ 补液（必要时） □ 控制尿量药物（去氨加压素片） □ 镇咳药物	□ 补液（必要时） □ 控制尿量药物（去氨加压素片） □ 镇咳药物
		手术医嘱			
		处置医嘱	□ 拔除导尿管（必要时）		□ 拔除鼻腔填塞物

（续　表）

主要护理工作	健康宣教	□ 告知护理风险 □ 进行压疮预防知识宣教	□ 压疮预防知识宣教 □ 跌倒预防知识宣教	
	护理处置	□ 按一级护理要求完成基础护理项目 □ 监测生命体征 □ 留取标本 □ 观察静脉输液情况 □ 遵医嘱拔除尿管 □ 妥善固定各类管道 □ 观察鼻腔渗出情况，并记录渗出物性状 □ 观察尿量，出现尿崩时报告医师处理 □ 术后心理与生活护理	□ 按护理等级完成基础护理项目 □ 监测生命体征 □ 观察鼻腔渗出情况，并记录渗出物性状 □ 观察尿量，出现尿崩时报告医师处理 □ 妥善固定各类管道 □ 提供基础护理服务 □ 术后心理与生活护理	□ 按护理等级完成基础护理项目 □ 据排便情况采取通便措施 □ 留取标本 □ 观察鼻腔渗出情况，并记录渗出物性状 □ 观察尿量，出现尿崩时报告医师处理 □ 术后心理与生活护理
	护理评估	□ 评估视力视野变化及体温变化，有异常时立即报告医师处理 □ 评估压疮风险	□ 评估视力视野变化及体温变化，有异常时立即报告医师处理 □ 评估跌倒风险 □ 评估压疮风险	□ 评估视力视野变化及体温变化，有异常时立即报告医师处理 □ 评估压疮风险
	专科护理	□ 指导患者术后体位摆放及功能锻炼 □ 指导患者进行自主排尿训练 □ 指导患者进行床上翻身 □ 进行防压疮护理	□ 指导患者术后体位摆放及功能锻炼 □ 指导患者进行自主排尿训练 □ 卧床患者防压疮护理	□ 卧床患者防压疮护理
	饮食指导	□ 根据医嘱通知配餐员准备膳食 □ 协助进餐	□ 协助进餐	□ 协助进餐
	活动体位	□ 根据护理等级指导活动	□ 根据护理等级指导活动	□ 根据等级护理指导活动
病情变异记录		□ 无　　□ 有,原因： □ 患者　□ 疾病　□ 医疗 □ 护理　□ 保障　□ 管理	□ 无　　□ 有,原因： □ 患者　□ 疾病　□ 医疗 □ 护理　□ 保障　□ 管理	□ 无　　□ 有,原因： □ 患者　□ 疾病　□ 医疗 □ 护理　□ 保障　□ 管理
护士签名		白班　小夜班　大夜班	白班　小夜班　大夜班	白班　小夜班　大夜班
医师签名				

时间		住院第 7 天（术后第 4 天）	住院第 8 天（出院日）
主要诊疗工作	制度落实	□ 上级医师查房（主管医师查房,每天 1次） □ 专科医师会诊（必要时）	□ 上级医师查房（主管、主诊医师查房）进行手术及切口评估,确定有无手术并发症和切口愈合不良情况,明确是否出院
	病情评估	□ 视力视野及内分泌改善情况	□ 视力视野及内分泌改善情况

	病历书写	☐ 出院前 1 天由上级医师指示出院的病程记录	☐ 出院当天病程记录（由上级医师指示出院） ☐ 出院后 24 小时内完成出院记录 ☐ 出院后 24 小时内完成病案首页 ☐ 完成出院介绍信 ☐ 开具诊断证明书	
	知情同意		☐ 向患者交代出院后的注意事项（复诊的时间、地点，发生紧急情况时的处理等）	
	手术治疗			
	其他	☐ 观察鼻腔渗出情况，是否存在脑脊液漏等情况 ☐ 根据患者体温及检验检查结果交代注意事项	☐ 复查血常规、生化及垂体功能（必要时） ☐ 出院带药 ☐ 门诊复查 ☐ 如有不适，随时复诊	
重点医嘱	长期医嘱	护理医嘱		
		处置医嘱		
		膳食医嘱		
		药物医嘱	☐ 激素替代 ☐ 基础疾病药物	☐ 激素替代 ☐ 基础疾病药物
	临时医嘱	检查检验		☐ 复查血常规、生化及垂体内分泌功能
		药物医嘱	☐ 控制尿量药物（去氨加压素片）	☐ 控制尿量药物（去氨加压素片）
		手术医嘱		
		处置医嘱	☐ 大换药（必要时） ☐ 功能锻炼	☐ 大换药 ☐ 出院
主要护理工作	健康宣教		☐ 告知患者各类注意事项 ☐ 向患者讲解避免高颅压因素的意义 ☐ 向患者讲解垂体瘤术后注意事项	
	护理处置	☐ 按护理等级完成基础护理项目 ☐ 根据排便情况采取通便措施 ☐ 观察视力视野、鼻腔渗出、出入量、体温等情况，有异常时报告医师处理 ☐ 术后心理与生活护理	☐ 按护理等级完成基础护理项目 ☐ 观察鼻腔渗出时报告医师处理 ☐ 观察患者情况 ☐ 协助患者办理出院手续 ☐ 指导并监督患者活动 ☐ 整理床单位	
	风险评估	☐ 评估视力视野情况，有异常报告医师 ☐ 评估跌倒风险 ☐ 评估压疮风险	☐ 评估视力视野情况，有异常立即报告医师处理	
	专科护理	☐ 防压疮护理 ☐ 防跌倒护理	☐ 告知患者出院后注意事项并附书面出院指导 1 份	

饮食指导	□ 协助进餐					
活动体位	□ 根据护理等级指导活动					
病情变异记录	□ 无　　□ 有,原因: □ 患者　□ 疾病　□ 医疗 □ 护理　□ 保障　□ 管理			□ 无　　□ 有,原因: □ 患者　□ 疾病　□ 医疗 □ 护理　□ 保障　□ 管理		
护士签名	白班	小夜班	大夜班	白班	小夜班	大夜班
医师签名						

急性硬膜外血肿行开颅硬膜外血肿清除术临床路径

一、急性硬膜外血肿行开颅硬膜外血肿清除术临床路径标准住院流程

(一)适用对象

第一诊断为急性硬膜外血肿(ICD-10:S06.401),行开颅硬膜外血肿清除术(ICD-9-CM-3:01.2406)的患者。

(二)诊断依据

根据《临床诊疗指南·神经外科学分册》(中华医学会编著,人民卫生出版社,2012 年),《临床技术操作规范·神经外科分册》(中华医学会编著,人民军医出版社),《王忠诚神经外科学(彩图版)》(第 2 版,王忠诚,主编.湖北科学技术出版社,2015 年),《神经外科学》(第 3 版,赵继宗,周定标,主编.人民卫生出版社,2014 年),《神经外科学手册》(第 7 版,Thieme,美国,2010 年)。

1. 临床表现　明确的头部外伤史;进行性颅内压增高和意识障碍,可有或无中间清醒期;重者可有小脑幕裂孔疝,表现为患侧瞳孔散大、对光反应迟钝或消失,对侧肢体瘫痪,锥体束征。

2. 辅助检查　头颅 CT 可见颅骨骨折、颅骨内板下凸透镜状高密度区。

(三)治疗方案的选择及依据

根据《临床诊疗指南·神经外科学分册》(中华医学会编著,人民卫生出版社,2012 年),《临床技术操作规范·神经外科分册》(中华医学会编著,人民军医出版社),《王忠诚神经外科学(彩图版)》(第 2 版,王忠诚,主编.湖北科学技术出版社,2015 年),《神经外科学》(第 3 版,赵继宗,周定标,主编.人民卫生出版社,2014 年),《神经外科学手册》(第 7 版,Thieme,美国,2010 年)。

拟诊断为急性硬膜外血肿,病情危急已有脑疝征象或幕上血肿>30ml、幕下血肿>10ml、中线结构有移位或病情进行性加重并出现意识障碍加重、瞳孔变化或局灶性神经系统症状体征者需立即急诊手术治疗,手术方法是骨瓣开颅硬膜外血肿清除术。

(四)标准住院天数

8～10 天。

(五)进入路径标准

1. 第一诊断必须符合急性硬膜外血肿(ICD-10:S06.401),拟行开颅硬膜外血肿清除术(ICD-9-CM-3:01.2406)。

2. 当患者合并其他系统损伤,但住院期间不需手术处理,也不影响第一诊断的临床路径实施时,可以进入路径。

（六）术前准备 1 天

1. 术前评估 术前 24 小时内完成病情评估、必要的检查，做出术前小结、术前讨论。

（1）必需的检查项目：①血常规（含 CRP＋IL-6）；②尿常规；③粪常规；④凝血四项；⑤血清术前八项；⑥红细胞沉降率；⑦血型；⑧头颅 CT 扫描；⑨心电图检查（多导）；⑩胸部 X 线片。

（2）根据患者病情可选择：①神经导航 MRI；②肺功能；③超声心动图。

（3）营养评估：根据《解放军总医院新入院患者营养风险筛查表（NRS）》为新入院患者进行营养评估，评分≥3 分患者给予处置，必要时申请营养科医师会诊。

（4）心理评估：根据新入院患者情况申请心理科医师会诊。

（5）疼痛评估：根据《视觉模拟评分法（VAS）》实施疼痛评估，评分＞7 分患者给予处置，必要时请疼痛科医师会诊。

（6）康复评估：根据《入院患者康复筛查和评估表》在患者入院后 24 小时内进行康复筛查和评估。任何一项结果为"是"，则申请康复科医师会诊。

（7）深静脉血栓栓塞症风险评估：根据专科《深静脉血栓栓塞症评估量表》在患者入院后 24 小时内进行风险筛查和评估，风险结果为"高危"的，则申请血管外科或介入导管室医师会诊。

2. 术前准备

（1）术前谈话：术者应在术前 1 天与患者及其家属谈话，告知手术方案、相关风险、用血计划、术后转归、置入材料、手术费用和患者及其家属权益，履行书面知情同意手续。告知高值耗材的使用及费用。

（2）通知手术室准备手术间、手术药品、手术物品及特殊耗材。

（3）护士做心理护理，交代注意事项：防压疮、防跌倒、指导患者戒烟等，进行术后康复宣教。

（4）手术部位标识：术者、一助或经治医师在术前 1 天应对手术部位做体表标识，急诊手术由接诊医师或会诊外科医师标记，标记过程应有责任护士、患者及其家属共同参与，记入手术安排表。

（5）术前 1 天麻醉医师访视：制订麻醉计划、完成评估、确定麻醉方式，并记入《麻醉术前访视记录》，告知患者及其家属麻醉适应证、麻醉目的、风险、可能出现的情况及其处理原则、替代方案等，签署《麻醉知情同意书》并归入病历。

（七）药品选择及使用时机

1. 按照《抗菌药物临床应用指导原则（2015 年）》（国卫办医发［2015］43 号）执行。

2. 预防感染用药时间为术前 30 分钟。

3. 手术超过 3 小时加用 1 次。

4. 术后 2 天停止使用预防性抗生素。

（八）手术日为入院当天

1. 手术安全核对 患者入手术间后由手术医师、麻醉医师、巡回护士和患者本人共同核对患者身份、手术部位与标识、手术方式。手术医师、麻醉医师、巡回护士三方按《手术安全核对表》逐项核对，共同签名。

2. 麻醉方式 全身麻醉。

3. 手术方式 开颅硬膜外血肿清除术。

4. 术中用药　抗生素、止血药、麻醉常规用药。

5. 输血　视术中情况而定或应用自体血回输。

6. 其他　经治医师或手术医师应即刻完成术后首次病程记录,观察术后患者病情变化。

(九)术后住院恢复7天

1. 必需的复查项目　头部CT,血常规,血生化,凝血功能,血气分析。

2. 术后用药　脱水药、抗生素、止血药、抑酸药、神经营养药、改善微循环药物。

(十)出院标准

1. 患者生命体征稳定,体温正常。

2. 切口愈合良好,无感染。

3. 没有需要住院处理的并发症和(或)合并症。

(十一)变异及原因分析

1. 术前合并其他系统损伤,不需手术处理,术后病情变化,损伤加重,需相关科室手术处理,导致住院时间延长,费用增加。

2. 术前双侧瞳孔散大,脑疝时间较长,原发伤较重,术中可能视情况扩大修补硬膜或去骨瓣减压;术前原发伤较重导致术后患者长期昏迷,导致住院时间延长,费用增加。

3. 术后颅内感染或肺部感染,导致住院时间延长,增加费用。

4. 术后再次出血或硬膜下出血或脑内血肿,需二次手术,导致住院时间延长,增加费用。

5. 内科合并症:部分患者存在多种内科合并症,如脑血管病或心血管病、糖尿病、甲状腺功能亢进症、癫痫、血栓及肺部或泌尿系统感染等,手术可能导致这些疾病加重而需要治疗,从而延长治疗时间和增加住院费用。

二、急性硬膜外血肿行开颅硬膜外血肿清除术临床路径表单

适用对象	第一诊断为急性硬膜外血肿(ICD-10:S06.401) 拟行开颅膜外血肿清除术(ICD-9-CM-3:01.2406)的患者		
患者基本信息	姓名:＿＿＿　性别:＿＿＿　年龄:＿＿　门诊号:＿＿＿ 住院号:＿＿＿＿＿　过敏史:＿＿＿＿＿ 住院日期:＿＿年＿＿月＿＿日　出院日期:＿＿年＿＿月＿＿日		标准住院天数:8～10天
时间		住院第1天(手术日)	住院第2天(术后第1天)	住院第3天(术后第2天)
主要诊疗工作	制度落实	□ 入院2小时内经治医师或值班医师完成接诊 □ 入院24小时内主管医师完成检诊 □ 专科医师会诊(必要时) □ 完成术前准备 □ 组织术前讨论 □ 手术部位标识	□ 主诊医师在患者入院48小时内完成检诊	□ 上级医师查房

	病情评估		□ 经治医师询问病史与体格检查 □ 完善相关检查 □ 营养评估 □ 心理评估 □ 疼痛评估 □ 康复评估 □ 深静脉血栓栓塞症风险评估	□ 术后观察意识情况及神经功能恢复情况 □ 观察有无并发症并做相应处理	□ 临床观察神经功能恢复情况 □ 观察有无并发症并做相应处理
	病历书写		□ 入院 8 小时内完成首次病程记录 □ 入院 24 小时内完成入院记录 □ 完成主管医师查房记录 □ 完成术前讨论、术前小结	□ 术者或一助术后 24 小时内完成手术记录（术者签名） □ 术后即刻完成术后首次病程记录	□ 完成病程记录
	知情同意		□ 患者或其家属在入院记录单上签名 □ 术前谈话，告知患者及其家属病情和围术期注意事项并签署手术知情同意书、授权委托书（患者本人不能签名时）、自费用品协议书（必要时）、军人目录外耗材审批单（必要时）	□ 告知患者及其家属手术情况和术后注意事项	
	手术治疗		□ 急诊全身麻醉下行开颅血肿清除术		
	其他		□ 及时通知上级医师检诊 □ 经治医师检查整理病历资料	□ 术后病情交接	
重点医嘱	长期医嘱	护理医嘱	□ 特级护理	□ 特级护理	□ 特级护理
		处置医嘱	□ 心电监护	□ 心电监护	□ 心电监护
		膳食医嘱	□ 普食	□ 饮食（视患者意识情况而定）	□ 饮食（视患者意识情况而定）
		药物医嘱	□ 脱水、抗炎、止血、抑酸、补液治疗	□ 脱水、抗炎、止血、抑酸、补液治疗	□ 脱水、抗炎、止血、抑酸、补液治疗
	临时医嘱	检查检验	□ 血常规（含 CRP＋IL-6） □ 尿常规 □ 粪常规 □ 凝血四项 □ 血清术前八项 □ 红细胞沉降率 □ 血型 □ 头颅 CT 扫描	□ 凝血四项 □ 普通生化 □ 急查血常规 □ 头颅 CT	□ 肝功能、肾功能及血电解质

临时医嘱		□ 心电图检查（多导） □ 神经导航 MRI（必要时） □ 肺功能（必要时） □ 超声心动图（必要时）		
	药物医嘱	□ 抗生素皮试		
	手术医嘱	□ 急诊全身麻醉下行开颅血肿清除术		
	处置医嘱	□ 静脉抽血 □ 备皮（剃头）		
主要护理工作	健康宣教	□ 入院宣教（住院环境、规章制度） □ 进行护理安全指导 □ 按护理等级进行护理、活动范围指导 □ 进行饮食指导 □ 进行关于疾病知识的宣教 □ 检查、检验项目的目的和意义 □ 术前宣教 □ 术后心理疏导 □ 指导术后康复训练 □ 指导术后注意事项	□ 术后心理疏导 □ 指导术后康复训练 □ 指导术后注意事项	□ 术后心理疏导 □ 指导术后康复训练 □ 指导术后注意事项
	护理处置	□ 患者身份核对 □ 佩戴腕带 □ 建立入院病历，通知医师 □ 入院介绍：介绍责任护士，病区环境、设施、规章制度、基础护理服务项目 □ 询问病史，填写护理记录单首页 □ 观察患者意识、瞳孔及生命体征，及神经系统状况完成术前准备 □ 测量基本生命体征 □ 抽血、留取标本 □ 心理与生活护理 □ 根据评估结果采取相应护理措施 □ 通知检查项目及注意事项 □ 术前患者准备（术前沐浴、更衣、备皮） □ 检查术前物品准备 □ 与手术室护士交接	□ 术后观察患者一般状况及神经系统状况 □ 观察记录患者神志、瞳孔、生命体征 □ 观察引流液性状及记量 □ 心理与生活护理 □ 指导并监督患者治疗与康复训练 □ 遵医嘱用药 □ 根据评估结果采取相应护理措施 □ 完成护理记录	□ 观察患者一般状况及神经系统状况 □ 观察记录患者神志、瞳孔、生命体征 □ 指导并监督患者治疗与康复训练

（续　表）

护理评估	□ 一般评估：生命体征、神志、皮肤、药物过敏史等 □ 风险评估：评估有无跌倒、坠床、压疮风险 □ 心理评估 □ 营养评估 □ 疼痛评估 □ 康复评估	□ 评估切口疼痛情况 □ 观察切口敷料有无渗出并报告医师 □ 风险评估：评估有无跌倒、坠床、压疮、导管滑脱、液体外渗的风险	□ 评估切口疼痛情况 □ 心理评估 □ 营养评估 □ 康复评估	
专科护理	□ 指导功能锻炼 □ 指导患者戒烟等	□ 术后心理与生活护理 □ 指导功能锻炼 □ 观察患者出入量并报告医师	□ 术后心理与生活护理 □ 指导功能锻炼	
饮食指导	□ 术前禁食、禁水 □ 术后麻醉清醒拔除气管插管后 6 小时之内禁食、禁水，口干时协助湿润口唇 □ 拔除气管插管 6 小时以后指导患者间断、少量饮用温开水、逐渐过渡到流食、半流食	□ 协助进餐	□ 协助进餐	
活动体位	□ 根据护理等级指导活动	□ 根据护理等级指导活动	□ 根据护理等级指导活动	
洗浴要求	□ 协助患者洗澡，更换病号服	□ 协助患者晨、晚间护理 □ 备皮后协助患者清洁备皮部位，更换病号服 □ 告知患者切口保护方法	□ 协助患者晨、晚间护理	
病情变异记录	□ 无　　□ 有，原因： □ 患者　□ 疾病　□ 医疗 □ 护理　□ 保障　□ 管理	□ 无　　□ 有，原因： □ 患者　□ 疾病　□ 医疗 □ 护理　□ 保障　□ 管理	□ 无　　□ 有，原因： □ 患者　□ 疾病　□ 医疗 □ 护理　□ 保障　□ 管理	

护士签名	白班	小夜班	大夜班	白班	小夜班	大夜班	白班	小夜班	大夜班

医师签名			

时间	住院第 4 天	住院第 5 天	住院第 6 天
主要诊疗工作　制度落实	□ 主管医师查房	□ 主观医师查房	□ 主管医师查房
病情评估	□ 临床观察神经功能恢复情况 □ 切口换药，观察切口情况	□ 术后观察意识情况及神经功能恢复情况 □ 观察切口敷料情况	□ 临床观察神经功能恢复情况 □ 观察切口敷料情况 □ 查看检验结果
病历书写	□ 完成病程记录	□ 完成病程记录	□ 完成病程记录
知情同意			

	手术治疗				
	其他				
重点医嘱	长期医嘱	护理医嘱	□ 一级护理	□ 一级护理	□ 一级护理
		处置医嘱			
		膳食医嘱	□ 半流食	□ 半流食	□ 半流食
		药物医嘱	□ 抗生素 □ 补液治疗 □ 脱水治疗	□ 抗生素 □ 补液治疗 □ 脱水治疗	□ 抗生素 □ 补液治疗 □ 脱水治疗
	临时医嘱	检查检验			
		药物医嘱			
		手术医嘱			
		处置医嘱			
主要护理工作		健康宣教	□ 进行护理安全指导 □ 按护理等级进行护理、活动范围指导 □ 进行饮食指导 □ 进行肢体康复训练指导	□ 进行护理安全指导 □ 按护理等级进行护理、活动范围指导 □ 进行床上坐起锻炼指导	□ 进行护理安全指导 □ 进行等级护理、活动范围指导
		护理处置	□ 观察患者一般状况及神经系统状况 □ 观察记录患者神志、瞳孔、生命体征	□ 观察患者一般状况及神经系统状况 □ 观察记录患者神志、瞳孔、生命体征 □ 患者床上坐起锻炼	□ 观察患者一般状况及神经系统状况 □ 观察记录患者神志、瞳孔、生命体征 □ 患者床上坐起锻炼
		护理评估	□ 评估切口疼痛情况 □ 观察伤口敷料有无渗出并报告医师 □ 风险评估：评估有无跌倒、坠床、压疮、导管滑脱、液体外渗的风险	□ 评估切口疼痛情况 □ 观察切口敷料有无渗出并报告医师 □ 风险评估：评估有无跌倒、坠床、压疮、导管滑脱、液体外渗的风险	□ 评估切口疼痛情况 □ 观察切口敷料有无渗出并报告医师 □ 风险评估：评估有无跌倒、坠床、压疮、导管滑脱、液体外渗的风险
		专科护理	□ 术后心理与生活护理 □ 指导功能锻炼 □ 观察患者出入量并报告医师	□ 术后心理与生活护理 □ 指导功能锻炼	□ 术后心理与生活护理 □ 指导功能锻炼
		饮食指导	□ 协助进餐	□ 协助进餐	□ 协助进餐
		活动体位	□ 根据护理等级指导活动	□ 根据护理等级指导活动	□ 根据护理等级指导活动
		洗浴要求	□ 协助患者晨、晚间护理	□ 协助患者晨、晚间护理	□ 指导患者晨、晚间护理
病情变异记录			□ 无　　□ 有，原因： □ 患者　□ 疾病　□ 医疗 □ 护理　□ 保障　□ 管理	□ 无　　□ 有，原因： □ 患者　□ 疾病　□ 医疗 □ 护理　□ 保障　□ 管理	□ 无　　□ 有，原因： □ 患者　□ 疾病　□ 医疗 □ 护理　□ 保障　□ 管理

（续　表）

		白班	小夜班	大夜班	白班	小夜班	大夜班	白班	小夜班	大夜班
护士签名										
医师签名										
时间		住院第 7 天			住院第 8 天			住院第 9—10 天		
主要诊疗工作	制度落实	☐ 主诊医师查房			☐ 手术医师查房			☐ 主管医师查房		
	病情评估	☐ 临床观察神经功能恢复情况 ☐ 切口换药,观察切口情况			☐ 神经系统查体,对比术前后症状、体征变化 ☐ 汇总术后辅助检查结果 ☐ 评估手术效果			☐ 上级医师进行治疗效果、预后和出院评估 ☐ 出院宣教		
	病历书写	☐ 完成病程记录			☐ 完成病程记录			☐ 出院当天病程记录(由上级医师指示出院) ☐ 出院后 24 小时内完成出院记录 ☐ 出院后 24 小时内完成病案首页		
	知情同意							☐ 告知患者及其家属出院后注意事项(指导出院后功能锻炼,复诊的时间、地点,发生紧急情况时的处理等)		
	手术治疗									
	其他							☐ 通知出院 ☐ 开具出院介绍信 ☐ 开具诊断证明书 ☐ 出院带药 ☐ 预约门诊复诊时间		
重点医嘱	长期医嘱 护理医嘱	☐ 一级护理								
	长期医嘱 处置医嘱									
	长期医嘱 膳食医嘱	☐ 术后半流食或普食								
	长期医嘱 药物医嘱	☐ 抗生素 ☐ 补液治疗 ☐ 脱水治疗			☐ 抗生素 ☐ 补液治疗 ☐ 脱水治疗					
	临时医嘱 检查检验									
	临时医嘱 药物医嘱									
	临时医嘱 手术医嘱									
	临时医嘱 处置医嘱				☐ 拆线 ☐ 换药			☐ 出院		

（续　表）

<table>
<tr><td rowspan="7">主要护理工作</td><td>健康宣教</td><td>☐ 告知护理风险
☐ 观察患者一般状况</td><td>☐ 告知护理风险
☐ 观察患者一般状况</td><td>☐ 出院宣教（康复训练方法、用药指导、换药时间及注意事项、复查时间等）</td></tr>
<tr><td>护理处置</td><td>☐ 观察患者一般状况及神经系统状况
☐ 观察记录患者神志、瞳孔、生命体征</td><td>☐ 观察记录患者神志、瞳孔、生命体征</td><td>☐ 观察患者情况
☐ 核对患者医疗费用
☐ 协助患者办理出院手续
☐ 指导并监督患者康复训练
☐ 整理床单位</td></tr>
<tr><td>护理评估</td><td>☐ 观察记录患者神志、瞳孔、生命体征
☐ 风险评估：评估有无跌倒、坠床、压疮、导管滑脱、液体外渗的风险</td><td>☐ 评估切口疼痛情况
☐ 观察切口敷料有无渗出并报告医师
☐ 风险评估：评估有无跌倒、坠床、压疮、导管滑脱、液体外渗的风险</td><td></td></tr>
<tr><td>专科护理</td><td>☐ 评估切口疼痛情况
☐ 观察切口敷料有无渗出并报告医师
☐ 风险评估：评估有无跌倒、坠床、压疮、导管滑脱、液体外渗的风险</td><td>☐ 协助医师拆线
☐ 协助换药</td><td>☐ 告知患者出院后注意事项并附书面出院指导 1 份</td></tr>
<tr><td>饮食指导</td><td>☐ 协助进餐</td><td>☐ 协助进餐</td><td></td></tr>
<tr><td>活动体位</td><td>☐ 根据护理等级指导活动</td><td>☐ 根据护理等级指导活动</td><td></td></tr>
<tr><td>洗浴要求</td><td></td><td></td><td></td></tr>
<tr><td colspan="2">病情变异记录</td><td>☐ 无　　☐ 有，原因：
☐ 患者　☐ 疾病　☐ 医疗
☐ 护理　☐ 保障　☐ 管理</td><td>☐ 无　　☐ 有，原因：
☐ 患者　☐ 疾病　☐ 医疗
☐ 护理　☐ 保障　☐ 管理</td><td>☐ 无　　☐ 有，原因：
☐ 患者　☐ 疾病　☐ 医疗
☐ 护理　☐ 保障　☐ 管理</td></tr>
<tr><td colspan="2">护士签名</td><td>白班｜小夜班｜大夜班</td><td>白班｜小夜班｜大夜班</td><td>白班｜小夜班｜大夜班</td></tr>
<tr><td colspan="2">医师签名</td><td></td><td></td><td></td></tr>
</table>

脑挫裂伤行手术清除挫伤失活脑组织及
去骨瓣减压术临床路径

一、脑挫裂伤行手术清除挫伤失活脑组织及去骨瓣
减压术临床路径标准住院流程

(一)适用对象

第一诊断为脑挫裂伤(ICD-10:S06.201),拟行手术清除挫伤失活脑组织及去骨瓣减压术(ICD-9-CM-3:01.5914/01.2413)的患者。

(二)诊断依据

根据《临床诊疗指南·神经外科学分册》(中华医学会编著,人民卫生出版社,2012年),《临床技术操作规范·神经外科分册》(中华医学会编著,人民军医出版社),《王忠诚神经外科学(彩图版)》(第2版,王忠诚,主编.湖北科学技术出版社,2015年),《神经外科学》(第3版,赵继宗,周定标,主编.人民卫生出版社,2014年),《神经外科学手册》(第7版,Thieme,美国,2010年)。

1. 临床表现

(1)明确脑外伤史。

(2)原发性脑功能损害症状和神经症状:常于受伤后即出现意识障碍,意识障碍程度与损伤严重程度相关,可持续数小时、数日、数周,甚至数月,出现临床症状有肢体偏瘫、抽搐等。

(3)精神智力症状:表现为记忆力减退、理解力差、智力迟钝、精神失常等。

(4)局灶性症状:由于脑损伤导致轻偏瘫、失语、同向性偏盲、视盘水肿等。

2. 辅助检查

(1)头颅CT扫描:局部脑组织混杂信号,伴出血、周围水肿等,有中线移位,侧脑室受压。

(2)头颅MRI扫描:不常用。

(三)治疗方案的选择及依据

根据《临床诊疗指南·神经外科学分册》(中华医学会编著,人民卫生出版社,2012年),《临床技术操作规范·神经外科分册》(中华医学会编著,人民军医出版社),《王忠诚神经外科学(彩图版)》(第2版,王忠诚,主编.湖北科学技术出版社,2015年),《神经外科学》(第3版,赵继宗,周定标,主编.人民卫生出版社,2014年),《神经外科学手册》(第7版,Thieme,美国,2010年)。

1. 脑挫裂伤诊断明确,临床出现颅内压增高症状或局灶性症状者须手术治疗;手术首选挫伤失活组织清除,必要时须去骨瓣减压,需向家属交代病情及围术期可能出现的并发症。

2. 对于手术风险较大者(高龄、妊娠期、合并较严重内科疾病),需向患者或其家属交代病

情；如果不同意手术，应履行签名手续，给予严密观察。

3. 对于严密观察非手术治疗的患者，如出现颅内压增高征象应急诊手术。

（四）标准住院天数

9～11 天。

（五）进入路径标准

1. 第一诊断符合脑挫裂伤（ICD-10：S06.201），拟行手术清除挫伤失活脑组织及去骨瓣减压术（ICD-9-CM-3：01.5914/01.2413）。

2. 当患者同时患有其他疾病诊断时，但在住院期间不需特殊处理，也不影响第一诊断的临床路径流程实施时，可以进入路径。

（六）术前准备 1 天

1. 术前评估　术前 24 小时内完成病情评估、必要的检查，做出术前小结、术前讨论。

（1）必需的检查项目：①血常规（含 CRP＋IL-6）；②尿常规；③粪常规；④凝血四项；⑤血清术前八项；⑥红细胞沉降率；⑦血型；⑧头颅 CT 扫描；⑨心电图检查（多导）；⑩胸部 X 线片。

（2）根据患者病情可选择：①神经导航 MRI；②肺功能；③超声心动图。

（3）营养评估：根据《解放军总医院新入院患者营养风险筛查表（NRS）》为新入院患者进行营养评估，评分≥3 分患者给予处置，必要时申请营养科医师会诊。

（4）心理评估：根据新入院患者情况申请心理科医师会诊。

（5）疼痛评估：根据《视觉模拟评分法（VAS）》实施疼痛评估，评分＞7 分患者给予处置，必要时请疼痛科医师会诊。

（6）康复评估：根据《入院患者康复筛查和评估表》在患者入院后 24 小时内进行康复筛查和评估。任何一项结果为"是"，则申请康复科医师会诊。

（7）深静脉血栓栓塞症风险评估：根据专科《深静脉血栓栓塞症评估量表》在患者入院后24 小时内进行风险筛查和评估，风险结果为"高危"的，申请血管外科或介入导管室医师会诊。

2. 术前准备

（1）术前谈话：术者应在术前 1 天与患者及其家属谈话，告知手术方案、相关风险、用血计划、术后转归、置入材料、手术费用和患者及其家属权益，履行书面知情同意手续。告知高值耗材的使用及费用。

（2）通知手术室准备手术间、手术药品、手术物品及特殊耗材。

（3）护士做心理护理，交代注意事项：防压疮、防跌倒、指导患者戒烟等，进行术后康复宣教。

（4）手术部位标识：术者、一助或经治医师在术前 1 天应对手术部位做体表标识，急诊手术由接诊医师或会诊外科医师标记，标记过程应有责任护士、患者及其家属共同参与，并记入手术安排表。

（5）术前 1 天麻醉医师访视：制订麻醉计划、完成评估、确定麻醉方式，并记入《麻醉术前访视记录》，告知患者及其家属麻醉适应证、麻醉目的、风险、可能出现的情况及其处理原则、替代方案等，签署《麻醉知情同意书》并归入病历。

（七）药品选择及使用时机

1. 按照《抗菌药物临床应用指导原则（2015 年）》（国卫办医发〔2015〕43 号）执行。

2. 预防感染用药时间为术前 30 分钟。

3. 手术后可预防应用抗生素 2 天。

(八)手术日为入院第 2 天

1. 手术安全核对　患者入手术间后由手术医师、麻醉医师、巡回护士和患者本人共同核对患者身份、手术部位与标识、手术方式。手术医师、麻醉医师、巡回护士三方按《手术安全核对表》逐项核对，共同签名。

2. 麻醉方式　全身麻醉。

3. 手术方式　开颅探查挫裂伤失活组织及伴有血肿清除，以及去骨瓣减压术。

4. 术后保持硬脑膜外持续引流 24 小时　观察性状及记录。

5. 其他　经治医师或手术医师应即刻完成术后首次病程记录，观察术后患者病情变化。

(九)术后住院恢复 9 天

1. 术后回监护室，仰卧位，上半身略高，观察生命体征、意识、瞳孔。

2. 术后 1 天复查头颅 CT。

3. 每 2～3 天切口换药 1 次。

4. 通常在术后 24 小时拔除引流管；根据引流量和头颅 CT 复查情况酌情延长引流时间。

5. 术后患者一般情况良好，体温正常，化验白细胞计数及分类正常后停用抗生素。

6. 术后 7 天头部切口拆线或酌情门诊拆线。

(十)出院标准

1. 患者一般情况良好，恢复正常饮食，生命体征稳定，各项检验无明显异常，体温正常。

2. 复查头颅 CT 显示颅内无出血以或明显脑肿胀，切口愈合良好后，给予出院。

(十一)变异及原因分析

1. 对于不适合手术的患者，可采用甘露醇脱水治疗。

2. 对于个别术后减压效果不佳或无效者，可再次行减压术，包括内外减压术。适应证：迟发血肿；脑肿胀明显甚至脑疝形成。

3. 术后继发其他部位硬脑膜外血肿、硬脑膜下血肿、脑内血肿等并发症，严重者需要再次开颅手术。

4. 住院后伴发其他内、外科疾病需进一步明确诊断治疗，导致住院时间延长。

二、脑挫裂伤行手术清除挫伤失活脑组织及去骨瓣减压术临床路径表单

适用对象	第一诊断为为脑挫裂伤(ICD-10：S06.201) 拟行手术清除挫伤失活脑组织及去骨瓣减压术(ICD-9-CM-3：01.5914/01.2413)的患者	
患者基本信息	姓名：____　性别：____　年龄：__　门诊号：____ 住院号：_____　过敏史：_____ 住院日期：__年__月__日　出院日期：__年__月__日	标准住院天数：9～11 天

（续　表）

时间		住院第 1 天（术前 1 天）	住院第 2 天（手术日）	住院第 3 天（术后第 1 天）
主要诊疗工作	制度落实	□ 入院 2 小时内经治医师或值班医师完成接诊 □ 入院 24 小时内主管医师完成检诊 □ 专科医师会诊（必要时） □ 完成术前准备 □ 组织术前讨论 □ 手术部位标识	□ 主诊医师在患者入院 48 小时内完成检诊	□ 手术医师查房
	病情评估	□ 经治医师询问病史与体格检查 □ 完善相关检查 □ 营养评估 □ 心理评估 □ 疼痛评估 □ 康复评估 □ 深静脉血栓栓塞症风险评估	□ 术后观察意识情况及神经功能恢复情况	□ 临床观察神经功能恢复情况 □ 观察切口敷料情况 □ 观察引流液性状及记量
	病历书写	□ 入院 8 小时内完成首次病程记录 □ 入院 24 小时内完成入院记录 □ 完成主管医师查房记录 □ 完成术前讨论、术前小结	□ 术者或一助术后 24 小时内完成手术记录（术者签名） □ 术后即刻完成术后首次病程记录	□ 完成病程记录
	知情同意	□ 患者或其家属在入院记录单上签名 □ 术前谈话，告知患者及其家属病情和围术期注意事项并签署手术知情同意书、授权委托书（患者本人不能签名时）、自费用品协议书（必要时）、军人目录外耗材审批单（必要时）	□ 告知患者及其家属手术情况和术后注意事项	
	手术治疗	□ 预约手术	□ 实施手术（手术安全核查记录、手术清点记录）	
	其他	□ 及时通知上级医师检诊 □ 经治医师检查整理病历资料	□ 术后病情交接	

（续　表）

重点医嘱	长期医嘱	护理医嘱	□ 特级护理或一级护理	□ 特级护理或一级护理	□ 特级护理或一级护理
		处置医嘱			
		膳食医嘱	□ 普食	□ 手术当天禁食、禁水	□ 术后禁食、禁水
		药物医嘱	□ 自带药（必要时）	□ 术中用抗生素 □ 补液治疗	□ 抗生素预防感染 □ 补液治疗
	临时医嘱	检查检验	□ 血常规（含 CRP＋IL-6） □ 尿常规 □ 粪常规 □ 凝血四项 □ 血清术前八项 □ 红细胞沉降率 □ 血型 □ 头颅 CT 扫描 □ 心电图检查（多导） □ 神经导航 MRI（必要时） □ 肺功能（必要时） □ 超声心动图（必要时）		□ 复查头颅 CT
		药物医嘱	□ 抗生素皮试		
		手术医嘱		□ 清除挫伤失活脑组织及血肿清除及去骨瓣减压术	
		处置医嘱	□ 静脉抽血 □ 备皮（剃头）		
主要护理工作		健康宣教	□ 入院宣教（住院环境、规章制度） □ 进行护理安全指导 □ 按护理等级进行护理、活动范围指导 □ 进行饮食指导 □ 进行关于疾病知识的宣教 □ 检查、检验项目的目的和意义	□ 术前宣教 □ 术后心理疏导 □ 指导术后康复训练 □ 指导术后注意事项	□ 术后心理疏导 □ 指导术后康复训练 □ 指导术后注意事项
		护理处置	□ 患者身份核对 □ 佩戴腕带 □ 建立入院病历，通知医师 □ 入院介绍：介绍责任护士，病区环境、设施、规章制度、基础护理服务项目 □ 询问病史，填写护理记录单首页	□ 术前患者准备（术前沐浴、更衣、备皮） □ 检查术前物品准备 □ 与手术室护士交接 □ 术后观察患者一般状况及神经系统状况 □ 观察记录患者神志、瞳孔、生命体征	□ 观察患者一般状况及神经系统状况 □ 观察记录患者神志、瞳孔、生命体征 □ 观察引流液性状并记量

	□ 观察患者意识、瞳孔及生命体征，以及神经系统状况完成术前准备 □ 测量基本生命体征 □ 抽血、留取标本 □ 心理与生活护理 □ 根据评估结果采取相应护理措施 □ 通知检查项目及注意事项	□ 观察引流液性状及记量 □ 心理与生活护理 □ 指导并监督患者治疗与康复训练 □ 遵医嘱用药 □ 根据评估结果采取相应护理措施 □ 完成护理记录	
护理评估	□ 一般评估：生命体征、神志、皮肤、药物过敏史等 □ 风险评估：评估有无跌倒、坠床、压疮风险 □ 心理评估 □ 营养评估 □ 疼痛评估 □ 康复评估	□ 评估切口疼痛情况 □ 观察切口敷料有无渗出并报告医师 □ 风险评估：评估有无跌倒、坠床、压疮、导管滑脱、液体外渗的风险	□ 评估切口疼痛情况 □ 观察切口敷料有无渗出并报告医师 □ 风险评估：评估有无跌倒、坠床、压疮、导管滑脱、液体外渗的风险
专科护理	□ 观察患肢情况 □ 指导患者掌握床上翻身方法 □ 指导患者掌握床上排尿、排便（使用便器）方法	□ 术后心理与生活护理 □ 与手术室护士共同评估皮肤、切口敷料、输液及引流情况 □ 指导患者进行四肢功能锻炼 □ 指导患者掌握床上排尿、排便（使用便器）方法	□ 术后心理与生活护理 □ 指导功能锻炼
饮食指导	□ 根据医嘱通知配餐员准备膳食 □ 通知患者 22:00 后禁食、禁水	□ 术后麻醉清醒拔除气管插管后 6 小时之内禁食、禁水，口干时协助湿润口唇 □ 拔除气管插管 6 小时以后指导患者间断、少量饮用温开水、逐渐过渡到流食、半流食	□ 协助进餐
活动体位	□ 根据护理等级指导活动	□ 根据护理等级指导活动	□ 根据护理等级指导活动
洗浴要求	□ 协助患者洗澡，更换病号服	□ 协助患者晨、晚间护理 □ 备皮后协助患者清洁备皮部位，更换病号服 □ 告知患者切口保护方法	□ 协助患者晨、晚间护理
病情变异记录	□ 无　　□ 有，原因： □ 患者　□ 疾病　□ 医疗 □ 护理　□ 保障　□ 管理	□ 无　　□ 有，原因： □ 患者　□ 疾病　□ 医疗 □ 护理　□ 保障　□ 管理	□ 无　　□ 有，原因： □ 患者　□ 疾病　□ 医疗 □ 护理　□ 保障　□ 管理

（续　表）

		白班	小夜班	大夜班	白班	小夜班	大夜班	白班	小夜班	大夜班
护士签名										
医师签名										
时间		住院第 4 天			住院第 5 天			住院第 6 天		
主要诊疗工作	制度落实	□ 主管医师查房			□ 主观医师查房			□ 主管医师查房		
	病情评估	□ 临床观察神经功能恢复情况 □ 切口换药，观察切口情况 □ 观察引流液性状及引流量，拔除引流管			□ 术后观察意识情况及神经功能恢复情况 □ 观察切口敷料情况			□ 临床观察神经功能恢复情况 □ 观察切口敷料情况 □ 查看检验结果		
	病历书写	□ 完成病程记录			□ 完成病程记录			□ 完成病程记录		
	知情同意									
	手术治疗									
	其他									
重点医嘱	长期医嘱 护理医嘱	□ 一级护理			□ 二级护理			□ 二级护理		
	处置医嘱									
	膳食医嘱	□ 术后半流食或普食			□ 术后普食			□ 术后普食		
	药物医嘱	□ 自带药（必要时）			□ 抗生素 □ 补液治疗			□ 患者情况允许，可停用抗生素		
	临时医嘱 检查检验							□ 复查头颅 CT		
	药物医嘱	□ 继续应用抗生素、补液治疗								
	手术医嘱									
	处置医嘱	□ 根据引流情况，拔除引流管								
主要护理工作	健康宣教	□ 告知护理风险 □ 观察患者一般状况 □ 观察记录患者神志、瞳孔、生命体征			□ 告知护理风险 □ 观察患者一般状况 □ 观察记录患者神志、瞳孔、生命体征			□ 告知护理风险 □ 观察患者一般状况 □ 观察记录患者神志、瞳孔、生命体征		
	护理处置	□ 观察患者一般状况及神经系统状况 □ 观察记录患者神志、瞳孔、生命体征 □ 观察引流液性状及记量			□ 观察患者一般状况及神经系统状况 □ 观察记录患者神志、瞳孔、生命体征 □ 患者下床活动			□ 观察患者一般状况及神经系统状况 □ 观察记录患者神志、瞳孔、生命体征 □ 患者下床活动		
	护理评估	□ 评估患者感觉、运动情况，有异常时立即报告医师处理 □ 评估压疮风险			□ 评估患者感觉、运动情况，有异常时立即报告医师处理 □ 评估跌倒风险 □ 评估压疮风险			□ 评估患者感觉、运动情况，有异常时立即报告医师处理 □ 评估跌倒风险 □ 评估压疮风险		

（续　表）

专科护理	□ 指导患者术后体位摆放及功能锻炼 □ 指导患者正确使用抗血栓压力带 □ 指导患者进行自主排尿训练 □ 指导患者进行肢体功能锻炼	□ 指导患者术后体位摆放及功能锻炼 □ 指导患者进行自主排尿训练 □ 指导患者进行肢体功能锻炼		□ 指导患者术后体位摆放及功能锻炼 □ 指导患者进行肢体功能锻炼
饮食指导	□ 协助进餐	□ 协助进餐		□ 协助进餐
活动体位	□ 根据护理等级指导活动	□ 根据护理等级指导活动		□ 根据护理等级指导活动
洗浴要求	□ 协助患者卫生整顿	□ 协助患者卫生整顿		□ 协助患者卫生整顿
病情变异记录	□ 无　　□ 有,原因: □ 患者　□ 疾病　□ 医疗 □ 护理　□ 保障　□ 管理	□ 无　　□ 有,原因: □ 患者　□ 疾病　□ 医疗 □ 护理　□ 保障　□ 管理		□ 无　　□ 有,原因: □ 患者　□ 疾病　□ 医疗 □ 护理　□ 保障　□ 管理

护士签名	白班	小夜班	大夜班	白班	小夜班	大夜班	白班	小夜班	大夜班

医师签名									

时间	住院第 7 天	住院第 8—11 天
主要诊疗工作 制度落实	□ 主诊医师查房	□ 手术医师查房
病情评估	□ 临床观察神经功能恢复情况 □ 切口换药,观察切口情况	□ 上级医师进行治疗效果、预后和出院评估 □ 出院宣教
病历书写	□ 完成病程记录	□ 出院当天病程记录(由上级医师指示出院) □ 出院后 24 小时内完成出院记录 □ 出院后 24 小时内完成病案首页
知情同意		□ 告知患者及其家属出院后注意事项(指导出院后功能锻炼,复诊的时间、地点,发生紧急情况时处理等)
手术治疗		
其他		□ 通知出院 □ 开具出院介绍信 □ 开具诊断证明书 □ 出院带药 □ 预约门诊复诊时间

（续　表）

重点医嘱	长期医嘱	护理医嘱	□ 一级护理	
		处置医嘱		
		膳食医嘱	□ 术后半流食或普食	
		药物医嘱	□ 自带药（必要时）	
	临时医嘱	检查检验		
		药物医嘱	□ 继续应用抗生素、补液治疗	
		手术医嘱		
		处置医嘱	□ 根据引流情况,拔除引流管	□ 出院
主要护理工作	健康宣教			□ 出院宣教（康复训练方法、用药指导、换药时间及注意事项、复查时间等）
	护理处置		□ 观察患者一般状况及神经系统状况 □ 观察记录患者神志、瞳孔、生命体征 □ 观察引流液性状及记量	□ 观察患者情况 □ 核对患者医疗费用 □ 协助患者办理出院手续 □ 指导并监督患者康复训练 □ 整理床单位
	护理评估		□ 观察患者一般状况 □ 观察记录患者神志、瞳孔、生命体征	
	专科护理		□ 按护理等级要求完成基础护理项目 □ 根据排便情况采取通便措施 □ 观察静脉输液情况 □ 术后心理与生活护理	□ 告知患者出院后注意事项并附书面出院指导 1 份
	饮食指导		□ 协助进餐	
	活动体位		□ 根据护理等级指导活动	
	洗浴要求		□ 协助患者卫生整理	
病情变异记录			□ 无　　□ 有,原因: □ 患者　□ 疾病　□ 医疗 □ 护理　□ 保障　□ 管理	□ 无　　□ 有,原因: □ 患者　□ 疾病　□ 医疗 □ 护理　□ 保障　□ 管理
护士签名		白班	小夜班	大夜班	白班	小夜班	大夜班
医师签名				

大面积脑梗死行去骨瓣减压术临床路径

一、大面积脑梗死行去骨瓣减压术临床路径标准住院流程

(一)适用对象

第一诊断为大面积脑梗死（ICD-10：I63），行去骨瓣减压术（ICD-9-CM-3：01.2413 伴 02.1202）的患者。

(二)诊断依据

根据《临床诊疗指南·神经外科学分册》（中华医学会编著，人民卫生出版社，2012 年），《临床技术操作规范·神经外科分册》（中华医学会编著，人民军医出版社），《王忠诚神经外科学(彩图版)》（第 2 版，王忠诚，主编．湖北科学技术出版社，2015 年），《神经外科学》（第 3 版，赵继宗，周定标，主编．人民卫生出版社，2014 年），《神经外科学手册》（第 7 版，Thieme，美国，2010 年）。

1. 临床表现

(1)明确脑梗死病史。

(2)意识障碍，颅高压症状等。

(3)局灶性症状：偏瘫、失语、视盘水肿等。

2. 辅助检查

(1)头颅 CT 扫描：动脉分布区脑组织低密度楔形梗死灶表现，脑中线移位，脑室受压等。

(2)头颅 MRI 扫描：动脉分布区脑组织楔形梗死脑组织长 T_1、T_2 信号，脑中线移位，脑室受压等。

(三)治疗方案的选择及依据

根据《临床诊疗指南·神经外科学分册》（中华医学会编著，人民卫生出版社，2012 年），《临床技术操作规范·神经外科分册》（中华医学会编著，人民军医出版社），《王忠诚神经外科学(彩图版)》（第 2 版，王忠诚，主编．湖北科学技术出版社，2015 年），《神经外科学》（第 3 版，赵继宗，周定标，主编．人民卫生出版社，2014 年），《神经外科学手册》（第 7 版，Thieme，美国，2010 年）。

1. 大面积脑梗死诊断明确，临床出现严重的颅高压症状或脑疝表现，如头痛、头晕，意识障碍，偏瘫，失语等。需手术治疗，需向其家属交代病情及围术期可能出现的并发症。

2. 对于手术风险较大者（高龄、妊娠期、合并较严重内科疾病），需向患者或其家属交代病情；如果不同意手术，应履行签名手续，并给予严密观察。

3. 对于严密观察非手术治疗的患者，如出现颅内压增高征象应急诊手术。

(四)标准住院天数

9～11 天。

（五）进入路径标准

1. 第一诊断符合大面积脑梗死（ICD-10：I63），行去骨瓣减压术（ICD-9-CM-3：01.2413 伴 02.1202）。

2. 当患者同时患有其他疾病诊断时，但在住院期间不需特殊处理，也不影响第一诊断的临床路径流程实施时，可以进入路径。

（六）术前准备 1 天

1. 术前评估　术前 24 小时内完成病情评估、必要的检查，做出术前小结、术前讨论。

（1）必需的检查项目：①血常规（含 CRP＋IL-6）；②尿常规；③粪常规；④凝血四项；⑤血清术前八项；⑥红细胞沉降率；⑦血型；⑧头颅 CT 扫描；⑨心电图检查（多导）；⑩头颅 MRI 扫描；⑪胸部 X 线片。

（2）根据患者病情可选择：①神经导航 MRI；②肺功能；③超声心动图。

（3）营养评估：根据《解放军总医院新入院患者营养风险筛查表（NRS）》为新入院患者进行营养评估，评分≥3 分患者给予处置，必要时申请营养科医师会诊。

（4）心理评估：根据新入院患者情况申请心理科医师会诊。

（5）疼痛评估：根据《视觉模拟评分法（VAS）》实施疼痛评估，评分＞7 分患者给予处置，必要时请疼痛科医师会诊。

（6）康复评估：根据《入院患者康复筛查和评估表》在患者入院后 24 小时内进行康复筛查和评估。任何一项结果为"是"，则申请康复科医师会诊。

（7）深静脉血栓栓塞症风险评估：根据专科《深静脉血栓栓塞症评估量表》在患者入院后 24 小时内进行风险筛查和评估，风险结果为"高危"的，则申请血管外科或介入导管室医师会诊。

2. 术前准备

（1）术前谈话：术者应在术前 1 天与患者及其家属谈话，告知手术方案、相关风险、用血计划、术后转归、置入材料、手术费用和患者及其家属权益，并履行书面知情同意手续。告知高值耗材的使用及费用。

（2）通知手术室：准备手术间、手术药品、手术物品及特殊耗材。

（3）护士做心理护理、交代注意事项：防压疮、防跌倒、指导患者戒烟等，进行术后康复宣教。

（4）手术部位标识：术者、一助或经治医师在术前 1 天应对手术部位做体表标识，急诊手术由接诊医师或会诊外科医师标记，标记过程应有责任护士、患者及其家属共同参与，并记入手术安排表。

（5）术前 1 天麻醉医师访视：制订麻醉计划、完成评估、确定麻醉方式，并记入《麻醉术前访视记录》，告知患者及其家属麻醉适应证、麻醉目的、风险、可能出现的情况及其处理原则、替代方案等，签署《麻醉知情同意书》并归入病历。

（七）药品选择及使用时机

1. 按照《抗菌药物临床应用指导原则（2015 年）》《国卫办医发〔2015〕43 号》执行。

2. 预防感染用药时间为术前 30 分钟。

3. 术后可预防应用抗生素 2 天。

（八）手术日为入院第 2 天

1. 手术安全核对　患者入手术间后由手术医师、麻醉医师、巡回护士和患者本人共同核

对患者身份、手术部位与标识、手术方式。手术医师、麻醉医师、巡回护士三方按《手术安全核对表》逐项核对,共同签名。

2. 麻醉方式　全身麻醉。

3. 手术方式　去骨瓣减压术。

4. 引流　术后保持硬脑膜外持续引流 24 小时,观察性状及记录引流量。

5. 其他　经治医师或手术医师应即刻完成术后首次病程记录,观察术后患者病情变化。

(九)术后住院恢复 7 天

1. 术后回监护室,仰卧位,上半身略高,观察生命体征、意识、瞳孔。

2. 术后 1 天复查头颅 CT。

3. 每 2～3 天切口换药 1 次。

4. 通常在术后 24 小时拔除引流管;根据引流量和头颅 CT 复查情况酌情延长引流时间。

5. 术后患者一般情况良好,体温正常,检验白细胞计数及分类,正常后停用抗菌药物。

6. 术后 7 天头部切口拆线或酌情门诊拆线。

(十)出院标准

1. 患者一般情况良好,意识有恢复,生命体征稳定,各项检验无明显异常,体温正常。

2. 复查头颅 CT 显示颅内中线移位好转,无出血,切口愈合良好后,给予出院。

(十一)变异及原因分析

1. 对于不适合手术的患者,可对症治疗。

2. 术后继发其他部位硬脑膜外血肿、硬脑膜下血肿、脑内血肿等并发症,严重者需要再次开颅手术。

3. 住院后伴发其他内、外科疾病需进一步明确诊断,导致住院时间延长。

二、大面积脑梗死行去骨瓣减压术临床路径表单

适用对象	第一诊断为大面积脑梗死(ICD-10:I63) 行去骨瓣减压术(ICD-9-CM-3:01.2413 伴 02.1202)的患者		
患者基本信息	姓名:＿＿＿ 性别:＿＿＿ 年龄:＿＿ 门诊号:＿＿＿ 住院号:＿＿＿ 过敏史:＿＿＿ 住院日期:＿＿年＿＿月＿＿日 出院日期:＿＿年＿＿月＿＿日		标准住院天数:9～11 天
时间	住院第 1 天(术前 1 天)	住院第 2 天(手术日)	住院第 3 天
主要诊疗工作	制度落实	□ 入院 2 小时内经治医师或值班医师完成接诊 □ 入院 24 小时内主管医师完成检诊 □ 专科医师会诊(必要时) □ 完成术前准备 □ 组织术前讨论 □ 手术部位标识	□ 主诊医师在患者入院 48 小时内完成检诊	□ 手术医师查房

（续　表）

	病情评估	☐ 经治医师询问病史与体格检查 ☐ 完善相关检查 ☐ 营养评估 ☐ 心理评估 ☐ 疼痛评估 ☐ 康复评估 ☐ 深静脉血栓栓塞症风险评估	☐ 术后观察意识情况及神经功能恢复情况	☐ 临床观察神经功能恢复情况 ☐ 观察切口敷料情况 ☐ 观察引流液性状及引流量	
	病历书写	☐ 入院 8 小时内完成首次病程记录 ☐ 入院 24 小时内完成入院记录 ☐ 完成主管医师查房记录 ☐ 完成术前讨论、术前小结	☐ 术者或一助术后 24 小时内完成手术记录（术者签名） ☐ 术后即刻完成术后首次病程记录	☐ 完成病程记录	
	知情同意	☐ 患者或其家属在入院记录单上签名 ☐ 术前谈话，告知患者及其家属病情和围术期注意事项并签署手术知情同意书、授权委托书（患者本人不能签名时）、自费用品协议书（必要时）、军人目录外耗材审批单（必要时）	☐ 告知患者及其家属手术情况和术后注意事项		
	手术治疗	☐ 预约手术	☐ 实施手术（手术安全核查记录、手术清点记录）		
	其他	☐ 及时通知上级医师检诊 ☐ 经治医师检查整理病历资料	☐ 术后病情交接		
重点医嘱	长期医嘱 / 护理医嘱	☐ 按神经外科护理常规 ☐ 一级护理	☐ 按神经外科术后护理常规 ☐ 特级护理	☐ 按神经外科术后护理常规 ☐ 特级护理	
	处置医嘱				
	膳食医嘱	☐ 禁食、禁水	☐ 手术当天禁食、禁水	☐ 术后禁食、禁水	
	药物医嘱	☐ 自带药（必要时）	☐ 术中用抗生素 ☐ 补液治疗	☐ 抗生素预防感染 ☐ 补液治疗	

临时医嘱	检查检验	□ 血常规（含 CRP＋IL-6） □ 尿常规 □ 粪常规 □ 凝血四项 □ 血清术前八项 □ 红细胞沉降率 □ 血型 □ 头颅 CT 扫描 □ 心电图检查（多导） □ 神经导航 MRI（必要时） □ 肺功能（必要时） □ 超声心动图（必要时）		□ 复查头颅 CT
	药物医嘱	□ 抗生素皮试		
	手术医嘱		□ 常规今日在全身麻醉下行去骨瓣减压术	
	处置医嘱	□ 静脉抽血 □ 备皮（剃头）		
主要护理工作	健康宣教	□ 入院宣教（住院环境、规章制度） □ 进行护理安全指导 □ 按护理等级进行护理、活动范围指导 □ 进行饮食指导 □ 进行关于疾病知识的宣教 □ 检查、检验项目的目的和意义	□ 术前宣教 □ 术后心理疏导 □ 指导术后康复训练 □ 指导术后注意事项	□ 术后心理疏导 □ 指导术后康复训练 □ 指导术后注意事项
	护理处置	□ 患者身份核对 □ 佩戴腕带 □ 建立入院病历，通知医师 □ 入院介绍：介绍责任护士，病区环境、设施、规章制度、基础护理服务项目 □ 询问病史，填写护理记录单首页 □ 观察患者意识、瞳孔及生命体征，及神经系统状况完成术前准备 □ 测量基本生命体征 □ 抽血、留取标本 □ 心理与生活护理 □ 根据评估结果采取相应护理措施 □ 通知检查项目及注意事项	□ 术前患者准备（术前沐浴、更衣、备皮） □ 检查术前物品准备 □ 与手术室护士交接 □ 术后观察患者一般状况及神经系统状况 □ 观察记录患者神志、瞳孔、生命体征 □ 观察引流液性状及记量 □ 心理与生活护理 □ 指导并监督患者治疗与康复训练 □ 遵医嘱用药 □ 根据评估结果采取相应护理措施 □ 完成护理记录	□ 观察患者一般状况及神经系统状况 □ 观察记录患者神志、瞳孔、生命体征 □ 观察引流液性状及记量

（续　表）

护理评估	□ 一般评估:生命体征、神志、皮肤、药物过敏史等 □ 风险评估:评估有无跌倒、坠床、压疮风险 □ 心理评估 □ 营养评估 □ 疼痛评估 □ 康复评估	□ 评估切口疼痛情况 □ 观察切口敷料有无渗出并报告医师 □ 风险评估:评估有无跌倒、坠床、压疮、导管滑脱、液体外渗的风险	□ 评估切口疼痛情况 □ 观察切口敷料有无渗出并报告医师 □ 风险评估:评估有无跌倒、坠床、压疮、导管滑脱、液体外渗的风险	
专科护理	□ 观察患肢情况 □ 指导功能锻炼 □ 指导患者掌握床上翻身方法 □ 指导患者掌握床上排尿、排便(使用便器)方法	□ 术后心理与生活护理 □ 指导功能锻炼 □ 切口冷湿敷 □ 指导患者掌握床上翻身方法 □ 指导患者掌握床上排尿、排便(使用便器)方法	□ 术后心理与生活护理 □ 指导功能锻炼 □ 评估观察神经功能恢复情况 □ 观察切口敷料情况 □ 观察引流液性状及记量	
饮食指导	□ 根据医嘱通知配餐员准备膳食 □ 通知患者 22:00 后禁食、禁水	□ 协助进餐	□ 遵医嘱给予饮食	
活动体位	□ 根据护理等级指导活动	□ 根据护理等级指导活动	□ 根据护理等级指导活动	
洗浴要求	□ 协助患者洗澡,更换病号服 □ 备皮后协助患者清洁备皮部位,更换病号服	□ 协助患者晨、晚间护理 □ 告知患者切口保护方法	□ 协助患者晨、晚间护理	
病情变异记录	□ 无　　□ 有,原因: □ 患者　□ 疾病　□ 医疗 □ 护理　□ 保障　□ 管理	□ 无　　□ 有,原因: □ 患者　□ 疾病　□ 医疗 □ 护理　□ 保障　□ 管理	□ 无　　□ 有,原因: □ 患者　□ 疾病　□ 医疗 □ 护理　□ 保障　□ 管理	

护士签名	白班	小夜班	大夜班	白班	小夜班	大夜班	白班	小夜班	大夜班

医师签名			

时间	住院第 4 天	住院第 5 天	住院第 6 天
主要诊疗工作 制度落实	□ 主管医师查房	□ 主观医师查房	□ 主管医师查房
主要诊疗工作 病情评估	□ 临床观察神经功能恢复情况 □ 切口换药,观察切口情况 □ 观察引流液性状及引流量,拔除引流管	□ 术后观察意识情况及神经功能恢复情况 □ 观察切口敷料情况	□ 临床观察神经功能恢复情况 □ 观察切口敷料情况 □ 查看检验结果
主要诊疗工作 病历书写	□ 完成病程记录	□ 完成病程记录	□ 完成病程记录
主要诊疗工作 知情同意			

重点医嘱	长期医嘱	护理医嘱	☐ 一级护理	☐ 二级护理	☐ 二级护理
		处置医嘱			
		膳食医嘱	☐ 术后半流食或普食	☐ 术后普食	☐ 术后普食
		药物医嘱	☐ 自带药（必要时）	☐ 抗生素 ☐ 补液治疗	☐ 患者情况允许，可停用抗生素
	临时医嘱	检查检验			☐ 复查头颅 CT
		药物医嘱	☐ 继续应用抗生素、补液治疗		
		手术医嘱			
		处置医嘱	☐ 根据引流情况，拔除引流管		
主要护理工作		健康宣教	☐ 告知护理风险 ☐ 观察患者一般状况 ☐ 观察记录患者神志、瞳孔、生命体征	☐ 告知护理风险 ☐ 观察患者一般状况 ☐ 观察记录患者神志、瞳孔、生命体征	☐ 告知护理风险 ☐ 观察患者一般状况 ☐ 观察记录患者神志、瞳孔、生命体征
		护理处置	☐ 观察患者一般状况及神经系统状况 ☐ 观察记录患者神志、瞳孔、生命体征 ☐ 观察引流液性状及记量	☐ 观察患者一般状况及神经系统状况 ☐ 观察记录患者神志、瞳孔、生命体征 ☐ 患者下床活动	☐ 观察患者一般状况及神经系统状况 ☐ 观察记录患者神志、瞳孔、生命体征 ☐ 患者下床活动
		护理评估	☐ 评估患者感觉、运动情况，有异常时立即报告医师处理 ☐ 评估压疮风险	☐ 评估患者感觉、运动情况，有异常时立即报告医师处理 ☐ 评估压疮风险 ☐ 评估跌倒风险	☐ 评估患者感觉、运动情况，有异常时立即报告医师处理 ☐ 评估压疮风险
		专科护理	☐ 指导患者术后体位摆放及功能锻炼 ☐ 指导患者正确使用抗血栓压力带 ☐ 指导患者进行自主排尿训练 ☐ 指导患者进行肢体功能锻炼	☐ 指导患者术后体位摆放及功能锻炼 ☐ 指导患者进行自主排尿训练 ☐ 指导患者进行肢体功能锻炼	☐ 指导患者术后体位摆放及功能锻炼 ☐ 指导患者进行肢体功能锻炼
		饮食指导	☐ 协助进餐	☐ 协助进餐	☐ 协助进餐
		活动体位	☐ 根据护理等级指导活动	☐ 根据护理等级指导活动	☐ 根据护理等级指导活动
		洗浴要求			

（注：表格顶部另有"手术治疗""其他"两行，属重点医嘱部分）

（续　表）

病情变异记录	□无　□有,原因: □患者　□疾病　□医疗 □护理　□保障　□管理		□无　□有,原因: □患者　□疾病　□医疗 □护理　□保障　□管理		□无　□有,原因: □患者　□疾病　□医疗 □护理　□保障　□管理	
护士签名	白班　小夜班　大夜班		白班　小夜班　大夜班		白班　小夜班　大夜班	
医师签名						

时间		住院第 7 天	住院第 8—11 天
主要诊疗工作	制度落实	□主诊医师查房	□手术医师查房
	病情评估	□临床观察神经功能恢复情况 □切口换药,观察切口情况	□上级医师进行治疗效果、预后和出院评估 □出院宣教
	病历书写	□完成病程记录	□出院当天病程记录(由上级医师指示出院) □出院后 24 小时内完成出院记录 □出院后 24 小时内完成病案首页
	知情同意		□告知患者及其家属出院后注意事项(指导出院后功能锻炼,复诊的时间、地点,发生紧急情况时处理等)
	手术治疗		
	其他		□通知出院 □开具出院介绍信 □开具诊断证明书 □出院带药 □预约门诊复诊时间
重点医嘱	长期医嘱 护理医嘱	□一级护理	
	处置医嘱		
	膳食医嘱	□术后半流食或普食	
	药物医嘱	□自带药(必要时)	
	临时医嘱 检查检验		
	药物医嘱	□继续应用抗生素、补液治疗	
	手术医嘱		
	处置医嘱	□根据引流情况,拔除引流管	□出院

（续　表）

主要护理工作	健康宣教	□ 观察患者一般状况 □ 观察记录患者神志、瞳孔、生命体征	□ 出院宣教（康复训练方法，用药指导，换药时间及注意事项，复查时间等）
	护理处置	□ 观察患者一般状况及神经系统状况 □ 观察记录患者神志、瞳孔、生命体征 □ 观察引流液性状及记量	□ 观察患者情况 □ 核对患者医疗费用 □ 协助患者办理出院手续 □ 指导并监督患者康复训练 □ 整理床单位
	护理评估	□ 评估跌倒风险 □ 评估压疮风险	
	专科护理	□ 指导患者术后体位摆放及功能锻炼	□ 告知患者出院后注意事项并附书面出院指导 1 份
	饮食指导	□ 协助进餐	
	活动体位	□ 根据护理等级指导活动	
	洗浴要求		
病情变异记录		□ 无　　□ 有,原因: □ 患者　□ 疾病　□ 医疗 □ 护理　□ 保障　□ 管理	□ 无　　□ 有,原因: □ 患者　□ 疾病　□ 医疗 □ 护理　□ 保障　□ 管理

护士签名	白班	小夜班	大夜班	白班	小夜班	大夜班

医师签名		

慢性硬膜下血肿行钻孔引流术临床路径

一、慢性硬膜下血肿行钻孔引流术临床路径标准住院流程

(一)适用对象

第一诊断为慢性硬膜下血肿(ICD-10:I62.001),拟行钻孔引流术(ICD-9-CM-3:01.3104)的患者。

(二)诊断依据

根据《临床诊疗指南·神经外科学分册》(中华医学会编著,人民卫生出版社,2012年)、《临床技术操作规范·神经外科分册》(中华医学会编著,人民军医出版社)、《王忠诚神经外科学(彩图版)》(第2版,王忠诚,主编.湖北科学技术出版社,2015年)、《神经外科学》(第3版,赵继宗,周定标,主编.人民卫生出版社,2014年)、《神经外科学手册》(第7版,Thieme,美国,2010年)。

1. 临床出现 头晕、头痛、记忆力减退,可有恶心、呕吐或一侧肢体无力。

2. 辅助检查 颅脑CT扫描提示颅骨内板下新月形、半月形或双凸透镜形低密度或等密度区,脑室系统可受压移位。

(三)治疗方案的选择及依据

根据《临床诊疗指南·神经外科学分册》(中华医学会编著,人民卫生出版社,2012年)、《临床技术操作规范·神经外科分册》(中华医学会编著,人民军医出版社)、《王忠诚神经外科学(彩图版)》(第2版,王忠诚,主编.湖北科学技术出版社,2015年)、《神经外科学》(第3版,赵继宗,周定标,主编.人民卫生出版社,2014年)、《神经外科学手册》(第7版,Thieme,美国,2010年)。

1. 轻度头部外伤史。

2. 出现上述临床症状,影像学证实为颅骨内板下等密度或低密度区,脑室受压明显。

3. 征得患者及其家属的同意。

(四)标准住院天数

8～10天。

(五)进入路径标准

1. 第一诊断必须符合慢性硬膜下血肿(ICD-10:I62.001),拟行钻孔引流术(ICD-9-CM-3:01.3104)。

2. 当患者同时患有其他疾病诊断时,但在住院期间不需特殊处理,也不影响第一诊断的临床路径流程实施时,可以进入路径。

(六)术前准备3天

1. 术前评估 术前24小时内完成病情评估、必要的检查,做出术前小结、术前讨论。

（1）必需的检查项目：①血常规（含 CRP＋IL-6）；②尿常规；③粪常规；④凝血四项；⑤血清术前八项；⑥红细胞沉降率；⑦血型；⑧头颅 CT 扫描；⑨心电图检查（多导）；⑩胸部 X 线片。

（2）根据患者病情可选择：①神经导航 MRI；②肺功能；③超声心动图。

（3）营养评估：根据《解放军总医院新入院患者营养风险筛查表（NRS）》为新入院患者进行营养评估，评分≥3 分患者给予处置，必要时申请营养科医师会诊。

（4）心理评估：根据新入院患者情况申请心理科医师会诊。

（5）疼痛评估：根据《视觉模拟评分法（VAS）》实施疼痛评估，评分＞7 分患者给予处置，必要时请疼痛科医师会诊。

（6）康复评估：根据《入院患者康复筛查和评估表》在患者入院后 24 小时内进行康复筛查和评估。任何一项结果为"是"，则申请康复科医师会诊。

（7）深静脉血栓栓塞症风险评估：根据专科《深静脉血栓栓塞症评估量表》在患者入院后 24 小时内进行风险筛查和评估，风险结果为"高危"的，则申请血管外科或介入导管室医师会诊。

2．术前准备

（1）术前谈话：术者应在术前 1 天与患者及其家属谈话，告知手术方案、相关风险、用血计划、术后转归、置入材料、手术费用和患者及其家属权益，并履行书面知情同意手续。告知高值耗材的使用及费用。

（2）通知手术室准备手术间、手术药品、手术物品及特殊耗材。

（3）护士做心理护理，交代注意事项：防压疮、防跌倒、指导患者戒烟等，进行术后康复宣教。

（4）手术部位标识：术者、一助或经治医师在术前 1 天应对手术部位做体表标识，急诊手术由接诊医师或会诊外科医师标记，标记过程应有责任护士、患者及其家属共同参与，并记入手术安排表。

（5）术前 1 天麻醉医师访视：制订麻醉计划、完成评估、确定麻醉方式，并记入《麻醉术前访视记录》，告知患者及其家属麻醉适应证、麻醉目的、风险、可能出现的情况及其处理原则、替代方案等，签署《麻醉知情同意书》并归入病历。

（七）药品选择及使用时机

1．预防性抗生素应用：第二代头孢菌素。

2．预防感染用药时间为术前 30 分钟。

3．手术超过 3 小时加用 1 次。

4．术后使用抗生素至少 2 天。

（八）手术日为入院第 1—3 天

1．手术安全核对　患者入手术间后由手术医师、麻醉医师、巡回护士和患者本人共同核对患者身份、手术部位与标识、手术方式。手术医师、麻醉医师、巡回护士三方按《手术安全核对表》逐项核对，共同签名。

2．麻醉方式　全身麻醉或局部麻醉。

3．手术方式　钻孔引流术。

4．术中用药　麻醉常规用药、抗生素等。

5．其他　经治医师或手术医师应即刻完成术后首次病程记录，观察术后患者病情变化。

（九）术后住院恢复≤7天

1. 术后回监护室,仰卧位,平卧或头低足高位,观察生命体征、意识、瞳孔。
2. 术后1天复查头颅CT。
3. 每2～3天切口换药1次。
4. 根据引流量和头颅CT复查情况决定拔除引流管时间。
5. 术后患者一般情况良好,体温正常,化验白细胞计数及分类正常后停用抗菌药物。

（十）出院标准

1. 患者一般情况良好,意识有恢复,生命体征稳定,各项检验无明显异常,体温正常。
2. 复查头颅CT显示颅内中线移位好转,无出血,切口愈合良好后,给予出院。

（十一）变异及原因分析

1. 围术期并发症　感染、血肿引流不彻底甚至血肿扩大造成住院天数延长和费用增加。
2. 内科合并症　部分患者常常存在很多内科合并症,如脑血管或心血管病、糖尿病、血栓等,手术可能导致这些疾病加重而需要治疗,从而延长治疗时间和增加住院费用。
3. 节假日　术前患者如住院后赶上节假日,使手术推迟,延长住院时间,增加费用。

二、慢性硬膜下血肿行钻孔引流术临床路径表单

适用对象	第一诊断为第一诊断为慢性硬膜下血肿（ICD-10:I62.001） 拟行钻孔引流术（ICD-9-CM-3:01.3104）的患者		
患者基本信息	姓名:＿＿＿　性别:＿＿＿　年龄:＿＿　门诊号:＿＿＿ 住院号:＿＿＿＿＿　过敏史:＿＿＿＿＿ 住院日期:＿＿年＿＿月＿＿日　出院日期:＿＿年＿＿月＿＿日		标准住院天数:8～10天
时间	住院第1天	住院第2天	住院第3天（手术日）
主要诊疗工作 制度落实	□ 入院2小时内经治医师或值班医师完成接诊 □ 入院24小时内主管医师完成检诊 □ 专科医师会诊（必要时）	□ 主诊医师在患者入院48小时内完成检诊 □ 完成术前准备 □ 组织术前讨论 □ 手术部位标识	□ 手术医师查房
主要诊疗工作 病情评估	□ 经治医师询问病史与体格检查 □ 完善相关检查 □ 营养评估 □ 心理评估 □ 疼痛评估 □ 康复评估 □ 深静脉血栓栓塞症风险评估	□ 术后观察意识情况及神经功能恢复情况	□ 临床观察神经功能恢复情况 □ 观察切口敷料情况 □ 观察引流液性状及记量
主要诊疗工作 病历书写	□ 入院8小时内完成首次病程记录 □ 入院24小时内完成入院记录 □ 完成主管医师查房记录	□ 完成术前讨论、术前小结	□ 术者或一助术后24小时内完成手术记录（术者签名） □ 术后即刻完成术后首次病程记录

	知情同意	□ 患者或其家属在入院记录单上签名	□ 术前谈话,告知患者及其家属病情和围术期注意事项并签署手术知情同意书、授权委托书（患者本人不能签名时）、自费用品协议书（必要时）、军人目录外耗材审批单（必要时） □ 输血同意书（必要时）	□ 告知患者及其家属手术情况及术后注意事项
	手术治疗		□ 预约手术	□ 实施手术（手术安全核查记录、手术清点记录）
	其他	□ 及时通知上级医师检诊 □ 经治医师检查整理病历资料		□ 术后病情交接
重点医嘱	长期医嘱 · 护理医嘱	□ 二级护理	□ 二级护理	□ 一级护理 □ 生命体征监测（每 2 小时 1 次）
	长期医嘱 · 处置医嘱			□ 多功能监护
	长期医嘱 · 膳食医嘱	□ 低脂饮食	□ 术前禁食、禁水	□ 可进食（无术后功能障碍者） □ 胃管鼻饲（吞咽功能障碍者）
	长期医嘱 · 药物医嘱	□ 患者既往基础用药	□ 患者既往基础用药	□ 患者既往基础用药 □ 抗生素 □ 激素、抑酸等 □ 神经营养药（必要时） □ 控制血压和血糖等内科用药
	临时医嘱 · 检查检验	□ 血常规（含 CRP＋IL-6） □ 尿常规 □ 粪常规 □ 凝血四项 □ 血清术前八项 □ 红细胞沉降率 □ 血型 □ 头颅 CT 扫描 □ 心电图检查（多导） □ 神经导航 MRI（必要时） □ 肺功能（必要时） □ 超声心动图（必要时）		
	临时医嘱 · 药物医嘱		□ 抗生素皮试	□ 补液、镇吐、镇痛等对症处理

（续　表）

	手术医嘱		□ 明日局部麻醉或全身麻醉下行慢性硬膜下血肿钻孔引流术	□ 局部麻醉或全身麻醉下行慢性硬膜下血肿钻孔引流术
	处置医嘱		□ 静脉抽血 □ 备皮（剃头）	□ 心电监护（必要时）、吸氧 12 小时
主要护理工作	健康宣教	□ 入院宣教（住院环境、规章制度） □ 进行护理安全指导 □ 按护理等级进行护理、活动范围指导 □ 进行饮食指导 □ 进行关于疾病知识的宣教 □ 检查、检验项目的目的和意义	□ 进行护理安全指导 □ 按护理等级进行护理、活动范围指导 □ 进行饮食指导 □ 术前宣教 □ 术前心理疏导	□ 术前宣教 □ 术后心理疏导 □ 指导术后康复训练 □ 指导术后注意事项
	护理处置	□ 患者身份核对 □ 佩戴腕带 □ 建立入院病历，通知医师 □ 入院介绍：介绍责任护士，病区环境、设施、规章制度、基础护理服务项目 □ 询问病史，填写护理记录单首页 □ 观察患者意识、瞳孔及生命体征，以及神经系统状况完成术前准备 □ 测量基本生命体征 □ 抽血、留取标本 □ 心理与生活护理 □ 根据评估结果采取相应护理措施 □ 通知检查项目及注意事项	□ 遵医嘱用药 □ 完成护理记录 □ 术前患者准备（术前沐浴、更衣、备皮） □ 检查术前物品准备 □ 指导患者准备术后所需用品，贵重物品交由其家属保管 □ 指导患者进行肠道准备并检查准备效果 □ 告知患者入手术室前取下活动义齿 □ 测量基本生命体征	□ 术前患者准备（术前沐浴、更衣、备皮） □ 检查术前物品准备 □ 与手术室护士交接 □ 术后观察患者一般状况及神经系统状况 □ 观察记录患者神志、瞳孔、生命体征 □ 观察引流液性状及记量 □ 心理与生活护理 □ 指导并监督患者治疗与康复训练 □ 遵医嘱用药 □ 根据评估结果采取相应护理措施 □ 完成护理记录
	护理评估	□ 一般评估：生命体征、神志、皮肤、药物过敏史等 □ 风险评估：评估有无跌倒、坠床、压疮风险 □ 心理评估 □ 营养评估 □ 疼痛评估 □ 康复评估	□ 评估患者心理状态	□ 评估切口疼痛情况 □ 观察切口敷料有无渗出并报告医师 □ 风险评估：评估有无跌倒、坠床、压疮、导管滑脱、液体外渗的风险

（续　表）

专科护理	□ 观察患肢情况 □ 指导功能锻炼 □ 指导患者戒烟等	□ 指导患者掌握床上翻身方法 □ 指导患者掌握床上排尿、排便（使用便器）方法	□ 术后心理与生活护理 □ 指导功能锻炼 □ 与手术室护士共同评估皮肤、切口敷料、输液及引流情况 □ 指导患者进行四肢功能锻炼 □ 指导患者掌握床上排尿、排便（使用便器）方法
饮食指导	□ 根据医嘱通知配餐员准备膳食 □ 协助进餐	□ 通知患者 22:00 后禁食、禁水	□ 术后麻醉清醒拔除气管插管后 6 小时之内禁食、禁水，口干时协助湿润口唇 □ 拔除气管插管 6 小时以后指导患者间断、少量饮用温开水、逐渐过渡到流食、半流食
活动体位	□ 根据护理等级指导活动	□ 根据护理等级指导活动	□ 根据护理等级指导活动
洗浴要求	□ 协助患者洗澡，更换病号服	□ 协助患者晨、晚间护理	□ 协助患者晨、晚间护理 □ 备皮后协助患者清洁备皮部位，更换病号服 □ 告知患者切口处保护方法

病情变异记录	□ 无　　□ 有，原因： □ 患者　□ 疾病　□ 医疗 □ 护理　□ 保障　□ 管理	□ 无　　□ 有，原因： □ 患者　□ 疾病　□ 医疗 □ 护理　□ 保障　□ 管理	□ 无　　□ 有，原因： □ 患者　□ 疾病　□ 医疗 □ 护理　□ 保障　□ 管理

护士签名	白班	小夜班	大夜班	白班	小夜班	大夜班	白班	小夜班	大夜班

医师签名			

时间	住院第 4 天（术后第 1 天）	住院第 5 天（术后第 2 天）	住院第 6 天（术后第 3 天）
主要诊疗工作	制度落实	□ 主管医师查房	□ 主观医师查房	□ 主管医师查房

主要诊疗工作				
	制度落实	□ 主管医师查房	□ 主观医师查房	□ 主管医师查房
	病情评估	□ 临床观察神经功能恢复情况 □ 切口换药，观察切口情况 □ 观察引流液性状及引流量，拔除引流管	□ 术后观察意识情况及神经功能恢复情况 □ 切口换药	□ 临床观察神经功能恢复情况 □ 观察切口敷料情况 □ 复查头颅 CT，如血肿引流完全，可拔除引流管
	病历书写	□ 完成病程记录	□ 完成病程记录	□ 完成病程记录
	知情同意			
	手术治疗			
	其他			

重点医嘱	长期医嘱	护理医嘱	□ 一级护理	□ 二级护理	□ 二级护理
		处置医嘱			□ 出院
		膳食医嘱	□ 术后半流食或普食	□ 术后普食	□ 术后普食
		药物医嘱	□ 自带药（必要时） □ 继续解痉、抗感染、脱水等治疗	□ 抗生素 □ 补液治疗	□ 抗生素 □ 补液治疗
	临时医嘱	检查检验			
		药物医嘱	□ 镇痛、补液		
		手术医嘱			
		处置医嘱	□ 根据引流情况，拔除引流管		
主要护理工作		健康宣教	□ 告知护理风险 □ 进行压疮预防知识宣教 □ 教会患者卧床体位时饮食方法	□ 告知护理风险 □ 进行压疮预防知识宣教	□ 告知护理风险 □ 进行压疮预防知识宣教
		护理处置	□ 观察患者一般状况及神经系统状况 □ 观察记录患者神志、瞳孔、生命体征 □ 观察引流液性状及记录 □ 按护理等级完成基础护理项目 □ 监测生命体征 □ 观察静脉输液情况 □ 妥善固定各类管道 □ 观察切口敷料，有渗出时报告医师处理，观察患者情况 □ 提供基础护理服务 □ 术后心理与生活护理	□ 观察患者一般状况及神经系统状况 □ 观察记录患者神志、瞳孔、生命体征 □ 患者下床活动	□ 观察患者一般状况及神经系统状况 □ 观察记录患者神志、瞳孔、生命体征 □ 患者下床活动
		护理评估	□ 评估患者意识、肢体活动情况，有异常立即报告医师处理 □ 评估跌倒风险 □ 评估压疮风险 □ 疼痛评估 □ 伤口评估	□ 评估患者意识、肢体活动情况，有异常立即报告医师处理 □ 评估跌倒风险 □ 评估压疮风险 □ 疼痛评估 □ 营养评估	□ 评估患者意识、肢体活动情况，有异常立即报告医师处理 □ 营养评估

	专科护理	□ 指导患者术后体位摆放及功能锻炼 □ 指导患者正确使用抗血栓压力带 □ 指导患者进行自主排尿训练 □ 指导患者进行肢体功能锻炼 □ 指导患者进行床上翻身 □ 指导患者卧床期间患肢保持过伸位 □ 防压疮护理	□ 指导患者正确使用抗血栓压力带 □ 指导患者进行肢体功能锻炼 □ 防压疮护理 □ 防坠床护理	□ 指导患者进行肢体功能锻炼 □ 防压疮护理 □ 防跌倒护理
	饮食指导	□ 协助进餐	□ 协助进餐	□ 协助进餐
	活动体位	□ 根据护理等级指导活动	□ 根据护理等级指导活动	□ 根据护理等级指导活动
	洗浴要求	□ 协助患者晨、晚间护理 □ 告知患者切口保护方法	□ 协助患者晨、晚间护理	□ 协助患者晨、晚间护理
病情变异记录		□ 无　　　□ 有,原因: □ 患者　□ 疾病　□ 医疗 □ 护理　□ 保障　□ 管理	□ 无　　　□ 有,原因: □ 患者　□ 疾病　□ 医疗 □ 护理　□ 保障　□ 管理	□ 无　　　□ 有,原因: □ 患者　□ 疾病　□ 医疗 □ 护理　□ 保障　□ 管理
护士签名		白班　小夜班　大夜班	白班　小夜班　大夜班	白班　小夜班　大夜班
医师签名				
时间		住院第 7 天(术后第 4 天)	住院第 8 天(术后第 5 天)	住院第 9－10 天(出院日)
主要诊疗工作	制度落实	□ 主诊医师查房	□ 手术医师查房	□ 主管医师查房
	病情评估	□ 临床观察神经功能恢复情况 □ 切口换药,观察切口情况	□ 神经系统查体,对比术前后症状、体征变化 □ 汇总术后辅助检查结果 □ 评估手术效果	□ 上级医师进行治疗效果、预后和出院评估 □ 出院宣教
	病历书写	□ 完成病程记录	□ 完成病程记录	□ 出院当天病程记录(由上级医师指示出院) □ 出院后 24 小时内完成出院记录 □ 出院后 24 小时内完成病案首页
	知情同意			□ 告知患者及其家属出院后注意事项(指导出院后功能锻炼,复诊的时间、地点,发生紧急情况时的处理等)
	手术治疗			

（续 表）

重点医嘱	长期医嘱	护理医嘱	□ 一级护理	□ 二级护理	□ 二级护理
					□ 通知出院 □ 开具出院介绍信 □ 开具诊断证明书 □ 出院带药 □ 预约门诊复诊时间
		处置医嘱			
		膳食医嘱	□ 普食	□ 普食	
		药物医嘱	□ 抗生素 □ 补液治疗	□ 抗生素 □ 补液治疗	
	临时医嘱	检查检验			
		药物医嘱			
		手术医嘱			
		处置医嘱			□ 出院
主要护理工作		健康宣教	□ 告知护理风险 □ 观察患者一般状况	□ 告知护理风险 □ 观察患者一般状况	□ 出院宣教（康复训练方法、用药指导、换药时间及注意事项、复查时间等）
		护理处置	□ 观察患者一般状况及神经系统状况 □ 观察记录患者神志、瞳孔、生命体征	□ 观察患者一般状况及神经系统状况 □ 观察记录患者神志、瞳孔、生命体征	□ 观察患者情况 □ 核对患者医疗费用 □ 协助患者办理出院手续 □ 指导并监督患者康复训练 □ 整理床单位
		护理评估	□ 评估跌倒风险 □ 评估压疮风险	□ 评估跌倒风险 □ 评估压疮风险	
		专科护理	□ 指导患者术后体位摆放及功能锻炼	□ 指导患者术后体位摆放及功能锻炼	□ 告知患者出院后注意事项并附书面出院指导1份
		饮食指导	□ 协助进餐	□ 协助进餐	
		活动体位	□ 根据护理等级指导活动	□ 根据护理等级指导活动	
		洗浴要求	□ 指导患者晨、晚间护理	□ 指导患者晨、晚间护理	
病情变异记录			□ 无　　□ 有,原因： □ 患者　□ 疾病　□ 医疗 □ 护理　□ 保障　□ 管理	□ 无　　□ 有,原因： □ 患者　□ 疾病　□ 医疗 □ 护理　□ 保障　□ 管理	□ 无　　□ 有,原因： □ 患者　□ 疾病　□ 医疗 □ 护理　□ 保障　□ 管理
护士签名			白班　小夜班　大夜班	白班　小夜班　大夜班	白班　小夜班　大夜班
医师签名					

颅骨缺损行全身麻醉下钛网塑形、颅骨缺损修补术临床路径

一、颅骨缺损行全身麻醉下钛网塑形、颅骨缺损修补术临床路径标准住院流程

(一)适用对象

第一诊断为颅骨缺损(ICD-10:Z90.003/Z90.004/Z90.007),拟行全身麻醉下钛网塑形、颅骨缺损修补术(ICD-9-CM-3:02.0504)的患者。

(二)诊断依据

根据《临床诊疗指南·神经外科学分册》(中华医学会编著,人民卫生出版社),《临床技术操作规范·神经外科分册》(中华医学会编著,人民军医出版社),《神经外科学》(人民卫生出版社)。

1. 病史及体格检查

(1)明确颅脑术后局部颅骨缺损病史。

(2)头痛、头晕,癫痫,严重精神负担等。

(3)局部颅骨缺损导致脑组织凹陷或者突出正常表面。

2. 辅助检查

(1)头颅 CT 扫描:局部颅骨缺损,脑组织塌陷或者突出脑表面,有局部脑组织萎缩或者脑室扩张等。术前行 CT 薄层扫描,三维重建。

(2)头颅 MRI 扫描:可观察脑组织情况,有无坏死、液化或脑室扩张是否有间质水肿等脑积水情况。

(三)治疗方案的选择

根据《临床诊疗指南·神经外科学分册》(中华医学会编著,人民卫生出版社),《临床技术操作规范·神经外科分册》(中华医学会编著,人民军医出版社),《神经外科学》(人民卫生出版社)。

1. 颅骨缺损诊断明确,临床出现严重的自觉症状,如头痛、头晕,头位改变时症状加剧。有严重的精神负担,怕声响,怕震动,怕外伤等。大型颅骨缺损有损外观者,缺损区存在癫痫灶者,骨缺损直径在 3cm 以上,使脑的组织保护受到影响者。需要手术治疗,需要向家属交代病情及围术期可能出现的并发症。

2. 对于手术风险较大者(高龄、妊娠期、合并较严重内科疾病),需向患者或其家属交代病情;如果不同意手术,应履行签名手续,给予严密观察。

3. 对于创伤处有感染或感染虽已愈合但不足 1 年者,仍有颅高压存在,清创不彻底,有碎

骨片存留,有严重神经功能障碍或精神失常者,不建议手术。

(四)标准住院天数

12~14 天。

(五)进入路径标准

1. 第一诊断符合颅骨缺损(ICD-10:Z90.003/Z90.004/Z90.007),拟行全身麻醉下钛网塑形、颅骨缺损修补术(ICD-9-CM-3:02.0504)。

2. 当患者同时具有其他疾病诊断时,但在住院期间不需要特殊处理也不影响第一诊断的临床路径流程实施时,可以进入路径。

(六)术前准备(术前评估)3 天

1. 必需的检查项目 ①血常规(含 CRP+IL-6);②尿常规;③粪常规;④凝血四项;⑤血清术前八项;⑥红细胞沉降率;⑦血型;⑧头颅 CT 扫描;⑨心电图检查(多导)。

2. 根据患者病情可选择 ①神经导航 MRI;②肺功能;③超声心动图。

3. 营养评估 根据《解放军总医院新入院患者营养风险筛查表(NRS)》为新入院患者进行营养评估,评分≥3 分患者给予处置,必要时申请营养科医师会诊。

4. 心理评估 根据新入院患者情况申请心理科医师会诊。

5. 疼痛评估 根据《视觉模拟评分法(VAS)》实施疼痛评估,评分>7 分患者给予处置,必要时请疼痛科医师会诊。

6. 康复评估 根据《入院患者康复筛查和评估表》在患者入院后 24 小时内进行康复筛查和评估。任何一项结果为"是",则申请康复科医师会诊。

7. 脉血栓栓塞症风险评估 根据专科《深静脉血栓栓塞症评估量表》在患者入院后 24 小时内进行风险筛查和评估,风险结果为"高危"的,则申请血管外科或介入导管室医师会诊。

(七)预防性抗生素选择与使用时机

1. 按照《抗菌药物临床应用指导原则(2015 年)》(国卫办医发[2015]43 号)执行。

2. 预防感染用药时间为术前 30 分钟。

3. 术后可预防应用抗生素 3~5 天。

(八)手术日为入院第 4 天

1. 手术安全核对:患者入手术间后由手术医师、麻醉医师、巡回护士和患者本人共同核对患者身份、手术部位和标识、手术方式。术医师、麻醉医师、巡回护士三方按《手术安全核对表》逐项核对,共同签名。

2. 麻醉方式:气管插管全身麻醉。

3. 手术方式:颅骨缺损修补术。

4. 输血:视术中出血情况而定。

5. 术后保持硬脑膜外持续引流 24 小时,观察性状并记量。

6. 经治医师或手术医师应即刻完成术后首次病情记录、观察术后病情变化。

(九)术后住院恢复 9 天

1. 术后回监护室,仰卧位,上半身略高,观察生命体征、意识、瞳孔。

2. 术后 1 天复查头颅 CT。

3. 每 2~3 天切口换药 1 次。

4. 通常在术后 24 小时拔除引流管或根据引流量和头颅 CT 复查情况酌情延长引流时间。

5. 术后患者一般情况良好,体温正常,检验白细胞计数及分类,正常后停用抗菌药物。

6. 术后第 7 天头部切口拆线或酌情门诊拆线。

(十)出院标准

1. 患者一般情况良好,恢复正常饮食,生命体征稳定,各项检验无明显异常,体温正常。

2. 复查头颅 CT 显示颅内无出血,切口愈合良好后出院。

(十一)变异及原因分析

1. 对于不适合手术的患者,可对症治疗。

2. 术后继发其他部位硬脑膜外血肿、硬脑膜下血肿、脑内血肿等并发症,严重者需要再次开颅手术。

3. 住院后伴发其他内、外科疾病需进一步明确诊断,导致住院时间延长。

二、颅骨缺损行全身麻醉下钛网塑形、颅骨缺损修补术临床路径表单

适用对象	第一诊断为颅骨缺损(ICD-10:Z90.003/Z90.004/Z90.007) 拟行全身麻醉下钛网塑形、颅骨缺损修补术(ICD-9-CM-3:02.0504)的患者	
患者基本信息	姓名:____ 性别:____ 年龄:__ 门诊号:____ 住院号:_____ 过敏史:_____ 住院日期:__年__月__日 出院日期:__年__月__日	标准住院天数:12～14 天

时间		住院第 1 天	住院第 2 天	住院第 3 天
主要诊疗工作	制度落实	□ 经治医师或值班医师在患者入院 2 小时内到床旁接诊 □ 主管医师或二线值班医师在患者入院后 24 小时内完成检诊 □ 主管医师每天查房 1 次	□ 主诊医师在患者入院 48 小时内完成检诊	□ 术前行 CT 薄层扫描,三维重建 □ 预约手术 □ 手术部位标识
	病情评估	□ 经治医师询问病史与体格检查 □ 完成神经系统专科检查 □ 营养评估 □ 心理评估 □ 疼痛评估 □ 康复评估 □ 深静脉血栓栓塞症风险评估	□ 专科医师会诊(必要时)	□ 专科医师会诊(必要时)
	病历书写	□ 入院 8 小时内完成首次病程记录 □ 入院 24 小时内完成入院记录 □ 完成主管医师查房记录		□ 完成术前小结,术前讨论记录

（续　表）

			患者或其家属在入院记录单上签名	术前谈话,告知患者及其家属病情和围术期注意事项并签署手术知情同意书、授权委托书(患者本人不能签名时)、自费用品协议书(必要时)、军人目录外耗材审批单(必要时)
	知情同意			
	手术治疗			预约手术
	其他	☐ 及时通知上级医师检诊 ☐ 经治医师检查整理病历资料		
重点医嘱	长期医嘱	护理医嘱	☐ 二级护理 ☐ 按神经外科护理常规	☐ 二级护理 ☐ 按神经外科护理常规	☐ 二级护理 ☐ 按神经外科护理常规

重点医嘱	长期医嘱	护理医嘱	☐ 二级护理 ☐ 按神经外科护理常规	☐ 二级护理 ☐ 按神经外科护理常规	☐ 二级护理 ☐ 按神经外科护理常规
		处置医嘱			
		膳食医嘱	☐ 普食 ☐ 糖尿病饮食 ☐ 低盐、低脂饮食 ☐ 低盐、低脂、糖尿病饮食	☐ 普食 ☐ 糖尿病饮食 ☐ 低盐、低脂饮食 ☐ 低盐、低脂、糖尿病饮食	☐ 普食 ☐ 糖尿病饮食 ☐ 低盐、低脂饮食 ☐ 低盐、低脂、糖尿病饮食
		药物医嘱	☐ 自带药(必要时)	☐ 自带药(必要时)	☐ 自带药(必要时)
	临时医嘱	检查检验	☐ 血常规(含 CRP＋IL-6) ☐ 尿常规 ☐ 粪常规 ☐ 凝血四项 ☐ 血清术前八项 ☐ 红细胞沉降率 ☐ 血型 ☐ 头颅 CT 扫描 ☐ 心电图检查(多导) ☐ 神经导航 MRI(必要时) ☐ 肺功能(必要时) ☐ 超声心动图(必要时)	☐ 会诊科室要求开检查和检验单	☐ 会诊科室要求开检查和检验单
		药物医嘱	☐ 患者既往内科疾病的用药	☐ 患者既往内科疾病的用药	☐ 患者既往内科疾病的用药
		手术医嘱			☐ 定于行明日行颅骨修补术
		处置医嘱	☐ 静脉抽血		☐ 术前禁食、禁水 ☐ 术区备皮 ☐ 术前肠道准备 ☐ 抗生素皮试 ☐ 根据手术情况备血

主要护理工作	健康宣教	□ 入院宣教(住院环境、规章制度) □ 进行护理安全指导 □ 按护理等级进行护理、活动范围指导 □ 进行饮食指导 □ 进行关于疾病知识的宣教 □ 检查、检验项目的目的和意义	□ 术前宣教	□ 术前宣教 □ 术后心理疏导 □ 指导术后康复训练 □ 指导术后注意事项
	护理处置	□ 患者身份核对 □ 佩戴腕带 □ 建立入院病历,通知医师 □ 入院介绍:介绍责任护士,病区环境、设施、规章制度、基础护理服务项目 □ 询问病史,填写护理记录单首页 □ 观察病情 □ 测量基本生命体征 □ 抽血、留取标本 □ 心理与生活护理 □ 根据评估结果采取相应护理措施 □ 通知检查项目及注意事项	□ 按护理等级完成基础护理项目 □ 监测生命体征 □ 观察静脉输液情况 □ 妥善固定各类管道 □ 提供基础护理服务 □ 心理与生活护理	□ 术前患者准备(术前沐浴、更衣、备皮) □ 检查术前物品准备 □ 指导患者准备术后所需用品,贵重物品交由其家属保管 □ 指导患者进行肠道准备并检查准备效果 □ 告知患者入手术室前取下活动义齿 □ 测量基本生命体征
	护理评估	□ 一般评估:生命体征、神志、皮肤、药物过敏史等 □ 专科评估:意识、生命体征及生活自理能力情况 □ 风险评估:评估有无跌倒、坠床、压疮风险 □ 心理评估 □ 营养评估 □ 疼痛评估 □ 康复评估	□ 评估患者心理状态	□ 评估患者心理状态
	专科护理	□ 观察意识情况 □ 指导康复功能锻炼 □ 指导患者戒烟	□ 指导患者掌握床上翻身方法 □ 指导患者掌握床上排尿、排便(使用便器)方法	□ 指导患者掌握床上翻身方法 □ 指导患者掌握床上排尿、排便(使用便器)方法
	饮食指导	□ 根据医嘱通知配餐员准备膳食 □ 协助进餐	□ 根据医嘱通知配餐员准备膳食 □ 协助进餐	□ 通知患者 22:00 后禁食、禁水

（续　表）

	活动体位	□ 根据护理等级指导活动	□ 根据护理等级指导活动	□ 根据护理等级指导活动
	洗浴要求	□ 协助患者洗澡,更换病号服	□ 协助患者晨、晚间护理	□ 协助患者晨、晚间护理
病情变异记录		□ 无　　□ 有,原因: □ 患者　□ 疾病　□ 医疗 □ 护理　□ 保障　□ 管理	□ 无　　□ 有,原因: □ 患者　□ 疾病　□ 医疗 □ 护理　□ 保障　□ 管理	□ 无　　□ 有,原因: □ 患者　□ 疾病　□ 医疗 □ 护理　□ 保障　□ 管理
护士签名		白班　　小夜班　　大夜班	白班　　小夜班　　大夜班	白班　　小夜班　　大夜班
医师签名				
时间		住院第 4 天(手术日)	住院第 5 天(术后第 1 天)	住院第 6 天(术后第 2 天)
主要诊疗工作	制度落实	□ 安排手术 □ 术中监测:神经电生理监测:BAEP,面神经、三叉神经监测 □ 上级医师查房 □ 观察术后病情变化,手术医师查房	□ 主管医师查房并完成查房记录 □ 复查血常规、肝功能、肾功能及血电解质、凝血功能	□ 主诊医师查房并完成查房记录
	病情评估	□ 观察术后病情变化 □ 注意脑神经有无受损(有无面瘫、面部麻木感、听力受损、饮水呛咳)(对症处理)	□ 观察有无并发症并做相应处理 □ 注意患者的意识和精神状态变化,是否伴有脑神经功能障碍,必要时尽早行康复训练	□ 观察有无并发症并做相应处理 □ 注意患者的意识和精神状态变化,是否伴有脑神经功能障碍,必要时尽早行康复训练
	病历书写	□ 术者或一助术后 24 小时内完成手术记录(术者签名) □ 术后即刻完成术后首次病程记录	□ 术后第 1 天病程记录	□ 术后第 2 天病程记录
	知情同意	□ 告知患者及其家属手术情况及术后注意事项		
	手术治疗	□ 实施手术(手术安全核查记录、手术清点记录)		
	其他		□ 根据引流量拔除引流管 □ 观察切口情况,是否存在渗出、红肿等情况 □ 观察意识、血氧、血压等 □ 复查血常规、CRP、红细胞沉降率、生化	

（续　表）

重点医嘱	长期医嘱	护理医嘱	□ 按神经外科术后护理常规 □ 特级护理	□ 按神经外科术后护理常规 □ 一级护理	□ 按神经外科术后护理常规 □ 一级护理
		处置医嘱	□ 心电监护 □ 吸氧	□ 心电监护 □ 吸氧	
		膳食医嘱	□ 禁食、禁水	□ 流食	□ 半流食
		药物医嘱	□ 抗生素 □ 脱水治疗 □ 止血、抑酸、补液 □ 预防癫痫治疗 □ 神经营养药	□ 抗生素 □ 脱水治疗 □ 止血、抑酸、补液 □ 预防癫痫治疗 □ 神经营养药	□ 脱水治疗 □ 止血、抑酸、补液 □ 预防癫痫治疗 □ 神经营养药
	临时医嘱	检查检验		□ 复查血常规、CRP、IL-6、红细胞沉降率、生化	
		药物医嘱	□ 镇吐、镇痛、镇静、解热、控制血压和血糖等对症处理 □ 补钾（必要时） □ 补白蛋白（必要时） □ 输血（必要时）	□ 镇吐、镇痛、镇静、解热、控制血压和血糖等对症处理 □ 补钾（必要时） □ 补白蛋白（必要时） □ 输血（必要时）	□ 镇痛（必要时） □ 补钾（必要时） □ 补白蛋白（必要时） □ 输血（必要时）
		手术医嘱			
		处置医嘱		□ 大换药 □ 拔除切口引流管	□ 大换药（必要时）
主要护理工作		健康宣教	□ 告知护理风险 □ 进行压疮预防知识宣教 □ 告知肢体瘫相关知识 □ 注意饮水时呛咳、防止误吸	□ 压疮预防知识宣教 □ 告知护理风险 □ 注意饮水时呛咳反应	
		护理处置	□ 晨起测量生命体征并记录 □ 确认无上呼吸道感染症状，确认无月经来潮 □ 与手术室护士交接病历、影像资料、术中带药等 □ 术前补液（必要时） □ 嘱患者入手术室前膀胱排空 □ 与手术室护士交接 □ 术后测量生命体征 □ 术后心电监护 □ 各类管道护理	□ 按护理等级完成基础护理项目 □ 监测生命体征 □ 观察静脉输液情况 □ 妥善固定各类管道 □ 观察切口敷料，有渗出时报告医师处理，观察患者情况 □ 提供基础护理服务 □ 术后心理与生活护理	□ 按护理等级完成基础护理项目 □ 根据排便情况采取通便措施 □ 观察切口敷料，有渗出时报告医师处理 □ 观察静脉输液情况 □ 术后心理与生活护理

（续　表）

	护理评估	□ 通过格拉斯哥评分表评估意识情况 □ 评估切口疼痛情况 □ 评估患者睁眼反应、语言及肢体感觉运动情况，并采取相应护理措施 □ 风险评估：评估有无跌倒、坠床、压疮、导管滑脱、液体外渗的风险	□ 评估患者意识、肢体活动情况，有异常立即报告医师处理 □ 评估跌倒风险 □ 评估压疮风险	□ 评估患者意识及肢体活动情况，有异常时立即报告医师处理 □ 评估跌倒风险 □ 评估压疮风险
	专科护理	□ 与手术室护士共同评估皮肤、切口敷料、输液及引流情况 □ 指导患者进行四肢功能锻炼 □ 指导患者掌握床上排尿、排便（使用便器）方法	□ 指导患者术后体位摆放及功能锻炼 □ 指导患者正确使用抗血栓压力带 □ 指导患者进行自主排尿训练 □ 指导患者进行肢体功能锻炼 □ 指导患者进行床上翻身 □ 指导患者卧床期间患肢保持过伸位 □ 防压疮护理	□ 指导患者正确使用抗血栓压力带 □ 指导患者进行肢体功能锻炼 □ 防压疮护理 □ 防跌倒护理
	饮食指导	□ 术后麻醉清醒拔除气管插管后 6 小时之内禁食、禁水，口干时协助湿润口唇 □ 拔除气管插管 6 小时以后指导患者间断、少量饮用温开水、逐渐过渡到流食、半流食	□ 协助进餐	□ 协助进餐
	活动体位	□ 根据护理等级指导活动	□ 根据护理等级指导活动	□ 根据护理等级指导活动
病情变异记录		□ 无　　□ 有，原因： □ 患者　□ 疾病　□ 医疗 □ 护理　□ 保障　□ 管理	□ 无　　□ 有，原因： □ 患者　□ 疾病　□ 医疗 □ 护理　□ 保障　□ 管理	□ 无　　□ 有，原因： □ 患者　□ 疾病　□ 医疗 □ 护理　□ 保障　□ 管理

护士签名	白班	小夜班	大夜班	白班	小夜班	大夜班	白班	小夜班	大夜班

医师签名			

时间		住院第 7 天（术后第 3 天）	住院第 8 天（术后第 4 天）	住院第 9 天（术后第 5 天）
主要诊疗工作	制度落实	□ 主管医师查房并完成查房记录		□ 主诊医师查房并完成查房记录
	病情评估	□ 观察有无并发症并做相应处理	□ 观察有无并发症并做相应处理	□ 观察有无并发症并做相应处理
	病历书写	□ 术后第 3 天病程记录		□ 主诊医师查房记录

重点医嘱		知情同意	□ 告知患者及其家属腰椎穿刺术情况及术后注意事项（必要时）		
		手术治疗	□ 腰椎穿刺术（必要时）		
		其他			
	长期医嘱	护理医嘱	□ 按神经外科术后护理常规 □ 一级护理	□ 按神经外科术后护理常规 □ 二级护理	□ 按神经外科术后护理常规 □ 二级护理
		处置医嘱			
		膳食医嘱	□ 半流食	□ 普食	□ 普食
		药物医嘱	□ 脱水治疗 □ 补液治疗 □ 预防癫痫治疗 □ 神经营养药	□ 脱水治疗 □ 补液治疗 □ 预防癫痫治疗 □ 神经营养药	□ 脱水治疗 □ 补液治疗 □ 预防癫痫治疗 □ 神经营养药
	临时医嘱	检查检验	□ 脑脊液常规（必要时） □ 脑脊液生化（必要时）		□ 复查血常规、电解质、肝功能、肾功能
		药物医嘱			
		手术医嘱	□ 腰椎穿刺术（必要时）		
		处置医嘱	□ 拔除导尿管	□ 切口大换药	
主要护理工作		健康宣教	□ 告知护理风险 □ 观察患者一般状况 □ 观察记录患者神志、瞳孔、生命体征	□ 告知护理风险 □ 观察患者一般状况 □ 观察记录患者神志、瞳孔、生命体征	□ 告知护理风险 □ 观察患者一般状况 □ 观察记录患者神志、瞳孔、生命体征
		护理处置	□ 按一级护理要求完成基础护理项目 □ 监测生命体征 □ 观察静脉输液情况 □ 观察留置尿管引流情况 □ 妥善固定各类管道 □ 术后心理与生活护理	□ 按二级护理要求完成基础护理项目 □ 监测生命体征 □ 观察静脉输液情况 □ 术后心理与生活护理	□ 按二级护理要求完成基础护理项目 □ 根据排便情况采取通便措施 □ 观察静脉输液情况 □ 术后心理与生活护理
		护理评估	□ 评估患者感觉、运动情况，有异常时立即报告医师处理 □ 评估压疮风险	□ 评估患者感觉、运动情况，有异常时立即报告医师处理 □ 评估跌倒风险 □ 评估压疮风险	□ 评估患者感觉、运动情况，有异常时立即报告医师处理 □ 评估跌倒风险 □ 评估压疮风险
		专科护理	□ 指导患者术后体位摆放及功能锻炼 □ 指导患者正确使用抗血栓压力带 □ 指导患者进行自主排尿训练 □ 指导患者进行肢体功能锻炼	□ 指导患者术后体位摆放及功能锻炼 □ 指导患者正确使用抗血栓压力带 □ 指导患者进行肢体功能锻炼	□ 指导患者术后体位摆放及功能锻炼 □ 指导患者正确使用抗血栓压力带 □ 指导患者进行肢体功能锻炼

（续　表）

		根据医嘱通知配餐员准备膳食 协助进餐	协助进餐	协助进餐
饮食指导		□ 根据医嘱通知配餐员准备膳食 □ 协助进餐	□ 协助进餐	□ 协助进餐
活动体位		□ 根据护理等级指导活动	□ 根据护理等级指导活动	□ 根据护理等级指导活动
病情变异记录		□ 无　　□ 有,原因: □ 患者　□ 疾病　□ 医疗 □ 护理　□ 保障　□ 管理	□ 无　　□ 有,原因: □ 患者　□ 疾病　□ 医疗 □ 护理　□ 保障　□ 管理	□ 无　　□ 有,原因: □ 患者　□ 疾病　□ 医疗 □ 护理　□ 保障　□ 管理

护士签名	白班	小夜班	大夜班	白班	小夜班	大夜班	白班	小夜班	大夜班

医师签名			

时间	住院第 10 天(术后第 6 天)	住院第 11 天(术后第 7 天)	住院第 12 天(术后第 8 天)

主要诊疗工作	制度落实	□ 主管医师查房并完成查房记录		□ 主诊医师查房并完成查房记录
	病情评估	□ 观察有无并发症并做相应处理	□ 观察有无并发症并做相应处理	□ 观察有无并发症并做相应处理
	病历书写	□ 术后第 6 天病程记录		□ 主诊医师查房记录
	知情同意	□ 告知患者及其家属腰椎穿刺术情况及术后注意事项(必要时)		
	手术治疗	□ 腰椎穿刺术(必要时)		
	其他			

重点医嘱	长期医嘱	护理医嘱	□ 按神经外科术后护理常规 □ 一级护理	□ 按神经外科术后护理常规 □ 二级护理	□ 按神经外科术后护理常规 □ 二级护理
		处置医嘱			
		膳食医嘱	□ 半流食	□ 普食	□ 普食
		药物医嘱	□ 脱水治疗 □ 补液治疗 □ 预防癫痫治疗 □ 神经营养药	□ 脱水治疗 □ 补液治疗 □ 预防癫痫治疗 □ 神经营养药	□ 脱水治疗 □ 补液治疗 □ 预防癫痫治疗 □ 神经营养药
	临时医嘱	检查检验	□ 脑脊液常规(必要时) □ 脑脊液生化(必要时)		□ 复查血常规、电解质、肝功能、肾功能
		药物医嘱			
		手术医嘱	□ 腰椎穿刺术(必要时)		
		处置医嘱		□ 切口大换药	

（续　表）

主要护理工作	健康宣教	□ 告知护理风险 □ 观察患者一般状况 □ 观察记录患者神志、瞳孔、生命体征	□ 告知护理风险 □ 观察患者一般状况 □ 观察记录患者神志、瞳孔、生命体征	□ 告知护理风险 □ 观察患者一般状况 □ 观察记录患者神志、瞳孔、生命体征
	护理处置	□ 按一级护理要求完成基础护理项目 □ 监测生命体征 □ 观察静脉输液情况 □ 术后心理与生活护理	□ 按二级护理要求完成基础护理项目 □ 监测生命体征 □ 观察静脉输液情况 □ 术后心理与生活护理	□ 按二级护理要求完成基础护理项目 □ 根据排便情况采取通便措施 □ 观察静脉输液情况 □ 术后心理与生活护理
	护理评估	□ 评估患者感觉、运动情况，有异常时立即报告医师处理 □ 评估压疮风险	□ 评估患者感觉、运动情况，有异常时立即报告医师处理 □ 评估跌倒风险 □ 评估压疮风险	□ 评估患者感觉、运动情况，有异常时立即报告医师处理 □ 评估跌倒风险 □ 评估压疮风险
	专科护理	□ 指导患者术后体位摆放及功能锻炼 □ 指导患者正确使用抗血栓压力带 □ 指导患者进行肢体功能锻炼	□ 指导患者术后体位摆放及功能锻炼 □ 指导患者正确使用抗血栓压力带 □ 指导患者进行肢体功能锻炼	□ 指导患者术后体位摆放及功能锻炼 □ 指导患者正确使用抗血栓压力带 □ 指导患者进行肢体功能锻炼
	饮食指导	□ 协助进餐	□ 协助进餐	□ 协助进餐
	活动体位	□ 根据护理等级指导活动	□ 根据护理等级指导活动	□ 根据护理等级指导活动
病情变异记录		□ 无　□ 有，原因： □ 患者　□ 疾病　□ 医疗 □ 护理　□ 保障　□ 管理	□ 无　□ 有，原因： □ 患者　□ 疾病　□ 医疗 □ 护理　□ 保障　□ 管理	□ 无　□ 有，原因： □ 患者　□ 疾病　□ 医疗 □ 护理　□ 保障　□ 管理
护士签名		白班　小夜班　大夜班	白班　小夜班　大夜班	白班　小夜班　大夜班
医师签名				

时间		住院第 13 天（术后第 9 天）	住院第 14 天（出院日）
主要诊疗工作	制度落实	□ 主管医师查房并完成查房记录	□ 通知出院 □ 向患者及其家属详细反馈病理及其他相关检查结果 □ 结合病情和患者及其家属充分沟通，给出后续治疗建议 □ 制订随访计划，预约第 1 次门诊随访时间
	病情评估	□ 观察有切口情况并做相应处理	□ 观察切口情况
	病历书写	□ 主管医师查房记录	□ 出院小结 □ 出院记录
	知情同意		

	手术治疗				
	其他			□ 向患者交代出院后注意事项、复查日期	
重点医嘱	长期医嘱	护理医嘱	□ 按神经外科术后护理常规 □ 二级护理	□ 按神经外科术后护理常规 □ 二级护理	
		处置医嘱			
		膳食医嘱	□ 普食		
		药物医嘱	□ 脱水治疗 □ 补液治疗 □ 预防癫痫治疗 □ 神经营养药		
	临时医嘱	检查检验			
		药物医嘱			
		手术医嘱			
		处置医嘱	□ 切口大换药、拆线	□ 出院	
主要护理工作	健康宣教		□ 告知护理风险 □ 观察患者一般状况	□ 出院宣教（康复训练方法,用药指导及注意事项,复查 CT 或者 MRI 等）	
	护理处置		□ 按二级护理要求完成基础护理项目 □ 监测生命体征 □ 观察静脉输液情况 □ 术后心理与生活护理		
	护理评估		□ 评估跌倒风险 □ 评估压疮风险		
	专科护理		□ 指导患者术后体位摆放及功能锻炼		
	饮食指导		□ 协助进餐		
	活动体位		□ 根据护理等级指导活动		
病情变异记录			□ 无　　□ 有,原因: □ 患者　□ 疾病　□ 医疗 □ 护理　□ 保障　□ 管理	□ 无　　□ 有,原因: □ 患者　□ 疾病　□ 医疗 □ 护理　□ 保障　□ 管理	
护士签名			白班 / 小夜班 / 大夜班	白班 / 小夜班 / 大夜班	
医师签名					

脑外伤后运动功能障碍行康复治疗临床路径

一、脑外伤后运动功能障碍行康复治疗临床路径标准住院流程

(一)适用对象

第一诊断为脑外伤(ICD-10:G24.902伴T90.501),伴有运动功能障碍,拟行康复治疗(ICD-9-CM-3:93.0-93.2)的患者。

(二)诊断依据

根据《临床诊疗指南·神经外科学分册》(中华医学会编著,人民卫生出版社,2012年)。

1. 临床表现　病史有明确的头部受伤史。

2. 影像学检查　头部X线片,包括正位、侧位X线片,头部CT,以除外颅内异常,必要时行头颅MRI检查。

(三)选择治疗方案的依据

根据《临床诊疗指南·物理医学与康复分册》(中华医学会编著,人民卫生出版社,2005年)。

1. 一般处理:床头抬高15°~30°,以利于头部静脉回流,保持呼吸道通畅,注意吸痰,必要时气管切开,存在疼痛的患者,可给予镇静、镇痛药,高热时给予物理降温或药物降温,呕吐者,可给予静脉补充液体能量。

2. 控制血压。

3. 控制脑水肿、降低颅内压:脱水,应用渗爱性药物或利尿药物进行脱水治疗,以减轻脑水肿、降低颅内压、防止脑疝的发生。

4. 防治癫痫。

5. 认知功能评价。

6. 言语功能评估。

7. 吞咽功能评估。

8. 肢体运动功能评估。

9. 精神状态评估(筛查)。

10. 康复治疗。

(四)标准住院天数

26天。

(五)进入路径标准

1. 第一诊断必须符合脑外伤(ICD-10:G24.902伴T90.501)。

2. 伴有肢体运动功能障碍。

3. 生命体征平稳,意识清醒,认知功能基本正常,能配合治疗,病程大于7天。

4. 当患者同时患有其他疾病,但在住院期间不需要特殊处理,也不影响第一诊断的临床路径流程实施时,可以进入路径。

(六)住院评估及治疗方案确定(住院第 1 天)

1. 诊疗评估

(1)必需的检查项目:①血常规、尿常规、粪常规;②普通生化、血清八项、凝血;③胸部正位 X 线片、心电图。

(2)根据具体情况可选择的检查项目:头颅 MRI,CT,MRA。

(3)营养评估:根据《解放军总医院新入院患者营养风险筛查表(NRS-2002)》为新入院患者进行营养评估,评分≥3 分者给予处置,必要时申请营养科医师会诊。

(4)心理评估:根据新入院患者情况申请心理科医师会诊。

(5)疼痛评估:根据《视觉模拟评分法(VAS)》实施疼痛评估,评分>7 分者给予处置,必要时请疼痛科医师会诊。

(6)深静脉血栓栓塞症风险评估:根据专科《深静脉血栓栓塞症评估量表》在患者入院后 24 小时内进行风险筛查和评估。风险结果为"高危"的,则申请血管外科或介入导管室医师会诊。

(7)专科评估:①哥斯拉量表评估昏迷指数;②采用 MMSE 评估智力状态;③采用洼田饮水实验评估吞咽能力;④采用 ADL 评价日常生活活动能力;⑤采用徒手肌力评定发测定肌力;⑥改变 Ashworth 痉挛评价量表评价肌张力;⑦并发症极其严重程度评估(重点评估是否有颅内高压);⑧伴发疾病严重程度评估。

2. 术前准备　入院宣教(住院环境、规章制度),进行护理安全指导,进行等级护理、活动范围指导,饮食指导,进行关于疾病知识的宣教,检查、检验项目的目的和意义,建立住院病历,通知医师,介绍责任护士,病区环境、设施、规章制度、基础护理服务项目,询问病史,填写护理记录单首页,观察病情,测量基本生命体征,抽血留取标本;一般评估有生命体征、神志、皮肤、药物过敏史等。注意居室的安静、光线宜较暗、减少对患者的一切干扰。肢体功能的护理:经常保持半卧位,定时翻身,叩背,每 2 小时 1 次,局部按摩每天 3～5 次;局部针灸(2 周后),每天 1 次,10 天为 1 个疗程;行高压氧治疗,10 天为 1 个疗程。患者有跌倒、坠床危险,采取的护理措施:给予悬挂防跌倒、坠床警示牌,下床、行走、如厕有他人陪同,穿防滑拖鞋,外出时不可穿拖鞋,裤脚长度不超过足面,向陪护人员讲解预防跌倒、坠床措施并交代离开患者时要向护士报告,教会患者使用呼叫器并将其放置于患者床头,固定病床轮子,病区内不放置过多的杂物等。

(七)药品选择

1. 脱水药物:甘露醇、甘油果糖、呋塞米等。

2. 降血压药物:按照《中国脑血管病防治指南》执行。

3. 抗生素:按照《抗菌药物临床应用指导原则(2015 年)》(卫医发[2015]43 号)执行。

4. 控制血糖、血脂用药。

5. 营养神经药。

6. 纠正水、电解质紊乱药物。

7. 继发于出血状态性疾病的脑出血酌情应用止血药,根据实际情况选用胰岛素、抑酸药等对症治疗药物。

8. 肌张力高者根据情况适当应用抗痉挛药,部分患者考虑肉毒素注射。

9. 有癫痫病史者根据专科意见给予抗癫痫药物治疗。

(八)康复方案实施(住院第2－14天)

1. 作业疗法。

2. 物理治疗。

3. 认识功能、言语治疗。

4. 住院第14天行中期专科评估,调整康复方案。

(九)第二阶段治疗(住院第15－26天)

1. 作业疗法。

2. 物理治疗。

3. 认识功能、言语治疗。

(十)出院标准

1. 患者病情稳定。肢体运动功能障碍有改善。

2. 没有需要住院治疗的并发症。

(十一)变异及原因分析

1. 脑外伤病情危重者(如出现明显脑积水)需转入神经内科或神经外科,转入相应路径。

2. 辅助检查结果异常,需要复查,导致住院时间延长和住院费用增加。

3. 住院期间病情加重,出现并发症,需要进一步诊治,导致住院时间延长和住院费用增加。

4. 既往合并有其他系统疾病,脑出血可能导致既往疾病加重而需要治疗,导致住院时间延长和住院费用增加。

二、脑外伤后运动功能障碍行康复治疗临床路径表单

适用对象	第一诊断为脑外伤(ICD-10:G24.902伴T90.501),有肢体运动功能障碍 拟行康复治疗(ICD-9-CM-3:93.0-93.2)的患者		
患者基本信息	姓名:____ 性别:____ 年龄:__ 门诊号:____ 住院号:_____ 过敏史:_____ 住院日期:__年__月__日 出院日期:__年__月__日		标准住院天数:26天
时间		住院第1天	住院第2－14天
主要诊疗工作	制度落实	□ 入院2小时内经治医师或值班医师完成接诊 □ 入院24小时内主管医师完成检诊 □ 专科医师会诊(必要时) □ 康复评价 □ 防治并发症 □ 制订康复治疗方案	□ 主诊医师查房,书写上级医师查房记录 □ 评价神经功能状态 □ 防治并发症 □ 必要时会诊 □ 康复治疗
	病情评估	□ 经治医师询问病史及体格检查 □ 深静脉血栓栓塞症风险评估 □ 心理评估 □ 营养评估 □ 疼痛评估	□ 主诊医师查房 □ 分级护理 □ 查对制度 □ 危急值报告(必要时) □ 专科医师会诊(必要时)

(续　表)

<table>
<tr>
<td colspan="3" rowspan="5">病历书写</td>
<td>
☐ 首次病程记录:患者入院后 8 小时内完成
☐ 入院记录:患者入院后 24 小时内完成
☐ 完成交接班记录:交班前完成交班记录,接班后 24 小时完成接班记录
</td>
<td>
☐ 完成日常病程记录:病情一般,每 3 天记录 1 次;病重,每 2 天记录 1 次;病危,每天记录 1 次
☐ 完成主诊医师查房记录(每周 1 次)
☐ 完成科主任查房记录(疑难危重)
☐ 完成会诊记录(72 小时内)
☐ 有创诊疗操作记录:操作结束后 24 小时内完成记录
☐ 完成交接班记录:交班前完成交班记录,接班后 24 小时完成接班记录
</td>
</tr>
<tr><td colspan="3">知情同意</td><td>☐ 病情告知
☐ 患者入院记录签名(患者授权委托人签名)</td><td></td></tr>
<tr><td colspan="3">康复治疗</td><td></td><td></td></tr>
<tr><td colspan="3">其他</td><td>☐ 及时通知上级医师检诊</td><td></td></tr>
</table>

重点医嘱	长期医嘱	护理医嘱	☐ 按康复科护理常规 ☐ 一级/二级/三级护理 ☐ 陪护 1 人/陪伴 2 人(病危、病重患者)	☐ 按康复科护理常规 ☐ 一级/二级/三级护理 ☐ 陪护 1 人/陪伴 2 人(病危、病重患者)
		处置医嘱	☐ 吸氧 ☐ 卧床或床旁活动 ☐ 留置尿管 ☐ 留置胃管 ☐ 更换尿袋 ☐ 口腔护理 ☐ 膀胱冲洗 ☐ 心电血压监护(中、高危患者)	☐ 吸氧 ☐ 卧床或床旁活动 ☐ 留置尿管 ☐ 留置胃管 ☐ 更换尿袋 ☐ 口腔护理 ☐ 膀胱冲洗 ☐ 心电血压监护(中、高危患者)
		膳食医嘱	☐ 普食 ☐ 匀浆膳(有呛咳留置胃管患者) ☐ 禁食、禁水(消化道出血时)	☐ 普食 ☐ 匀浆膳(有呛咳留置胃管患者) ☐ 禁食、禁水(消化道出血时)
		药物医嘱	激素 　☐ 甲泼尼龙 　☐ 地塞米松 营养神经 　☐ 单唾液酸四己糖神经节苷脂钠 　☐ 神经生长因子 　☐ 脑苷肌肽注射液 脱水药 　☐ 甘露醇 　☐ 甘油果糖 　☐ 七叶皂苷钠 调脂药 　☐ 辛伐他汀片 　☐ 阿托伐他汀钙片	激素 　☐ 甲泼尼龙 　☐ 地塞米松 营养神经 　☐ 单唾液酸四己糖神经节苷脂钠 　☐ 神经生长因子 　☐ 脑苷肌肽注射液 脱水药 　☐ 甘露醇 　☐ 甘油果糖 　☐ 七叶皂苷钠 调脂药 　☐ 辛伐他汀片 　☐ 阿托伐他汀钙片

		抗血小板药 　□ 硫酸氢氯吡格雷片 　□ 阿司匹林肠溶片 抗凝药 　□ 低分子肝素钙注射液 降血压药 　□ 厄贝沙坦氢氯噻嗪片 　□ 硝苯地平缓释片 　□ 硝苯地平控释片 　□ 厄贝沙坦片 　□ 尼莫地平片 　□ 苯磺酸氨氯地平片 镇痛药 　□ 双氯芬酸钠双释放肠溶胶囊 　□ 普瑞巴林胶囊 　□ 卡马西平 抗痉挛药 　□ 巴氯芬片 　□ 盐酸乙哌立松 　□ 治疗用 A 型肉毒素 　□ 注射用 A 型肉毒素 改善循环药物 　□ 马来酸桂哌齐特 　□ 谷红注射液 　□ 长春西丁 　□ 大株红景天 　□ 前列地尔 　□ 注射用小牛血去蛋白提取物 抗氧化药物 　□ 维生素 C 片 抗焦虑抑郁药物 　□ 盐酸度洛西汀肠溶胶囊 　□ 草酸艾司西酞普兰	抗血小板药 　□ 硫酸氢氯吡格雷片 　□ 阿司匹林肠溶片 抗凝药 　□ 低分子肝素钙注射液 降血压药 　□ 厄贝沙坦氢氯噻嗪片 　□ 硝苯地平缓释片 　□ 硝苯地平控释片 　□ 厄贝沙坦片 　□ 尼莫地平片 　□ 苯磺酸氨氯地平片 镇痛药 　□ 双氯芬酸钠双释放肠溶胶囊 　□ 普瑞巴林胶囊 　□ 卡马西平 抗痉挛药 　□ 巴氯芬片 　□ 盐酸乙哌立松 　□ 治疗用 A 型肉毒素 　□ 注射用 A 型肉毒素 改善循环药物 　□ 马来酸桂哌齐特 　□ 谷红注射液 　□ 长春西丁 　□ 大株红景天 　□ 前列地尔 　□ 注射用小牛血去蛋白提取物 抗氧化药物 　□ 维生素 C 片 抗焦虑抑郁药物 　□ 盐酸度洛西汀肠溶胶囊 　□ 草酸艾司西酞普兰
临时医嘱	检查检验	□ 血常规 □ 尿常规 □ 粪常规 □ 普通生化 □ 凝血功能 □ 血清八项 □ 心电图 □ 胸部正位 X 线片 □ 头颅、脊髓 MRI、MRA（根据病情选择） □ 脑脊液检查（根据病情选择）	□ 血常规 □ 尿、粪常规 □ 生化＋血脂 □ 凝血功能 □ 关节活动度检查（多关节） □ 肌力检查 □ 肌张力测定 □ 等速肌力测定

			□ 神经电生理学检查（根据病情选择） □ 下肢动静脉超声（根据病情选择）	
		药物医嘱		
		康复治疗	□ 一对一徒手运动功能训练 □ 肢体功能训练 □ 康复踏车训练 □ 高压氧科（一般治疗） □ 作业职业功能训练 □ 神经肌肉治疗 □ 半导体激光照射治疗 □ 脉冲磁疗法 □ 高频电治疗 □ 微电脑疼痛治疗 □ 心理治疗（个别治疗） □ 紫外线治疗 □ 冲击波治疗 □ 门诊慢性疼痛治疗 □ 平衡功能训练 □ 关节活动度训练 □ 起立床训练 □ 康复心电图平板运动 □ 气压式循环泵 □ 等速肌力测定及训练	□ 一对一徒手运动功能训练 □ 肢体功能训练 □ 康复踏车训练 □ 高压氧科（一般治疗） □ 作业职业功能训练 □ 神经肌肉治疗 □ 半导体激光照射治疗 □ 脉冲磁疗法 □ 高频电治疗 □ 微电脑疼痛治疗 □ 心理治疗（个别治疗） □ 紫外线治疗 □ 冲击波治疗 □ 门诊慢性疼痛治疗 □ 平衡功能训练 □ 关节活动度训练 □ 起立床训练 □ 康复心电图平板运动 □ 气压式循环泵 □ 等速肌力测定及训练 □ 超声引导下神经丛阻滞治疗慢性疼痛 □ 肉毒素注射治疗
		处置医嘱		□ 超声引导下肉毒素注射
主要护理工作		健康宣教	□ 入院宣教（住院环境、规章制度） □ 进行护理安全指导 □ 进行等级护理、活动范围指导 □ 进行饮食指导 □ 进行关于疾病知识的宣教 □ 检查、检验项目的目的和意义	
		护理处置	□ 佩戴腕带 □ 建立入院病历，通知医师 □ 入院介绍：介绍责任护士，病区环境、设施、规章制度、基础护理服务项目 □ 询问病史，填写护理记录单首页 □ 观察病情 □ 测量基本生命体征 □ 抽血、留取标本 □ 心理与生活护理 □ 根据评估结果采取相应护理措施 □ 通知检查项目及注意事项	□ 观察病情 □ 正确执行医嘱 □ 测量基本生命体征 □ 抽血 □ 心理与生活护理 □ 指导并监督患者治疗与活动 □ 输液

	护理评估	☐ 一般评估:生命体征、神志、皮肤、药物过敏史等 ☐ 专科评估:饮食习惯、生活方式、体重、身高、家族史、偏瘫侧动脉、肤温、指（趾）端末梢感觉情况 ☐ 风险评估:评估有无跌倒、坠床、压疮风险 ☐ 心理评估 ☐ 营养评估 ☐ 疼痛评估 ☐ 康复评估	☐ 休息睡眠状况、康复训练强度是否合适、发现异常及时告知医师
	专科护理	☐ 观察患肢情况 ☐ 指导患者戒烟等	☐ 指导功能锻炼 ☐ 观察患肢情况
	饮食指导	☐ 根据医嘱通知配餐员准备膳食 ☐ 协助进餐	☐ 遵医嘱给予正确饮食,必要时请营养科医师会诊
	活动体位	☐ 根据护理等级指导活动	☐ 根据护理等级指导活动
	洗浴要求	☐ 协助患者洗澡,更换病号服	☐ 指导并协助家属利用无障碍设施为患者洗澡

| 病情变异记录 | ☐ 无　　☐ 有,原因:
☐ 患者　☐ 疾病　☐ 医疗
☐ 护理　☐ 保障　☐ 管理 | | ☐ 无　　☐ 有,原因:
☐ 患者　☐ 疾病　☐ 医疗
☐ 护理　☐ 保障　☐ 管理 | | |

护士签名	白班	小夜班	大夜班	白班	小夜班	大夜班

医师签名						

时间	住院第 15 天（中期评估）	住院第 16－25 天	住院第 26 天（出院日）
主要诊疗工作	制度落实 ☐ 主管医师查房 ☐ 主诊医师查房 ☐ 查对制度 ☐ 危急值报告(必要时) ☐ 专科医师会诊(必要时)	☐ 主管医师查房 ☐ 主诊医师查房 ☐ 查对制度 ☐ 专科医师会诊(必要时)	☐ 主管医师查房 ☐ 主诊医师查房 ☐ 查对制度
	病情评估 ☐ 关节活动度检查(多关节) ☐ 徒手肌力检查 ☐ 改良 Ashworth ☐ 等速肌力测定 ☐ 哥斯拉量表评估 ☐ MMSE 评估 ☐ 洼田饮水试验 ☐ ADL 评价 ☐ 徒手肌力评定 ☐ 重点评估是否有颅内高压及脑积水征象 ☐ 调整康复治疗方案	☐ 主诊医师查房,书写上级医师查房记录 ☐ 评价神经功能状态 ☐ 防治并发症 ☐ 必要时专科医师会诊 ☐ 康复治疗	☐ 康复评价 ☐ 再次向患者及其家属介绍病出院后继续康复方案治疗及家庭保健 ☐ 患者办理出院手续,出院 ☐ 完成出院小结、填写首页

（续　表）

重点医嘱			□ 完成日常病程记录 □ 完成主诊医师查房记录（每周 1 次） □ 完成科主任查房记录（疑难危重） □ 完成会诊记录（72 小时内） □ 有创诊疗操作记录：操作结束后 24 小时内完成记录 □ 完成交接班记录：交班前完成交接班记录，接班后 24 小时完成接班记录	□ 完成日常病程记录 □ 完成主诊医师查房记录（每周 1 次） □ 完成科主任查房记录（疑难危重） □ 完成会诊记录（72 小时内） □ 有创诊疗操作记录：操作结束后 24 小时内完成记录 □ 完成交接班记录：交班前完成交接班记录，接班后 24 小时完成接班记录	□ 出院前 1 天病程：有上级医师指示出院的记录 □ 出院记录：患者出院后 24 小时完成
	病历书写				
	知情同意		□ 病情及预后告知 □ 有创治疗告之及签名	□ 病情及预后告知 □ 有创治疗告之及签名	
	手术治疗				
	其他				
重点医嘱	长期医嘱	护理医嘱	□ 按康复科护理常规 □ 一级／二级护理 □ 陪护 1 人／陪伴 2 人（病危、病重患者）	□ 按康复科护理常规 □ 一级／二级护理 □ 陪护 1 人／陪伴 2 人（病危、病重患者）	
		处置医嘱	□ 吸氧 □ 限制活动：卧床或床旁活动 □ 留置尿管 □ 留置胃管 □ 更换尿袋 □ 膀胱冲洗 □ 心电血压监护（中、高危患者）	□ 吸氧 □ 限制活动：卧床或床旁活动 □ 留置尿管 □ 留置胃管 □ 更换尿袋 □ 膀胱冲洗 □ 心电血压监护（中、高危患者）	
		膳食医嘱	□ 普食 □ 匀浆膳（有呛咳留置胃管患者） □ 禁食、禁水（消化道出血时）	□ 普食 □ 匀浆膳（有呛咳留置胃管患者） □ 禁食、禁水（消化道出血时）	
		药物医嘱	激素 　□ 甲泼尼龙 　□ 地塞米松 脱水药 　□ 甘露醇 　□ 甘油果糖 　□ 七叶皂苷钠	激素 　□ 甲泼尼龙 　□ 地塞米松 脱水药 　□ 甘露醇 　□ 甘油果糖 　□ 七叶皂苷钠	

			调脂药 　□　辛伐他汀片 　□　阿托伐他汀钙片 抗血小板药 　□　硫酸氢氯吡格雷片 　□　阿司匹林肠溶片 抗凝 　□　低分子肝素钙注射液 降血压药 　□　厄贝沙坦氢氯噻嗪片 　□　硝苯地平缓释片 　□　硝苯地平控释片 　□　厄贝沙坦片 　□　尼莫地平片 　□　苯磺酸氨氯地平片 镇痛药 　□　双氯芬酸钠双释放肠溶 　　　胶囊 　□　普瑞巴林胶囊 　□　卡马西平 抗痉挛药 　□　巴氯芬片 　□　盐酸乙哌立松 　□　治疗用 A 型肉毒素 　□　注射用 A 型肉毒素 改善循环药物 　□　马来酸桂哌齐特 　□　谷红注射液 　□　长春西丁 　□　大株红景天 　□　前列地尔 　□　注射用小牛血去蛋白提 　　　取物 营养神经药物 　□　注射用单唾酸四乙糖神 　　　经节苷脂钠 　□　注射用鼠神经生长因子 　□　脑苷肌肽注射液 抗氧化药物 　□　维生素 C 片 抗焦虑抑郁药物 　□　盐酸度洛西汀肠溶胶囊 　□　草酸艾司西酞普兰	调脂药 　□　辛伐他汀片 　□　阿托伐他汀钙片 抗血小板药 　□　硫酸氢氯吡格雷片 　□　阿司匹林肠溶片 抗凝 　□　低分子肝素钙注射液 降血压药 　□　厄贝沙坦氢氯噻嗪片 　□　硝苯地平缓释片 　□　硝苯地平控释片 　□　厄贝沙坦片 　□　尼莫地平片 　□　苯磺酸氨氯地平片 镇痛药 　□　双氯芬酸钠双释放肠 　　　溶胶囊 　□　普瑞巴林胶囊 　□　卡马西平 抗痉挛药 　□　巴氯芬片 　□　盐酸乙哌立松 　□　治疗用 A 型肉毒素 　□　注射用 A 型肉毒素 改善循环药物 　□　马来酸桂哌齐特 　□　谷红注射液 　□　长春西丁 　□　大株红景天 　□　前列地尔 　□　注射用小牛血去蛋白 　　　提取物 营养神经药物 　□　注射用单唾酸四乙糖 　　　神经节苷脂钠 　□　注射用鼠神经生长因 　　　子 　□　脑苷肌肽注射液 抗氧化药物 　□　维生素 C 片 抗焦虑抑郁药物 　□　盐酸度洛西汀肠溶胶	

临时医嘱	康复治疗		囊 □ 草酸艾司西酞普兰 □ 一对一徒手运动功能训练 □ 肢体功能训练 □ 康复踏车训练 □ 高压氧科（一般治疗） □ 功能训练 □ 神经肌肉治疗 □ 半导体激光照射治疗 □ 脉冲磁疗法 □ 高频电治疗 □ 微电脑疼痛治疗 □ 心理治疗（个别治疗） □ 紫外线治疗 □ 冲击波治疗 □ 门诊慢性疼痛治疗 □ 平衡功能训练 □ 关节活动度训练 □ 起立床训练 □ 认知功能训练 □ 康复心电图平板运动 □ 气压式循环泵 □ 等速肌力测定及训练 □ 超声引导下神经丛阻滞治疗慢性疼痛 □ 肉毒素注射治疗	
	检查检验	□ 血常规 □ 尿、粪常规 □ 生化＋血脂 □ 凝血功能 □ 关节活动度检查 □ 肌力检查 □ 肌张力测定 □ 等速肌力测定 □ 头颅 CT 检查		
	药物医嘱			□ 出院带药
	手术医嘱			
	处置医嘱		□ 超声引导下肉毒素注射	□ 出院

主要护理工作	健康宣教	☐ 戒烟,限酒,低脂饮食	☐ 戒烟,限酒,低脂饮食	☐ 出院后注意事项
	护理处置	☐ 观察病情变化 ☐ 正确执行医嘱 ☐ 测量基本生命体征 ☐ 心理与生活护理 ☐ 指导并监督患者治疗与活动 ☐ 输液	☐ 观察病情变化 ☐ 正确执行医嘱 ☐ 测量基本生命体征 ☐ 心理与生活护理 ☐ 指导并监督患者治疗与活动 ☐ 输液	☐ 出院带药服用指导 ☐ 特殊护理指导 ☐ 告知复诊时间和地点 ☐ 交代常见的药物不良反应 ☐ 嘱患者定期门诊复诊
	护理评估	☐ 一般评估:生命体征、神志、皮肤 ☐ 专科评估:饮食习惯、生活方式、体重、身高、家族史、肤温、指(趾)端末梢感觉情况 ☐ 心理与生活护理	☐ 一般评估:生命体征、神志、皮肤 ☐ 专科评估:饮食习惯、生活方式、体重、身高、家族史、肤温、指(趾)端末梢感觉情况 ☐ 心理与生活护理	休息睡眠状况、生命体征、心理状况、康复训练强度是否合适、发现异常及时告知医师
	专科护理	☐ 入院护理评估	☐ 观察患肢情况指导功能锻炼	☐ 观察患肢情况指导功能锻炼
	饮食指导	☐ 根据医嘱通知配餐员准备膳食协助进餐	☐ 遵医嘱给予正确饮食,必要时请营养科医师会诊	☐ 遵医嘱给予正确饮食,必要时请营养科医师会诊
	活动体位	☐ 白天不超过2小时翻身1次	☐ 白天不超过2小时翻身1次	☐ 根据护理等级指导活动
	洗浴要求	☐ 指导并协助家属利用无障碍设施为患者洗澡	☐ 指导并协助家属利用无障碍设施为患者洗澡	☐ 协助患者洗澡,更换病号服
病情变异记录		☐ 无　☐ 有,原因: ☐ 患者　☐ 疾病　☐ 医疗 ☐ 护理　☐ 保障　☐ 管理	☐ 无　☐ 有,原因: ☐ 患者　☐ 疾病　☐ 医疗 ☐ 护理　☐ 保障　☐ 管理	☐ 无　☐ 有,原因: ☐ 患者　☐ 疾病　☐ 医疗 ☐ 护理　☐ 保障　☐ 管理
护士签名		白班　小夜班　大夜班	白班　小夜班　大夜班	白班　小夜班　大夜班
医师签名				